AF315669

Dictionnaire

de l'Homme Sain

et de l'Homme Malade

DOCTEUR J. ROSSI

Dictionnaire
de l'Homme Sain
et de l'Homme Malade

DIXIÈME ÉDITION

PARIS
JOURNAL DE LA SANTÉ
5, Boulevard Montmartre, 5

1894

PRÉFACE

MON CHER CONFRÈRE,

Vous me demandez une préface pour votre *Dictionnaire de l'Homme sain et de l'Homme malade*, espérant qu'une femme saura mieux le présenter aux femmes, pour lesquelles vous l'avez surtout écrit.

Vous croyez en effet comme moi que ce bonheur que l'humanité tâtonnante cherche partout, ce bonheur fait de bien-être physique et moral, dépend surtout de la femme, non pas que la femme soit un être à part dans cette humanité un peu folle, mais en vertu d'un droit donné par l'homme lui-même, le droit de propriété sur la maison.

En abandonnant au pouvoir de la femme la maison, on a cru lui donner peu de chose, un rien dédaigné, rejeté par l'homme ; on lui a cependant mis entre les mains le sceptre du bien-être. Un intérieur heureux, une heureuse maison possède non seulement la propreté qui assure la santé, l'ordre qui assure l'économie, elle possède, cette maison bien gouvernée, un charme de douceur et de grâce, inconnu ailleurs ; c'est une maison où l'on est mieux assis, mieux reposé, mieux portant que dans les autres maisons.

Pygmalion ne pouvait animer sa statue ; la femme, par l'amour et la bonté, peut animer sa maison, y mettre de la grâce et de la vie. Chacun de nous l'a remarqué ; il y a des maisons qui sourient, d'autres qui bâillent et font bâiller. Et qu'on ne dise pas que cette science de tout prévoir, de tout équilibrer, est une science impossible, qu'on la dise seulement rarement donnée.

Toutes ces choses dépendent de la femme ; mais la femme, par ignorance, les néglige, et, justement, dans le *Dictionnaire de l'Homme sain et de l'Homme malade*, vous voulez montrer les relations étroites qui existent entre les conditions hygiéniques d'une maison et la santé de ceux qui l'habitent, vous voulez enfin apprendre à la femme la science de rendre heureuse la maison, de la faire aimer en y prodiguant l'air, le soleil, l'eau pure, et de satisfaire par une persévérante sagesse aux exigences du bien-être et de la santé.

Enfin dans le *Dictionnaire de l'Homme sain et de l'Homme malade,* tout en indiquant les traitements médicaux, vous insistez surtout sur l'hygiène générale et professionnelle, hygiène si profondément modifiée par la découverte des ferments, des microbes et des germes qu'il était nécessaire de l'enseigner à nouveau. Et c'est encore la femme qui vous félicite de cette association intime de l'hygiène et de la médecine. La femme en entrant dans le corps médical, apportera ses qualités de douceur et de patience, donc un élément nouveau. Les docteurs masculins ont laissé la chirurgie, ce bourreau, mettre la médecine en tutelle ; nous, les doctoresses, nous placerons nos malades sous la garde de l'hygiène et tout n'en ira que mieux.

Le *Dictionnaire de l'Homme sain et de l'Homme malade* m'a plu infiniment à ce point de vue purement hygiénique.

Dans la multiplicité des lois minutieuses qui forment l'art de se bien porter, vous avez choisi les plus fondamentales, les plus essentielles, vous prenez l'homme dès l'enfance, pour le suivre jusqu'à la vieillesse. Vous avez su réunir, enfin, en un corps de doctrine tous les conseils excellents que le *Journal de la Santé* donne chaque semaine à ses lecteurs, et faire de votre Dictionnaire une sorte de complément du journal et de code de la santé.

Dr MARIE PIERRE.

A

A. — Voir la signification médicale de cette lettre à l'article *abréviation*.

Abaissement de l'utérus. (Chute de matrice). — L'utérus s'abaisse au-dessous de son niveau normal et peut même apparaître entre les grandes lèvres.

Traitement. — Éviter les marches, les fatigues, l'équitation. Injections froides avec décoction de thé vert, de tannin, injection hypodermique vaginale d'alcool absolu. Porter un pessaire en gutta percha ou en caoutchouc.

Abaptista. — Trépan pourvu d'une pointe conique qui l'empêche de s'enfoncer trop profondément dans le crâne pendant l'opération.

Abattement. — Diminution d'intensité des phénomènes vitaux, atténuation des fonctions des principaux organes; le système nerveux est frappé, ainsi que les systèmes qui président à l'intelligence et qui ont sous leur direction les phénomènes nutritifs et sécrétoires.

Synonymes : Asthénie, prostration des forces, adynamie.

Traitement. — Stimulants de toute espèce, stimulants du système nerveux central, agir sur la périphérie cutanée, bains, frictions, révulsifs, cordiaux, toniques, excitants, aliments peptonisés, poudre de viande Trouette.

Abattoir. — Etablissement affecté à l'abatage des bestiaux et des porcs.

Depuis le décret du 15 octobre 1810 et l'ordonnance royale du 15 avril 1838, les abattoirs publics sont compris au nombre des établissements insalubres de première classe qui doivent être éloignés des habitations particulières et ne peuvent être ouverts sans autorisation de l'autorité administrative. (Ordonnance royale du 14 janvier 1815, décret, 31 décembre.)

Toute demande d'abattoir public est accordée par délibération du Conseil municipal. Les maires prennent les arrêtés pour les mesures de salubrité.

Les abattoirs sont placés sous la surveillance d'un vétérinaire délégué à cet effet. (Décret du 22 juin 1882, art. 33).

Interdiction des tueries particulières. La mise en activité de l'abattoir public entraîne de plein droit la suppression de toutes les tueries particulières situées dans la localité.

Abattoirs. — Cases d'abats ou échaudoirs. On appelle ainsi les divers compartiments des pavillons particuliers dans lesquels on procède à l'abatage et au dépouillement des animaux.

Ils doivent être dallés et présenter au milieu une auge pour recevoir le sang.

Les murs seront en pierre dure ou revêtus d'un enduit afin de pouvoir les laver facilement.

A Paris, la fonte des graisses doit avoir lieu à l'abattoir.

Abcès. — Amas purulent causé par l'inflammation rapide ou lente des tissus ; donc, deux sortes d'abcès. S'il y a douleur, chaleur, formation rapide, c'est *l'abcès chaud* ; si la formation de pus est lente, la tumeur indolente, c'est *l'abcès froid*.

Les abcès se forment dans tous les organes, même les os.

Traitement. — Eviter la suppuration : résolutifs *(voir ce mot)*, onguent napolitain, injection de teinture d'iode. Si le pus est formé, incision au bistouri. Pour les petits abcès, cataplasme Hamilton souvent renouvelé, pansement avec Crésyl-Jeyes à 5 0/0.

Abcès par congestion. — Collection purulente ordinairement engendrée par une lésion osseuse, et se montrant plus ou moins loin de cette lésion.

Traitement. — Badigeonnage à la teinture d'iode, emplâtre de Vigo, bains et douches salées et sulfureuses, médication et alimentation toniques. Si cette médication ne suffit pas, ponction capillaire, injection iodée, etc. A l'intérieur, extrait du Dr Morel.

Abcès métastatique, abcès se développant dans les viscères ou dans les membres sous l'influence de l'infection purulente.

Abcès des os, affection rare, se montre presque exclusivement au tibia et au fémur, origine spontanée ou causée par le froid, une contusion légère, etc.

Symtômes. — Gonflement, douleur persistante au niveau de l'abcès ; la maladie dure des mois et des années, forçant le malade au repos.

Abcès pelvien, collection de pus dans le petit bassin, causes : typhlite, coxalgie, suite de couches.

Abcès phelgmoneux (*voir* phlegmon).

Abeilles (piqûres d'). — Extraire le dard avec précaution en enlevant auparavant la glande à venin qui reste adhérente à la base du dard.

Laver ensuite la piqûre avec de l'eau salée, vinaigrée, avec de l'eau sédative forte.

Ablation. — Action d'enlever, d'emporter une partie ou la totalité d'un organe.

Ablation de la langue, d'une glande, etc.

Ablution. — Lavage du corps tout entier, ou de ses parties, fait à des heures déterminées, le matin et le soir, par exemple ; l'ablution froide utile chez les gens vigoureux, chez qui la réaction est rapide, trouble la digestion chez les individus délicats, qui doivent préférer l'ablution tiède. L'eau savonneuse doit être employée une fois par semaine pour les ablutions.

A l'heure du coucher, l'ablution doit être toujours tiède, la réaction s'opérant mal au lit. Voir : lotions, bains, douches, hygiène par l'eau.

Aboulie. — Absence de volonté

Aboyeurs (délire des). — Maladie dans laquelle une ou plusieurs personnes, dans un couvent, par exemple, se croient changées en animaux et se mettent à imiter leurs cris.

Dom Calmet rapporte que dans un couvent de femmes toutes les religieuses se crurent changées en chats, et à heure fixe elles couraient en se mettant à miauler. Pour la maladie elle-même (*voir* Zooanthropie).

Aboyeurs (toux des). — Toux des aboyeurs ou névrophonie, altération nerveuse involontaire de la fonction vocale, qui n'a aucun rapport avec l'aliénation mentale et qu'il ne faut point confondre avec le délire des aboyeurs.

La toux ressemble à un aboiement de chien.

Traitement. — Moyens hygiéniques, gymnastique, pointes de feu sur la colonne vertébrale, valérianate acide d'atropine, bromure de potassium, hydrothérapie.

Abraxas. — Pierre sur laquelle étaient gravés des caractères et qu'on portait en amulette pour préserver des maladies.

De ce mot vient celui de Abracadabra, mot magique par lequel on conjurait les maladies.

Les occultistes de nos jours reviennent à ces croyances, que nous n'avons pas à discuter ici.

Abréviations. — Les abréviations sont des signes ordinairement constitués par les premières lettres des mots mises à la place de ce mot entier, et dont on se sert en médecine et en pharmacie, dans les formules et les ordonnances, pour indiquer le poids des médicaments, la façon de les préparer.

Nous donnons ici les abréviations les plus importantes et les plus usitées.

aa ou ana....	De chaque.........	Même quantité.
Ad.........	Adde...........	Ajoutez.
Ad libit.....	Ad libitum	À volonté.
Aq.........	Aqua.........	Eau.
Aq. bull....	Aqua bulliens......	Eau bouillante.
Aq. comm...	Aqua communis.....	Eau commune.
Aq. fervens..	Aqua fervens.......	Eau chaude.
Aq. font....	Aqua fontis.......	Eau de fontaine.
D.........	Dosis..........	Dose.
Dil.........	Dilue..........	Faites dissoudre.
Dist.......	Distilla.......	Distillez.
Ed.........	Edulcora.........	Edulcorez.
Elect.......	Electuarium	Electuaire.
F.........	Fiat........	Faites.
F. S. A.....	Fiat secundum artem.	Faites selon l'art.
Filt.......	Filtra	Filtrez.
F. M.......	Fiat mixtura.......	Faites une mixture.
F. P.......	Fiat potio........	Faites une potion.
Fl.........	Flores	Fleurs.
Fol.......	Folia........	Feuilles.
Gutt.......	Guttæ	Gouttes.
Inf.......	Infunde........	Faites infuser.
Inj........	Injectio........	Injection.
Jul........	Julepium	Julep.
Lin........	Linimentum	Liniment.
Liq........	Liquor.........	Liqueur.

M...........	Misce.............	Mêlez.
Mic. pan....	Mica panis	Mie de pain.
M. F.......	Missa pilularum.	Masse pilulaire.
N°.........	Numero	Nombre d'objets.
Ov.........	Ovum	OEufs.
P. E. ou Æ..	Partes æquales	Parties égales.
Past	Pastilla	Pastille.
Pil	Pilula.	Pilule.
Pot........	Potio............	Potion.
Pul........	Pulvis	Poudre.
Q. S........	Quantum satis......	Quantité suffisante.
R..........	Rape	Prenez.
T...........	....	Transcrivez.
Tinct..........	Tinctura	Teinture.

Absinthe. — On appelle vulgairement absinthe la liqueur d'absinthe. Elle s'obtient par la distillation de trois-six sur des feuilles de grande absinthe ainsi que sur des séminoïdes de fenouil, d'anis. On fait ensuite infuser dans le produit distillé un mélange de petite absinthe, de mélisse et d'hysope, d'où résulte une couleur vert-pomme qu'on fait tourner au vert olive à l'aide d'un peu de caramel.

La liqueur d'absinthe, souvent sophistiquée dans le commerce, a une réaction légèrement acide, due à l'oxydation d'une petite quantité d'alcool qui se transforme en acide acétique.

Au contact de l'eau, elle se trouble par suite de la précipitation des huiles essentielles qu'elle renferme, notamment de l'absinthol. Chacun connait trop les inconvénients de l'abus de cette boisson pour que nous en parlions plus longuement *(Voir* Alcoolisme. — Absinthisme).

Absinthisme. — Forme particulière d'alcoolisme avec prédominance de symptômes nerveux.

L'habitude de boire de l'absinthe peut produire des pituites gastriques, des rêves effrayants avec crampes, soubresauts nocturnes, cauchemar, abolition des fonctions génitales, sensations périphériques douloureuses, tremblement, hallucinations avec obtusion des sens. Fréquence des paralysies chez les femmes.

La cessation brusque des habitudes ne doit pas se faire ; elle est défavorable. L'imperfection de la nutrition mène à la phtisie pulmonaire.

Traitement. — Hydrothérapie, toniques, boissons aromatiques, thé et café, teinture de noix vomique, 8 à 10 gouttes par jour.

Absorbants. — Médicaments destinés à absorber les acides qui se forment dans le tube digestif, carbonates calcaires, magnésie, etc.

Abstème. — On désigne sous ce nom les personnes qui ont une répugnance pour le vin.

Abstergent. — Qui lave, qui essuie, épithète que l'on donne aux remèdes qui sont d'une nature savonneuse et qui peuvent dissoudre certaines matières.

Abstinence. — Privation au point de vue de la quantité ou de la qualité de certains aliments.

Acampsie. — Impossibilité de fléchir une articulation (*voir* ankylose et contracture).

Acariens. — *Acare, Acarus.* — Les animaux, autrefois rangés dans le genre acarien, par Linné, forment, aujourd'hui, un ordre de la classe des *arachnides.*

Plusieurs espèces sont parasites de l'homme et peuvent déterminer des affections assez graves de la peau.

Le démodex acare des follicules, le *sarcopte* ou *acare* qui produit la *gale* (*voir* ces mots).

Acatapose. — Impossibilité d'avaler.

Acatharsie. — Impureté d'humeurs.

Accès. — Réunion de phénomènes revenant à des époques fixes ou indéterminées : accès de fièvre, d'épilepsie, etc.

Accident. — Toutes les choses qui peuvent survenir, mais qui ne sont point le caractère de la maladie. Douleurs, hémorrhagie, insomnie, fièvre, convulsion, paralysie, diarrhée, métastase. Les accidents ne sont point les symptômes d'une affection et doivent être distingués de ceux-ci.

Acclimatement, acclimatation. — Quand l'homme s'accommode spontanément et d'une façon permanente à un climat sous lequel il n'est pas né, il y a *acclimatement.* — La même accommodation, s'il s'agit de plantes ou d'animaux, prend le nom d'*acclimatation.* Voir Hygiène des voyageurs et acclimatement (hygiène).

Acclimatement (hygiène). — Nous ne saurions mieux faire que de reproduire les conseils de Thévenot donnés dans son ouvrage imprimé par ordre du gouvernement français.

Avant d'étudier la manière de se conduire dans un pays, il faut d'abord savoir si l'on est susceptible d'y vivre. Pour cela il est essentiel de connaître la constitution organique des indigènes, celle qui est naturellement la mieux adaptée au climat, et comparer à cette constitution celle qu'on présente soi-même. Les lois de l'acclimatement dérivent en effet de ces prémisses. *L'organisation la plus propre au climat étant connue, comment l'acquérir, quand elle manque plus ou moins complétement.*

Dans les pays qu'échauffe plus ou moins obliquement le soleil, et dans ceux qu'il frappe deux fois de ses rayons verticaux, les forces vivantes sont également dans un antagonisme perpétuel. Dans ce flux et ce reflux des mouvements organiques, tantôt c'est la vie intérieure et la plus essentielle qui se concentre et domine, tantôt c'est l'ensemble des forces périphériques qui s'exalte et s'éparpille. L'acclimatement sera donc d'autant plus difficile, que l'homme se trouvera plus près de l'un des points extrêmes. Alors une mort plus ou moins foudroyante frappera l'imprudent, si, doué de moins de réaction, il fléchit sans trop résister.

L'hygiène de l'acclimatement doit donc surveiller avec la plus grande attention les organes naguère les plus forts, dont il faut ralentir l'activité, et ceux qui naguère les plus faibles, prennent trop rapidement le rythme propre au climat.

Les lois de l'acclimatement consistent fondamentalement dans l'hygiène des surfaces cutanées internes et externes. En changeant le mode d'alimentation, non pas d'une manière brusque, mais avec des transitions relatives au tempérament, l'Européen perdra bientôt son excès de sang et une partie de son activité ; il se transformera pour le nouveau climat qui l'influence. Ainsi, avec une alimentation convenable, il évitera les affections du tube digestif ; avec un vêtement qui protège la peau sans la charger, il évitera celles du foie et du tube digestif. Tout s'enchaîne dans la vie, l'hygiène doit veiller à tout simultanément. En suivant ses lois, sans ménagement, mais sans crainte, l'Européen s'acclimatera et pourra, comme nous l'avons dit, atteindre un âge aussi avancé que les indigènes.

Il est deux excès qu'il faut également éviter dans les pays chauds, celui des boissons et des aliments trop frais, celui des mets trop excitans. Le préjugé qui repousse les limonades et les relâchans, dont l'abus seul est dangereux, vante trop les excitans dont l'usage est plus ou moins funeste. La langueur des voies digestives n'est pas seulement un état de faiblesse entre les tropiques, c'est un état de souffrance et d'excitabilité. Les excitans qu'on y dépose, chez des hommes qui conservent encore un sang fibreux, ne peuvent produire qu'un effet trop hâté. Les vins trop alcoolisés, les épices, le café fort ne conviennent donc qu'après un certain séjour. Quand l'équilibre commence à s'établir entre les surfaces cutanées, et que le sang a pris les qualités qu'il doit conserver toujours, alors véritablement il y a atonie dans l'estomac comme dans tous les autres organes ; la langueur alors est faiblesse réelle : on peut la réveiller par de légers toniques. Ainsi faut-il agir diversement contre la faiblesse d'estomac, précédée de gastrites aiguës, et celle qui résulte d'une maladie qui n'a pas agi directement sur cet organe. Les alimens doux et féculens, ou, si l'on ne peut, la volaille, les œufs, le poisson ; très peu de gibier, du vin en petite quantité, mais généreux sans être alcoolique.

Accomodation. — C'est une adaptation de l'œil qui lui permet d'apercevoir des images nettes aux distances les plus variables, c'est-à-dire depuis une distance moyenne de la longueur de trois à quatre pouces, jusqu'à l'horizon lui-même.

Pour les défauts de l'accomodation, *voir* Astigmatisme et Amétropie.

Accouchement. — Expulsion naturelle ou extraction, par l'art, du fœtus et de ses dépendances hors de la matrice ; l'accouchement est à *terme* quand il a lieu 260 à 280 jours après la conception ; *tardif* quand il dépasse ce terme ; *prématuré* quand il se produit du 180e au 260e jour ; avant le 180e jour, il prend le nom d'avortement.

Anesthésiques employés contre la douleur dans l'accouchement. Chloroforme indiqué dans les cas de douleurs trop grandes, de contractions spasmodiques et de rigidité du col, de rétention placentaire par contraction utérine, de résistance du périnée et de tranchées utérines.

Contre indication, chloro-anémie, avec tendances aux lipothymies. Les affections pulmonaires, les maladies du cœur, du rein, du système nerveux, doivent rendre le médecin prudent.

Chloral, employé surtout dans la période de dilatation.

Amylène, même action que le chloroforme.

Antipyrine, puissant analgésique, cocaïne, pour atténuer les douleurs au moment du passage de la tête à travers le canal vagino-vulvaire.

Accouchement (hygiène). — Avant le premier examen et à chaque examen, l'accoucheur se lavera les mains dans une solution antiseptique d'acide phénique, de Crésyl-Jeyes 5 0/0, de bichlorure de mercure, d'alcool ou, à son défaut, se servira de savon et fera usage d'une brosse à ongles.

Les sondes, les instruments ne seront employés qu'après avoir été trempés dans une dissolution antiseptique.

Tout ce qui est inutile, tout ce qui peut emmaganiser de la poussière sera éloigné.

On fera des pulvérisations avec le Crésyl-Jeyes à 5 0/0 dans la chambre de l'accouchée.

Accouchement. — Hygiène du travail.

Soins à donner à la femme pendant le travail de l'accouchement.

On doit s'opposer à l'infection autogénétique ou hétérogénétique, les affections puerpérales résultant de l'introduction dans l'organisme de germes infectieux. L'antisepsie est l'ensemble des moyens employés pour atteindre ce but.

L'antisepsie a fait comprendre la valeur de l'asepsie ou de la propreté.

Acédia. — Sorte de mélancolie commune dans les monastères, dans les prisons.

Acéphalie — Absence congénitale de tête. On dit sou-aussi anencéphalie; mais ce dernier mot s'applique plus spécialement à la privation du cerveau et de la moelle épinière, le crâne et le canal vertébral étant largement ouverts.

Acescence. — Dyspepsie caractérisée par la production de renvois acides (*voir* aigreurs).

Acétonomie. — Intoxication produite par l'*acétone*, corps qui se formerait dans certaines fermentations internes des matières organiques et proviendraient, chez les diabétiques, d'une altération particulière de la glucose. On connaît l'odeur fort désagréable qu'exhalent les buveurs qui ne digèrent plus le vin et les alcools, à cause de l'irritation gastro-intestinale. Cette même odeur apparaît chez certains diabétiques et se retrouve aussi dans leur urine. Le danger n'est pas grand tant que les excrétions se font bien; la situation est grave quand la peau est sèche et les urines rares. Dans les cas d'acétonomie, il faut supprimer l'usage du vin et des liqueurs spiritueuses.

Au début de l'acétonomie il y a excitation, ensuite dépression allant toujours en augmentant.

Achlys. — Obscurcissement de la cornée.

Acholie. — Choléra asiatique; le cours de la bile paraît suspendu dans cette maladie.

Plusieurs auteurs emploient ce mot pour désigner, dans certaines affections du foie, le fait symptomatique de la suppression de la sécrétion biliaire.

1.

Achroma (éphélide blanche). — Décoloration partielle de la peau (*voir* vitiligo et maladie del pinto).

Achromatiques (verres). — Verres qui nous donnent la vue claire des objets, en détruisant l'irisation, c'est-à-dire les franges colorées qui proviennent de la décomposition de la lumière, et rendent peu nets les contours des corps solides.

On obtient l'achromatisme au moyen de lentilles, formées de substances inégalement réfringentes et superposées : le crown glass et le flint glass servent à la construction de ces lentilles.

Achromatopsie. — Variété de daltonisme dans lequel toutes les couleurs paraissent blanches, gris plus ou moins clair et gris foncé.

Achymose. — Vice de la digestion stomacale, manque de formation du chyme (*voir* dyspepsie).

Acide salicylique. — Acide contenu dans les fleurs de la spirea-ulmaria (vulgairement appelée Reine des Prés, Ulmaire). Cette substance est conseillée dans la pneumonie, le rhumatisme aigu, la goutte, les douleurs fulgurantes de l'ataxie locomotrice, les névralgies, le diabète. 1 à 4 gr. par jour. On emploie surtout les salicylates.

Salicylates. — Sels formés par l'acide salicylique et une base.

Salicylate de bismuth, employé dans la fièvre typhoïde, 2 à 6 gr. par jour.

Salicylate de quinine contre les névralgies, 0.50 cent. à 1 gr. par jour.

Salicylate de soude, même application que l'acide salicylique, 2 à 4 gr. par jour.

Le salicylate de soude détraque l'estomac et les intestins, si on en continue trop longtemps l'usage. On doit en cesser l'emploi sitôt que l'effet calmant est obtenu, ou si cet effet calmant se fait trop longtemps attendre.

Acné. — Inflammation des glandes sébacées de la peau.

L'acné présente des aspects très divers : acné ponctuée, pustuleuse, indurée, congestive (couperose), varioliforme.

Les causes en sont externes : cosmétiques, malpropreté, abus d'alcool ; ou internes : scrofule, arthritis, syphilis.

Traitement. — Si la cause est externe, la supprimer ; si la cause est interne, le traitement général de la diathèse fait disparaître l'éruption.

La découverte récente de la présence, dans l'acné, de

parasites appartenant au groupe des coccidies, fait employer dans le traitement les préparations mercurielles, sulfureuses et les antiseptiques.

Lotion de spécifique Laban et à l'intérieur extrait du Docteur Morel, eau de Royat, eau de la Bourboule.

C'est surtout dans l'acné punctata qu'on rencontre, placé au milieu de la matière sébacée, *l'acare* (démodex), mais, comme on le trouve mort le plus habituellement, il ne saurait être considéré comme la cause de l'acné.

Aconelline. — Alcaloïde de l'aconit dépourvu de propriétés toxiques et préférable à l'aconitine, qui est très vénéneuse.

Aconit. Aconitine. — Genre de plantes de la famille des Renonculacées. L'espèce, *aconit Napel* est très employée dans le traitement des névralgies, contre les surdités, la névralgie du cœur, le rhumatisme. Teinture d'aconit, 5 à 20 gouttes, par jour.

Acrinie. — Diminution ou absence des sécrétions naturelles.

Acrobystite. — Inflammation du prépuce ou de son fourreau (*voir* phimosis).

Acrochordose. — Petite verrue attachée à la peau par un pédicule très mince et pendant comme une corde.

Traitement. — Couper au ciseau le pédicule.

Acrodynie. — Épidémie observée à Paris en 1828 et 1829.

L'acrodynie avait pour symptômes principaux des douleurs et des fourmillements aux mains et aux pieds, une insomnie opiniâtre et des troubles de la digestion.

Acromégalie. — Accroissement anormal des extrémités, mains, pieds, nez; maladie débutant à l'âge de 20 à 40 ans.

Symptômes. — Chez la femme, disparition des règles, agrandissement successif des mains, qui étonnent par leur largeur; les pieds deviennent démesurés, la face s'allonge dans le sens vertical, le maxillaire inférieur fait saillie. Cyphose verticale, dorsale. La maladie est considérée jusqu'ici comme incurable.

Actions reflexes. — Un point de l'économie est touché, la sensation se porte à la moelle et de là un nerf réflexe va porter son action sur un autre point, en agissant sur un nerf vaso-moteur ; il le dilate ou le contracte selon qu'il y envoie des filets nerveux de telle ou telle nature. Le mouvement produit est une action reflexe.

Acupuncture. — Procédé de médication en usage en Chine et au Japon ; introduit en France par Vicq d'Azyr et Jules Cloquet, il consiste à enfoncer, dans les tissus des parties malades, de fines aiguilles d'or et d'argent.

Acyanoblepsie. — Impossibilité de distinguer la couleur bleue.

Acyésie. — (Synonyme de stérilité.)

Acystinervie. — Paralysie de la vessie.

Traitement. — Electrisation.

Adénalgie. — Douleur siégeant dans une glande.

Adénite. — Inflammation et gonflement des ganglions lymphatiques. L'adénite est aiguë ou chronique chez les scrofuleux et les syphilitiques.

L'adénite aiguë se rapproche de l'abcès chaud ; même traitement, cataplasme Hamilton pour calmer l'inflammation.

Pour l'adénite chronique, traitement antiscrofuleux ou antisyphilitique.

Traitement — Régime tonique, huile de foie de morue et eau de la Bourboule, application locale d'emplâtre de Vigo ; extrait du D· Morel et tonique Rousseau.

Adénologaldie. — Conjonctivité des nouveaux-nés.

Traitement. — Lotion des paupières au spécifique Laban ou à l'eau boriquée chaude.

Adénome. — Tumeur bénigne formée dans le tissu des glandes.

Ce sont des productions accidentelles, homœomorphes et homologues dont les éléments autogènes ou essentiels sont des tubes ou des culs de sac glandulaires.

Les traitements externes consistent en des applications topiques, dites révulsives ou fondantes, qui réussissent à faire résorber les adénomes : emplâtre Vigo, cataplasme Hamilton, etc.

Adénoncose. — Tuméfaction des glandes.

Adénopathie. — (*Voyez* adénite.)

Adéno-pharyngite. — Inflammation simultanée des amygdales et du pharynx (*Voir* laryngite et pharyngite).

Adénosclérose. — Induration des glandes.

Traitement. — Pommade à l'iodure de potassium, cataplasme Hamilton, extrait du D· Morel.

Adhérence. — C'est l'état d'une chose qui tient, qui est scellée, qui est jointe anormalement à une autre. Il se forme dans un grand nombre d'affections, des adhérences de tissus qui devraient, à l'état normal, être distincts et séparés les uns des autres.

Ainsi, le poumon contracte des adhérences avec la plèvre dans certaines conditions morbides.

Les adhérences se divisent en :

1· Adhérence des membranes séreuses : pleurésie, péritonite, etc.

2· Adhérence des membranes synoviales.

3· Adhérence de la surface interne des vaisseaux.

4· Adhérence des membranes muqueuses.

5· Adhérence de la peau, cicatrices vicieuses.

Traitement. — La chirurgie peut faire disparaître les adhérences extérieures.

Quant aux adhérences intérieures, une gymnastique appropriée et les moyens orthopédiques ont une grande influence médicatrice.

On peut citer comme exemple de ces guérisons, la cure des scolioses qui résultent d'adhérences pleurales et celle des raideurs articulaires.

Adiaphorèse. — Suppression de la sueur (*voir* diaphorèse, diaphorétique).

Adipsie. — Absence de la sensation de la soif.

Adolescence. — L'adolescence est cette partie de la vie humaine comprise entre la manifestation des premiers signes de la puberté et l'époque où le corps, ayant acquis tout son développement physique, commence à ne plus s'accroître. A cet âge, la grande activité de la circulation donne lieu à des congestions sanguines passagères, à des saignements du nez.

Si l'adolescence voit se développer quelques maladies, elle est aussi le moment de la cessation d'un grand nombre d'affections.

Une trop grande énergie circulatoire réclame alors l'usage de boissons rafraîchissantes, les bains et le séjour à la campagne.

Si le système lymphatique prédomine sans qu'aucun organe soit affecté, surtout ceux de la digestion, les toniques alimentaires modérés, le vin du Dr Cabanes sont indiqués pour favoriser la puberté.

Sous le rapport de l'hygiène, les phénomènes qui caractérisent l'adolescence et qui se succèdent pendant sa durée doivent être observés et dirigés avec le plus grand soin, car de leur apparition régulière, de leur développement normal et de leur contention dans de justes bornes dépendront en grande partie l'énergie d'action des divers organes et, par suite, l'exercice rigoureux et durable de toutes les facultés.

C'est ordinairement pendant l'adolescence que la constitution des hommes se perfectionne ou se détériore pour toujours.

Dans l'adolescence, le pouls bat 75 fois par minute ; les mouvements respiratoires sont de 18 à 20 dans le même temps. (*Voir* seconde enfance, hygiène des sexes.)

Adoucissant. — Médicament mucilagineux qu'on emploie dans la première période des inflammations : lait, graine de lin, cataplasmes, etc.

Adynamie. — État de faiblesse, de prostration du malade.

L'adynamie se présente dans un grand nombre de maladies aiguës (forme adynamique de la fièvre typhoïde, de la pneumonie, etc.)

Traitement. — Stimulants énergiques, révulsifs, éther, toniques, caféine, tonique Rousseau, vin du Dⁱ Cazanes, poudre de viande Trouette.

Ægophonie. — Affection dans laquelle la voix ressemble à celle de la chèvre, mais cette maladie n'est pas idiopathique, c'est un symptôme de la pleurésie.

Aérhémotoxie. — Syncope causée par l'introduction de l'air dans les veines, lors de l'ouverture de ces vaisseaux, au cou, à l'aisselle et au haut du bras ; introduction entraînant souvent la mort.

Traitement. — Pratiquer la respiration artificielle.

Aérophobie. — Phénomène qui se produit parfois dans la rage, dans l'hystérie, etc. L'air en mouvement produit sur la peau une impression désagréable.

Aérothérapie. — Traitement par l'air : ce mot s'emploie pour désigner le changement d'air, le bain d'air, etc.

Ses moyens sont surtout le bain d'air comprimé, le bain d'air oxygéné, la respiration d'air oxygéné.

Affusion. — Action de verser une certaine quantité d'eau, de quelques pouces de hauteur seulement, sur une partie quelconque du corps ou sur le corps tout entier.

Agacement des dents. — Mode particulier d'irritation causé par la présence d'un acide, surtout de l'acide oxalique : oseille, groseille, etc. Neutraliser le principe acide par un carbonate alcalin, ou faire usage de fromage qui contient des principes alcalins.

Agalactie. — Absence de lait chez les nouvelles accouchées.

Traitement. — Changer de régime, ne pas boire de vin, ni d'alcool, prendre de la bière, des farineux, purée de légumes, fruits. Chlorate de potasse, 2 à 3 grammes par jour.

Agaric. — Agaric campester ou edulis c'est le champignon de couche. C'est la seule espèce dont la vente soit permise dans les marchés de Paris. — Il y a bien encore un certain nombre d'espèces comestibles — le deliciosas, très recherché dans le Midi. Mais dans ce genre, un grand nombre d'espèces sont *très vénéneuses*.

Age. — L'hygiène bien entendue, le fait d'éviter les excès et les écarts, la modération telle que la préconisa Cornaro dans son Traité sur la sobriété, les exercices de corps sont autant de moyens pour retarder la vieillesse.

Voir enfance, adolescence, virilité, vieillesse.

Ages. — Chaque âge a des conditions de vie et des différences qui lui sont inhérentes ; en changeant d'âge, l'homme change de proportions, non seulement dans sa stature, mais encore dans les rapports mutuels des systèmes organiques, dans le développement des organes et des viscères, dans l'importance et l'activité de leurs fonctions, dans le caractère et l'abondance des produits qui en résultent, par conséquent dans tout ce qui constitue les indices sur lesquels on juge de la différence des tempéraments.

Aux deux extrémités de la vie, l'homme est chancelant et faible. Prodiguez-lui des consolations et des distractions : la vieillesse en a surtout besoin ; elle a plus que l'enfance, le souvenir. La femme soutient et guide les premiers pas de l'homme ; au terme de la course, on retrouve encore les soins tendres et délicats d'une femme.

Age critique. — *Voir* ménopause.

Agérasie. — Vieillesse exempte des infirmités ordinaires à l'âge avancé.

Cet état, qui n'est point une affection, est sous la dépendance d'un régime que nous indiquerons à l'article longévité.

Ageustie. — Diminution ou suppression de la sensation du goût.

Agonie (Hygiène de l'). — Assurer autour du lit du mourant la circulation d'un air pur.

Favoriser la respiration en ne surchargeant pas de couvertures, en enlevant les mucosités qui s'accumulent dans la bouche.

Maintenir la température normale du corps par des bouteilles chaudes, et des serviettes chaudes autour des pieds et du corps.

Essuyer la sueur au moyen d'un linge fin ou d'une éponge légèrement humectée d'un liquide aromatique.

Donner à boire au moyen d'une petite cuiller ou d'une éponge pressée.

Humecter les lèvres et les enduire d'un peu de vaseline pour éviter la sécheresse.

Ne rien dire auprès du mourant qui puisse l'alarmer, et se montrer d'une tranquillité parfaite.

Agoraphobie. — Crainte allant jusqu'à la frayeur, chez certains malades, qui n'osent pas traverser les places publiques. Est-ce bien de la folie, ou seulement une exagération du manque de confiance en ses forces, qui rend le malade hésitant ? (*voir* vertige stomacal).

Agræcum fragans. — Orchidée très voisine du vanillier, possédant une exquise odeur aromatique et dont on fait avec les feuilles un thé très hygiénique connu sous le nom de Faham, nom qu'on lui donne à Madagascar.

Son prix est très modique, une cinquantaine de tasses ne coûtent qu'un franc.

Agriothymie. — Mot qui, dans le cadre nosologique de Sauvage, signifiait folie furieuse.

Agrypnie. — Privation de sommeil (insomnie).

Traitement. — Se coucher après la digestion faite, léger exercice avant de se livrer au sommeil.

Éviter de travailler intellectuellement avant de se mettre au lit.

Aï. — Crépitation douloureuse des tendons ; gonflement accompagné d'une crépitation particulière et siégeant surtout le long des tendons externes de la racine du pouce.

Cause. — Violence ou efforts fatiguants.

Traitement. — Repos, émollients, cataplasmes Hamilton, pansement ouaté.

Aigreurs. — Rapports acides provenant d'une mauvaise digestion.

Traitement. — Eau de menthe, de mélisse, infusion de thé, de camomille, de tilleul, élixir Benoitine.

Vichy-Célestins, magnésie, bicarbonate de soude, Tonique Rousseau, vin du Dr Cabanes.

Aiguës (maladies). — Celles qui éclatent brusquement et qui se terminent promptement. On les distingue des maladies chroniques qui débutent avec moins de vitesse et qui arrivent plus lentement à leur terminaison.

Ail. — Plante de la famille des Liliacés; ayant plus de 200 espèces. L'oignon, l'échalotte, l'ail, sont les espèces les plus connues. L'ail, proprement dit, est employé à l'intérieur comme excitant stimulant fébrifuge et vermifuge, à l'extérieur, comme vésicant et caustique.

Air. — L'air est notre milieu naturel. Il est le premier élément de la vie. Il nous importe de le connaître au point de vue hygiénique, surtout à cause des substances étrangères qu'il renferme et qu'il transporte.

La connaissance de la nature de l'air de la région et du lieu où l'on se trouve est donc d'une grande utilité.

L'air est formé en volume de 79,07 d'oxygène et de 20,93 d'azote, ou en poids de 19 parties d'oxygène et de 23 parties d'azote.

Détermination approximative de la quantité d'air qui passe par le poumon d'un homme adulte en vingt-quatre heures, d'après Bérard.

« Soient 6 inspirations par minutes, appelant chacune dans le poumon un tiers de litre d'air, lequel perdra de 6 à 4 pour cent d'oxygène. Cet homme fera passer en un jour, c'est-à-dire en vingt-quatre heures, de 7 à 8 mètres cubes d'air dans sa poitrine, et il aura dépensé 800 grammes d'oxygène. Quel enseignement tirerons-nous de ce document? Aura-t-on rempli toutes les conditions hygiéniques quand on aura mis 8 mètres cubes d'air à la disposition d'un homme, en vingt-quatre heures? Si ces 8 mètres cubes étaient successivement fournis par fraction d'un tiers de litre chacun, et si le résidu expiré n'était point admis à se mélanger avec la portion qui n'a pas encore été respirée, il est clair qu'on aurait réalisé, à peu de chose près, les excellentes conditions de la respiration à l'air libre. Mais, supposez le même homme renfermé avec ses 8 mètres cubes, dans un lieu parfaitement clos : dès les premiers moments de son séjour, il commencera à altérer l'air dans lequel il respire, en y mettant de l'acide carbonique, de la vapeur d'eau chargée de matières animales, et en y diminuant la proportion d'oxygène. Ces altérations vont croissant, si bien que, les vingt-quatre heures étant accomplies, la masse d'air sera aussi altérée que celle que l'expiration chasse de la poitrine d'un homme. Si, à ce degré, il n'y a pas encore asphyxie, au moins serait-ce une condition fort peu hygiénique. Rarement l'observe-t-on dans la pratique. Dans les lieux où l'air nous paraît le plus vicié, dans un dortoir de caserne ou dans une salle de malades, l'air pris avant qu'on l'ait renouvelé ne contient pas, d'ordinaire, d'après M. Leblanc, plus de 1 pour 100 d'acide carbonique. Cependant, cette atmosphère est repoussante pour ceux qui viennent du dehors, à cause des matières animales dont elle est chargée. Pour qu'un homme ou une réunion d'hommes puisse séjourner sans inconvénient, pendant un certain temps, dans un espace limité, il faut ou bien qu'il y ait un bon système de ventilation, et alors il n'est pas de rigueur que l'espace ait des dimensions très considérables, ou bien que l'espace soit relativement très vaste, et alors la ventilation n'en est pas indispensable. »

La composition de l'air est à peu près constante sur tous les points du globe.

Mais, cependant, cela ne veut pas dire qu'il ait la même composition en tous lieux. Dans une salle fermée, une mine, au voisinage d'un marais il se charge de principes délétères.

Voici les corps qu'on peut trouver les plus fréquemment dans l'air, même à l'état naturel :

Acide carbonique, ammoniaque, vapeur d'eau, ozone, principes hydrocarbonés, iode, matières salines.

Air chaud — Sec ou humide, s'administre dans des espaces limités embrassant tout le corps ou une de ses parties. Il anime la peau, excite la circulation et provoque la sueur, convient dans les rhumatismes et l'engorgement des muqueuses du larynx et du poumon.

Air (confiné). — Air qui n'étant pas renouvelé s'accumule dans une cave ou dans tout autre endroit.

Air (raréfié). — L'air se raréfie à mesure qu'on s'élève au-dessus du niveau de la mer, sur les montagnes ou en ballon. Dans les couches supérieures de l'atmosphère, la pression atmosphérique étant moins grande, il en résulte pour l'homme des accidents graves, même la mort, (catastrophe du ballon le Zénith.) Si l'on diminue d'un quart d'atmosphère seulement la pression, la respiration est gênée, les inspirations sont courtes et fréquentes, le pouls est plein et fréquent, les paupières et les lèvres sont boursouflées : il peut survenir des hémorrhagies et la syncope.

Le *mal des montagnes* est une conséquence de la même cause, diminution de pression : une ascension rapide produit un sentiment de malaise, des nausées, de violents maux de tête, une fatigue extrême.

Air vicié. — L'air peut être vicié par l'altération de sa composition normale : diminution d'oxygène, excès d'acide carbonique, etc., ou par l'adjonction de principes nouveaux : gaz, émanations, poussières, germes, etc. L'air confiné, les miasmes, les grands foyers de végétations aquatiques, le voisinage des mines, des volcans, des marais, l'embouchure des rivières sont des causes de viciation artificielle.

Airs (des) des eaux et des lieux. — Célèbre traité d'hygiène par Hippocrate où il traite des climats, des eaux, des saisons, puis des différentes régions du globe, de l'Asie, des Scythes, de l'Europe, etc. Après son introduction, il dit : Si quelqu'un regardait ces recherches comme des rêveries météorologiques, pour peu qu'il veuille abandonner ses préjugés, il sera convaincu que les connaissances astronomiques sont d'un grand secours à la médecine. C'est qu'en effet l'état du ventre suit les changements des saisons.

Le médecin qui sera instruit de ces circonstances, des circonstances climatériques, qui sont particulières au pays sera en état de connaître la nature des maladies dans le pays même ou il arrive pour la première fois.

Aujourd'hui on connaît la nature de ces maladies et par de l'hygiène publique et précise, on cherche à les prévenir.

Hippocrate n'en a pas moins ouvert la porte à cette partie de l'hygiène.

Alalie. — Mutisme.

Perte ou plutôt suspension de la parole, c'est un mutisme momentané.

Albara. — Espèce de lèpre dont il est souvent parlé par les anciens auteurs arabes.

Albinos .— On se sert de ce mot pour désigner certains individus ayant la peau d'un blanc de lait, les cheveux et les poils d'un blanc jaunâtre, l'iris d'un rose pâle et la pupille d'un rouge prononcé. Ils supportent avec peine la lumière du jour. L'intelligence est assez faible chez quelques-uns d'entre eux.

L'affection s'appelle albinisme.

Cette maladie peut exister partiellement plus ou moins complètement dans la race nègre.

Albuminurie. — Présence d'albumine dans les urines.

L'albuminurie est passagère ou permanente.

Elle est passagère dans les maladies aiguës : scarlatine, choléra, érysipèle, pneumonie, typhus, grossesse.

Elle est permanente ou chronique dans les inflammations et les maladies du rein : néphrites, maladies de Bright ; dans des affections chroniques : glycosurie, maladies du cœur, tuberculose, cancer, etc.

On reconnaît la présence de l'albumine dans l'urine en chauffant fortement l'urine ou en y mêlant quelques gouttes d'acide nitrique : l'albumine se coagule et forme un nuage ou dépôt dans le liquide.

Traitement suivant la cause : d'une façon générale régime lacté (*voir* maladie de Bright, article *reins*), Vichy Célestins, Vals-Dominique, eau de Royat.

Alcalins. — Les substances alcalines en petite quantité exercent sur la muqueuse de l'estomac une action excitante, favorisent la sécrétion du suc gastrique, tandis qu'à haute dose ils modifient sa réaction et le rendent alcalin — il faut donc prendre les sels alcalins avec une grande modération.

Alcaloïdes. — Corps extraits des végétaux et regardés chimiquement comme des alcalis ou bases parce qu'ils se combinent avec les acides pour former des sels.

Ainsi, du quinquina on a extrait la quinine sous forme de sulfate de quinine.

De l'opium la morphine, la codéine, la narcéine, la thébaïne, etc.

Alcool vinique. — Esprit de vin, eau-de-vie, alcool éthylique s'obtient par la fermentation du vin naturel ou des vins artificiels préparés avec des betteraves, des mélasses, des graisses saccharifiées, des fécules, telles que la fécule de pomme de terre transformée en glucose par la saccharification. (*Voir* les dangers de l'abus de l'alcool à l'article alcoolisme.

Alcoolisme. — Affection causée par l'abus des boissons alcooliques, sans que cet abus soit porté jusqu'à l'enivrement ; l'alcoolisme est caractérisé : 1° par des troubles de la digestion, vomissements à jeun, perte d'appétit ; 2° par des troubles de la motilité ; débilité musculaire, crampes ; 3° par des troubles nerveux : insomnies, cauchemars, hallucinations, paralysies, épilepsies, etc., etc.

Traitement. — Supprimer la cause, hydrothérapie, chloral, etc., régime tonique, eau de Chatel-Guyon, noix vomique, quatre ou cinq gouttes de teinture par jour.

Mais souvent les effets sont encore plus graves que ceux que nous venons de citer et dont nous avons indiqué le traitement, il peut y avoir délirium tremens.

— « Les désordres matériels et fonctionnels déterminés par les alcools, a dit un savant physiologiste, M. le docteur Lancereaux, sont de deux ordres : tantôt ils sont passagers et se manifestent immédiatement ou peu de temps après l'ingestion : l'alcoolisme est aigu ; tantôt ils sont persistants et apparaissent après un usage répété et longtemps continué de ces boissons : l'alcoolisme est chronique. Qu'il s'agisse de l'une ou de l'autre de ces deux formes d'intoxication, le sys-

tème nerveux est toujours en jeu, c'est lui qui est le plus
particulièrement atteint. »

L'alcoolisme aigu a pour manifestation l'ivresse ordinaire,
dont les caractères sont bien connus, puis l'ivresse convulsive,
qui revêt les caractères du désordre du mouvement dans l'hystérie, l'ivresse apoplectique qui se caractérise par un état
comateux et peut se terminer par la mort.

L'alcoolisme chronique est celui qui fait le plus de victimes
et qui porte les atteintes les plus graves à la famille et à la
société. Non seulement, dit M. Claude, ce mal frappe l'individu qui abuse des boissons spiritueuses, mais il a encore une
influence sur sa progéniture : il atteint jusqu'à sa descendance,
où il se révèle par des désordres spéciaux. De là, suivant le
docteur Lancereaux, deux sortes d'alcoolisme chronique :
l'alcoolisme acquis et l'alcoolisme héréditaire.

Dans l'ordre d'apparition des manifestations de l'intoxication chronique par l'alcool, on trouve tout d'abord les désordres de la sensibilité, sensibilité physique et sensibilité morale :
affaiblissement des sens, vertiges, sensations de brûlure,
insomnies, cauchemars. Les désordres des facultés mentales
sont la conséquence naturelle des désordres de la sensibilité
morale, et sont généralement accompagnés des désordres de la
motilité : titubation, oscillations pendant la station, difficultés
de la marche, bégaiement, diminution générale des forces et
de la contraction musculaire.

Le *delirium tremens* vient à son tour : l'alcoolique n'a
plus alors ni paix ni trève, aucune partie de son corps n'est
exempte d'agitation ; le système nerveux ne tarde pas à s'é-
puiser, et la mort est la conséquence de cet épuisement.

L'alcoolisme n'est d'ailleurs qu'une vieillesse anticipée.
« Chez le buveur, comme chez l'homme âgé, on constate
l'atrophie de l'encéphale, l'augmentation du liquide céphalo rachidien, l'altération graisseuse des petits vaisseaux, celle des
fibres musculaires du cœur et de la plupart des éléments anatomiques, la dilatation des vésicules pulmonaires, l'ossification
des cartilages costaux et laryngiens, la raréfaction de la substance osseuse, à laquelle se substituent des matières grasses ».
Comme celles du vieillard, les maladies aiguës de l'individu
alcoolisé donnent lieu à des indications spécialement graves et
réclament des soins particuliers.

Ce qui est plus grave, « l'alcoolisme ne disparaît pas toujours
avec l'individu qui en est atteint, mais, dans un grand nombre
de cas, il se continue dans la descendance, et cela sous des
formes multiiples, indéfinies pour ansi dire, et qui varient

depuis la simple tendance à user des liqueurs fortes jusqu'à la dégénérescence la plus complète de l'être humain ». C'est l'alcoolisme héréditaire.

Les conséquences sociales sont terribles : diminution de la force physique, stérilité relative, accroissement de la folie, de la criminalité, des suicides et de la mortalité.

M. Claude a fait à cet égard un travail extrêmement intéressant et curieux, et il suffirait de mettre sous les yeux de nos lecteurs l'atlas joint à son rapport pour enlever toute hésitation sur la nécessité de la réforme.

L'une des cartes montre tout d'abord le rapport entre la consommation de l'alcool et l'accroissement de la population : celle-ci augmente d'autant moins que la consommation de l'alcool est plus forte. En Normandie, où la consommation par tête est considérable, la mortalité des enfants du premier âge est effrayante.

Les cas d'exemption pour infirmités sont principalement nombreux dans les départements où l'on consomme beaucoup d'alcool. Ainsi, dans la Seine-Inférieure, il y avait en 1873, 405 exemptés pour 6.604 inscrits, soit 6 p. 100 ; en 1886, il y a 1.629 exemptés pour 6.733 inscrits, soit 24 p. 100 : la consommation de l'alcool suit naturellement la même progression.

Pour les morts accidentelles, même constatation : elles sont d'autant plus nombreuses dans un département que la consommation ou l'abus des liqueurs fortes y est plus considérable.

Pour la folie alcoolique, les asiles d'aliénés qui accusent les plus forts contingents se trouvent aussi dans les pays où la consommation alcoolique est la plus forte. D'ailleurs, la carte par laquelle M. Claude montre le rapport qui existe entre la statistique des suicides alcooliques et celle de la consommation de l'alcool, présente beaucoup d'analogie avec la carte de la folie alcoolique.

En ce qui concerne la criminalité, les cartes établissent que les départements les plus adonnés à la consommation de l'eau-de-vie fournissent à la criminalité le contingent le plus considérable.

Pour les viols et attentats à la pudeur plus spécialement, M. Claude a fait la même constatation, comme cela ressort du tableau suivant :

RÉGIONS	CONSOMMATION moyenne de l'alcool par tête et par an.	NOMBRE de cas de viol ou d'attentats à la pudeur.	PROPORTION pour cent.
	litres.		
Nord-Ouest	6	744	19
Nord.	6	1.053	27
Nord-Est	3	531	13
Centre.	2	238	8
Sud-Ouest.	1	528	13
Sud	2	401	10
Sud-Est	2	382	10

Une des causes principales du suicide est l'alcoolisme. L'alcoolisme est un des grands fléaux de l'humanité, d'autant plus redoutable que l'alcool se tire aujourd'hui d'un grand nombre de substances.

Le moins dangereux des alcools est l'alcool tiré du vin, eau-de-vie, esprit de vin, mais les autres alcools tirés des grains, des pommes de terre, du bois, sont perfides. L'alcool, lorsqu'il produit l'alcoolisme, c'est-à-dire qu'il est pris immodérément ou plutôt quand on en fait un usage quotidien, ne s'élimine pas et se fixe dans les tissus.

Les suicides causés par l'alcoolisme subissent une progression véritablement effrayante, comme on peut en juger par le tableau suivant :

PÉRIODES QUINQUENNALES	SUICIDES CAUSÉS notoirement par l'alcoolisme	
	Nombre des suicides par l'alcoolisme.	Proportion pour cent sur l'ensemble des suicides.
1836-40.	137	5.3
1841-45.	196	6.5
1846-50.	211	6.1
1851-55.	216	6.0
1856-60.	304	7.5
1861-65.	439	9.5
1866-70.	646	11.0
1871-75 (Perte de l'Alsace-Lorraine).	564	11.0
1876-80.	799	12.6
1884.	889	11.0
1885.	868	11.0

C'est à partir de 1855-1860, c'est-à-dire à l'époque où se développe la fabrication des alcools d'industrie, qu'augmente principalement la progression des suicides par l'alcoolisme.

Si maintenant nous décomposons ces suicides par département, nous trouvons pour céux qui ont été les plus affectés pendant la période 1867-1876 :

35 suicides alcooliques sur 100 suicides : Manche.

31 suicides alcooliques sur 100 suicides : Haute-Savoie et Belfort.

20 à 30 suicides alcooliques sur 100 suicides : Calvados, Marne, Seine, Sarthe, Maine-et-Loire, Jura, Saône-et-Loire.

15 à 20 suicides alcooliques sur 100 suicides : Somme, Aisne, Eure, Pas-de-Calais, Oise, Seine-et-Oise, Orne, Nord, Ille-et-Vilaine, Vosges, Meuse, Seine-et-Marne, Loiret, Rhône, Nièvre, Yonne, Loire-Inférieure.

10 à 15 suicides alcooliques sur 100 suicides : Seine-Inférieure, Mayenne, Finistère, Eure-et-Loir, Ardennes, Aube, Meurthe-et-Moselle, Doubs, Morbihan, Loire, Loir-et-Cher, Gironde, Ain, Hérault, Indre-et-Loire, Vienne, Isère.

Algide. — Qui fait éprouver une sensatiocden froid. Dans la période algide du choléra, le malade est glaé.

Alibile. — Partie des aliments qui se convertit en notre propre substance.

Aliénation mentale. — (Folie). Ensemble d'états pouvant être divisés en quatre groupes : 1º monomanie ou idées fixes ; 2º délire des persécutions, monomanie des grandeurs (*voir* paralysie générale ;) 3º hallucinations de la vue, de l'ouïe, etc. ; 4º démence, dernier degré de la folie, destruction intellectuelle.

Traitement. — Une importante question est celle des soins à donner aux malades.

On a fondé à Ghel, près d'Anvers, une colonie où est employé le régime familial pour soigner les aliénés.

Ce traitement, malheureusement, n'est pas compatible avec toutes les vésanies.

On l'emploie surtout dans les formes où il faut isoler le malade et le soustraire à ses habitudes en l'éloignant, en le séparant de sa famille. en changeant sa manière de vivre, en lui épargnant le contact et la société d'autres aliénés.

Les maladies curables sont : les troubles hystériformes, les neurasthénies, les épuisements nerveux, le surmenage sous toutes ses formes ; les psychonévroses infantiles, les épilepsies.

Des patronages de famille ont été fondés en France.

A Clermont (Oise) existe encore un établissement de ce genre. On connaît aussi l'asile médical agricole de Leyme. Ces établissements à la campagne, où le malade travaille aux champs, sont excellents.

Si l'on tient compte de l'alimentation, de l'exercice, des occupations intellectuelles dirigées dans un sens donné, on peut obtenir des guérisons. L'emploi de l'hydrothérapie, de l'électrothérapie, de l'hypnotisme .peuvent rendre de grands services aux médecins.

L'antiseptie intestinale est utile, usage quotidien des lavements antiseptiques, lavages de l'estomac. Usage du naphtol, du salicylate de bismuth, benzoate de soude et de potasse.

Alibert. — Médecin français né en 1766, mort en 1837. Il composa une physiologie des passions. C'est un traité d'hygiène sur les passions. Alibert se distingua en outre comme dermatologiste.

Alimentation médicinale. — Elle est de plusieurs sortes : 1ʳᵉ l'alimentation médicinale ordinaire, qui reproduit le régime alimentaire naturel, mélange exact d'aliments végétaux et animaux, etc. ; 2me la diète ; 3me les diètes animales, végétales et lactée. (*Voir* diète, régimes.)

Alimentation par le rectum. — Peut être longtemps continuée. Précieuse dans le cas d'ulcère de l'estomac.

Formule de lavements nutritifs du Dr Maragliano :

$$\text{Muscles de bœuf.} \quad . \quad 300 \text{ gr.}$$
$$\text{Pancréas} \quad . \quad . \quad . \quad . \quad 150 \text{ »}$$

Mêlez, triturez dans un mortier, ajoutez :

$$\text{Eau.} \quad . \quad . \quad . \quad . \quad . \quad . \quad \text{Q S}$$
$$\text{Carbonate de soude.} \quad 5 \text{ gr.}$$
$$\text{Fiel de bœuf récent .} \quad 25 \text{ »}$$

Pour 4 lavements à administrer dans la journée, en y ajoutant quantité suffisante d'eau tiède.

Aliments. — L'homme a besoin de réparer ses pertes ; il le fait, comme on le sait, en mangeant ; mais de quelle nature doivent être ses aliments. On les divisait autrefois en aliments plastiques, qui servent à remplacer les matériaux usés et éliminés de l'économie, et en aliments combustibles, qui servent à produire de la chaleur et de la force nerveuse.

Quoique cette division ne soit pas absolue, il y a cependant des aliments azotés, ou aliments plastiques, et des hydro-carbonés, ou aliments calorifiques.

Dans presque tous les aliments azotés, il y a aussi du carbone, et ce qui n'a point servi à la nutrition finit par se transformer en graisse qui envahit les tissus, lorsque cette graisse n'est pas brûlée.

De la différence d'alimentation dans les pays chauds et les pays froids.

Dans les pays chauds, l'excès de nourriture détermine des encombrements de graisse dans les tissus. Dans les pays tout à fait septentrionaux où il faut résister au froid, on boit des verres d'huile.

Dans les pays chauds, on n'a pas besoin de matières grasses dans l'alimentation, puisque l'excès de la nourriture se transforme en cette substance. Dans les pays froids, comme il n'y a pas de réserve de cette nature, il faut ou un excès d'alimentation ou bien manger des corps gras.

Pendant le siége de Paris, durant l'hiver 1870-1871, nous avons vu des personnes qui ne pouvaient pas avant cette époque, digérer les graisses et les huiles, en excès alors dans leur économie les désirer vers la fin du siége et les digérer parfaitement ; cela tenait à ce qu'elles avaient d'une part une nourriture insuffisante et qu'elles n'avaient point fait de réserve, qu'elles n'avaient point fabriqué suffisamment de graisse pour résister au froid.

Lorsque l'homme est privé de nourriture, il commence par se nourrir de ses réserves et, lorsqu'elles sont épuisées, il se nourrit de ses propres tissus, s'affaiblit et finit par mourir d'épuisement et de consomption, non-seulement parce qu'il ne répare pas ses forces, mais parce qu'il s'attaque lui-même par lui-même.

Quand nous disons brûler ses graisses, chacun a dû comprendre que ce n'est pas le sens qu'on donne ordinairement à la combustion : c'est une combustion lente comme celle de la fermentation du fumier, qui chauffe cependant sans donner de flamme.

Aliments carbonés ou carburés : ils donnent de la chaleur : grain, sucre, féculents.

Aliments azotés ou plastiques : ils réparent les matériaux usés et éliminés de l'économie.

Aliments. — Digestibilité des aliments.

La digestibilité des aliments, a dit Michel Lévy, exprime le rapport qui existe entre les propriétés d'un aliment et la situation actuelle de l'organisme. Il y a donc deux termes, dont l'un est constant, c'est celui qui dépend de la propriété des aliments, et dont l'autre est essentiellement variable chez différents individus et même chez la même personne à différentes époques.

Nous ne pouvons nous occuper que du premier terme ici.

Les viandes colorées sont moins digestibles que les viandes blanches : la viande de porc est la plus indigeste de toutes.

Le poisson est plus digestible que la volaille à chair blanche. La chair des crustacés : langouste, homard, crevettes, écrevisses, est d'une digestion laborieuse.

Les animaux jeunes, non fatigués, soumis à l'engrais et châtrés, fournissent un aliment, dont la digestion est plus facile relativement aux conditions inverses.

Parmi les crustacés :

Le homard et la langouste imposent à l'estomac une digestion difficile et laborieuse. Cependant certains estomacs digèrent facilement cette chair. Parmi les mollusques, les escargots ne conviennent pas à tous les estomacs.

La moule et l'huître qui fournissent un aliment riche en sels, sont d'une digestion très facile.

(Pour plus de détails, *voir* chaque aliment à son nom.)

Aliments (introduction artificielle des) nécessaire dans les cas où la déglutition est impossible, se fait par le nez au moyen d'une sonde œsophagienne. Les aliments introduits artificiell ment doivent être liquides : crème, chocolat, purée, etc.

Aliments azotés. — Matières azotées.

Azote pour 100 parties en poids :

Riz.	1,00
Blé.	12,00 à 23,00
Seigle	12,50
Maïs	12,50
Orge	12,96
Avoine	14,39

A côté de la pomme de terre se placent les légumineuses : pois, fèves, haricots, qui contiennent une grande proportion d'azote.

Les céréales, le sarrazin sont également employés comme aliments farineux.

Aliments minéraux. — Ces substances traversent l'économie sans éprouver de modification chimique importante à noter, mais elles jouent cependant un rôle très grand dans la nutrition, tels sont le sel de cuisine, — chlorure de sodium — dont la privation est si difficile à supporter : mais ce ne sont point des aliments à proprement parler.

Aliments végétaux. — Ils contiennent : l'azote sous forme protéique, mais cette quantité est minime par rapport à la masse totale.

L'amidon, qui est la substance la plus répandue dans le régime végétal.

La cellulose peu digestible.

Les sucres : le plus important pour l'homme est le sucre de canne et de betterave.

Les sucres de fruit.

Les corps gras : on en trouve dans tous les végétaux. La quantité de graisse renfermée dans les graines est considérable.

Alizarine. — Nom commercial de la Garance artificielle, qu'on obtient par la distillation des goudrons de houille. Cette substance a remplacé la Garance elle-même, mais elle n'offre pas les mêmes avantages au point de vue hygiénique.

Les étoffes teintes avec cette couleur donnent des irritations de la peau.

Allaitement. — Alimentation de l'enfant par le lait.

L'allaitement peut être fait par la mère (A. maternel), par une nourrice (A. étranger), au moyen de lait de vache ou autre ; à l'aide d'un appareil spécial (A. artificiel), par une femelle d'animal domestique (A. animal).

On conseille aujourd'hui, dans l'allaitement artificiel, de faire bouillir le lait, pour détruire les germes de la tuberculose.

Allaitement artificiel. — Réussit parfaitement si les repas sont bien réglés : deux heures à trois heures entre les tétées, suivant l'âge ; les repas sont un peu éloignés quand l'enfant grandit.

Deux choses sont en outre nécessaires : 1° avoir de bon lait de vache ; 2° stériliser ce lait dans des petites bouteilles contenant chacune la valeur d'une tétée. La stérilisation n'est faite que pour vingt-quatre heures. (Voir lait stérilisé.)

Allochromanie. — Vue fausse des couleurs, variété de daltonisme.

Allopathe. — Les médicaments produisent chez l'individu bien portant des phénomènes autres que ceux observés chez le malade : un fébrifuge allopathe ne produirait pas de fièvre chez un individu sain, disent les homéopathes. D'après Hahnemann, fondateur de cette école, le sulfate de quinine donne la fièvre à une personne qui ne l'a pas et guérit celle qui l'a. Cette observation n'a pas été reconnue comme exacte.

Allopathie. — Mot créé par Hahnemann par opposition à Homéopathie. Toute médecine qui n'est pas homéopathique est allopathique. Ce serait, si l'on veut, la médecine physiologique dans laquelle les traitements varient avec les époques, en changeant suivant les découvertes nouvelles de la physiologie. C'est donc en réalité le nom de la médecine traditionnelle qui, depuis la plus haute antiquité jusqu'à nos jours, n'a eu ni pour but, ni pour effet, de produire chez les malades, par l'action de médicaments, des symptômes semblables à ceux de la maladie.

Allumettes. (empoisonnement par les). — (*Voir* phosphore.)

Aloès. — Deux sortes : 1° A. du Cap ; 2· A. des Barbades te de la Jamaïque, stomachique, laxatif, réveille l'appétit et relâche le ventre, 0.10 à 0,40 centigrades par jour.

Alopécie. — Chute des poils et des cheveux. L'alopécie peut être accidentelle, prématurée, sénile.

Par extension, on a donné le nom d'alopécie à l'absence congénitale de productions pileuses.

Altérants. — Substances qui modifient, qui altèrent la matière organique : iode, alcalins, etc.

C'est un cas d'exemption militaire. — (*Voir* calvitie, cheveux.)

Altitude. L'atmosphère des hauteurs exerce une influence vivifiante qui facilite l'hématose, rend la digestion plus complète, rétablit les forces et ramène le calme dans le système nerveux cérébro-spinal ; ce genre de climats prédispose aux inflammations, aux hémorrhagies et à l'asthme.

Passant ensuite en revue les localités les plus favorables aux malades, on les partage, d'après leurs effets, en trois catégories : climats plus doux que toniques, climats toniques et vivifiants, climats toniques et très excitants. Le chiffre entre parenthèses exprime en mètres la hauteur de la station.

Climats plus doux que toniques. Les villages de Monex (497 à 566), sur le Salève ; de Six (745) et Samoëns (710), dans la vallée du même nom ; de Saint-Gervais (814), de Charnex (628), au-dessus de Vevey ; de Selisberg (733), sur le lac de Lucerne ; de Geissbad (820), près de Zoug ; d'Heinrichsbad (767) et Veinbad (820), dans le canton d'Appenzell.

Les malades qu'il convient d'y envoyer sont : les phthisiques commençants ; les asthmatiques avec ou sans catarrhe chronique ; les convalescents frileux et très délicats ; les enfants scrofuleux, atteints d'ophthalmie et surtout de photophobie ; les hystériques, les hypocondriaques et les chlorotiques très-impressionnables.

Climats toniques et vivifiants. Le village de Monnetier (712), et les chalets des Treize-Arbres (1171), sur le Salève ; Chamonix (1052), Saint-Cergues (1046), sur le Jura ; les bains de Lalliaz (1051), au-dessus de Vevey, et Glion (914), au-dessus de Montreux ; le Sepey (1129), Ormonds-Dessus (1163), l'hôtel des Diablerets (1170), dans la vallée des Ormonds, au-dessus de l'Aigle ; Chésières (1220), et Villard (1275), au-dessus d'Ollon ; Grion (1235), et les Plans-de-Frenières (1120), au-dessus de Bex ; Chambéry (1032), dans le val d'Illier, en Valais ; Chaumont (1099), la Chaux-de-Fonds (1034), la Chaux-du-Milieu (1077), et le Locle (924), dans le canton de Neufchâtel ; Sainte-Croix (1108), près d'Yverdun ; Rougemont (1026), Château-d'Oëk (994), et Rossinière (850), dans la Gruyère vaudoise ; les bains de Weissembourg (896), dans le Simmenthal ; les bains de Gurnigel (1155), près de Thun ; l'Abendberg (1105), et Grindelwald (1046), dans l'Oberland bernois ; Engelberg (1033), dans l'Unterwal, et Gais (924), dans le canton d'Appenzell.

Les malades qui doivent rechercher quelqu'un des villag s

ou établissements dont nous venons de parler sont les convalescents très débilités, mais non pas très impressionnables au froid ; les hystériqu s, les hypocondriaques, l s anémiques par suite d'hémorragies prolongées, les gastralgiques, les dyspeptiques et l s hémorrhoïdaires, ainsi que les personnes épuisées par d s fatigues de tête ou par des travaux de cabinet. L'été est la saison la plus favorable pour séjourner dans ces différentes localités.

Climats toniques et très excitants. Les hospices du grand Saint-Bernard (2478), du Saint-Gothard (2075), du Simplon (2005), et du Grimsel (1910), ainsi qu les hôtels du Righikulm (1810) et du Stossberg (2137), dans le canton de Schwytz ; du Faulhorn (2610), de la Jungfrau (1896), dans l'Oberland bernois ; du Riffelberg (2807), près du mont Rose, et de l'OEggishorn (2500), dans le haut Valais, et enfin de la Tête-de-Rang (1432), dans le canton de Neufchâtel. Les bains du Saint-Bernardin (1754), et de Saint-Moritz (1786), dans les Grisons ; de Saint-Martin (1445), dans la Valteline ; du Kaltbad (1430), sur le Righi ; de Rosenlauï (1351), dans l'Oberland bernois ; du Weisenstein (1282), dans le canton de Soleure ; de Louesche (1359), de Morgins (1441), dans le Valais, et de Courmayeur (1202), dans la vallée d'Aoste ; la Combollaz (1349), et la Lécherette (1260), dans la vallée des Ormonds-Dessus ; de Zermatt (1823), et Saas (1477), dans les environs du mont Rose.

Les qualités éminemment toniques et excitantes de l'atmosphère de c s hautes localités les rend particulièrement propres à relever les forces alanguies, à faciliter l'hématose, et par conséquent à combattre la chlorose et l'anémie, à fortifier les constitutions nerveuses ou affaiblies par une vie trop sédentaire et par des études trop prolongées. Les hypocondriaques et les dyspeptiques, qui ne sont ni trop excitables ni trop frileux, se trouveront bien d'un séjour sur quelqu'un de c s sommets d nos Alpes. Les trois mois de juillet, août et septembre sont les seuls où l'on puisse demeurer à d grandes hauteurs.

Alumnol. (composé d'alumin). — Astringent et antiseptique énergique.

Alun. — Sulfate d'alumine et de potasse, s'emploie pour diminuer les sécrétions des muqueuses.

Alun calciné. C'est de l'alun desséché, on s'en sert pour le pansement des plaies.

Amadou. — Agaric de chêne, sert à arrêter les hémorrhagies.

Amaigrissement. — Etat du corps ou d'une partie du

corps qui devient maigre ; c'est toujours un état morbide. Ce mot ne doit pas être confondu avec maigreur.

Amandes amères. — L'eau distillée, 5 à 10 grammes, sert à aromatiser les potions.

Amandes douces. L'huile en est le principe médicinal. Les amandes douces entrent dans la composition des loochs blancs et huileux, du sirop d'orgeat, etc.

Amaurose (goutte sereine). — Diminution ou perte complète de la vue, sans qu'il y ait obstacle à l'arrivée des rayons lumineux au fond de l'œil, ou de lésions appréciables dans ses différentes parties.

L'amaurose dépend soit d'une altération du nerf optique, soit de lésions éloignées (amaurose sympathique), l'amaurose accompagnant souvent l'albuminurie, le diabète, la syphilis, ou les affections du système nerveux.

Donc, rechercher s'il y a du sucre ou de l'albumine dans l'urine dès qu'il se produit un affaiblissement de la vue.

Traitement. — Purgatifs répétés, petits vésicatoires volants autour de l'orbite, vésicatoire à demeure à la nuque, collyre irritant, électrisation à l'aide de courants continus.

Aménorrhée. — Absence de menstrues chez une femme en âge d'être réglée. Traitement local suivant la cause.

Traitement général tonique. — Fer Trouette, eau de Brucourt aux repas, eau de Châtel-Guyon le matin.

Amétropie. — Irrégularité dans la vision, s'applique à la myopie et à l'hypermétropie (*voir* ces mots).

Dans nos articles sur l'hygiène de la vue, nous prononcerons souvent ce mot, aussi croyons-nous utile de le définir maintenant.

Lorsque l'œil est normalement conformé, les surfaces de séparation des milieux transparents peuvent toujours être regardées comme des surfaces de révolution, par suite, la puissance de l'organe de la vue est le même dans tous les méridiens, et tous les rayons incidents fournis par un même point lumineux concourent après leur réfraction au même foyer.

En l'absence de tout effort d'accommodation, les rayons incidents, parcelles ou simplement émanés d'un point lumineux se trouvant à grande distance, ont leur foyer sur la rétine, c'est l'œil amétrope ou parfait.

Si ces deux conditions ne sont pas remplies, il survient des troubles visuels : ceci est très important sous le rapport de l'hygiène de la vue.

L'œil est amétrope, il peut y avoir myopie ou hypermétropie.

L'amétropie s'appelle astigmatisme lorsque les surfaces de séparation des milieux transparents s'éloignent de la surface de révolution.

Il y a certains conseils hygiéniques qui peuvent empêcher ces états lorsque l'œil est normalement conformé.

Amers. — Ils réveillent l'appétit, excitent et soutiennent l'action du système digestif.

Amidon. — Ou matière amylacée, substance extraite des graines des légumineuses : fèves, pois, lentilles, fruit de céréales, blé, orge, seigle, avoine, maïs, millet, riz.

La matière amylacée extraite de la pomme de terre, de l'igname, de la patate s'appelle fécule.

L'amidon constitue presque exclusivement un grand nombre de substances alimentaires : arrow root, pains azymes, sagou, salep, tapioca.

On se sert de l'amidon pour saupoudrer les endroits de la peau excités ou rubéfiés par un contact irritant quelconque, tel que celui des urines ou des matières fécales.

Les applications extérieures d'amidon conviennent contre les inflammations herpétiques de la peau, surtout lorsquelles déterminent du prurit.

Ammoniaque. — Les fabriques dans lesquelles on prépare l'ammoniaque liquide, sont rangées dans la 3º classe des établissements nuisibles et insalubres. (C. 14 janvier 1815, 31 mai 1833), c'est-à-dire qu'elles ne sont point préjudiciables à la santé. Elles sont incommodes en dégagent une odeur acre et irritante.

Amnésie. — Affaiblissement ou perte de la mémoire.

Ampoule. — Vésicules pleines de sérosités se produisant surtout aux pieds et aux mains, à la suite de travaux rudes, de froissements, de brûlures, etc.

Traitement. — Crever l'ampoule avec précaution, recouvrir ensuite d'une mousseline enduite de vaseline boriquée.

Amygdales (hypertrophie des). — Augmentation de volume des amygdales.

Traitement. — Application sur les amygdales de bicarbonate de soude, de tannin, de teinture d'iode, gargarisme au spécifique Laban.

Amygdalite. — Inflammation aiguë ou chronique des amygdales. L'amygdalite aiguë peut être catarrhale, pultacée, ulcéreuse, phlegmoneuse, infectieuse.

L'amygdalite chronique présente souvent des poussées aiguës.

Traitement pour l'amygdalite aiguë : régime lacté, sulfate de quinine, 0,40 centigr. à 1 gr. par jour, badigeonnage des amygdales avec solution de chlorhydrate de cocaïne au 1/00. A. chronique. Application de tannin, cautérisation des amygdales.

Anacathartique. — Qui excite l'expectoration.

Analeptiques. — Nom des aliments destinés à réparer les forces ; poudre de viande Trouette, jus de viande, vin du Dr Cabanes, etc.

Analgésie. — Absence de douleur.

Insensibilité à la piqûre, au pincement, à la brûlure, insensibilité généralement localisée et qu'on observe principalement dans l'hystérie et l'alcoolisme.

Anaphrodisie. — Absence de désirs génitaux.

Anaphrodisiaque, adjectif s'appliquant aux substances qui calment, qui arrêtent les désirs vénériens. Le nénuphar est un anaphrodisiaque ainsi que le camphre.

Anaplastie. — Synonyme d'autoplastie. (*Voir* ce dernier mot).

Anasarque. — Infiltration d'eau ou de sérosité dans le tissu cellulaire, c'est une hydropisie générale.

L'œdème est seulement local, œdème des paupières, du scrotum.

Traitement de l'anasarque : détruire la cause de la maladie.

Faire évacuer le liquide en lui procurant une issue par des scarifications.

L'emploi de frictions de croton-tiglium a été conseillé autrefois par Trousseau. Aujourd'hui on emploie surtout les purgatifs d'une façon continue.

Anaspadias. — Ouverture de l'urèthre à la face supérieure de la verge. (*Voir* Epispadias).

Anatomie générale. — Mot créé par Bichat, pour désigner l'étude des tissus dont sont composés les organes. On appelle aujourd'hui cette science histologie.

Histologie normale, étude des tissus à l'état sain ; histologie pathologique, étude des tissus à l'état malade.

Anazoturie. — Diminution ou disparition de l'urée dans l'urine.

Androgyne. — Employé souvent dans le sens d'hermaphrodite.

Androme. — Eléphantiasis des bourses.

Anémie. — Etat morbide dont les phénomènes les plus saillants, sont : la décoloration de la peau et des muqueuses, des palpitations, de la langueur, des troubles de la digestion.

L'anémie se divise en deux groupes :

L'anémie vraie, provenant de la diminution du nombre des globules du sang ou de leur transformation : hémorrhagies, chlorose, métrorrhagies. Ces anémies sont guéries par les dragées de fer Trouette, l'hydrothérapie, l'alimentation, les poudres de viande Trouette, vin du Dr Cabanes, eau de Brucourt, de Vals-Dominique, eau de Royat, eau de la Bourboule. Poudre de viande, chocolat et tonique Rousseau.

L'anémie fausse est d'origine parasitaire (parasites du sang et des intestins) et est justifiable des anthelmintiques, fougère mâle, acide salicylique.

La plus connue de ces anémies fausses est l'anémie des mineurs, appelée aussi anémie pernicieuse, due à la présence d'ankylostomes dans l'intestin. Cette affection, assez commune, a été observée pour la première fois chez les ouvriers travaillant au percement du Mont Saint-Gothard.

Contre les anémies en général, on a employé récemment les reconstituants d'origine animale : liquide Brown-Séquard.

Anesthésie. — Perte de sensibilité résultant de maladie, ou de l'emploi d'agents dits anesthésiques : éther, chloroforme, etc.

Anesthésie morbide. — Insensibilité observée dans l'hystérie, l'anémie, la folie.

Anesthésie thérapeutique locale obtenue par la cocaïne, les pulvérisations d'éther, etc. ; — *générale,* par le chloroforme, l'éther, le protoxyde d'azote, etc.

Anévrisme. — Tumeur formée sur le trajet d'une artère, par la dilatation de ses tuniques (anévrisme vrai), ou par du sang épanché hors d'une artère dans les tissus environnants, par suite de déchirure de la paroi de cette artère.

Anévrisme de l'aorte, dilatation de l'aorte qui forme une tumeur de dimension variable et de formes diverses, causant, par compression de la douleur, des troubles respiratoires, des troubles de la voix, de la difficulté d'avaler. Guérison exceptionnelle. Mort par rupture ou par la tuberculisation du malade.

Anévrisme du cœur, dilatation du cœur par dégénérescence de ses parois ; les anévrismes de la pointe sont les plus fréquents. Le volume du cœur peut être doublé.

Traitement. — Iodure de potassium, à dose continue.

Angine. — On appelait angine toute maladie dans laquelle il y a lésion de la déglutition ; aujourd'hui, on réserve le nom d'angine à toute inflammation aiguë ou chronique de l'isthme du gosier et du pharynx.

Angine couenneuse, diphtérique, pseudo-membraneuse, maligne ; celle où il y a formation de fausses membranes, c'est le croup.

Il y a un grand nombre de types médicaux de l'angine. On distingue : 1° l'angine des fièvres éruptives ; 2° les angines syphilitiques ; 3° l'angine dartreuse ; 4° l'angine érythémateuse ; 5° l'angine rhumatismale ; 6° l'angine couenneuse et diphtérique ; 7° l'angine tonsillaire ou amygdalite ; 8° les angines chroniques qui peuvent être simples, granuleuses ou hypertrophiques.

D'une façon générale, comme traitement de l'angine aiguë, on se servira de gargarismes émollients (eau de laitue, de guimauve, etc.), de gargarismes antiseptiques : coaltar saponiné Le Bœuf ; acide borique, 4 gr. pour 100 gr. d'eau ; comme traitement interne, on aura recours à la quinine, aux reconstituants, etc., etc.

Traitement de l'angine chronique : pulvérisations avec le coaltar saponiné Le Bœuf, lavages avec Crésyl-Jeyes à 5 0 0. Éviter l'alcool, le tabac. Solution de papaïne Trouette-Perret en badigeonnage, eau de la Bourboule.

S'il est possible, saison à une des villes d'eau suivantes : Royat, Mont-Dore, La Bourboule, Saint-Honoré, Cauterets.

Angine de poitrine. Névrose douloureuse du cœur, névralgie cardiaque, survenant par accès, sans cause appréciable ou à l'occasion d'une fatigue, d'un repas copieux, etc.

Symptômes. — Douleur vive qui part du cœur et s'irradie en divers sens, accompagnée de sensation de constriction, d'angoisse et d'étouffement. L'accès dure quelques secondes et disparaît, laissant après lui une grande lassitude.

Causes. — Épilepsie, hystérie, nervosité, diabète, brightisme, rhumatismes, goutte, syphilis, abus du thé, du café, du tabac, etc.

Traitement. — Éloigner la cause, éviter les émotions, la fatigue, etc. ; pendant l'accès, inhalations d'éther, compresse froide sur la région du cœur. Solution d'antipyrine Trouette.

Angioleucite. — Inflammation des vaisseaux lymphatiques ; inflammation généralement consécutive à des contusions ou à des blessures.

Traitement. — Bains prolongés de la partie enflammée.

Angoisse. — Sentiment de resserrement à la région épigastrique, avec difficulté de respirer et tristesse profondes C'est un symptôme fréquent dans l'hystérie et les autres maladies nerveuses.

Aniline. — Substance qui se rencontre en abondance dans l'huile de goudron de houille.

Les couleurs d'aniline possèdent des propriétés antiseptiques remarquables ; le méthyl violet, solution au 1,000e est surtout employé pour le traitement des plaies, des ulcères et en oculistique (instillation dans l'œil).

Dans les cas de suppuration profonde, on introduit dans la plaie un crayon d'aniline, on badigeonne avec une solution concentrée de méthyl violet ; on verse encore sur les parties de la poudre de la même substance.

Il est indispensable de se servir de préparation d'aniline pure ; ainsi l'éthyl violet, qui contient de l'arsenic, peut produire des accidents graves.

Ankylose. Anchilose. — Maladie des articulations ou jointures, qui les prive de leur mouvement en les tenant toujours raides, comme si les os n'étaient que d'une seule pièce.

Ankylostome. — Ver du genre nématoïde (rond), habitant l'intestin grêle de l'homme, s'attachant par ses crochets aux parois intestinales et causant des symptômes d'anémie grave, anémie des mineurs.

Ankylostomiase. — Anémie des mineurs, produite par l'ankylostome.

Traitement. — Les ferrugineux sont sans action, il faut la traiter par les vermifuges.

Cette maladie a souvent été appelée anémie pernicieuse.

Anorexie — Absence d'appétit sans dégoût des aliments.

Traitement. — Se mettre au régime lacté exclusif pendant une quinzaine de jours.

Eau minérale, excitant la contractilité de l'estomac, Vichy Célestins, Vals Saint-Jean, vin du Dr Cabanes.

Antéversion. — Se dit de l'utérus qui se déplace, et dont le corps fait saillie en avant, tandis que le col est refoulé en arrière.

L'antéversion s'accompagne ordinairement de phénomènes de *métrite. (Voir* métrite).

Anthelmintique. — Synonyme de vermifuge, remède ayant pour but de détruire les vers intestinaux ou helminthes : santonine, semen contra, etc. (*Voir* vermifuge.)

3

Anthracosis. — Ilots d substance noir , qu'on remarqu à l'autopsie, dans les poumons des vieillards, des mineurs, etc.

Ilots formés en grande partie par des matièr s charbonn uses, pénétrant dans les poumons par l s voies respiratoires. Quant ces îlots sont n trop grand nombre, il se produit de l'atrophie des bronches et des symptômes se rapprochant de ceux de la phtisie (phtisie des mineurs).

Anthrax. — Tumeur, inflammation du tissu sous cutané, se montrant surtout au cou et à la face, et se t rminant souvent par la gangrène.

Traitement. — Sangsues. onctions d'onguent napolitain, pulvérisation et compresses avec le Crésyl-Jeyes à 5 0/0, incisions cruciales au bistouri.

Anthropologie. — Ce mot a souvent changé de sens; au XVIIᵉ siècle, pour Riolan. il voulait dire étude de l'homme; on l'applique aujourd'hui spécialement à l'étude des races humaines.

Par sciences anthropologiques on entend tout ce qui a rapport à l'homme : son origin , l'archéologie préhistorique. les civilisations antiques, etc.

Anthropologique. (*Voir* anthropologie).

Anti. — Veut dire contre, entre dans un grand nombre d. mots composés.

Exemple. — Sirop antiscorbutique, sirop contre le scorbut.

Ce mot, placé devant un adjectif, désigne des médicaments appropriés au traitement de cette maladie.

Antisyphilitique, médicament contre la syphilis.

Antidote. — Remèdes contre. S'emploie surtout en parlant des contr -poisons. (*Voir* Empoisonnement).

Antifébrine (dérivé de l'aniline). — S'emploie contre la fièvre, à la dose d 0 gr. 50 à 2 gr., administrée en fractions de 0,50 centigr.

Antiphlogistique. — Propre à combattre l'inflammation : émollients, rafraîchissants, adoucissants (*voir* ces mots).

Antipyromanie. — Intoxication provoquée par l'antipyrine, prise avec excès, et d'une façon continue. Symptômes : diminution des forces, de l'appétit, perte du sommeil, amaigrissement.

Traitement. — Diminution progressive des doses; sulfonal et chloral pour provoquer le sommeil, bromures et valérianate de quinine ; plus tard : caféine, fer Trouette et tonique Rousseau.

Antiscorbutiques. — Aliments ou remèdes propres à guérir du scorbut.

Antisepsie. — Qui s'oppose à la putréfaction.

Antisepsie externe ou chirurgicale, méthode dont le but est de détruire ou d'arrêter dans leur développement les micro-organismes infectant une plaie.

Les antiseptiques employés en chirurgie sont très nombreux. Les principaux sont :

Le coaltar saponiné Le Bœuf.

Le Sanitor.

Le biiodure de mercure, solution à 1 pour 1,000.

Le bichlorure de mercure ou sublimé, solution à 1 pour 1,000 (liqueur de Van-Swieten).

Le Crésyl-Jeyes, 2 à 5 0/0.

Le chloral hydraté, à 1 pour 100.

L'acide borique, à 3 pour 100.

Le sulfate de cuivre, à 2 pour 100.

Le permanganate de potasse, solution à 1 pour 100.

Antisepsie interne, remèdes qui, pris à l'intérieur dans les maladies infectieuses : fièvre thyphoïde, choléra, scarlatine, etc., s'opposent au progrès de la maladie.

Antiseptiques internes, quinine, charbon, cachets Trouette au naphtol, salol, gouttes Livoniennes, etc.

Antiseptie buccale. — La bouche contenant à l'état normal un grand nombre de microbes, il importe, non seulement pour la santé de la muqueuse buccale et la conservation des dents, mais pour la santé générale, de se servir pour le rinçage de la bouche et les gargarismes, de liquides antiseptiques. Liquides recommandés : eau salée, coaltar saponiné Le Bœuf, alcool de menthe étendu d'eau.

La bouche doit être lavée avant et après les repas, le matin, en se levant.

L'antisepsie buccale, essentielle pour les individus sains, est encore plus indispensable pour les malades.

Antiseptie gastro-intestinale. — La théorie des auto-intoxications gastro-intestinales et la pratique de l'antisepsie du tube digestif, ont pris une grande importance dans ces dernières années.

Les substances azotées peuvent, en subissant la putréfaction, donner naissance à des produits toxiques, capables une fois introduits dans l'économie, de produire de graves accidents.

Les extraits des substances fécales ne se comportent pas

absolument comme les extraits de viande putréfiée. L'extrait aqueux est peu toxique, mais les extraits alcooliques des matières fécales l'mportent sur les extraits alcooliques des matières putrides.

C'est que dans les matières fécales on trouve des éléments qui ne se rencontrent pas dans les viandes en putréfaction, la bile en particulier.

La toxicité de la totalité des matières fécales est très complexe.

D'après M. Bouchard, on doit ranger en première ligne :

Les matières minérales, surtout la potasse.

En seconde ligne les produits de fermentation intestinale, y compris l'ammoniaque.

En troisième ligne les produits de désassimilation, y compris la bile.

Ces poisons sont produits par trois éléments : les ingesta, la bile et les matières putrides.

A l'état normal, l'organisme est suffisamment protégé par les reins et le foie.

Le foie détruit au passage une partie des substances toxiques qui lui arrivent par la veine porte.

Le rein élimine celles qu'il n'a pu détruire, de là la toxicité des urines.

Dans les maladies de foie, diminuer la production de la fermentation, en éloignant de l'alimentation les substances déjà putréfiées ; mais les aliments ne pénètrent pas d'emblée dans l'intestin, ils sont d'abord reçus dans l'estomac où ils séjournent un certain temps.

Il y a donc dès lors intoxication d'origine stomacale.

On arrive à l'antiseptie gastro-intestinale par les cachets de Trouette au naphtol et salicylate de bismuth.

Antiseptie intestinale. — Les purgatifs, chez les enfants le calomel, excellent dans la fièvre typhoïde et le choléra.

Eviter les viandes putréfiées. Il y a des exhalaisons d'origine animale qui agissent rapidement et produisent des accidents tout à fait comparables à ceux que provoquent certains alcaloïdes d'origine végétale.

Les viandes faisandées, avancées, les fromages forts, seront éliminés toutes les fois qu'il y aura lieu.

Il faut que les aliments soient bien divisés, c'est-à-dire bien mâchés.

Les légumes en nature, surtout les légumes verts, augmentent la masse intestinale.

Le lait, excellent aliment, toutes les fois qu'il s'agit de diminuer la fermentation intestinale, facilite la digestion.

L'antiseptie intestinale est obtenue par l'usage des cachets de naphtol et salicylate de bismuth de Trouette.

Antiseptie stomacale. — Moyens mécaniques : Vomissements et lavage de l'estomac.

Pour le lavage :

Acide salicylique à 2 ou 3 pour 1000.

Thymol à 0,5 pour 1000.

Borax, à 2 pour 100.

Crésyl-Jeyes à 5 ou 1 pour 1000.

On pourrait se contenter de pratiquer le lavage à l'eau bouillie.

Comme antisepsie chimique, on a proposé l'acide chlorhydrique, les cachets de naphtol et salicylate de bismuth de Trouette. (*Voir* lavage.)

Antiseptie urinaire. — Consiste à faire absorber par la voie buccale certaines substances microbicides, dont l'élimination se fait à peu près exclusivement par les reins. Elles stérilisent l'urine au moment de sa production. Tels sont : l'acide borique, 2 à 4 grammes par jour ; le salol, 2 à 4 grammes ; le borate de soude, même dose.

Antisepticisme. — Préservation de la putréfaction par les antiseptiques.

Cette méthode de traitement a été mise en honneur par Lister et A. Guérin, et elle est suivie aujourd'hui dans les hôpitaux.

Antiseptol (iodo sulfate de cinchonine). — Poudre brune inodore. S'emploie pour remplacer l'iodoforme.

Antispasmodiques. — Qui calment le système nerveux et préviennent les crises convulsives. Tels sont : le camphre, le castoreum, le musc, etc.

Antithamine. — Antipyritique se rapprochant beaucoup de l'antipyrine.

Anurie. — Suppression de la sécrétion urinaire (*voir* rétention d'urine, urine.)

Aortite. — Inflammation de la tunique externe de l'aorte.

Elle est aiguë ou chronique, et devient souvent le point de départ de l'anévrisme de l'aorte.

Traitement. — Vésicatoires, iodure de potassium, 1 gr. par jour.

Apathie. — Etat d'engourdissement des facultés intellectuelles, symptôme de début de la neurasthénie et des maladies nerveuses ou mentales.

Apéritifs. — Qui soutiennent et accroissent l'appétit : l'eau, le lait, certaines eaux minérales sont les meilleurs apéritifs. — Vin du Dr Cabanès.

Aphasie. — Abolition du langage articulé.

La lésion qui la produit peut être limitée à la troisième circonvolution frontale gauche, d'après Broca.

Aphonie. — Privation de la voix. Le malade ne peut faire entendre aucun son.

L'aphonie est une paralysie peu durable des cordes vocales ; elle peut être causée par le froid, une émotion vive, l'hystérie, etc.

Traitement. — Électrisation du larynx, suggestion.

Aphrodisiaques. — Substances qui excitent à l'acte sexuel, cantharides, bains électriques, musc, safran, etc.

Aphtes. — Formation à l'intérieur de la bouche de petites vésicules dures, d'un gris jaunâtre, entourées d'une aréole rouge, s'ouvrant au bout de trois ou quatre jours, en laissant une petite ulcération qui s'étend et peut atteindre jusqu'à un centimètre de diamètre, se cicatrisant sans laisser de trace.

Les aphtes se montrent surtout les trois premières années de la vie, et sont quelquefois accompagnés de fièvre.

Les aphtes passent pour contagieux, depuis qu'on y a trouvé des micrococci. Les aphtes récidivent fréquemment.

Traitement. — Toucher les aphtes avec un cristal de sulfate de cuivre, la pierre infernale, ou avec un pinceau imbibé d'éther.

Aphteuse (fièvre) ou aphtes confluents, maladie sérieuse, observée surtout en Hollande, et qui est probablement une forme de diphtérie ou de gangrène buccale.

Apnée. — Suspension brusque de la respiration.

Apocope. — Blessure avec perte de substance.

Apodémialgie. — Impulsion violente à quitter son pays. C'est le contraire de la nostalgie.

Apomorphine. — Vomitif à effets rapides employé contre les empoisonnements. *Dose* : 0,005 à 0,008 milligrammes en injections hypodermique.

Apoplexie. — Paralysie soudaine plus ou moins complète et étendue, avec perte plus ou moins durable de sensibilité et de mouvement.

L'apoplexie est causée le plus souvent par une hémorrhagie cérébrale.

Traitement. — Compresses froides sur la tête, sinapismes promenés sur les membres, lavements purgatifs, infusion de séné. 20 gr. de follicules de séné pour 250 gr. d'eau.

Souvent, à la suite de l'apoplexie cérébrale, il y a hémiplégie ou paralysie d'un côté. Le côté paralysé est opposé à celui où il y a eu congestion, à cause de l'entrecroisement des nerfs.

Mais cette règle n'est pas complètement absolue, il peut y avoir congestion à droite et paralysie à droite dans certains cas. *Voir* pléthorique et régime.)

Apozème. — Infusion, aqueuse et très chargée, de substances végétales auxquelles on ajoute d'autres substances : sels, teintures, extraits, etc.

Appareil frigorifique. — Qui sert à conserver les corps par le froid ; c'est grâce à ces appareils que des cadavres peuvent être conservés à la Morgue pendant des mois entiers. Des appareils frigorifiques, installés aux abattoirs de la Villette, permettent de conserver les viandes d'animaux tués.

Appauvrissement du sang. — Diminution ou déformation de l'élément constitutif du sang, des globules rouges. Survient à la suite d'hémorrhagies, d'anémie, de chlorose. (*Voir* ces mots.)

Traitement. — Vals Dominique, eau de Royat, d'un façon continue comme boisson, pendant plusieurs mois.

Appendicite — Inflammation de l'appendice cœcal *Voir* typhlite.)

Appétit. — Synonyme de faim, l'appétit peut manquer. *Anorexie.* Être exagéré. *Boulimie.* Présenter des perversions : *Pica, malacia* (*Voir* ces divers mots). Vals Saint-Jean.

Applicata. — Ce nom n'a point toujours eu la même signification. Boerhaave, dans son étiologie générale, désignait ainsi l'action pathogénique des agents extérieurs parmi lesquels il plaçait l'air, sous le rapport non point de la respiration mais comme nous communiquant sa température, son humidité, les vapeurs, les bains, les vêtements. — Hallé reprit plus tard ce mot dans un sens plus restreint, pour exprimer sur l'économie l'action des substances solides ou liquides immédiatement appliquées sur le corps.

Beaucoup d'auteurs se servent encore aujourd'hui de ce mot dans le sens que lui donnait Hallé.

Aptyalie. — Suppression de la sécrétion salivaire.

Apyrexie. — Absence de fièvre dans l'intervalle des accès de fièvres intermittentes.

Arack. — En arabe veut dire lait : c'est aussi le suc extrait du dattier qui par fermentation acquiert des qualités alcooliques.

Arack désigne des liqueurs fort différentes, suivant les pays; dans l'Inde et la Malaisie c'est un spiritueux obtenu avec du riz fermenté ; du lait de coco, de la sève de cocotier; à l'île Bourbon, c'est de l'alcool de canne à sucre.

Selon Marcel Devic, Riquiqui est peut être une corruption d'Araki — Araqui.

Araignées (Morsure des). — Les journaux américains, entre autres l'*Insect Life*, ont cité quelques cas de mort à la suite de morsures par des araignées, — ces cas doivent être rapportés à une espèce américaine *Ladrodectus mactans*, espèce très voisine de notre malmignate, *Ladrodectus malmignatus*, qu'on trouve dans le sud de l'Europe et notamment en Corse, où elle a occasionné des accidents mortels.

Après la morsure : troubles nerveux, contractions, constriction de la gorge, tenesme, opistothonos suivis immédiatement d'une convulsion générale, surtout dans les extrémités, puis, insensibilité complète.

Traitement. — Injection de chlorhydrate de morphine et stimulants à l'intérieur.

Arenaria rubra (cariophyllées). — On emploie la plante entière comme diurétique, dans le catarrhe de la vessie et la gravelle. Infusion de 30 grammes par litre d'eau.

Arénation. — Bain de sable (*voir* ce mot).

Aréole inflammatoire. — Cercle de couleur rouge qui circonscrit les boutons de vaccine, les aphtes et les pustules en général.

Aristol. — Substance désignée dans le commerce sous le nom de biiodure de dithymol. On peut le préparer en suivant les deux formules suivantes, première :

Iode sublimé . . . . 60 gr.
Iodure de potassium 80
Eau distillée, q. s. pour faire 300 cc.

Deuxième solution alcaline de thymol :

Thymol . . . . 15 gr.
Hydrate de soude 15
Eau distillée, q. s. pour faire 360 cc.

Employé contre l'épithelioma, contre les chancres indurés, — en pommade de 10 p. 100 contre le psoriasis. — Préférable à l'iodoforme parce qu'il n'est pas toxique et qu'il n'a pas d'odeur.

Arséniate de soude. — *Voir* liqueur de Pearson.

Arsenicophage. — Mangeur d'arsenic. L'usage de l'usage de l'arsenic est répandu dans les montagnes de l'Autriche, de la Styrie, du Tyrol. Les paysans arrivent à en prendre 15 à 20 centigr. et n'en peuvent plus cesser l'usage sans inconvénient.

Arsénite de potasse. — (*Voir* liqueur de Fowler).

Artério-sclérose. — Endurcissement des artères ayant pour symptômes un vertige cardio musculair', un vertige intermittent du cerveau sous l'influence de trouble passager dans la circulation de cet organe.

Traitement. — Modifier la tension artérielle.

Iodure de potassium et trinitrine en solution par gouttes

Iodure de sodium . . . .   10 gr.
Eau   30

à prendre par cuillerée, le matin, en commençant le repas.

Artérite. — Inflammation de la tunique des artères.

P ut être aiguë ou chronique.

L'artérite aiguë est rare et survient à la suite de blessures et de plaies. L'artérite chronique accompagne généralement les lésions cardiaques.

Traitement de l'artérite chronique. — Iodure de potassium à doses continues.

Arthrite. — Inflammation d'une articulation. L'arthrite peut être aiguë ou chronique (arthrite sèche, hydarthrose, tumeur blanche (*voir* ces mots). L'arthrite aiguë a pour symptômes : la douleur, la chaleur, le gonflement de l'articulation malade ; elle est accidentelle et bornée à une articulation.

Traitement. — Immobiliser l'articulation, repos, teinture d'iode, pansem nt ouaté, eau de Royat, gomme, boisson et bains sulfureux.

Ascarides. — Lombricoïdes (*voir* vers intestinaux).

Ascite. — (Hydropisie du péritoine). — Accumulation de sérosité dans le péritoine, d'où augmentation du volume du ventre.

L'ascite s'observe dans les maladies du foie, de la rate, du pancréas, dans les maladies du cœur, les néphrites, dans les péritonites, les cancers du péritoine.

L'ascite peut se développer spontanément, sans altération du tissu et du sang, à la suite de refroidissement et d'ingestions de boissons glacées. Cette forme d'ascite est très rare.

3.

Traitement. — Repos, purgatifs diurétiques, ponction régime lacté. Laxatifs d'une façon régulière.

Aseptie. — Du grec *a* privatif et de *septein* corrompre. C'est la préservation de la corruption. Le feu, l'eau bouillante, l'huile bouillante, rendent les instruments aseptiques. Les pansements à l'eau bouillie sont aseptiques. Les substances, dites antiseptiques : acide phénique, sublimé, etc., sont toutes toxiques, et les partisans de l'aseptie craignent leur action nuisible sur le malade.

L'asepsie est fondée sur ce principe que les microbes et leurs germes ne résistent pas à une haute température maintenue un certain temps.

Les objets de pansement sont exposés pendant une vingtaine de minutes à une température de 120 degrés, au moyen de la vapeur d'eau sous pression : au sortir de l'appareil, la gaze et le coton sont séchés dans une étuve.

Aseptol — Antiseptique proposé pour remplacer l'acide phénique.

Même dose et même médication ; toxicité presque nulle.

Asphyxie. — Suspension ou disparition des phénomènes de la respiration et de la circulation. (*Voir* langue.)

Asphyxie par les gaz méphitiques : fours à chaux, égouts, fosses d'aisance, vapeur de charbon, pressoirs, etc.

Traitement. — Exposition au grand air, la tête élevée. frictions sèches, potion d'acétate d'ammoniaque, 4 à 10 grammes pour 120 gramm s d'eau, lavements vinaigrés ou purgatifs, faire respirer de l'acide acétique, de l'acide sulfureux.

Insuffler de l'air dans les poumons

Éviter les lits chauds, l'exposition au soleil, les fumigations de tabac dans le rectum, ne rien faire boire avant que la respiration soit rétablie.

Persister longtemps dans le traitement

Asphyxie des nouveaux nés. A la suite d'un accouchement. long ou laborieux, de mauvaise présentation, l'enfant nouveau né a toutes les apparences de la mort.

Traitement. — Le plonger dans un bain très chaud. l'exposer un instant à un feu vif, respiration artificielle.

Asphyxie des noyés. Placer le malade dans un lit chaud, couché sur le côté droit, débarrasser la bouche et le nez des mucosités qu'ils peuvent renfermer, faire respirer par le nez de l'ammoniaque, chatouiller les narines, frictions sèches, lavements salés ou vinaigrés (125 grammes de sel ou de vinaigre pour un lavement), persister longtemps.

Assainissement. — *Voir* désinfection. antiseptie, aération, ventilation.)

Assimilation. — Action de transformer en sa propre substance les aliments dont on se nourrit.

Assistance médicale gratuite. — Une loi nouvelle a été promulguée en 1893, nous en extrayons les passages suivants :

TITRE PREMIER
Organisation de l'assistance médicale

Article premier. — Tout Français malade, privé de ressources, reçoit gratuitement de la commune, du département ou de l'Etat, suivant son domicile de secours, l'assistance médicale à domicile ou, s'il y a impossibilité de le soigner utilement à domicile, dans un établissement hospitalier.

Les femmes en couches sont assimilées à des malades.

Les étrangers malades, privés de ressources, seront assimilés aux Français toutes les fois que le gouvernement aura passé un traité d'assistance réciproque avec leur nation d'origine.

Art. 2. — La commune, le département ou l'Etat peuvent toujours exercer leur recours, s'il y a lieu, soit l'un contre l'autre, soit contre toutes personnes, sociétés ou corporations tenues à l'assistance médicale envers l'indigent malade, notamment contre les membres de la famille de l'assisté désignés par les articles 205, 206, 207 et 212 du Code civil.

Art. 3. — Toute commune est rattachée pour le traitement de ses malades à un ou plusieurs des hôpitaux les plus voisins.

Dans le cas où il y a impossibilité de soigner utilement un malade à domicile, le médecin délivre un certificat d'admission à l'hôpital. Ce certificat doit être contresigné par le président du bureau d'assistance ou son délégué.

L'hôpital ne pourra réclamer à qui de droit le remboursement des frais de journée qu'autant qu'il présentera le certificat ci-dessus.

Art. 4. — Il est organisé dans chaque département, sous l'autorité du préfet et suivant les conditions déterminées par la présente loi, un service d'assistance médicale gratuite pour les malades privés de ressources.

Le conseil général délibère dans les conditions prévues par l'article 48 de la loi du 10 août 1875.

1° Sur l'organisation du service de l'assistance médicale, la détermination et la création des hôpitaux auxquels est rattaché chaque commune ou syndicat de commune :

2° Sur la part de la dépense incombant aux communes et aux départements.

Art. 5. — A défaut de délibération du conseil général sur les objets prévus à l'article précédent, ou en cas de la suspension de la délibération en exécution de l'article 49 de la loi du 10 août 1871, il peut être pourvu à la réglementation du service par un décret rendu dans la forme des règlements d'administration publique.

TITRE II

Domicile de secours

Art. 6. — Le domicile de secours s'acquiert :

1° Par une résidence habituelle d'un an dans une commune postérieurement à la majorité ou à l'émancipation ;

2° Par la filiation. L'enfant a le domicile de secours de son père, ou si l'enfant est un enfant naturel reconnu par sa mère seulement, il a le domicile de sa mère. En cas de séparation de corps ou de divorce des époux, l'enfant légitime partage le domicile de l'époux à qui a été confié le soin de son éduca-

3° Par le mariage. La femme, du jour de son mariage, acquiert le domicile de secours de son mari. Les veuves, les femmes divorcées ou séparées de corps, conservent le domicile de secours antérieur à la dissolution du mariage ou au jugement de séparation.

Pour les cas non prévus dans le présent article, le domicile de secours est le lieu de la naissance jusqu'à la majorité ou à l'émancipation

Art. 7. — Le domicile de secours se perd :

1° Par une absence ininterrompue d'une année postérieurement à la majorité ou à l'émancipation ;

2° Par l'acquisition d'un autre domicile de secours.

Si l'absence est occasionnée par des circonstances excluant toute liberté de choix de séjour ou par un traitement dans un établissement hospitalier situé en dehors du lieu habituel de résidence du malade, le délai d'un an ne commence à courir que du jour où ces circonstances n'existent plus.

Art. 8. — A défaut de domicile de secours communal, l'assistance médicale incombe au département dans lequel le malade privé de ressources aura acquis son domicile de secours.

Quand le malade n'a ni domicile de secours communal ni domicile de secours départemental, l'assistance médicale incombe à l'Etat.

Art. 9. — Les enfants assistés ont leur domicile de secours dans le département au service duquel ils appartiennent, jusqu'à ce qu'ils aient acquis un autre domicile de secours.

Association alimentaire de Lyon. — Il existe, à Lyon, depuis un an, dans le 6e arrondissement de cette ville, une association qui, après s'être occupée de loger l'ouvrier d'une manière saine, hygiénique et à bon marché, se propose maintenant de le nourrir à peu de frais.

Jeton de pain, 5 cent.; vin, 15 cent.; légumes, 10 cent.; viande et poisson, 10 cent. Aliments d'excellente qualité.

Dix des associés ont versé chacun 2,000 francs pour acquérir le matériel et le mobilier nécessaire.

Plus de 1,100 personnes viennent chaque jour prendre ces repas.

La dépense moyenne de chaque convive est de 50 cent.

Asthénie. — Synonyme d'affaiblissement : neurasthénie, faiblesse du système nerveux, etc. Se traite surtout par les toniques alimentaires et les stimulants : Eau de Brucourt, poudre de viande Trouette, tonique Rousseau, etc.

Asthme. — Névrose de l'appareil respiratoire présentant des accès périodiques, revenant à des intervalles plus ou moins longs. Ces accès prennent la nuit et sont caractérisés par de l'oppression, une toux pénible et suffocante.

Traitement. — Au moment de l'accès, ventouses sur le ventre et la poitrine ; cocaïne, belladone, piqûre de morphine. Après l'accès, iodure de potassium, teinture de lobélie, belladone, gouttes Livoniennes, Respirator Maxim, pastilles et sirop de Cabanes, solution d'antipyrine de Trouette, eau de Royat, eau de la Bourboule.

Astigmatisme. — Maladie de la vue dans laquelle les rayons lumineux, partis d'un centre, ne se réunissent plus en un centre sur la rétine, grâce aux courbures irrégulières du globe oculaire.

Cette différence de courbure des divers méridiens de la cornée et du cristallin est corrigée, dans le cas d'astigmatisme régulier, par des verres cylindriques.

Astigmatisme irrégulier. — Les courbures dans le même méridien étant inégales, on n'avait pas jusqu'à ces derniers temps corrigé cette inégalité. M. Galezowski a employé des verres coniques et a combattu avec avantage cet inconvénient.

Astringent. — Médicaments ayant la propriété de crisper les tissus et d'arrêter par là même les évacuations morbides : hémorrhagie, etc. Les substances astringentes les plus employées sont le tannin, le cachou, le coing, la tormentille, l'acétate de plomb, les sels de potasse et l'alumine, etc.

Atavisme. — Tendance à retourner au type primitif de la race ou de la famille.

Ataxie. — Ataxie locomotrice (maladie de Duchenne), sclérose des cordons postérieurs de la moelle. La forme classique d'ataxie présente trois périodes : 1re période, douleurs fulgurantes très vives et très rapides dans les membres inférieurs, puis supérieurs, troubles de la vue, strabisme, désordres génitaux ; 2e période, incoordination des mouvements, hésitation dans la marche, soubresauts, spasmes des muscles ; 3e période, paralysie et mort.

Traitement. — Phosphore, eaux de La Malou, suspension, bains chauds, brosse électro-magnétique Fournier.

Ataxie héréditaire (maladie de Friedreich). La moelle présente à peu près les mêmes lésions que dans l'ataxie locomotrice, le cordon de Goll est atteint dans sa totalité, le faisceau de Burdach est pris irrégulièrement. Cette ataxie se montre dans la jeunesse et même l'enfance : il y a incoordination de mouvement, embarras de parole, nystagmus.

Ataxiques (fièvres). — Fièvres malignes irrégulières.

Athérome. — Espèce de loupe enkystée formée par une sorte de bouillie blanche.

Athérome des artères et des capillaires. Altération de la tunique élastique des artères qui devient graisseuse et cassante.

Traitement. — Iodure de potassium, 0,50 centig. à 1 gramme par jour, extrait du Dr Morel.

Athétose. — Mouvement involontaire, surtout des pieds et des mains, se rencontre dans la chorée et la paralysie.

Athrepsie. — Affaiblissement et anémie de l'enfant se produisant à la suite de diarrhées persistantes, ayant pour cause une alimentation vicieuse.

Athonie. — (*Voyez* Asthénie).

Atmosphère. — (*Voir* alr.)

Atrabilaire. — Synonyme de mélancolique. On attribuait autrefois à l'atrabile ou à la bile les affections tristes, les accès d'hypochondrie.

Atrésie. — Occlusion des ouvertures naturelles.

Atrophie. — Dessèchement des organes par défaut de nutrition.

Le mot atrophie se dit surtout en parlant des muscles : il

signifie la diminution de volume des muscles, avec dégénérescence de la fibre musculaire. L'atrophie des muscles s'observe à la suite de lésions des centres nerveux, de névralgies, de névrites, etc.

Traitement. — Exercice, massage, électricité.

Atrophie progressive musculaire. — Amaigrissement lié à une lésion des cornes antérieures de la moelle : l'atrophie débute par le court abducteur du pouce, la face n'est pas atteinte.

Traitement. — Eaux sulfureuses. Iodure de potassium. Électricité.

Attaque. — Invasion subite d'une maladie : goutte, rhumatisme, attaque de nerf (*voir* hystérie), attaque d'apoplexie. (*voir* apoplexie).

Attitude. — Position durable du corps ; cette position doit être conservée avec le moins d'effort possible pour éviter la fatigue.

L'éducation de l'attitude est l'adaptation des mouvements à un travail donné.

L'hygiène des attitudes consiste à varier les mouvements, à répartir l'effort, afin d'empêcher la déformation de se produire : (déformations scolaires, déformations professionnelles, etc.).

Maladies révélées par l'attitude — les attitudes maladives spéciales se rencontrent dans la coxalgie, le mal de Pott, l'asthme, les névralgies, les contractions, etc. (*Voir* déformations des membres et hygiène scolaire.

Autoclave. — *Voir* stérilisation.

Aura. — Sensation particulière qu'éprouve le malade avant un accès d'épilepsie ou d'hystérie.

Cette sensation part généralement de la main ou des doigts, parcourt le bras et va se perdre à la gorge ou à la nuque. On peut quelquefois arrêter la crise d'épilepsie à son début, en comprimant le doigt, point de départ de l'aura.

Dans la crise hystérique, c'est la région ovarienne ou testiculaire qu'on comprime.

Auscultation. — Application de l'oreille sur la paroi de la poitrine ou des organes pour apprécier les différents bruits qui s'y font entendre et en tirer un diagnostic.

Auscultation des enfants. — Decubitus dorso-horizontal du tronc, bras relevés verticalement pour les plier sur le tronc. Si dans cette situation il se produit un ralentissement, le pronostic est bénin.

Autographisme. — Propriété qu'acquiert la peau,

sous l'influence de certains troubles nerveux notamment chez les hystériques, de conserver la trace, par une coloration et des reliefs particuliers, des contacts d'un instrument émoussé promené, même légèrement, à sa surface.

L'autographisme n'est pas un fait transitoire d'une durée éphémère, il persiste comme les troubles nerveux au milieu desquels il se développe.

Auto-infection. — Parmi les définitions de la vie, on a dit souvent, c'est la force qui résiste à la décomposition, à la putréfaction des éléments qui constituent le corps. Il arrive quelquefois que des parties séparées du reste de la vie organique ne sont point éliminées, alors elles forment des toxines des Leucomaïnes qui peuvent empoisonner ceux qui les ont produites. C'est l'auto-infection, par opposition à Hétéro-infection produite par d'autres êtres que celui qui en est atteint.

Les produits toxiques provenant de la décomposition des chairs corrompues d'un animal mort s'appellent Ptomaïnes du grec Ptoma, corps, cadavre en décomposition.

Automne. — Dans cette saison il y a beaucoup de diarrhées, de dyssenteries, la réaction fébrile que ces maladies déterminent étant généralement moins forte qu'en été, est aussi par cette raison et par d'autres encore, très sujette à prendre le type intermittent.

L'hygiène prescrit de faire tout ce qui peut contribuer a rendre aussi peu marqué que possible le transport des forces vitales du dehors au dedans, c'est-à-dire de ménager les sensibilités des voies digestives, et de mettre la peau à l'abri des impressions extérieures.

Régime modéré, peu excitant.

Autoplastie. — Mode de prothèse chirurgicale qui consiste à prendre sur le malade lui-même les matériaux nécessaires à la réparation. Dans la rhinoplastie, par exemple, on fait un nouveau nez au moyen d'un lambeau détaché du front.

Autopsie. — Examen de toutes les parties d'un cadavre et de l'examen de ces différentes parties.

Avortement. — Expulsion du fœtus avant la période où il est viable. L'avortement peut être : 1° naturel; 2° provoqué; le mauvais état de santé de la femme, la conformation défectueuse du bassin ne permettant pas d'attendre l'accouchement; 3° criminel, quand il est dû à des manœuvres abortives, pour se débarrasser du produit de la conception.

Axonge. — Graisse de porc préparée. On la lave en la

malaxant sous l'eau; on la fond au bain-marie. Les pommades à l'axonge ne se conservent que quelques jours, car l'axonge rancit vite.

Azotates. — Nom générique des combinaisons de l'acide azotique avec une base quelconque : fer, cuivre, argent, etc. On les appelle aussi des nitrates.

Azotate d'argent. — *Pierre infernale,* obtenue par la dissolution de l'argent dans l'acide azotique.

Azotate de potasse (nitre, salpêtre), diurétique.

Azotique (acide) ou nitrique. — Coagule l'albumine, employé comme réactif de l'urine.

Azyme. — Sans levain, pain azyme, pain semblable au pain à cacheter, pain à chanter dont on se sert pour envelopper certaines poudres et en dissimuler le goût.

B

Babeurre. (Voir lait de beurre.)

Bacille. — (*Voir* bactérie).

Bactéries. — Terme général pour désigner de petits organismes inférieurs, animaux selon les uns, végétaux selon les autres ; ayant souvent seulement un quart de millième de millimètre de longueur. Plusieurs d'entre eux sont pathogènes, c'est-à-dire engendrent des maladies ; d'autres sont inoffensifs ; d'autres seraient même utiles. *(Voir* Erysipèle).

Les Bactéries, d'après leurs formes, se divisent en trois groupes :

1º Ronds ou ovalaires, ce sont les *Micrococci* ou *microcoques*.

2º Longs et en bâtonnets, ce sont les *Bacilles*.

3º En forme de serpent, on les appelle spiriles. *Subdivisions :* les spiriles en forme de virgules sont désignés sous le nom de *coma*.

Les micrococci sont souvent unis deux à deux, ce sont les *diplocoques*.

En chapelet, ils portent le nom de *streptocoques*. En

masse, ce sont des thalles. En grappes, ce sont des *staphylocoques*.

Ils vivent quelquefois en colonies qu'on appelle *zooglées*. (*Voir* Microbes, Microbiologie).

Baignoire. — Cuve destinée à prendre les bains. La baignoire s'est modifiée suivant les temps, pour la forme et la matière. Dans Homère, les baignoires sont en bois ou en marbre. A Pompéi, on a trouvé des baignoires en bronze. A la Bibliothèque nationale, on conserve une baignoire en porphyre.

Les baignoires étaient autrefois placées dans une niche, ou couvertes d'un baldaquin.

Au moyen-âge, on transforme en baignoires des sarcophages. Baignoire devient un adjectif : *cuve baignoire.*

Au XVIIIe siècle, les baignoires avaient la forme actuelle : elles étaient en cuivre rouge étamé ; on en faisait en bois pour les personnes pauvres.

De nos jours, on a renoncé aux baignoires de marbre, l'eau s'y refroidit trop vite. On en fait en cuivre étamé, mais l'étamage s'use vite, et neuf, il est gras au toucher, donc désagréable. Celles de zinc, de plomb sont d'un mauvais usage. On en a fait en schiste ardoisé à Liverpool. La fonte émaillée se fendille. La tôle émaillée doit être préférée à toute substance, à cause de son inaltérabilité. On se sert de baignoires en bois pour les bains sulfureux, de Barèges et de sublimé, la substance de ces bains attaquant les métaux.

Bâillement. — Aspiration forte et prolongée avec écartement plus ou moins grand des mâchoires. Le bâillement introduit une plus grande quantité d'air dans les poumons. Aussi tend-il à se produire toutes les fois que le sang, accumulé dans le cœur et dans les poumons, a besoin d'être revivifié.

Le bâillement dégage la trompe d'Eustache des mucosités qui y sont entassées et est utile dans certains genres de surdité.

Bain (demi). — (*Voir* bains partiels.)

Bain de pieds. — (*Voir* bains partiels).

Bain gastro-duodénal. — C'est un mode d'application des eaux minérales naturelles. L'estomac étant vide d'aliment, on introduit en buvant, dans sa cavité, deux ou trois verres d'eau. Cette eau y séjournera une demi-heure à une heure, ensuite elle franchit le pylore, vient baigner le duodénum et passe dans l'intestin où finalement elle est absorbée. C'est le moyen principal de la médication de Vichy.

Bain russe. — Le bain russe consiste à recevoir sur le corps nu les vapeurs obtenues en projetant de l'eau froide sur la couche de cailloux brûlants qui recouvre un fourneau de fonte rougi.

En France, on appelle bain russe, des bains de vapeur alternant avec des douches d'eau froide.

Bains. — *Sur un Moyen d'augmenter l'efficacité des bains d'eau simple ou d'eau minérale,* par le Dr Bonorden. — Ce praticien appelle l'attention sur une des causes les plus fréquentes, suivant lui, du peu d'avantages que l'on retire souvent de l'usage des bains d'eau simple ou d'eau minérale. La peau est constamment enduite par une matière sébacée destinée à l'assouplir et à la préserver des influences extérieures. Cette matière, qui est surtout abondante chez les individus qui portent de la flanelle, empêche le contact immédiat de la surface cutanée avec l'eau. L'enlèvement préalable de cette couche, à l'aide de savon, d'eau de soude ou de son, est donc une excellente manière de se préparer à l'action du bain. « J'ai connu, dit M. Bonorden, un goutteux qui avait pris deux fois sans succès les eaux de Wiesbaden, et qui en retira de grands avantages lorsqu'il eut pris la précaution de se nettoyer préalablement la surface du corps avec du savon de soude. » (*Med. Zeitung,* 6 janv. 1858.)

Bains de siège. — (*Voir* bains partiels.)

Bains. (Effets physiologiques). — Les bains assurent la propreté de la peau, favorisent l'élimination cutanée et la transpiration. Les frictions du corps pendant et après le bain rendent ces effets plus frappants.

Les bains froids sont hygiéniques ; ils sont utiles pendant les grandes chaleurs, car ils tonifient la peau, favorisent la circulation et la nutrition. Il est urgent de ne prendre le bain froid qu'après la digestion terminée (3 à 4 heures après le repas). On a beaucoup d'exemples d'apoplexies causées par des bains froids pris en pleine digestion. Le milieu du jour n'est pas favorable pour prendre le bain froid ; il est préférable de s'y plonger le matin à jeun ou le soir avant le dernier repas. Le bain tiède est calmant, il est excellent contre la courbature et fait disparaître la sensation de fatigue.

Les bains de vapeur sont stimulants ; ils excitent la peau à remplir ses fonctions avec plus d'énergie.

Les *bains russes* consistent dans l'élévation rapide de la température du corps, température que l'on soustrait rapidement à l'aide d'une pluie d'eau froide, puis renouvellement d'une température élevée ; ce sont des bains très toniques, qui stimulent vigoureusement la peau, en amenant une révolution sur elle, mais ils ne doivent être pris qu'avec beaucoup de précaution.

Bains médicinaux. — La quantité d'eau nécessaire est de 250 à 300 litres. Leur température doit être celle du bain ordinaire dont ils possèdent les propriétés générales. L'absorption par la peau des principes médicinaux qu'ils contiennent est aléatoire, en tout cas, fort inégale et l'on ne doit pas y compter ; mais l'impression que quelques-uns d'entre eux produisent sur la sensibilité cutanée n'est point douteuse : ils peuvent calmer ou exciter. — *Bain alcalin* : carbonate de soude 250. Pour nettoyer la peau. On emploie plus communément le savon. — *Bain d'amidon* : Fécule de pomme de terre 500 ; eau 12 litres. Faites bouillir la moitié de l'eau. Mêlez-y l'autre moitié contenant la fécule délayée. Laissez jeter quelques bouillons, ajoutez à l'eau du bain. Action émolliente. — *Bain aromatique :* espèces aromatiques 500 ; eau bouillante 1000. Faites une infusion que vous jetterez dans l'eau du bain. On prépare de même le bain de tilleul. — *Bain de Barèges artificiel :* monosulfure de sodium cristallisé 60 ; chlorure de sodium sec 60 ; carbonate de soude desséché 30. M. Se prend dans une baignoire de zinc. Anime la peau et est applicable aux sujets de complexion molle et torpide. — *Bain gélatineux* : gélatine concassée 500. Faites dissoudre dans de l'eau et ajoutez au bain. Action émolliente. — *Bain ioduré* : iode 10 ; iodure de potassium 20 ; eau 250. F. dissoudre. Baignoire de bois. Maladies scrofuleuses *(Lugol).* — *Bain dit de Plombières* : Carbonate de soude 100 ; chlorure de sodium 20 ; sulfate de soude 60 ; bicarbonate de soude 20 ; M. Gélatine concassée qu'on délivre à part 100. Préparez le bain gélatineux et ajoutez les sels. Maladies rhumatismales. — *Bain de sel marin* : chlorure de sodium 5000. Maladies scrofuleuses. — *Bain de sublimé corrosif :* bichlorure de mercure 20 ; alcool à 90°50 ; eau distillée 200. F. dissoudre. Baignoire de bois. Syphilis. Parasites. Dartres rebelles. Pour les enfants nouveaux-nés, réduisez la dose de sublimé à 1 ; élevez-là à 2, à 3, à 4, pour les enfants plus âgés. — *Bain sulfuré* dit *bain sulfureux* : trisulfure de potassium solide 100. Baignoire de zinc. Dartres rebelles chez les sujets de complexion molle et torpide, lorsqu'il n'y a plus trace d'irritation. C'est une espèce de panacée. — *Bain sulfuré liquide* dit *bain sulfureux liquide* : trisulfure de potassium solide 100 ; eau 200. F. dissoudre et filtrez. Comme le précédent. — *Bain* *sulfuro-gélatineux* : trisulfure de potassium solide 100 ; gélatine concassée 250. F. dissoudre la gélatine et versez dans le bain auxquel on aura ajouté préalablement le sulfure de potassium. Pour les cas où les bains sulfurés paraîtraient irritants. — *Bain de Vichy artificiel* : bicarbonate de soude 500. Très légèrement excitant. Il rend la peau onctueuse.

Bains partiels (les). — (Bain de siège, demi bain, pédiluve, fomentation, fumigation, injection).

Le bain de siège et le demi bain produisent sur la partie du corps où on les applique l'effet que les bains généraux provoquent sur le corps entier : le demi bain est employé par les personnes que le bain entier gêne et oppresse. Le bain de pied chaud doit durer 15 à 18 minutes, l'eau ne dépassera pas les chevilles et sera conservée aussi chaude que possible, on en prolonge les effets par l'application de cataplasmes, de bouteilles d'eau chaude, le malade devant se coucher immédiatement après le bain de pied.

Les bains de pieds froids et à la glace, pour réchauffer les pieds ou dissiper un mal de tête, ne conviennent pas aux natures vigoureuses, prédisposées aux congestions.

On additionne au bain de pied différentes substances : moutarde, sel de cuisine, cendre, etc.

Le *pédiluve alcalin* est ainsi composé :

Carbonate de potasse 125 gram.

Eau, quantité suffisante, faire dissoudre.

Pédiluve chlorhydrique :

Acide chlorhydrique 100 à 200 gram.

Eau, quantité suffisante.

Ce bain sera pris dans un vase de grès ou de bois.

Pédiluve sinapisé. — Farine de moutarde 60 à 200 grammes.

Eau tiède, quantité suffisante.

On délaye la moutarde dans l'eau tiède, de manière à obtenir une bouillie très claire, on couvre le vase et, après quelque temps, le plus de temps possible, on ajoute de l'eau chaude de manière à amener le bain à la température suffisante.

Les bains de vapeur pour les pieds sont employés dans les cas de congestions cérébrales, de suppression de la transpiration habituelle des pieds ; on prend un baquet en bois, de l'eau bouillante, une poignée de fleurs de sureau, trois bâtons : l'un sert à remuer de temps en temps le liquide, les deux autres, posés sur le baquet, servent de soutien pour les pieds, une chaise et une couverture.

On jette l'eau bouillante dans le baquet, sur la fleur de sureau ; on dispose deux bâtons sur le baquet, pour y appuyer les pieds nus, on entoure la chaise, les pieds et le baquet avec une couverture qui traîne par terre.

Ces bains de vapeur doivent durer de 15 à 20 minutes ; ils sont administrés le soir ou le matin, avant et même après avoir mangé. Il est bon au sortir du bain d'envelopper les pieds avec du coton et du taffetas gommé.

Les fomentations sont encore des bains partiels, puisqu'elles sont destinées à laver ou humecter les téguments externes, que ceux-ci soient malades ou qu'il recouvrent des organes malades.

On fait les fomentations au moyen de flanelle, de linges, de coton cardé, d'éponge.

Les liqueurs que l'on emploie en fomentations sont de diverses sortes :

Fomentations aromatiques :

Espèces aromatiques. . . . . 30 grammes.
Eau bouillante. . . . . 1,600 grammes.
Faites bouillir pendant 2 heures et passez.

Fomentations émollientes. — Racine de guimauve, feuilles de mauve ou de guimauve, graine de lin, etc. :

Racine de guimauve. . . . . 30 grammes
Eau. . . . . quantité suffisante pour, après une 1/2 heure d'ébullition, obtenir un litre de liquide.

Pour le lin, on réduit la dose à 15 grammes.

Fomentations narcotiques. — 20 à 30 grammes de feuilles sèches de belladone par litre d'eau ; faire infuser.

Fomentations de pavot. — 30 grammes de capsules sèches, traitées par infusion dans un litre d'eau bouillante.

Fomentations résolutives de sureau. — 10 à 15 grammes de fleurs en infusion dans un litre d'eau.

Fomentations sinapisées :

Farine de moutarde. . . . . 1 partie
Eau . . . . 4 parties
On applique ce mélange au moyen de compresses.

Les fumigations consistent en des dégagements de gaz et de vapeurs. Les fumigations sont sèches ou aqueuses. Les fumigations générales sont peu usitées ; elles consistent à faire arriver la vapeur dans une pièce où l'on place le malade.

Pour les fumigations partielles, on expose la partie malade au-dessus du vase dans lequel se produit la vapeur.

Pour les fumigations destinées à l'appareil respiratoire, on se sert de flacons à doubles tubulures. On introduit dans l'une d'elles un bouchon, traversé par un tube coudé à angle droit, dont une des branches est horizontale et aplatie légèrement à son extrémité pour y appliquer les lèvres ; l'autre tubulure est munie d'un bouchon, traversé par un tube droit.

L'expiration a lieu par le nez pendant la fumigation

Fumigations de Goudron. - On met dans la chambre du malade un chaudron contenant de l'eau et du goudron, en maintenant ce mélange en ébullition. On peut encore se servir le goudron fondu sur un feu très doux. Ces fumigations sont employées dans le traitement des bronchites chroniques, de la phtisie, de la diphtérie.

Fumigations iodées contre le coryza. — On introduit dans une tabatière de la poudre de camphre, au milieu de laquelle on place un sachet de mousseline contenant l'iode (un 10e du poids de camphre), on aspire de temps en temps les vapeurs qui se dégagent de la tabatière.

Fumigations désinfectantes. — 1° Au chlore :

Chlorure de chaux sec.	500 gr.
Acide chlorydrique.	1,000 gr.
Eau.	3 litres.

On mélange l'eau et l'acide dans un vase en grès et au moment de sortir de la pièce à désinfecter, pièce qui doit être soigneusement calfeutrée, on jette dans le mélange le chlorure de chaux, renfermé dans un cachet de toile bien lié.

2° *Fumigations nitreuses.* — Tournure de

cuivre.	300 gram
Acide azotique du commerce.	1,500 gram.
Eau	2 litres.

Mélanger l'eau et l'acide et, au moment de sortir, jeter dans le mélange la tournure de ce cuivre.

3° Les fumigations sulfureuses s'obtiennent par la combustion directe du soufre.

Les *injections* consistent à introduire dans une cavité : oreille, nez, vagin, etc., des liquides simples ou médicamenteux. Divers instruments a été imaginés pour administrer ces injections : seringues plus ou moins volumineuses, selon la capacité des cavités, clyso-pompes énémas, poires en caoutchouc garnies d'une canule, etc.

La substance active de l'injection est des plus variables :

Injection au sublimé 1 pour 1,000 à 5,000 : à l'acide phénique, à l'acide borique, 8 à 16 gr. par litre ; au permanganate de potasse 2 pour 1,000 : au sulfate de fer, au tannin, à l'alun, au Crésil-Jeyes 2 à 5 0/0 etc., on pourrait multiplier à l'infini.

Injections d'aloès. — Aloès . . . .   0,50 cent.

Chlorhydrate d'ammoniaque . . . .   0,20 cent.

Miel rosat. . . . .   10 gr.

Eau distillée de fenouil . . . .   200 gr.

Contre les écoulements chroniques de l'urèthre

En réalité presque toutes les substances antiseptiques, calmantes, émollientes, ont été essayées en injections et nous sommes obligés de passer sous silence un grand nombre de formules. Une seule pour finir, *l'injection de tan* destinée à raffermir les tissus relâchés :

Tan en poudre grossière . . . .   60 gram.

Eau bouillante. . . . .   1 litre.

Faire infuser.

Balanite. — Inflammation de la muqueuse qui entoure le gland et la face interne du prépuce.

Traitement. — Placer entre le prépuce et le gland de la charpie trempée dans une solution de nitrate d'argent à 1 pour 30 ; ensuite de l'eau blanche. Regarder si les urines contiennent du sucre.

Balano-posthite. — Inflammation du prépuce et du gland avec écoulement purulent (*voir* balanite).

Balayage. — Le balayage est une opération inutile, en ce sens, qu'elle ne fait que déplacer la poussière sans la détruire; dangereuse en ce qu'elle disperse dans l'atmosphère des appartements les germes disséminés dans les détritus entraînés par le balai.

Il vaut mieux essuyer les parquets avec un chiffon humide, qu'on lave à l'eau chaude. En tous cas, les détritus entraînés par le balayage doivent être brûlés.

Ballonnement (abdominal). — Distension ayant pour cause un développement exagéré de gaz dans les intestins. L'abdomen devient globuleux, sphérique ; le malade rend des gaz par la bouche et l'anus.

(*Voir* tympanite et pneumatose abdominale.)

Le massage produit parfois de bons résultats.

Emploi des carminatifs : tonique Rousseau, menthe, etc.

Balsamiques. — Les principaux balsamiques sont: le benjoin, le liquidembar, les baumes du Pérou, de Tolu le styrax, le storax, tous les produits térébenthacés, copahu, cubèbe, etc. Ils contiennent de l'acide benzoïque, de l'acide cinnamique, de la térébenthine, ou des dérivés de ce dernier corps. Ils provoquent, comme les astringents, une légère constriction des tissus sur lesquels on les applique, ils sont stimulants et antiseptiques. On les a employé de tout temps pour amener la cicatrisation des organes externes et internes et pour tarir le catarrhe des bronches et des organes urinaires.

Bandage. — Appareil dont les bandes et les compresses forment la partie essentielle on a étendu ce nom à des appareils destinés à maintenir les hernies. (*Voir* Brayer). *Bandage de corps* : est appliqué sur la poitrine ou l'abdomen c'est une serviette pliée une ou deux fois dans le sens de sa longueur, et placée autour du corps de façon que ses extrémités se croisent en avant où on les fixe l'une sur l'autre avec des épingles.

Bande. — Pièce d'étoffe, étroite, allongée, dont on se sert pour faire les pansements : les bandes sont en toile, en flanelle, en gaze; elles sont coupées à droit fil, sans ourlet ni couture autant que possible. Les extrémités d'une bande sont appelées les *chefs*. L'étendue de la bande comprise entre les chefs, est le *plein* : si le plein est percé d'ouvertures, la bande est dite perforée. Lorsqu'une bande est roulée d'un bout à l'autre, en un seul cylindre, la bande est dite roulée à un globe; alors son chef libre qu'on applique le premier pour faire le pansement est dit *chef initial* : l'extrémité qui se trouve au centre du cylindre est le chef terminal.

Barbeau. — Poisson de rivière dont la chair est estimé mais dont les œufs causent souvent, au printemps surtout, d vomissements et des diarrhées.

Barèges. (Bains de). — (*Voir* bains médicinaux).

Baromètre. — Instrument regardé d'ordinaire comme servant à prévoir la pluie et le beau temps, ne fait qu'indiquer cependant la pression atmosphérique. Cette pression est variable : suivant qu'elle est plus ou moins forte, elle fait monter plus ou moins la colonne de mercure dans le tube barométrique.

Nous disons parfois : il fait lourd, nous exprimant selon notre sensation, et cependant la colonne barométrique descend; l'air dilaté ne nous fournit plus assez d'oxygène, de la gêne dans la respiration.

La pression barométrique exerce une grande influence sur la marche des épidémies; ce qui se comprend facilement. Lorsque cette pression est faible, les gaz se dégagent plus aisément des fosses d'aisances, des mines, des matières en décomposition, et se répandent dans l'atmosphère. Aussi les épidémies prennent-elles leur origine dans les régions où les pressions atmosphériqu s deviennent accidentellem nt faibles, et les variations de pression influent sur la marche des maladies contagieuses.

Barré. — Bassin barré, quand les pubis s rapprochent de l'angle du sacrum, ou que la symphyse pubienne est trop longue. Le diamètr antero-postéri ur du bassin est alors diminué, et l'accouchement difficile. — *Dents barrées.*

D nts molaires dont les racines sont recourbées de manier à comprendre entre elles une portion de l'os de la mâchoire, et qu'on ne peut extraire sans enlever en même temps les fragments osseux.

Bartholinite. — Inflammation des glandes vulvo-vaginales ou de Bartholin. Glandes annexées à l'appareil génital de la femme, au nombre de deux, à la base des grand s lèvres. Leur produit de sécrétion lubréfie le vestibule vaginal.

Traitement. — Bains de siège, lotions à l'eau blanche, onction à la vaseline boriquée.

Basilique (V. ine). — Un des veines sur lesquelles on prati que la saignée du bras; elle naît près du pli du coude, monte le long de la partie interne du bras, et se termine dans le creux de l'aisselle, dans la veine axillaire.

Bassin (rétrécissement du). — Pour que l'accouchement soit normal et facile, le bassin de la femme doit avoir certaines dimensions.

On trouve sur un bassin bien conformé, 19 centimètres du sommet de la symphyse du pubis à la première apophyse épineuse du sacrum.

24 centimètres de l'épine iliaque antero-supérieure à celle du côté opposé.

Causes du rétrécissement. — Ramollissement des os, rachitisme, ostéomalacie, déviation ou altération de la colonne vertébrale.

Bec de Lièvre. — Difformité résultant de la division d'une des lèvres et particulièrement de la supérieure; cette division peut s'étendre au os du palais. Le bec de lièvre est simple quand il n'y a qu'une division, double quand il y en a deux. — Le bec de lièvre gêne l'allaitement et force quelquefois à nourrir à la cuiller. — Traitement : avivement au bistouri des surfaces anormalement divisées et réunion par une suture. (*Voir* teratologie.)

Bégaiement. — Embarras de la parole, hésitation.

répétition saccadée, même empêchement complet de la faculté d'articuler. (*Voir* Leigh).

Belladone. — Plante de la famille des solanées. Toutes les parties de la plante renferment une substance alcaline très active, l'atropine.

Ses applications thérapeutiques ont été faites aux affections oculaires de nature inflammatoire, aux affections spasmodiques, aux maladies des centres nerveux, aux névralgies, à la fièvre intermittente, à la coqueluche; injections hypodermiques contre les névralgies et les spasmes localisés. Poudre, 1 à 20 centigr., teinture, 2 à 10 gouttes.

Béribéri. — Maladie endémique dans les pays chauds, attaquant surtout les nègres; elle est caractérisée par une anémie profonde, de l'angioleucite, de la lymphangite et souvent de l'anasarque.

Le malade tombe quelquefois dans un sommeil comateux dont il ne sort plus.

La nona ne serait-elle pas une forme atténuée du bériléri (*Voir* nona).

Traitement. Électrisation, bains de mer, frictions et massages généralisés, éviter l'usage du riz.

Le béribéri était une maladie très répandue autrefois dans la marine japonaise.

Grâce à l'hygiène, on a pu fermer l'hôpital consacré aux malades atteints de cette affection.

L'hygiène préventive du béribéri est des plus simples. D'après le médecin japonais Kanchirotakaki, directeur général de l'hôpital de la Tokio, il suffit d'augmenter la proportion des aliments azotés en diminuant celle des hydrocarbonés dans la ration du marin.

Berlue. — Lésion de la vue; on croit voir des objets qui n'existent pas : mouches, toiles d'araignées, etc., est parfois un symptôme d'amaurose ou d'apoplexie.

Beurre. — Falsification du beurre.

Procédé Schutzemberger.

Pour savoir si les beurres sont mélangés, avec de la margarine animale; on se fonde sur le durcissement très rapide plus ou moins grand, selon qu'il est plus ou moins pur que prend le beurre chauffé avec l'acide azotique.

La présence des huiles de graines dans les beurres se reconnait par l'emploi du nitrate d'argent en solution alcoolique à 25 pour 1,000, qui fournit des changements de coloration caractéristiques lorsqu'il y a mélange. On chauffe dans un tube à essai 12 centimètres cubes de beurre avec 5 centimètres cubes de solution argentique. L'examen microscopique des cristaux obtenus après refroidissement permet de reconnaître l'adultération par l'huile d'olives, qui, seule, échappait à tout procédé.

Détermination des matières colorantes du beurre. — Le beurre, indépendamment de la falsification par la margarine contre laquelle on lutte avec la plus grande difficulté, est généralement coloré artificiellement, et il peut y avoir intérêt à déterminer la nature de la matière colorante dont on a fait usage. Voici comment il convient de procéder, d'après le *Génie civil* :

Si l'on agite une certaine quantité de beurre dans de l'alcool contenu dans un verre, et qu'après deux ou trois minutes de repos on décante l'alcool et le fasse évaporer au-dessus d'une lampe à esprit-de-vin, le beurre pur ne cédera rien à l'alcool.

En cas de coloration avec du *rocou*, il se forme au fond du vase un résidu rouge brun qui devient bleu par l'addition d'acide sulfurique.

Le *curcuma* donne un résidu rose foncé, qui devient simplement brun avec une addition d'acide chlorhydrique, et brun intense avec une addition de potasse et de soude.

Le *safran* donne un précipité orangé avec un mélange de sous-acétate de plomb.

La *carotte* devient verte avec l'alcali. Les dérivés des *nitrés* ou *amidés* se reconnaissent à leurs réactions chimiques usuelles. (*Voir* falsification et oléogrammètre.

Bézoard. — Mot venant du Persan et voulant dire littéralement chasse-poison, contre-poison, antidote.

Ce mot sert à désigner les concrétions intestinales de plusieurs animaux. Au Moyen-Age les médicaments de la médecine arabe s'introduisirent en Europe et les bézoards furent très employés dans la médecine populaire à cette époque. On les croyait propres à neutraliser toutes sortes de poisons.

Biberon. — Appareil destiné à l'allaitement artificiel des enfants, il en existe un grand nombre de modèles. Les biberons à tube de caoutchouc, difficiles à nettoyer, doivent être rejetés. On doit choisir un biberon qu'on puisse aisément désinfecter dans toutes ses parties, soit à l'eau bouillante, soit à l'eau boriquée. Le plus simple, si le lait est stérilisé, et il doit l'être, c'est de se servir de la bouteille qui a servi à la stérilisation (bouteille qui doit avoir la contenance d'une têtée), en y adaptant une tétine élastique. On donne ainsi à l'enfant un lait pur et aseptique.

Bicyclette. — L'habitude d'aller en bicyclette offre

surtout des inconvénients à cause de la position courbée : la poitrine étant penchée, le souffle manque et cet exercice, pour cette raison, doit être interdit, surtout aux enfants et aux très jeunes gens (*voir* vélocipédie et hygiène du vélocipède).

Bière ou Bierre. — Boisson fermentée qui se fait avec du blé ou de l'orge et du houblon.

On l'appelle quelquefois Cervoise : il y a un grand nombre de variétés de bière :

L'Ale, le Porter, le Stout, en Angleterre.

Le Faro, le Lambic, la Bière blanche ou Peique.

En France, les Bières du Nord, la Bière de Lyon.

L'Ale contient de 8 à 9 pour 100 d'alcool.

Le Porter 4 pour 100 d'alcool.

La petite Bière de Londres 1 pour 100 d'alcool.

Les bières doubles sont très nutritives.

Dans les projets de modification sur la taxe d'octroi sur les boissons, la bière est regardée comme boisson hygiénique.

M. Jules Rochard dit à propos de la bière :

L'ivresse qu'elle amène alors est lourde et somnolente. L'esprit calme et comme engourdi, s'abandonne à des rêveries vagues, fantastiques, aussi différentes des pensées riantes qu'évoque le bon vin que des hallucinations horribles de l'alcool. On a mis cette somnolence sur le compte du *lupulin* mais le genièvre et la fumée de tabac, dont on use en même temps dans les brasseries, y entrent pour une bonne part.

La bière est plus nourrissante que le vin, parce qu'elle renferme plus de matières extractives et que ses sels contiennent toujours des phosphates et des composés alcalins. Aussi, l'accuse-t-on de produire l'obésité lorsqu'on en abuse.

Les principes amers du houblon donnent à la bière des propriétés toniques et stomachiques. Ils excitent l'appétit et facilitent la digestion. Beaucoup de dyspeptiques qui ne supportent pas l'acidité du vin se trouvent bien de l'usage de la bière : mais pour qu'elle jouisse de toutes ces qualités, il faut qu'elle soit bien préparée et exempte de sophistications.

En France, la bière n'est pas falsifiée sur une aussi grande échelle que le vin, parce qu'on en consomme moins et qu'elle est moins chère. Ce qu'on trouve surtout dans le commerce, ce sont des bières plates, altérées ou mal préparées. A Paris, elles sont souvent éventées, colorées avec le caramel, la réglisse ou le sureau ; quelquefois, on les alcoolise ; mais on y mêle rarement des substances nuisibles , comme on le fait en Angleterre. La fraude la plus courante consiste, chez nous. à ajouter de petites bières à la bière forte.

Les sophistications portent sur deux des éléments : sur l'orge et le houblon. On remplace le *malt d'orge* par une partie d'orge germée ou par d'autres grains, et beaucoup plus souvent par du glucose. On y ajoute également de la glycérine, pour lui donner une saveur plus douce. D'après M. Catillon, la proportion atteint parfois un demi-litre et même un litre par hectolitre. Or, à cette dernière dose, la glycérine n'est pas inoffensive lorsqu'il s'agit d'une boisson qu'on ingurgite en si grande quantité. Bien qu'on prétende qu'elle est brûlée dans l'économie, elle n'en irrite pas moins les reins lorsqu'ils l'éliminent, et la bière prise en abondance ne stimule déjà que trop cette sécrétion.

Le houblon est remplacé, d'après M. Girard, par les substances suivantes destinées à donner de l'amertume à la bière : *Acide picrique, fiel de bœuf, aloès, quassia amara, ményanthine, absinthe, coloquinte, gentiane, saule et saliciline, coque du Levant, cumin, cubèbe, piment, écorce de garou, chardon-bénit, petite centaurée, noix vomique, strychnine, buis, écorces d'orange ou de citron, coriandre, genièvre, mousse d'Islande.* On trouve, dans le commerce, un mélange tout préparé pour la fabrication de la bière, et qui renferme : 500 grammes de bicarbonate de soude, 150 grammes de noix vomique et 400 grammes de cubèbe.

Les bières ainsi fabriquées s'altèrent aisément ; aussi pour les conserver et pour pouvoir les transporter, on les alcoolise, comme les vins, avec des alcools de mauvaise qualité, et par conséquent toxiques ou on y mêle de l'acide salicylique.

La bière de bonne qualité est brillante, sans dépôt, exempte de flocons, la mousse est blonde, fine et ferme ; plus les bulles sont grosses, plus la bière est pauvre en acide carbonique.

Biliaire. — Qui a rapport à la bile.

Biliaires (calculs). — Concrétions formées dans la vésicule biliaire ou dans le foie (calculs hépatiques). (*Voir* coliques hépatiques).

Biliaire (fistule). — Ouverture fistuleuse dans le voisinage du foie, donnant issue à de la bile et à des calculs.

Biliaire (vésicule). — Réservoir de la bile, petite poche

membraneuse logée à la partie inférieure du bord droit du foie et dans laquelle s'accumule la bile.

Biolychnie. — Mot qui se trouve dans les anciens traités de médecine et d'hygiène.

Du grec *Bioluchnei* ou flamme vitale, chaleur native, principe vital de Bios, vie, et de Luene, lumière.

On y revient aujourd'hui avec le principe des injections Séquardiennes.

C'est un moyen de conserver la vigueur de sa vie et de prévenir la vieillesse. Ce mot rentre donc dans l'hygiène.

Binocle. — (*Voir* lunettes).

Blanc de fard. — Ancien nom du sous-nitrate de bismuth que l'on précipite en ajoutant de l'eau à la dissolution du bismuth dans l'acide azotique. Il noircit très vite sous l'influence des exhalaisons sulfureuses.

Blanc de plomb — Carbonate de plomb.

Blanc de zinc. — Oxyde de zinc.

Blancheur de la peau. — Pour conserver à la peau sa blancheur, un des rédacteurs du *Journal de la Santé*, le Docteur Monin conseille :

Vaseline blanche . . . . ⎰
Acide oléique . . . . ⎱ a. a 20 grammes.
Sous-nitrate de bismuth . . . . ⎱
Essence de romarin . . . . 10 gouttes.
pour applications quotidiennes et poudre de fleur de riz.

Blennorrhagie. — Inflammation de l'urèthre et du prépuce chez l'homme (chaude-pisse), de l'urèthre et du vagin chez la femme.

Symptômes : besoin fréquent d'uriner, émission douloureuse d'urine, écoulement muco-purulent par les parties génitales, durée 20 à 30 jours. La blennorrhagie peut devenir chronique.

Traitement. — Cubèbe, copahu. Injection de Cresyl-Jeyes à 2 1000ᵉ, de sulfate de zinc à 1 100ᵉ. Pour les femmes, injections d'alun à 10 100ᵉ, bains tièdes tous les deux jours, laxatifs tous les trois jours, 15 à 20 grammes de sulfate de soude. Eaux alcalines aux repas, eau de Vals et iodure de potassium à l'intérieur.

Blennorrhée. — Écoulement chronique de la muqueuse génito-urinaire se produisant sans phénomènes inflammatoires.

A l'intérieur, sirop de Tolu et carbonate de fer.

On peut employer des bougies imprégnées de pommade au précipité blanc, à l'iodoforme, au sulfate de zinc.

Blennurie. — Catarrhe de la vessie ; l'urine est mélangée de mucosités ou de pus.

Bains salés et sulfureux, injection avec solution de chlorure de zinc au millième.

Blépharite. — Inflammation des paupières : peut être aiguë ou chronique. La blépharite aiguë est accompagnée de tuméfaction de la paupière qui est chaude et douloureuse, et d'une exsudation d'un mucus purulent.

La blépharite chronique caractérisée par la rougeur du bord des paupières, est toujours constitutionnelle : scrofuleuse ou herpétique.

Traitement. — Lotions astringentes au sulfate de zinc ou de cuivre, 0,50 centigr. par 300 grammes d'eau, calomel, spécifique du Dr Laban, traitement de la diathèse.

Blépharimosis. — Diminution congénitale de la fente palpébrale.

Blépharoptose. — Chute de la paupière supérieure causée par le gonflement des tissus de la paupière ou par la paralysie de son muscle releveur.

Blépharospasme. — Spasme de la paupière.

Traitement. — Massage de la paupière, supprimer les causes d'excitation nerveuse, vésicatoire à la tempe, le panser avec la pommade belladonée.

Blésité. — Vice de prononciation qui fait substituer une consonnance douce à une consonnance dure : l's au z, le d au t, le z à l's, etc.

Blessures.. — Lésions locales causées par une violence extérieure. Indications hygiéniques : Laver la blessure à l'eau bouillie ou chargée d'une substance antiseptique : alcool, Crésyl-Jeyés 2 0/0, etc., enlever les corps étrangers ; arrêter l'hémorrhagie par la compression, le froid, l'eau très chaude, l'alcool très pur, l'emploi des astringents (voir ce mot); panser avec des compresses imbibées d'un liquide antiseptique : eau boriquée, Crésyl-Jeyés 2 0/0, etc. par dessus la compresse, toile imperméable et couche d'ouate maintenue par une bande.

Bleu de méthylène. — Matière colorante dérivée de l'aniline ; désinfectant énergique et inoffensif. Se prend intérieurement en cachet, après les repas, à dose de 0,06 centig. à 1 gr. et plus par jour ; il colore en bleu l'urine, les matières fécales, parfois la sueur et les crachats ; on l'a essayé avec succès contre les néphrites aiguës et chroniques, le rhumatisme, les affections pulmonaires, la tuberculose, la fièvre intermittente, etc. A l'extérieur, le bleu de méthylène s'emploie en solution, pommade, injections hypodermiques dans le traitement des plaies, des cancers, etc.

Bœuf salé. — Dans les pays du Nord, le bœuf salé est une des ressources des populations anglaises et allemandes.

La conserve de la viande de bœuf telle quelle est faite en Angleterre et en Allemagne n'exige aucune usine ; des baraques seulement et du sel.

Le bœuf ainsi préparé peut se conserver longtemps

La saumure se compose de sel et d'eau. Le degré de salure est suffisant quand une pomme de terre, jetée dans la saumure, remonte à la surface.

Bois sodorifiques. — Ces mots désignent le gaïac, le sassafras, la squine et la salsepareille.

Boissons hygiéniques. - Au moment de la discussion de la réforme sur l'impôt des boissons nous lisons souvent le mot boissons hygiéniques. - Dans ce cas, on entend par boissons hygiéniques : le vin, le cidre, la bière.

Bol. Grosses pilules. Bol d'Arménie. - Argile ocreuse et colorée en rouge par le superoxyde de fer pulvérisé ; il est employé comme fortifiant, hémostatique.

Bondy. — Village situé au nord-est de Paris, où se trouve le dépotoir de fosses d'aisances de cette ville. On y fait la poudrette. C'est une cause d'infection dans le voisinage et même pour Paris quand le vent vient de cette région. Ce dépotoir aurait une action néfaste dans un rayon de 12 kilomètres.

Le voisinage de cette voierie, dont le rayonnement étreint Paris depuis la porte de Saint-Ouen jusqu'à celle de Saint-Mandé, influe d'une manière funeste sur la mortalité des arrondissements qui en sont rapprochés ; mais il ne faut pas exagérer le danger, comme l'a fait M. Dorré dans sa brochure *L'Infection de Paris et de la banlieue par le dépotoir de Bondy*. (Voir à ce sujet notre tableau, page 79).

« Les vents du nord à l'est, dit-il, ont prédominé pendant les épidémies parisiennes ; ces vents se sont appauvris, en passant sur la voirie de Bondy, de l'ozone dont ils s'étaient chargés dans les forêts. Pour quelle autre cause seraient-ils plus meurtriers que les autres ? »

D'une façon générale, on devrait avoir sa maison dirigée vers l'est, mais cette recommandation ne s'applique pas à Paris.

Borate. Sel formé par la combinaison de l'acide borique avec des bases : mercure, soude, etc.

Borate de soude. — (Borax, Tinkal). — Antiseptique puissant ; s'emploie à l'intérieur contre l'épilepsie, 4 à 5 gr. ; en gargarismes, 4 pour 100, ou mélangé avec parties égales de miel ou de glycérine.

Borborygmes. — Bruits ayant pour cause le déplacement des gaz mêlés à des liquides dans l'intestin. Ces bruits précèdent la diarrhée. (*Voir* dyspepsie, pneumatose, tympanite, ballonnement.)

Bosses. — Petites tumeurs formées par contusion ; contiennent du sang épanché dans les tissus, disparaissant par la pression ou l'emploi des résolutifs : alcool camphré ; onguent napolitain, compresses d'arnica, etc.

Bothriocéphale. — Ver cestoïde, à corps mou, déprimé, composé d'un grand nombre d'articles, à tête oblongue, pourvue de deux fossettes latérales, sans crochets. On signale deux espèces de bothriocéphales, parasites de l'homme : 1· Le bothriocéphale large, ver long de 6 à 20 mètres : on l'observe chez les habitants des côtes, les riverains de certains lacs. On le croit donné par le poisson.

2· Le bothriocéphale cordé, ver plus petit que le précédent, rarement solitaire chez l'homme, habite, au Groënland, l'homme et le chien.

ANNÉES	N	E	S	O	N à O	S à E	S à O	N à E	Variables	DÉCÈS
1871	30	13	12	42	83	25	96	53	11	86.810
1872	16	4	41	29	58	55	127	26	10	39.550
1873	31	19	30	36	56	20	94	51	28	41.744
1874	18	14	25	18	71	31	101	60	29	40.801
1875	16	20	11	6	84	42	92	73	21	45.554
1876	7	12	22	18	85	30	118	74	»	48.489
1877	10	10	18	17	92	19	132	52	15	47.509
1878	11	17	19	14	85	35	105	52	27	47.761
1879	10	6	7	7	79	22	111	89	34	50.622
1880	35	5	40	19	20	27	106	93	20	57.545
	184	120	225	206	713	306	1082	623	195	506.385

Mêmes remèdes que contre le tœnia (ver solitaire).

Botot (Eau dentifrice de). — On la prépare avec :

Anis vert.	64 grammes.
Canelle	16 —
Girofle.	1 —
Pyrèthre	4 —
Cochenille	5 —
Crème de tartre. . . .	5 —
Benjoin myrrhe	2 —
Essence de menthe. . .	4 —
Alcool à 80	2000 —

Concassez et faites macérer pendant huit jours après avoir broyé ensemble la crème de tartre, la cochenille et le benjoin.

Bouchardat. — Hygiéniste-professeur à l'École de médecine, mort en 1886. Parmi ses ouvrages nombreux, nous citerons son traité d'hygiène publique et privée basé sur l'étiologie (1881).

Bouche. — M. Galipe vient de montrer que le tartre et les calculs salivaires n'y existent pas accidentellement mais les parasites contenus dans les concrétions sont les agents des phénomènes chimiques ayant déterminé la précipitation des substances qui les constituent.

Donc nécessité de lavage et de rinçage de la bouche par des substances antiseptiques.

On doit se laver la bouche après chaque repas pour enlever les parties organiques qui restent entre les dents après avoir mangé, se corrompent et peuvent produire de grands inconvénients. On se lave et on se brosse les dents pour enlever les particules jaunâtres qu'on appelle tartre ; ce tartre, composé principalement de carbonate calcaire, peut acquérir une très grande dureté : il cause la moitié des déchaussements des dents et les trois quarts des inflammations de la bouche.

On doit se garder des substances acides pour laver les dents. Éviter l'emploi des dentifrices japonais à base d'alun qui ont causé la perte d'un si grand nombre de dents; méfiez-vous des poudres qui blanchissent, parce qu'elles sont acides.

Employer une solution de chlorate de potasse dans de l'eau additionnée de teinture de cachou et de quelques gouttes d'essence de menthe.

Les meilleures poudres dentifrices sont les poudres végétales, poudre de charbon, qui possèdent de grandes qualités absorbantes et désinfectantes, on y ajoute de la poudre de quinquina pour la rendre tonique et de la poudre d'iris de Florence pour la parfumer.

Pour corriger les odeurs d'ail et de tabac, prendre du cachou de Bologne.

Pour tonifier la muqueuse buccale, se laver la bouche avec de l'eau tiède additionnée de quelques gouttes d'eau mélangée à partie égale de teinture de pyrèthre et d'alcoolature de cresson alénois.

Pour absorber les gaz odorants chez les personnes sujettes aux éructations, il faut employer les pastilles de charbon végétal aromatisées. (*Voir* antiseptie buccale, maladie).

Boues minérales. — Limons qui se trouvent près des sources minérales et qui jouissent de propriétés puissantes contre les rhumatismes chroniques et les maladies articulaires en général : boues de Dax, Saint-Amand, Availles, etc.

Bouillabaisse. — C'est en réalité une bouillie de diverses sortes d' poissons. On met du safran dans ce pot-au-feu. On mange le bouillon dans lequel on a mis des croûtes de pain grillé, et l'on mange le poisson généralement avec une sauce qu'on appelle l'aïoli. Mets provençal et surtout marseillais.

Bouillon aux herbes. — Feuilles récentes d'oseille, 10 gr.; de laitue, 28 gr.; de poirée et de cerfeuil, chacun 10 gr.; sel marin, 2 gr.; beurre frais, 5 gr.; eau, 1 litre. Lavez les plantes et faites bouillir jusqu'à ce qu'elles soient cuites, ajoutez sel et beurre. Passez. Par tasses pour faciliter la purgation quand on emploie des sels neutres.

Bouillon médicinal. — Gîte à la noix, 500 gr.. eau commune, 1 litre ; coupez et hachez le bœuf, mettez-le dans une casserole avec l'eau, délayez, faites partir à bon feu en remuant doucement, écumez à mesure que l'eau s'échauffe. laisssez bouillir 20 minutes, passez bouillant, color z et servez, on peut y ajouter de la volaille hachée, des légumes, etc.

Boulés de mars ou de Nancy. — Formées d'un tartrate de potasse et de fer impur.

Eau de boule est astringente, on l'emploie en fomentation contre les contusions. On met une boule dans une carafe d'eau et lorsque l'eau a pris une teinte jaune, on retire la boule qu'on met à sécher et on décante l'eau.

Boulimie. — Perversion de l'appétit. On mange trop et l'on n'assimile pas en proportion.

Symptôme commun dans les dilatations de l'estomac, les gastrites, les névroses de l'estomac.

Traitement. — Réduire la quantité des aliments. Laudanum 2 à 3 gouttes avant chaque repas.

Bourdonnement. — Bruit qui rappelle le son produit par le vol de l'insecte appelé bourdon. Les bourdonnements sont fréquents dans les maladies de l'oreille, dans les altérations du tympan, des osselets, de la trompe, dans les maladies de l'encéphale, dans les fièvres, la fièvre typhoïde surtout ; on les observe après l'administration du sulfate de quinine.

Traitement. — Inhalation d'éther par la trompe d'Eustache ; tampon d'ouate imbibée d'huile éthérée, dans l'oreille.

Bouton. — Nom vulgaire de petites élevures cutanées, isolées, se dissipant spontanément. Traitement : lotion au spécifique Laban par. (*Voir* strophulus, herpès.)

Bouton d'Alep, de Biskra. — Maladie cutanée qui est endémique à Alep, Biskra, le Caire, et autres lieux. Elle attaque surtout les indigènes, on ne l'a qu'une fois. Le bouton d'Alep n'est ni contagieux, ni inoculable. Chez les indigènes, il se développe surtout à la face ; chez les étrangers surtout aux membres.

Le bouton d'Alep présente trois périodes dans son évolution : 1° période d'induration, non douloureuse, dure trois ou quatre mois ; 2° période de ramollissement, le bouton se couvre d'une croûte épaisse : 3° période d'ulcération, le bouton suppure plusieurs mois, et se dessèche laissant une cicatrice indélébile.

Traitement. — Cautérisation au fer rouge avant la suppuration.

Traitement prophylactique : boire de l'eau de bonne qualité.

Bradypepsie. — Digestion lente et douloureuse. (*Voir* dyspepsie.)

Brasero ou **brazero.** — Foyer portatif, n'ayant pas de communication par des tuyaux avec l'air extérieur. On y brûle du charbon ou de la braise. Le dégagement d'oxyde de carbone étant presque nul dans les braseros, ils provoquent rarement des accidents mortels ; mais l'acide carbonique dégagé vicie l'air et rend ce mode de chauffage dangereux. On appelle aussi *brasero* certaines chaufferettes à foyer libre, couvertes de bois ou de métal ; ces chaufferettes causent des rougeurs à la peau, des marbrures aux membres inférieurs, des varices, des hémorrhoïdes, des règles excessives, des hémorrhagies. On tend à les remplacer par des briques chaudes ou des chaufferettes à air chaud.

Brayer. — Ceinture pour maintenir réduites les hernies inguinales et crurales. Il en est un grand nombre de modèles.

Les bandages herniaires doivent être faits très soigneusement et sur mesure.

Bromidrose. — Sueur ayant une odeur infecte. (*Voir* sueur.)

Traitement. — Poudrer les parties qui dégagent de l'odeur à l'aide d'une houppe trempée dans le mélange suivant :

Poudre de riz.	60 gr.
Sous-nitrate de bismuth.	25
Permanganate de potasse	10
Poudre de talc	5

Bronchite. — Inflammation des grosses bronches. Les bronchites présentent de nombreuses variétés, les principales sont :

1º La bronchite aiguë ; 2º la bronchite chronique ; 3º la bronchectasie ou dilatation des bronches.

La bronchite aiguë est accompagnée de fièvre, de courbature, la toux est sèche, puis accompagnée de crachats, séreux d'abord et opaques ensuite.

La bronchite aiguë peut être divisée en quatre périodes : 1º période : fièvre et température élevée ; 2e période : toux sans expectoration ; 3e période : toux avec expectoration (c'est la période où les calmants : morphine, laudanum, thridace, doivent être employés) ; 4e période : toux, expectoration et atonie bronchique.

Tisanes un peu excitantes à cette 4· période, potion alcoolique de Todd, tisanes de thym, genièvre, bourgeons de pins, Gouttes Livoniennes, pastilles et sirops de Cabanes.

Traitement. — Sirops de codéine, d'aconit, de morphine, de belladone ; tisanes d'eucalyptus , de sauge, de thym, etc.

La bronchite chronique est caractérisée par une toux fréquente et une expectoration abondante de mucosités verdâtres.

Traitement. — Gouttes Livoniennes, eaux sulfureuses et arsénicales, eau de la Bourboule.

Bronchectasie. — Dilatation des bronches. (*Voir* dilatation.)

Bronchophonie. — En auscultation, se dit d'un retentissement spécial de la voix assez semblable à celui que l'on produit en parlant dans un tube. Les conditions nécessaires à la production de la bronchophonie sont surtout réalisées dans la pneumonie.

Bronchophorétiques. — Remèdes qui provoquent,

augmentent, soutiennent les sécrétions des bronches et du poumon: tels sont l'ammoniaque liquide, les antimoniaux, le Kermès, etc.

Broncho-pneumonie. Bronchite capillaire.

Inflammation des petites bronches et des poumons, cette affection présente, en même temps que les symptômes de la bronchite aiguë, des phénomènes d'asphyxie. Elle est fréquente chez les enfants et souvent secondaire : elle suit la rougeole, le croup, etc.

Traitement. — Alcool, quinine, vésicatoires, bains tièdes, gouttes Livoniennes.

Bronchorrhagie. — Hémorrhagie ayant sa source dans les bronches.

Traitement. — Digitale, 15 à 30 gouttes de teinture par jour pendant deux ou trois jours, eau de goudron.

Gouttes Livoniennes, à haute dose.

Bronchotomie. — Les mots bronchotomie, laryngotomie, trachéotomie, sont des termes synonymes et qui ne signifient pas autre chose qu'une incision de la trachée-artère afin de permettre aux malades de respirer.

Bronzée (maladie). — Maladie d'Addison, présentant comme symptômes : des douleurs violentes aux lombes et à l'abdomen (ces douleurs ont le caractère de névralgies), il se produit ensuite des vomissements bilieux ou alimentaires, du hoquet. Sur la peau on remarque des taches brunâtres, qui s'étendent; la teinte brune devient uniforme, mais est plus accusée au mamelon, au scrotum, sur les cicatrices, il y a du refroidissement aux extrémités : au bout d'un an environ, la maladie se termine par la mort.

Les capsules du rein sont atteintes, ainsi que les plexus nerveux ; on trouve aussi des lésions scrofuleuses, cancéreuses et tuberculeuses.

Brossage du vêtement. — Il faut brosser ses vêtements chaque jour a dit un hygiéniste, nous ajoutons, il faut de préférence les brosser en plein air ou au voisinage de la cheminée de manière à ce que les germes de microzoaires qui peuvent s'y trouver soient détruits par le feu. — Il est bon de secouer aussi les petits tapis dans la cheminée pour que les flammes consument les germes infectieux.

Brouillards. — Les brouillards refoulent non seulement l'action vitale de la peau mais encore des poumons vers les organes intérieurs, et ce refoulement est accompagné d'une irritation qui devient la source de phlegmasies rebelles ou dangereuses. Ne pas s'y exposer ou s'habiller chaudement.

Brown-Séquard inventeur d'une méthode de traitement par le suc testiculaire ou ovarique introduit dans l'organisme par le moyen d'injections hypodermiques ou rectales. Ce traitement s'applique à la plupart des maladies chroniques et à la sénilité.

Voir macrobiotique, injections hypodermiques.

Brûlure. — Ensemble de lésions produites par l'action d'une chaleur intense : d'après l'étendue, la profondeur, la nature de ces lésions, la brûlure a été divisée en 6 degrés.

1er degré, rougeur de la peau, 2e degré, formation d'ampoules ; 3e degré, destruction superficielle du derme ; 4e degré, destruction de la peau et du tissu cellulaire sous-cutané ; 5e degré, destruction des parties molles, tendons et muscles ; 6e degré, carbonisation de tout le membre.

Traitement général, calmer la douleur par des narcotiques : s'il y a stupeur, employer des stimulants, alcool etc. Traitement local, suivant le degré ; pour les trois premiers degrés compresses froides d'eau boriquée, de Cresyl-Jeyes : 4e et 5e degré, panser avec Cresyl-Jeyes à 2 0/0 ; 6e degré, amputation de la partie carbonisée.

Bubon. — Toute irritation de la peau ou des muqueuses pouvant produire par sympathie l'engorgement des ganglions voisins.

C'est une tumeur phlegmoneuse, ronde, dure, accompagnée de douleur, de rougeur, qui vient ordinairement aux glandes des aines, et quelquefois à celles des aisselles et du cou.

Produits par un virus vénérien, on l'appelle vulgairement poulain.

Traitement. — Abortif. Injection à la teinture d'iode. Bubon suppuré : pansement à la vaseline iodoformée ; bains sulfureux tous les trois ou quatre jours.

Bulle. — Soulèvement de l'épiderme par l'accumulation d'un liquide séreux ou séro-purulent. Ces bulles s'ouvrent et sont remplacées par des croûtes.

C

Câbles électriques. — On ne doit pas toucher les câbles et les fils électriques. Il y a eu des exemples de fortes commotions qui ont tué les personnes qui avaient eu l'imprudence de le faire.

A une fête de bienfaisance donnée au profit des victimes du Tonkin, il y a une dizaine d'années, deux personnes, pour ne point payer de droits d'entrée et ne pas se présenter au guichet, descendirent dans les fossés du jardin des Tuileries où se donnait la fête. Remontant de l'autre côté en s'accrochant au câble conduisant la lumière électrique, ces personnes tombèrent aussitôt foudroyées.

Cacao Van Houten. — La maison Van Houten vend depuis plus d'un demi-siècle, dans le monde entier, une poudre de cacao connue sous le nom de Cacao Van Houten. On lui a reproché d'avoir, à diverses reprises, mis en vente du cacao falsifié par enlèvement de beurre et par adduction de potasse ou autres matières, avec cette circonstance que ledit cacao contenait des mixtions nuisibles à la santé.

On l'a poursuivie en police correctionnelle. Les rapports des experts, MM. Roche, professeur à l'École de pharmacie, Brouardel, doyen de la Faculté de médecine, à Paris, Ar-

mand Gaulin, membre de l'Académie des sciences, professeur
de chimie à l'Académie de médecine, et Dujardin-Beaumetz
ont été contradictoires La maison Van Houten a fait valoir,
pour sa défense, que, sur 50 parties grasses, elle en retire à
peu près 20 pour rendre l'aliment plus digestible et qu'elle y
ajoute 4 gr. 04 de sels de potasse pour le rendre plus soluble. Le tribunal a accepté cet argument et prononcé l'acquit-
tement, le 3 mai 1893, considérant qu'à la dose indiquée par
le prospectus pour une demi-tasse seulement, le mélange n'é-
tait pas nuisible. Cette question de dosage rigoureux, comme
pour un médicament, n'est pas sans provoquer certaines sus-
picions quand il s'agit d'un produit alimentaire.

Cachexie. — Dépérissement profond, troubles nutritifs
qui marquent la fin des maladies chroniques (tuberculose,
cancer,etc.)

Ce dépérissement doit être activement combattu par des
eaux minérales appropriées, à la fois excitantes et reconsti-
tuantes, eau de Vals-Dominique, eau de la Bourboule, etc., des
aliments de facile digestion, (poudre de viande Trouette).

Cachexie alcaline. — Trousseau redoutait la cachexie
alcaline par l'abus de l'emploi des alcalins.

Les travaux de Germain Sée sur l'hyperchlorhydie, et ceux
de Huchard ont montré qu'il y avait exagération dans cette
crainte.

Cachexie pachydermique. — Idiotie myxœdema-
teuse. Symptômes chez les enfants : état cireux de la peau,
épaississement de la langue, des mains et des pieds, souvent
hernie ombilicale et volume exagéré du ventre.

La trépanation et la crâniotomie ont été essayées avec
succès dans cette forme spéciale d'idiotie.

Cacochymie. — Altération, dépravation des humeurs,
cause de la cachexie. (*Voir* ce mot.)

Caduc. — Qui tombe. On appelle mal caduc, haut mal,
maladie sacrée, mal de Saint-Jean, l'épilepsie (*Voir* ce mot).

Café. — **Café au lait.** — Le café stimule l'action
cérébrale et les fonctions digestives, mais pris en trop grande
quantité, il irrite le système nerveux, effet attribuable à la
caféine qu'il contient à la dose de 0,05 à 2 pour 100. Il est
excellent pour enlever à l'eau certains défauts : en voyage,
une légère infusion de café dans l'eau rend de grands services
et possède des propriétés antiseptiques. Cependant, sur certaines personnes il agit comme un vrai purgatif : c'est à chacun à étudier sur soi-même l'action de cette boisson : il y a
là encore bien des différences individuelles.

Dans le nord, certaines personnes prennent du café pour dormir, mais après leur repas, c'est qu'alors il facilite la digestion et empêche les lourdeurs d'estomac, les mauvais rêves et les cauchemars.

La dose ordinaire est de 10 à 12 grammes de poudre pour 100 grammes d'eau bouillante.

Le meilleur café est celui d'Arabie, le Moka, puis viennent ensuite ceux de Bourbon et de la Martinique. Le moins bon est celui de Saint-Domingue, quoique les haïtiens fassent le plus grand éloge du café de Plaisance qu'on cultive dans la République d'Haïti.

Sans parler de sa propriété physiologique, disons que sous le rapport hygiènique, le café rend de grands services : en infusion même légère dans des eaux de mauvaise qualité ; sous le rapport de la santé, est utile aux voyageurs et aux soldats en campagne.

Le café au lait n'a aucun des défauts qu'on lui a reprochés. Ce n'est point le café au lait qui rend anémique ou donne des fleurs blanches, c'est le manque d'une alimentation plus complète. Il est insuffisant, mais non nuisible.

Cafés (Etablissement et hygiène des). — M. le docteur Legrand du Saule, dans un mémoire présenté à l'Académie des sciences en 1861, a tracé un tableau fort sombre des effets désastreux de l'atmosphère des cafés et salles d'estaminet sur la santé de ceux qui les fréquentent et y font un trop long séjour. Il a peut-être trop chargé le tableau.

— Un très grand nombre de personnes passent, dit-il, plusieurs heures de la journée et principalement de la soirée dans un milieu manifestement insalubre. Elles s'y rendent après leur repas et elles y prennent régulièrement du café, du thé ou des liqueurs. A cette première influence excitatrice se joignent la vive impression d'une lumière éclatante, les émotions du jeu, l'animation des conversations. La pipe ou le cigare, viennent joindre leur action narcotique aux effets de ces excitants. Par suite du défaut de ventilation, l'atmosphère dans laquelle séjournent ces personnes est profondément viciée ; les émanations du tabac, des vapeurs alcooliques, de l'acide carbonique, résidu du gaz d'éclairage, tous les miasmes animaux provenant des transpirations cutanée et pulmonaire d'une agglomération d'hommes, voilà ce qui se trouve dans cette impure atmosphère.

De là, nécessité indispensable de renouveler l'air fréquemment.

Un professeur du Val-de-Grâce, M. Coulia, a donné depuis,

en 1872, un mémoire intéressant pour la ventilation des cafés et salles de spectacle. Ce procédé consiste à provoquer la ventilation par appel de l'air et à provoquer cet appel par un foyer ou plus simplement par un bec de gaz brûlant dans une cheminée.

Café. Caféine, Caféone. — Les principes actifs du café ont été isolés.

Caféine, caféone. La caféine donne aux muscles la faculté de fournir une plus grande somme de travail sans fatigue, c'est un tonique du cœur, de la fibre cardiaque.

La caféone détruit les microbes des différentes espèces dans un temps plus ou moins long, c'est un antiseptique.

La caféine et la théine se retrouvent dans le thé, le maté, la noix de kola. On emploie la caféine à la dose de 5 centigrammes plusieurs fois par jour, jusqu'à 1 gramme. On l'emploie aussi en injection hypodermique dans les maladies du cœur, la pneumonie. On emploie encore le citrate et le valérianate de caféine : 0.20 à 0.75 centig.

La caféine ne produit pas l'insomnie.

La caféone, au contraire, est antisoporifique.

Le café vert s'emploie en macération contre les coliques hépatiques, la gravelle, etc.

Caféine. — Alcaloïde du café, médicament diurétique et cardiaque, succédané de la digitale, dose de 0,25 centig. à 1 gramme.

S'emploie en injection hypodermique et en solution, formule pour injection :

     Caféine. . . . . 4 gr.
     Salicylate de soude. . . . . 3 gr. 10
     Eau distillée . . . . 6 gr.

Chaque centimètre cube contient 0.40 centg. de caféine. Solution de caféine :

     Benzoate de soude . . . . 3 gr. 50
     Caféine . . . . 3 gr. 50
     Eau distillée . . . . 250 gr.

Chaque cuillerée à bouche contient 0,25 centig. de caféine.

Cal. — Tissus osseux de nouvelle formation servant à réunir les fragments des os fracturés.

Calcul. — Concrétions formées par des sels accumulés en quantité anormale dans l'organisme : Calculs d'urate de soude (rouges), d'oxalate de chaux (blancs) ; l'urine, dans ce cas, est toujours acide.

Les calculs se forment aussi dans les voies urinaires atteintes d'inflammation catarrhale, l'urine est alcaline, les calculs sont blancs et formés de phosphate de chaux et de magnésie.

Les calculs peuvent être mixtes, formés à leur centre par des urates, à la périphérie par des phosphates. (*Voir* gravelle).

On trouve des calculs : dans le foie (calculs hépatiques), dans la vésicule biliaire (calculs biliaires), dans le rein (calculs rénaux), — *voir* coliques néphrétiques, — dans la vessie, (calculs vésicaux), les voies lacrymales, salivaires, etc.

La tendance à la formation des calculs doit être combattue par l'emploi constant de Vals-Précieuse, Vichy-Célestin et par l'exercice.

Calculeuses (affections). — Dépôt de concrétions pierreuses de volume variable dans les conduits excréteurs et les réservoirs de divers appareils glandulaires, en particulier dans les voies biliaires et urinaires.

Callipédie. — Art de procréer de beaux enfants. Les médecins grecs et latins ont donné, à cet égard, des conseils qui ont été exposés dans un poème latin composé par Quillet, en 1655. — ouvrage traduit en français par plusieurs auteurs et remis ensuite en vers français. Le poème reproduit l'idée de Galien sur l'influence de l'imagination des mères, sur les effets funestes de la haine, de l'horreur, de la crainte, du désespoir.

Nous n'avons point à porter un jugement littéraire sur la beauté du poème, qui passe pour un chef-d'œuvre parmi ceux qui de nos jours font encore des vers latins.

Dans ces derniers temps, sous des titres divers, ont paru plusieurs ouvrages sur la Callipédie et l'art d'avoir des garçons ou des fill s. à volonté.

Voici ce qu'ils contiennent en résumé :

Pour avoir des filles, rapports sexuels après la cessation des règles, puis s'abstenir trois jours après de tout rapport sexuel.

Pour avoir des garçons, établir les relations conjugales, les cinq jours qui suivent la cessation des règles.

Les anciens conseillaient d'avoir des idées gaies pendant le coït et de regarder des statues aux belles formes.

Callisthénie. — Moyens employés pour corriger les déviations de la colonne vertébrale, occasionnée par une action irrégulière des muscles.

Callosité. — Indurations de la peau causées par des frottements répétés, des travaux rudes, etc.

Traitement. — Emplâtre de Vigo sur la callosité, friction à la vaseline.

Calvitie. — Absence de cheveux.

Traitement. — Pour la retarder, lotions avec teinture d'arnica aromatisée ou avec teinture de cannelle ; 4 grammes, sulfate de quinine, 1 gr. 50.

Si la calvitie cause des névralgies, porter des coiffures artificielles, bonnets, etc.

Camp. — Végèce a tracé les principales conditions que doit avoir un emplacement pour être propre à l'établissement d'un camp.

« Il faut, dit-il, asseoir un camp dans un lieu sûr, où l'on puisse avoir abondamment du fourrage, du bois, de l'eau et où l'air soit sain si on doit y demeurer longtemps. Il faut camper en été à portée des bois et des fourrages, en tout temps sur un terrain qui ne soit ni commandé, ni sujet aux inondations, ni embarrassé par des défilés ou des précipices. »

Vitruve avait dit :

J'approuve fort l'usage où étaient les anciens de commencer dans les endroits où ils voulaient bâtir ou camper par immoler des animaux qui paissaient d'ordinaire en ces lieux, pour en examiner le foie. Si, après en avoir ouvert et examiné plusieurs, ils en trouvaient de livides et corrompus et s'ils jugeaient que cela n'était l'effet que de quelque maladie particulière et non de la mauvaise nourriture, puisque le foie des autres était sain et entier, grâce à l'usage des bonnes eaux et des bons pâturages, ils s'y établissaient. Si, au contraire, ils trouvaient les foies des animaux généralement gâtés, ils concluaient que ceux des hommes étaient de même et que les eaux et la nourriture ne pouvaient être bonnes dans ce pays-là...

Cancer. — Tumeur maligne qui dénature ou détruit les tissus. Le cancer tend à être regardé aujourd'hui comme une maladie microbienne.

Tous les tissus : peau, muqueuses, os, etc., peuvent être attaqués de cancer.

Traitement. — Pansements antiseptiques au sublimé, au bleu de Méthylène, au permanganate de potasse, etc. Traitement chirurgical : extirpation par le fer ou le feu.

Traitement interne par l'arsenic et le chlorate de soude à doses faibles mais continues, pour lutter contre la cachexie. pondre de viande de Trouette-Perret, chocolat Rousseau.

Cancroïdes (tumeurs). — Synonyme de cancer épithélial. (*Voir* épithéliona.)

Canitie. — Décoloration des cheveux et des poils.

Traitement. — Lotions excitantes au tannin, aux solutions de quinquina. Traitement ferrugineux interne, fer Trouette.

Cannabis indica. — (Haschich ou chanvre indien).

Cette plante, de la famille des cannabinées, contient un assez grand nombre de principes :

1° La cannabine, un alcaloïde volatil mal caractérisé ;

2° Le cannabicon, une masse amorphe résineuse et amère ;

3° La cannabène, une huile éthérée d'une odeur vireuse ;

4° Un glycoside possédant des propriétés so mnifères, la haschichine.

Le professeur Germain Sée emploie avec succès le haschich dans le traitement des névroses et dyspepsies nerveuses. Il conseille principalement l'extrait gras, obtenu en dissolvant simplement la haschichine dans du beurre. Cet extrait gras agirait sur le système nerveux de l'estomac et du cœur.

On l'administre à la dose de 5 centigr. par jour.

Canne, canne d'entrainement. — Pour fortifier les bras il n'est nécessaire que de se promener la canne à la main, un jeu lent mais prolongé des muscles des bras finit par leur donner de la vigueur.

On vend aujourd'hui des cannes d'entrainement; ce sont des cannes surmontées d'une masse de fer ; on les remplace successivement par des cannes de plus en plus lourdes, et on arrive ainsi à se fortifier beaucoup les muscles des bras.

Cantharide. — La cantharide n'est point une mouche, mais un genre d'insectes coléoptères hétéromères. Elle a des propriétés épispatiques et une action spéciale excitante sur les voies génito-urinaires. C'est un aphrodisiaque puissant, mais des plus dangereux.

Les cantharides sont surtout employées à l'extérieur. C'est le vésicant le plus habituellement usité.

Voir vésicatoire.

Capillaire. — Bronchite. *Voir* broncho-pneumonie.

Carabana (Source de la Salud, province de Madrid). Eau minérale sulfatée, sodique, chlorurée, seule source purgative qui soit jaillissante et dont le débit est une garantie de pureté et d'intégrité.

L'analyse faite par les Académies de médecine de Paris et de Madrid a mis en valeur sa minéralisation unique. Sa pauvreté relative en sels de magnésie permet de l'administrer aux malades les plus débiles et en fait le purgatif, à la fois doux et salutaire, à conseiller à tous ceux, si nombreux, qui sont sujets à la congestion, à la constipation, à la migraine, à la diarrhée, à l'obésité, qui ont des affections du foie ou de la vessie. Les doses auxquelles on l'emploie à jeun, avant le déjeuner du matin, sont : 1 verre à Bordeaux pour les adultes, 1 verre à madère pour les femmes, les enfants et les vieillards.

Caractère chez les enfants. — A une époque et dans un pays où la préoccupation est si grande pour l'éducation nationale, a dit Th. Ribot, la connaissance scientifique des diverses formes du caractère serait un résultat de premier ordre.

« On ne croit plus, dit M. Binet, à un homme type schématique modèle sur lequel tous les individus seraient construits. L'observation d'après nature a montré qu'il faut abandonner cette notion. A priori on ne parle plus aujourd'hui en termes absolus ; à la mémoire, on substitue les mémoires.

Chacun a sa manière de se souvenir. Galton et Charcot ont montré qu'il existe parmi les hommes des types bien différents, les uns se rappellent les objets sous la forme des chose vues, ce sont les visuels ; d'autres, sous la forme des sons ou des mots, ce sont les auditifs ; d'autres, enfin, sous la forme du mouvement, ce sont les moteurs.

Au point de vue de l'hygiène morale, Fénelon a donné un excellent exemple à suivre, dans son *Education du duc de Bourgogne*, celui-ci avait tous les défauts au dire de Saint-Simon, et se croyait d'une autre espéce que les autres hommes. Fénelon le transforma et en fit un être doux, bon et compatissant. Que de professeurs et même de parents, irrités par la conduite des enfants, les punissent, les frappent même, sous le coup de la colère, et croient les corriger en les faisant trembler.

Carate. — Mal del pinto (mal du peintre), très répandu au Mexique et dans certains États du Pacifique.

C'est une maladie cutanée, endémique, apyrétique, chronique, caractérisée par des taches de diverses couleurs, variant du noir au bleu, du rose pâle au rouge vif, du jaune au jaunâtre jusqu'au blanc mat.

La maladie n'est pas héréditaire ; elle est contagieuse, elle n'a pas été observée dans les pays froids.

On l'a considérée comme étant d'origine nerveuse, par perversion des nerfs trophiques. On recherche sa nature microbienne.

Traitement. — Isolement des malades.

Carcinome. — Tumeur maligne. (*Voir* cancer.)

Cardialgie. — Douleur très vive à l'épigastre dans la région du cardia.

Traitement. — Vésicatoire ou sinapisme Hamilton sur la région douloureuse.

Cardiaques (lésions). — Lésions organiques du cœur, ayant pour effet de gêner le passage du sang au niveau des orifices auriculo-ventriculaires ou des orifices artériels, ou encore de permettre le retour du sang dans la cavité qu'il vient de quitter. (*Voir* souffles, insuffisance, rétrécissement, maladies du cœur).

Cardiectasie. — Dilatation du cœur.

Cardiocèle. — Hernie du cœur. Malformation congénitale rare.

Cardio—sclérose. — Induration du tissu du cœur. (*Voir* maladie du cœur.)

Cari. — Poudre de Cari, assaisonnement des aliments, composé de piment, de curcuma et d'autres épices pulvérisées : par extension on app lle Cari tout mets préparé avec ce condiment. On en assaisonne souvent le riz : riz au cari, ou cari de riz.

Carie. — Variété d'ostéite se distinguant de l'ostéite ordinaire par le ramollissement du tissu osseux, sa d struction, et par une tendance à gagner les parties voisines.

La carie frappe de préférence les os du pied, de la main, le sternum, le corps des vertèbres, l' xtrémité des os longs. L'os se gonfle, se ramollit, se remplit d'un liquide couleur lie de vin, qui devi nt plus tard purulent et entraîne un détritus osseux et irrégulier.

La carie est une maladie chronique, qui dure de longues années ; elle peut guérir par un arrêt spontané de la maladie, ce qui n'est pas rare chez les enfants.

Traitement. — Injection de teinture d'iode dans la partie cariée, cautérisation au fer rouge, amputation de l'os carié. A l'intérieur, toniques, poudre de viande Trouette.

Carie dentaire. — Si la carie est superficielle, l'enlever à la rugine ou à la lime. Si elle est profonde, plomber la dent ou combler la cavité avec la pâte suivante : acid arsénieux, 0,25, sulfate de morphin, 0,75, créosote 10 gouttes.

Carminatifs. — Médicaments ayant la propriété d'expuls r les vents du canal intestinal.

Anis, fenouil, tonique Rousseau.

Carphologie. — Mouvement automatique des mains et des doigts, cherchant à saisir de petits objets en l'air ou sur les draps. Ce symptôme est fréquent dans la fièvre typhoïde. Il annonce souvent une issue fatale de la maladie.

Carreau ou tuberculisation des ganglions mésentériques, phtisie mésentérique.

Symptômes. — Développement considérable du ventre qui reste mou, peu douloureux à la palpation et facile à déprimer.

La palpation fait sentir au niveau de l'ombilic, en avant de la colonne vertébrale, une tumeur dure, bombée, douloureuse au toucher, formée par les ganglions engorgés. On observe quelquefois de la diarrhée et des troubles digestifs.

L'appétit est généralement augmenté, la voracité de l'enfant est remarquable.

Le traitement général du carreau est celui de la tuberculose et de la scrofule. On insistera particulièrement sur l'emploi des eaux thermales bromo-iodurées (Bex, Salins, Kreuznach).

Traitement local. — Badigeonnage du ventre avec de la teinture d'iode, extrait du Dr Morel à l'intérieur.

On a confondu sous le nom de carreau des affections très différentes telles que : le gros ventre des rachitiques, l'entérite chronique non tuberculeuse, et la péritonite tuberculeuse. Il faut réserver ce nom à la phtisie mésentérique.

Traitement hygiénique, suralimentation au moyen de la poudre de viande (poudre de viande Trouette).

Cascarille. — Arbuste croissant dans les Antilles et présentant tous les caractères génériques des crotons.

Propriétés toniques et apéritives, recommandées dans tous les cas de déchéance nutritive, d'épuisement dû à des causes d'anémie et de chlorose : alors on l'associe au fer.

La cascarille a aussi des propriétés galacto-poïétiques (augmentant la sécrétion lactée).

Poudre, 1 à 4 gr. en grosses pilules.

Teinture, par cuillerée à café dans un peu d'eau et de vin.

Tisanes, une pincée par tasse d'eau bouillante : laissez infuser un instant. Ces compositions se prennent un peu avant, pendant ou après le repas.

Casse. — Plante de la famille des légumineuses dont la gousse a été longtemps employée en thérapeutique comme purgatif : le séné est du groupe des casses.

La casse et le séné ne sont plus guère employés depuis qu'on purge avec des médicaments qui n'inspirent pas de dégoût.

Castration. — Extraction des deux testicules, et, en chirurgie, extirpation d'un ou de deux testicules ; de là, division de la castration en complète et incomplète.

La castration des femelles consiste dans l'enlèvement des ovaires. On la pratique sur les femelles d'animaux pour favoriser l'engraissement et empêcher la fécondation.

Cataclysme. — Mot employé en médecine par Hippocrate comme synonyme de clystère.

Catalepsie. — Maladie ou plutôt état dans lequel les membres, et même le tronc, conservent pendant toute la durée de l'attaque, les attitudes et les positions qu'ils avaient au commencement, ou celles qu'on est parvenu à leur faire prendre — tomber en catalepsie — cataleptique. (*Voir* hystérie et somnambulisme.)

Traitement. — Friction et insufflation des paupières, aspersions froides sur le visage. S'assurer que la catalepsie n'est pas causée par un ténia.

Cataménial (flux). — (*Voir* menstruation.)

Cataphora. — Assoupissement sans fièvre ni délire.

Cataplasmes. — Topiques en consistance de pâte molle, destinés à être appliquées extérieurement. On les prépare à chaud ou à froid : soit en mélangeant la substance employée avec de l'eau bouillante, et en faisant cuire quelques instants ; soit par simple mélange avec l'eau froide.

Le cataplasme ordinaire, fait avec la farine de graine de lin, de la fécule de pomme de terre, de la mie de pain est émolli nt ; mais on peut n modifier la nature et l'action en introduisant dans sa masse ou en étendant sur sa surface des substances différentes.

Le cataplasme saupoudré de farine de moutarde est dit sinapisé.

Un bon cataplasme doit garder longtemps sa chaleur et son humidité ; on le recouvre d'une toile imperméable, d'une couche épaisse d'ouate, on le fixe au moyen d'une bande, il conserve ainsi plusieurs heures la température nécessaire.

Cataplasme Hamilton instantané. — On prépare aujourd'hui des cataplasmes qu'il suffit, au moment de s'en servir, de tremper dans l'eau chaude ; ces cataplasmes, aussi bons que ceux ordinaires, à la farine de lin, ont l'avantage d'être très légers, de se conserver indéfiniment et de donner au moment voulu un cataplasme instantané : tel est le *cataplasme Hamilton*.

Le *cataplasme calmant* se prépare en faisant bouillir :

Capsul s de pavots blancs. . . . ,12 gr.
Feuilles de jusquiame. . . . . . . 25 —
Farine de _in. . . . . 50 —
Eau. . . . . 500 —

Ce cataplasme peut êtr arrosé de laudanum.

Cataplasme de Trousseau. Pren z 2 kil. de pain. Faites tremp.r un quart d'heure dans l'eau, exprimez-le, placez-le au bain-marie trois heures, ramollissez-le par l'addition d'alcool jusqu'à consistanc de pâte molle bien liée, étendez sur la surfac une mixture composée de camphre, 7 gr., extrait de belladone, 5 gr., extrait d'opium, 5 gr., alcool, quantité suffisante.

Ce cataplasme est recouvert de taffetas gommé et fixé, en employant une compr ssion ass z énergique, au moyen de bandes, sur l'articulation atteinte de rhumatisme. Il doit rester en place huit ou dix jours, et en levant ce cataplasme on doit le trouver frais et humecté.

Cataptose. — Chute soudaine dn corps sur le sol dans l'attaque d'hystérie et d'épil psie.

Cataracte. — Opacité du cristallin.

La cataracte est rare avant 45 ans. Il y a, c pendant, chez les nouveaux nés, des cataract s molles, dites congénital s.

Causes. — Bl ssure de l'œil, diabète, albuminurie, maladie du globe oculaire.

Variétés. — La cataracte p ut être molle, le cristallin se ramollit ; cette variété se développe rapidement.

La cataracte peut être dure, le cristallin est plus dur qu'à l'état normal ; c'est la cataracte d s vieillards.

La cataracte p ut être mixte, la partie centrale du cristallin est plus dure, et la partie périphérique plus moll qu'à l'état normal.

Symptômes. — Affaiblissement de la vue, les objets sont vus à travers un brouillard, l urs bords sont irisés, la vue est plus distinct à un demi-jour qu'à une vive clarté. La pupille, au lieu d'être noire, prés nte une teinte blanchâtre jaunâtre ou nacrée.

Traitement. — Extraction du cristallin. Elle est pratiquée à l'aide de deux procédés principaux : 1° l'extraction à grands lambeaux ; 2° l'extraction linéaire presque exclusivement mployée aujourd'hui.

Catarrhe. — Inflammation d membran s muqueuses, des poumons, de la vessi , etc. Lé nom de l'organe, joint au mot catarrhe, indique le siège de l'inflammation.

Catarrhe se dit vulgairement de la bronchite chronique,

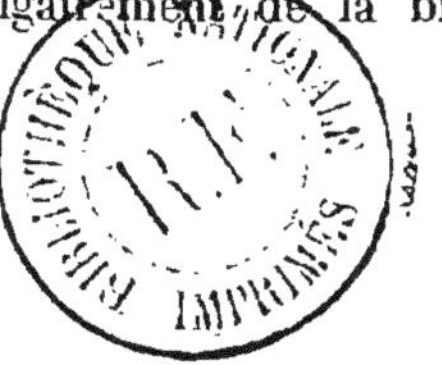

l'expectoration étant très abondante. L'usage des Gouttes Livoniennes est recommandé dans les catarrhes des bronches et des poumons ainsi que les pastilles et sirop de Cabanes. Catarrhe de vessie : l'eau de Saint-Léger à Pougues, détruit l'inflammation de la vessie.

Cathartique. — On désigne sous ce nom les purgatifs plus énergiques que les laxatifs, et moins forts que les drastiques, par exemple : eau de Carabana.

Catode. — Nom du pôle positif de la pile, le pôle négatif se nomme anode.

Cathérèse. — Epuisement indépendant de toute évacuation artificielle, comme une saignée, une purgation.

Cathétérisme. — Opération qui consiste à introduire une sonde dans la vessie pour évacuer l'urine.

Cauchemar. — Sorte de délire survenant pendant le sommeil et rien que durant le sommeil ; le malade est en proie à une forme particulière de songe, éprouve un sentiment pénible d'oppression, de suffocation, mêlé d'anxiété, de frayeur avec gêne dans les mouvements, impossibilité d'articuler les sons, cris avec effort, jusqu'à ce qu'un réveil en sursaut rende à la personne la liberté de ses fonctions et de son intelligence.

Hippocrate en a donné une description que nous ne pouvons nous empêcher de reproduire.

« Il y en a qui, dans le sommeil, crient, gémissent, certains qui se sentent étouffés, quelques-uns qui sautent du lit, qui marchent et sont hors de leur raison, jusqu'à ce que, après s'être réveillés, ils se trouvent aussi sains qu'auparavant et jouissent parfaitement de toutes leurs facultés : on remarque seulement qu'ils sont pâles et faibles. »

Cœlius, Aurelianus et Galien ont décrit aussi cet état.

De nos jours, on le constate chez les femmes hystériques, les hypochondriaques, les alcooliques, les hommes timides, les individus impressionnables et nerveux et surtout chez les enfants. Il est rarement épidémique.

Les ouvrages de médecine militaire en citent cependant des exemples dans les armées en marche.

Le traitement dépend de la cause. Si cette cause est la surcharge de l'estomac produite par un repas trop copieux, ne pas se coucher trop tôt après son dîner, attendre que la digestion soit terminée ; s'il est symptomatique d'une lésion cérébrale : folie, hystérie, hypochondrie, *voir* le traitement spécial de ces affections.

Causes des maladies. — Galien a dit : « Notre corps

porte en lui-même le germe des maladies ; quand il y est comme préparé, une cause étrangère survient, et la fièvre s'allume. Il ne faut pas croire que cette cause soit d'une nature assez puissante pour procur. r une violente maladie, etc. C'est la disposition du corps qui la détermine, la cause étrangère à nous ne doit pas être regardée comme la cause essentielle de la maladie, mais plutôt comme occasionnelle. C'est pourquoi on nomme cette cause déterminante. »

Celse exprime les mêmes idées en ces termes : « Les maladies ne naiss nt pas d'une seule cause ; on prend ordinairement pour la principale, celle qui sert le plus à aggraver les autres et à décider la maladie, car cette cause, réduite à elle-même, est incapable de produire le moindre dérangement morbifique, mais secondée et fortifiée par les autres, elle en excite des considérables. »

Caustique. — Substance employée pour brûler la peau et détruire les tissus.

Chlorure de zinc, acides : chromique, sulfurique, azotique, etc.

Cautère. — Plaie ouverte à dessein au bras où à la cuisse et dont on entretient la suppuration dans un but thérapeutique. (*Voir* pommades épispatiques et mouches de Milan).

On a donné aussi le nom de cautère aux instruments et aux substances qui servent à détruire par la combustion des os ou les parti s molles, *(voir* th rmocautère). Cautère est employé au pluri.l dans le sens de caustiques.

On nomme cautèr s potentiels les caustiques comme la potasse, et cautère actuel l'instrument de cuivre, de fer ou du platine qui sert à brûler.

Cautérisation. — Action des caustiqu s, du fer rouge, ou de l'él ctricité (thermo et galvano-cautères).

Caviar. — Préparation faite avec les œufs d'un animal voisin de l'esturgeon, le *sterlet*.

Le sterlet habite spécial ment les affluents de la mer Noire et de la mer Caspienne.

Ce poisson est r nommé pour la délicatesse de sa chair, et, sous ce rapport, aucune autr espèce d'esturg on ne saurait lui être comparée ; on le mange frais, sec, ou mariné. Sa laite est également estimée au point de vue du goût ; elle fournit un produit abondant, dont le poids peut s'élever à plusieurs kilogrammes par individu. Enfin, avec ses œufs, dont le nombre vraim nt prodigieux a été évalué à douze ou quinze cent mille chez les femelles de la plus grande taille, on préparc le *caviar*, mets bien connu et fort apprécié par les habitants du Nord.

Pour l'ensemble de ses qualités, le sterlet a été recherché de tout temps : suivant Georges Cuvier, c'est à son espèce qu'il faut rapporter l'*acipenser* des anciens, dont il est question dans plusieurs auteurs grecs et latins, dans Pline spécialement. A une époque plus rapprochée de nous, Frédéric Ier, roi de Suède, le fit propager dans ses États ; et sous le règne de Frédéric II, il a été introduit en Poméranie et dans la marche de Brandebourg.

Mais ce n'est pas seulement comme mets que le sterlet constitue un précieux produit : sa vessie natatoire, qui présente un développement considérable, fournit un autre élément utile ; on l'emploie pour la fabrication de l'*ichthyocolle*, matière qui sert principalement, comme l'on sait, à raccommoder les porcelaines et les cristaux, et qui entre dans la composition de la colle à bouche.

Enfin, les habitants de la Russie méridionale se servent de la graisse du sterlet en guise de beurre ou d'huile, pour la préparation des aliments ; ils utilisent aussi certaines portions transparentes de sa peau comme verre à vitre, et les autres portions plus résistantes remplacent le cuir, dont elles ont la souplesse et la solidité.

Cécité. — Privation de la vue.

Cellules (maladies des). — Nos organes sont formés de tissus, constitués eux-mêmes par des cellules ; la nature de ces cellules change selon la nature de ces tissus.

Il y a des cellules musculaires, nerveuses, osseuses, etc. Chaque cellule a sa vie propre, si elle vient à mourir, il y a une dégénérescence graisseuse de sa substance : d'autres fois, les cellules s'altèrent, deviennent anormales et se multiplient d'une façon exagérée : ces états pathologiques ont une grande importance pour la connaissance d'un grand nombre d'affections, entre autres des tumeurs : l'examen microscopique est indispensable.

L'étude des tissus est l'anatomie générale, l'étude des cellules s'appelle histologie.

Cellulite diffuse partielle. — État septicémique dans la *périmétro-salpingite* (inflammation de l'utérus et des trompes).

Céphalalgie. — Douleur vive à la tête.

La céphalalgie peut être générale, s'étendre à toute la tête, ou partielle : frontale, occipitale. La céphalalgie s'accompagne d'ordinaire de quelques troubles des sens : bourdonnements d'oreilles, éclairs, etc. Elle influe sur les voies digestives, d'où nausées, vomissements. La céphalalgie est un symptôme qui se montre dans un grand nombre d'affections : 1ᵉ elle peut être liée à une lésion de la tête ou du cerveau : tumeur, congestion, etc. ; 2° elle est déterminée par les fièvres, quelle qu'en soit la nature ; 3° elle est fréquente dans les maladies de l'intestin et de l'estomac, dans les anémies, les intoxications, les névroses ; 4° la goutte, le rhumatisme, la syphilis, donnent aussi naissance à des douleurs de tête plus ou moins vives.

Traitement. — Suivant la cause. L'eau purgative de Carabana est toujours indiquée.

Céphalématome. — Tumeur circonscrite due à du sang épanché et qu'on remarque sur le crâne des nouveaux-nés, surtout quand l'accouchement a été long ou laborieux.

Le céphalématome se résorbe ordinairement de lui-même et n'exige aucun traitement.

Céphalie ou **Céphalée.** — Mal de tête violent, (*voir* céphalalgie).

Les céphalées d'origine congestive sont souvent améliorées par la teinture d'eucalyptus prise de la manière suivante :

25 à 30 gouttes de teinture d'eucalyptus sont versées dans un demi-verre d'eau sucrée ; diviser cette quantité en cinq ou six doses, à boire dans la journée.

Céphalique. — Qui a rapport à la tête ; d'où vient céphalalgie, douleur de tête, céphalie, mal de tête violent, opiniâtre, souvent périodique.

Céphalite (*Voir* encéphalite).

Céphalotripsie. — Emploi du céphalotribe, instrument destiné à broyer la tête du fœtus, quand la tête est trop grosse ou le bassin trop étroit pour que l'accouchement s'accomplisse et que la tête sorte au-dehors.

Cérat. — Du mot grec cire, médicament externe, ayant pour base de l'huile et de la cire ; diffère des pommades par l'absence de graisse ; diffère des onguents parce qu'il ne contient pas de matières résineuses.

Cercomonade. — Infusoire trouvée par Davaine dans les déjections des cholériques. De là la nécessité de brûler les linges souillés pour éviter la contagion.

Cérébroscopie. — Méthode qui consiste à se servir de l'ophthalmoscope pour connaître l'état du cerveau.

Les relations existant entre les lésions de la rétine, de la choroïde et du nerf optique permettent de diagnostiquer la méningite, l'hydrocéphalie, les tumeurs cérébrales, les myélites, l'ataxie locomotrice.

Cérumen (troubles de la sécrétion du). — Les glandes, placées dans le conduit auditif, secrètent une matière jaunâtre (cérumen), visqueuse, destinée à protéger la membrane du tympan ; dans les cas de maladie de l'oreille, l'équilibre de cette sécrétion du cérumen peut être rompue, soit en plus, soit en moins.

Diminution de sécrétion. — La sécheresse du conduit auditif est très souvent symptomatique de lésions de l'oreille et accompagne la surdité.

Augmentation de sécrétion. — Elle s'observe dans les cas d'irritation du conduit auditif par des furoncles de l'arrière-gorge.

Dans d'autres cas, tels qu'étroitesse, courbure exagérée du conduit auditif, malpropreté, etc., il arrive que le cérumen s'accumule dans le canal auditif, acquiert une dureté pierreuse et peut occasionner de la surdité, des troubles cérébraux : vertiges, éblouissements, céphalalgies, bourdonnements, étourdissements, phénomènes présentant des alternatives en bien ou en mal, alternatives qu'il faut rapporter au déplacement ou au gonflement du bouchon cérumineux.

Traitement. — Injections d'eau tiède et de glycérine, extraction des bouchons avec des pinces spéciales.

Céruse. — Connue aussi sous le nom de blanc de céruse, blanc d'argent, blanc de plomb ; c'est un carbonate de plomb, très toxique, d'une préparation dangereuse ; aussi, lui préfère-t-on le blanc de zinc, qui a l'inconvénient de moins bien tenir.

Au point de vue hygiénique, il ne faut point respirer les poussières de blanc de céruse. L'hygiène des ouvriers qui le préparent sera la même que celle de ceux qui manient des objets de plomb, d'une part, et pour se préserver des poussières, ils pourront suivre les conseils que nous donnons à *Vert de Scheinfurt.*

La céruse entre dans la composition de l'onguent de Rhazès ; céruse, 10, axonge benzoïnée, 50, employé pour cicatriser les plaies par brûlure.

Césarienne (Opération). — Opération qui consiste à inciser la paroi de l'abdomen, le péritoine, l'utérus, afin d'extraire l'enfant par cette voie, quand le rétrécissement du bassin ne permet pas l'accouchement par les voies normales. L'opération est très dangereuse. On enlève parfois en même temps que le fœtus, l'utérus et les ovaires (opération de Porro).

Chalazion. — Tumeur du bord libre des paupières.

Traitement. — Cautérisation au nitrate d'argent.

Chaleur. — L'enfant nouveau-né est dans de bien meilleures conditions en été qu'en hiver ; il a surtout et avant tout besoin de chaleur. La statistique médicale constate à cet égard un fait tellement concluant qu'il suffit de le rapporter. sans commentaire : sur un nombre déterminé d'enfants nés en hiver, il en meurt pendant la première année *juste moitié plus* que sur le même nombre d'enfants nés en été, sous le climat de Paris. C'est que, quelque soin qu'on puisse prendre en hiver de tenir les jeunes enfants chaudement emmaillottés, on ne peut empêcher leurs poumons, mal habitués à fonctionner, de souffrir par le contact de l'air froid. Néanmoins, on dit, on écrit, on imprime qu'il ne faut pas *douilleter* les enfants (c'est l'expression reçue), qu'il faut les hiverner, les habituer au froid ; on allègue d'ailleurs l'exemple de la Suède et de la Russie. En Suède et en Russie, sur cinq enfants nés en hiver, il en meurt quatre avant l'âge de six mois ; le cinquième s'est trouvé assez robuste pour résister au froid ; c'est la raison pour laquelle on ne rencontre dans le Nord que des hommes très vigoureux. Si l'on veut prendre les questions sous ce point de vue, il serait plus court et plus logique d'en revenir au système des anciens Spartiates, et de sacrifier dès leur naissance les enfants mal conformés ou qui paraîtraient d'une constitution trop délicate.

Il faut se garder, pendant la saison chaude, d'imposer aux enfants encore jeunes, des fatigues excessives, sous prétexte de développer leurs forces. Il est surtout dangereux de leur faire porter en avant, sur les bras, de lourds fardeaux. *Plus de la moitié* des maladies du cœur chez les enfants, maladies qui finissent toujours par devenir incurables, proviennent de l'usage général de faire porter par les enfants leurs frères et sœurs plus jeunes qu'eux, et qui sont pour eux un fardeau beaucoup trop pesant. En général, tout exercice poussé jusqu'à la lassitude extrême nuit à l'enfance ; la gymnastique ne lui est salutaire que dans de justes limites et seulement sur les indications du médecin.

Chambres à coucher (Hygiène des). — Parquets peints ou cirés, pas de tapis, mobilier très simple, absence de couleurs voyantes ; lit de fer nettoyé deux fois par an avec un liquide antiseptique. Le lit doit être laissé ouvert plusieurs heures, la fenêtre étant ouverte, avant d'être fait. Les matelas et les couvertures doivent être battus une fois par semaine. L'hiver on peut laisser du feu, à condition que la fenêtre soit légèrement entrouverte.

Champagne (Vin de). — Le champagne ne doit pas être

pris lorsqu'on est trop fatigué. Les personnes sujettes à la goutte, à la gravelle, aux rhumatismes, ne doivent pas en faire usage. Bon cependant dans certaines formes d'épuisement et dans quelques affections de l'estomac.

Champignons. — Les champignons étudiés dans l'ensemble de leurs propriétés, offrent cette singulière anomalie que le même genre renferme des espèces vénéneuses et comestibles.

Quelques genres seulement offrent des espèces alimentaires :

Genres : Tuber, Agaricus, Amanita, Boletus, Morchella, Cantharellu, Helvella, Clavaria, Hynum et Merulius.

Tous les autres genres ne comprennent que des espèces sans aucunes qualités alimentaires.

Les genres Tuber, Morchella, Cantharellu, Merulius, Helvella et Clavaria, ne comprennent que des espèces inoffensives.

Mais pour les genres Agaricus, Amanita et Boletus, là se trouvent les champignons les plus dangereux à côté des espèces les plus innocentes et les plus exquises.

Dangers des champignons. — On n'a rien à craindre des champignons vendus sur le marché de Paris. La police ne permet que la vente des champignons de couche, l'Agaricus campestris. Des inspecteurs examinent chaque jour les arrivages.

Nous ne voulons pas ici donner des conseils sur les bons et les mauvais champignons, ce n'est pas dans un livre qu'on peut étudier cette question. Il faut s'abstenir de manger des champignons dont les propriétés ne sont pas exactement connues, malgré ce que disent certains qui prétendent qu'en les saupoudrant de sel et en les pressant ensuite légèrement, on peut impunément manger les espèces les plus dangereuses, et tant d'autres procédés : emploi du vinaigre, essai à la cuiller, suppression de certaines parties qui tapissent les lamelles. Nous dirons avec Fée : « La sensualité pourra s'en plaindre, mais la raison commande ce sacrifice, n'en mangez pas. (*Voir* empoisonnements.)

Les principaux champignons vénéneux sont : la fausse orange, l'agaric bulbeux, l'agaric printanier, l'orange ciguë verte, l'orange croix de Malte, l'agaric meurtrier, les agarics âcre, caustique et styptique, l'œil de Corneille, la tête de Méduse, le blanc d'ivoire, l'œil de l'olivier, l'entonnoir creux et vénéneux, le grand moutardier.

Les champignons qui croissent à l'ombre, dans les bois épais où le soleil ne pénètre pas, sont mauvais ; ceux qui ont été mordus et laissés par les insectes, ceux qui croissent et pourrissent vite doivent être rejetés.

Traitement de l'empoisonnement par les champignons : vomitif, suivi de purgatifs administrés de demi-heure en demi-heure, huile de ricin, 30 gr.; sirop de fleur de pêcher, 30 gr.; si l'évacuation n'a pas lieu, lavement purgatif, lait en abondance.

Pour calmer les douleurs, sirop de fleur d'oranger, additionné d'éther sulfurique.

Chancre. — Petite ulcération de la peau et des muqueuses.

On distingue deux sortes de chancres :

1° Le chancre mou et simple, affection locale, limitant ses effets à la région qu'il occupe, n'infectant pas l'individu, se développant par contact au moment même de l'inoculation : il débute par une ulcération qui se creuse profondément ; le pus abondant et très contagieux, fait naître des ulcérations sur les parties voisines. La base du chancre est molle ; au bout d'un ou deux mois, le malade est complètement guéri.

2° Le chancre induré est le premier accident de la syphilis : il est l'indice d'un état général morbide, le malade est et restera syphilitique. La base de ce chancre est dure, cartilagineuse ; le pus est peu abondant.

Traitement. — Poudre de calomel ou d'iodoforme sur le chancre, lotions au Crésyl-Jeyes à 5 0]0.

Traitement abortif du chancre induré. — L'excision du chancre induré, comme traitement abortif de la syphilis, a été conseillée au début du chancre, lorsqu'il est situé dans une région où l'excision peut se pratiquer très franchement, sans aucun danger, aux petites lèvres, au prépuce, lorsqu'il n'est pas accompagné d'adénopathie, si le sujet n'est ni diabétique, ni albuminurique.

Chancroïde. — (*Voir* chancre induré et syphilis).

Chanteur (hygiène du). — Il faut d'abord rappeler qu'on distingue trois modes de respiration : la respiration diaphragmatique ou abdominale, que nous avons tous en dormant, et en général quand nous respirons tranquillement, sans aucune gêne, la respiration costale qui est caractérisée par le soulèvement des côtes inférieures, et la respiration claviculaire due au soulèvement des côtes supérieures.

Toute respiration diaphragmatique profonde peut finir par une respiration costale, et la respiration costale par une respiration claviculaire.

5

Il n'y a donc pas lieu de s'en préoccuper, il faut commencer par la respiration la plus naturelle.

A l'époque de la fondation du Conservatoire de musique, il y régnait la méthode Mengozzi. Quand on respire pour parler, disait-il, ou pour renouveler simplement l'air des poumons, le premier mouvement est celui de l'aspiration, alors le ventre se gonfle et sa partie supérieure s'avance un peu. Au contraire, dans l'action de respirer pour chanter, en aspirant il faut aplatir le ventre et le faire remonter avec promptitude en gonflant et avançant la poitrine.

Tosi, le grand maître italien, a dit :

« Le maître doit apprendre à l'élève à bien diriger sa respiration, un peu plus qu'il n'est nécessaire, mais jamais de manière à fatiguer la poitrine. » Voilà encore le conseil hygiénique le plus simple et le meilleur aussi.

Chapeaux (Température sous les). — La température sous les chapeaux.

M. Vallin, médecin militaire, a constaté que sous un chapeau de soie haute forme, après une heure de promenade, la température s'élevait jusqu'à 16 degrés.

D'autre part, M. Cone, médecin de marine, a constaté que la température atteignait 41 degrés sous la casquette d'officier pourvue de ventilateurs et seulement 33 degrés sous le casque colonial blanc par les chaleurs les plus fortes. De là nécessité de se découvrir souvent la tête.

Charbon (Vapeurs de). — Asphyxie.

Exposer le malade au grand air, la tête élevée, frictions sèches et aromatiques sur tout le corps, jeter de l'eau froide sur le visage et le corps, frictionner fortement les pieds et les mains.

Quand l'asphyxié peut avaler, lui faire boire un peu d'eau vinaigrée et le placer dans un lit bien chaud. (*Voir* asphyxie.

Charbon. — Maladie virulente qui se développe spontanément chez certains animaux et se transmet à l'homme par inoculation ou simple contact. Elle porte chez lui le nom de pustule maligne.

Le charbon est beaucoup plus fréquent dans certaines contrées : Bourgogne, Lorraine, Brie, Bauce, Champagne, Provence, etc.

Les herbivores paraissent seuls capables d'engendrer l'affection charbonneuse, donc de donner à l'homme la pustule maligne.

L'affection charbonneuse chez le mouton s'appelle sang de

rate, maladie du sang chez le bœuf, fièvre charbonneuse chez le cheval.

Tous les produits des animaux charbonneux peuvent donner à l'homme la pustule ; mais le sang et les liquides sont les agents les plus actifs de la contagion, et le simple contact de l'épiderme intact avec le virus charbonneux peut provoquer la pustule. La viande des animaux charbonneux peut être mangée sans danger.

Lorsque la pustule est extirpée avant que l'infection ait lieu, le malade guérit complètement.

Traitement. — Injection de teinture d'iode, d'acide phénique à 20 0/0, cautérisation au fer rouge.

La pustule maligne comprend trois périodes : 1re incubation, dure de quelques heures à trois ou quatre jours ; 2e période d'éruption, apparition d'une petite tache rouge, qui s'élève en cône, bientôt démange, et s'entoure de vésicules ; 3e période d'intoxication au bout de trois ou quatre jours, syncope, nausées, vomissements, mort dans le délire et le coma.

Charnier. — Ce mot a plusieurs sens. C'est l'endroit où l'on garde les viandes salées et en général toute espèce de viande.

C'est le lieu où les corps morts sont déposés, c'est une sorte de cimetière.

Le plus célèbre de tous est le charnier des Innocents : sur son emplacement on a construit les Halles ; ce charnier disparut en 1786. Qui ne connaît les plaintes de Voltaire et de Mercier sur l'infection de ces lieux ?

Les ossements furent transportés hors la barrière Saint-Jacques, dans les catacombes.

Malgré les réclamations au sujet de l'infection insalubre de ce charnier, l'administration ne prit une décision qu'après un accident d'une rue voisine, la rue de la Lingerie, où périrent un certain nombre de personnes, victimes de ces miasmes délétères.

Qui pourrait se douter qu'il existe même encore en France des charniers ? Il en est ainsi cependant : *L'Écho de Paris*, dans un article daté de Nice (6 juin 1893), raconte les faits suivants :

Les charniers sont assez fréquents dans notre département ; suit la description d'un de ces charniers, vu à 40 kilomètres de Nice, près de la route qui du chef-lieu conduit aux charmantes stations d'été de la Vésubie au hameau de Londa ; c'est un charnier creusé dans le roc, au bord duquel on voit, dans la pénombre grisonnée, des formes de squelettes.

Ce charnier a pour complément une bière près de l'Eglise, cette bière est tenue à demeure en plein air, très grande, très longue, pour ne gêner aucune taille. On y place le corps mort et on la vide dans le charnier.

Ce charnier consiste en une petite baraque de trois mètres carrés, couverte d'un toit en ardoise surmonté d'une croix. (La croix y était encore il y a un mois). La porte en est ouverte à tout venant. Peu, du reste, s'approchent de ce lieu lugubre. A l'intérieur, rien ; on remarque seulement une dalle carrée de soixante centimètres de côté qu'on peut soulever du bout d'une canne. Au-dessous, à un mètre cinquante à peine, s'amoncellent des ossements et des cadavres nus. Quand le défunt n'est pas sans ressources, on le laisse enveloppé dans son linceul, mais, généralement, on dépouille le mort qu'on jette nu dans le charnier pour pouvoir rapporter le drap à la maison. Ce charnier est intelligemment placé en plein midi. C'est assez dire si, les jours de chaleur, cela sent bon aux environs ; les émanations putrides se répandent de tous côtés. Trente mètres plus loin sort de terre une source. Libre à chacun d'y puiser de l'eau. Les gens du pays, par instinct sans doute, n'y touchent pas, mais les étrangers qui passent par là, d'aventure, et qui ont soif... Naturellement, ils vont à l'eau claire. M. Arnaud a vu survenir une attaque de cholérine chez une personne qui, ignorant la nature de la source, avait bu de cette eau suspecte.

Les charniers ont existé en grand nombre jadis. A Puget-Théniers, c'est un reste d'une ancienne coutume autrefois générale ; en Corse et en Italie, elle existait encore il y a quelque temps. En Corse, dans les églises, on trouvait des arches, sortes de caveaux de quatre mètres dans lesquels on jetait les cadavres après les avoir vêtus, et on les laissait se putréfier en paix. Aujourd'hui cette coutume tend à disparaître partout, sauf dans le Caucase où M. Chantre a pu l'observer. C'est dans ces charniers qu'il a pu recueillir toute une collection de crânes. Chez nous, en pleine France, avec notre luxe de réglementation et d'ordonnances, l'usage des charniers est vraiment un comble ! L'hygiène morale aussi ne saurait qu'en être blessée. Tolérera-t-on longtemps pareil état de choses ?

Charnier de Bousiéyas. — Au mois de mai de cette annnée on a signalé à la Société d'anthropologie que, dans l'arrondissement de Puget-Théniers (Alpes-Maritimes), à la partie supérieure de la Tinée, il existe un village du nom de

Bousiéyas, où on n'enterre pas les morts : on les jette dans un charnier.

Ce charnier a cessé d'exister. Un cimetière a été créé cette année même dans ce hameau.

Bousiéyas dépend de la commune de Saint-Dalmas-le-Selvage (Alpes-Maritimes); ce hameau, qui ne compte que dix-neuf habitants, est situé à environ 1,900 mètres d'altitude, à 100 mètres au-dessous du col des Fourches. En hiver, la terre est tellement durcie par la gelée qu'il est impossible de creuser des fosses, ce qui explique l'emploi du charnier qui s'était perpétué jusqu'à ces derniers temps.

Charniers de Naples. — A Naples, au champ des vaches, Campo vecchio, aujourd'hui cimetière populaire, il y a 365 puisards, un pour chaque jour de l'année, creusés dans une immense enceinte rectangulaire entourée de murs. Chacun de ces puisards est recouvert d'une pierre ronde : à tour de rôle ces pierres sont descellées et de six heures du matin à six heures du soir les corps de ceux qui n'ont point le bonheur d'appartenir à la haute société, les malheureux, sont emmagasinés dans un dépotoir et de là sont précipités dans l'horrible gouffre d'où s'exhalent des bouffées infectieuses, miasmes allant porter leurs poisons, cette fois, jusque dans la haute société. La misère du pauvre devient une contagion pour le riche, et celui qui ne pouvait pas vivre sur cette terre devient une cause de mort pour celui qui y vit trop bien: l'humanité et le respect de ses semblables n'est pas seulement un devoir pour l'homme riche, c'est encore un intérêt bien entendu. L'hygiène pour nous est aussi l'hygiène pour tous les autres: nous avons vu que la faim produit chez les misérables des typhus qui peuvent ensuite se communiquer au riche.

Chartreuse. — Les Chartreux de l'Isère préparent une liqueur hygiénique très célèbre, connue sous le nom de la Grande-Chartreuse, ou Chartreuse. On colore cette liqueur en jaune ou en vert à volonté. On croit généralement qu'elle est fabriquée avec des plantes dauphinoises, c'est une erreur: ce qui n'empêche pas sa supériorité sur toutes les autres liqueurs similaires.

Voici sa composition :

Essence de mélisse citronnée	. . .	2 gr.
— d'hysope	. . . .	2
— d'Angélique	. . . . . .	10
— de menthe anglaise	. . . .	20
— de muscade	. . . .	2

6.

> Essence de girofle 2
> Alcool. . . . . 2 litres.
> Sucre en quantité suffisante.

Cette liqueur est très estimée et le prix en est assez élevé.

Chassie. — Humeur jaunâtre secrétée par les glandes de la paupière. (*Voir* conjonctivite et ophtalmie).

Lotion des paupières matin et soir avec le spécifique Laban pur.

Chataigne. — Fruit du chataignier : ce nom a été improprement donné à d'autres fruits.

Ch. du Brésil, fruit du Bertholettie.

Chataigne d'eau à la Marre.

Ch. de cheval, fruit du marronnier d'Inde.

Ch. du Malabar, le fruit du Jacquière.

Ch. de terre, le fruit du Bunium bulbocastanium.

Chatouillement sous les pieds. — C'est un jeu et un amusement souvent dangereux.

Van Swieten a vu une jeune fille devenir épileptique pour avoir été chatouillée sous la plante des pieds par ses compagnes ; la menace de la chatouiller de nouveau suffisait pour ramener ses convulsions.

Chaude-pisse — Nom vulgaire de la blennorrhagie. (*Voir* ce mot.)

Chauffage. — Les modes les plus employés sont les calorifères les cheminées et les poêles. On pourrait encore composer les murs de la maison de deux épaisseurs, séparées par un vide, dans lequel circulerait l'air chaud.

La cause principale du danger dans le chauffage, c'est le dégagement d'oxyde de carbone. Il faut que la cheminée ou le poêle tirent très bien. L'anthracite et la houille maigre dégagent beaucoup plus d'oxyde de carbone que le coke ; mais l'anthracite dégageant des gaz très fétides, la mauvaise odeur signale le danger. Il ne faut jamais fermer, pendant la nuit, les fenêtres de la pièce où se trouve un poêle allumé. (*Voir* poêle.)

Avoir bien soin que le tirage se fasse bien, sans cela la combustion étant incomplète, il se formera de l'oxyde de carbone qui se répandant dans la pièce où vous êtes, pourrait produire les plus graves désordres. (*Voir* oxyde de carbone, charbon, poêle).

Chauffage au gaz. — 1° Commode pour les chauffages de courte durée : réchauds pharmaceutiques, fers de chapeliers, la coiffure, la reliure, l'orfèvrerie, la plomberie, le repassage et le plissage du linge, etc., sont les véritables et les meilleures applications du chauffage au gaz.

2° Il est encore économique, lorsque la ville fournit le gaz à prix réduit, comme dans le cas des établissements publics, qui ne payent que 15 centimes le mètre cube.

3° Il peut être avantageux au même titre pour les usines, pour les gares de chemins de fer, pour les établissements industriels, agricoles ou métallurgiques, qui fabriquent leurs gaz eux-mêmes, et au moyen de matières obtenues à prix réduit.

4° La suppression des cendres et de la suie des cheminées enlève une des principales causes de la poussière et de la malpropreté des appartements.

5° La suppression de la fumée est également un grand avantage, et peut permettre d'établir des fourneaux de chauffage par le gaz au centre des pièces, sous les tables de travail, dans des chaufferettes fixes ou portatives.

6° Enfin, le danger d'incendie est bien moindre avec l'emploi du gaz qu'avec les combustibles ordinaires, parce que l'on n'a plus ni étincelles, ni feux sous la cendre qui peuvent se raviver et causer des accidents, plusieurs heures après l'extinction apparente du foyer.

Chaufferette. — *Voir* brazero.

Chaussures. — On recommande souvent de n'avoir pas les pieds humides; voici un moyen bien simple de sécher ses souliers sans les brûler : mettez dedans de la farine d'avoine, elle absorbera l'humidité, faites-la sécher ensuite à son tour au feu, elle reprendra la propriété d'absorber l'humidité à nouveau.

Chef d'armée (devoir du) au point de vue hygiénique, L'empereur Léon a donné sur ce point quelques conseils formulés d'une façon très précise. « Quand vous devrez séjourner quelques temps, dit-il, vous choisirez un lieu commode qui ne soit ni humide, ni marécageux, ces sortes d'endroits étant malsains causent par leurs exhalaisons des maladies qui ruinent une armée. »

Que l'on ouvre les traités de médecine ou d'hygiène militaire du dernier siècle, de Monro, de Colombier, de Jordan le Cointe, de Révolat, que l'on consulte l'excellent article : *Hygiène militaire*, de Valdy, dans le *Dictionnaire en 60 volumes*, et l'on verra que les indications données pour le choix de l'emplacement d'un camp ne sont pas plus explicites que celles fournies par Vitruve, Végèce etc. Choisir un lieu un peu élevé, exempt d'humidité, éloigné des marais, des étangs et des rivières à bord fangeux, non exposé aux inondations, ayant à proximité et en abondance de l'eau potable et du bois : voilà en définitive à quoi se réduisent les préceptes que l'on trouve dans ces auteurs.

Nous ne saurions maintenant nous contenter de données aussi vagues, et pour avoir une idée exacte et complète de la salubrité d'un emplacement, il nous faut l'étudier au point de vue de son *altitude* et de son *exposition*, il nous faut connaître la *configuration* du sol et la *constitution* des diverses couches qui le composent, les *eaux*, la *météorologie* de la contrée, la *faune*, la *flore*, les *habitants* et les *maladies endémiques* dont ils peuvent être atteints.

Chéloïde. — Tumeur de forme bizarre, se développant spontanément sur la peau ou sur une cicatrice. La poitrine et le cou sont les lieux de prédilections de la chéloïde.

Traitement — Aucun. Se garder de la détruire par le bistouri ou les caustiques, car la récidive est certaine.

Cheminées. — Les cheminées simples, à foyer fixe, ou mobiles, procurent une grande ventilation, une grande partie de l'air appelé par la cheminée ne passe pas sur le combustible. Chauffage peu économique mais très sain.

La vue du feu, dit Michel Lévy égaie la solitude d'une retraite studieuse, elle entretient, elle aide à la méditation, et comme le moral est aussi l'un des régulateurs de la santé il n'est pas indifférent de consulter ces impressions pour l'agencement de la vie domestique.

Chémosis. — Inflammation de la conjonctive qui forme un bourrelet autour de la cornée.

Traitement. — Compresses chaudes sur la paupière.

Cheval (viande de). — Le cheval fournit une viande aussi saine que celle des ruminants.

Malgré son infériorité comme goût, elle est d'un usage bien préférable aux aliments fibrineux tirés du règne animal, et qui sont insuffisants pour la nutrition.

Chevallier. — Mort à Paris le 23 novembre 1879, a donné un dictionnaire des altérations et falsifications des substances.

Chevallier a rendu de grands services à l'hygiène industrielle et alimentaire.

Cet ouvrage est bon à consulter, mais il n'est plus aujourd'hui au courant des nouveaux procédés pour découvrir les nouvelles fraudes.

Cheveux. — On doit s'abstenir de cosmétique, de pommade et de corps huileux, les graisses rancissent et produisent des acides nuisibles.

Cependant si les cheveux étaient trop secs, la meilleure pommade serait de la moelle de bœuf mélangée avec un tiers d'huile d'amandes douces, de noisette ou d'huile de ricin.

Les cheveux de femme demandent des soins particuliers, il faut éviter de les passer au fer et de les créper, ces pratiques, souvent renouvelées les dessèchent et en amènent la chute. (*Voir* calvitie et canitie)

Chèvre, femelle du bouc. — Son lait est un aliment pour l'homme, on fait avec son lait diverses espèces de fromages.

Chimie. — Services qu'elle a rendu à la physiologie et à l'hygiène. Parmi ses services, les plus importants, nous citerons :

L'analyse de l'air à son entrée et à sa sortie du poumon, par Lavoisier, la composition des graisses, par Chevreul, la découverte de l'hémoglobine, de l'urée, la fixation de l'azote par les végétaux, la connaissance de la composition des aliments végétaux et des aliments en général, la manière de reconnaître les falsifications et les sophistications de substances, etc.

Chimiotaxie. — Pfeffer a désigné le premier sous ce nom une prpriété des organismes inférieurs, propriété qui se manifeste par leur mouvement vers certaines substances ayant sur eux une action chimique.

Les leucocytes manifestent des propriétés analogues; de là l'explication de certains phénomènes de phagocytose (*Voir* ce mot) montrant comment les amibes et les leucocytes sont attirés par certaines substances et repoussés par d'autres.

Chique (puce). — Petit insecte du genre puce, vivant dans l'Amérique méridionale. La femelle s'introduit tous la peau des talons et sous les ongles. Elle acquiert le volume d'un pois, par le développement du sac membraneux qui contient ses œufs.

Traitement. — Extraire la tumeur, pour éviter la formation d'ulcères.

Chiromanie. — (*Voir* onanisme).

Chirurgie cervicale ou cérébrale. — La chirurgie cérébrale enlève les tumeurs du cerveau ; appliquée depuis peu de temps, cette méthode hardie a été couronnée d'un assez grand nombre de succès.

Nous ne pouvons pas ici décrire tous les procédés qui, du reste, varient selon la nature des lésions. (*Voir* trépanation).

Chlore (Empoisonnement par le). — S'il a été respiré, fumigations, lotions et gargarismes émollients, saignée, sangsues ; éviter de faire respirer de l'ammoniaque.

S'il a été introduit dans l'estomac, eau albumineuse tiède (six blancs d'œufs par litre d'eau), lait en abondance.

Chlorhydrique. (Acide chlorhydrique). — Appelé aussi acide muriatique, esprit de sel, eau de rouille ; détruit les matières organiques ; à doses très modérées, on l'emploie dans certaines formes de troubles digestifs, pour faciliter les digestions. Ne jamais le faire sans bien connaître les doses, car alors il pourrait produire les plus grands désordres. Il faut toujours consulter un médecin et un pharmacien. Ne pas dépasser la dose de 2 à 9 gouttes dans un petit verre d'eau après le repas.

Chloral. — Contre les convulsions, l'incontinence d'urine, l'insomnie, bien supporté par les enfants. Dose par jour : à six mois, 0,05 à 0,20 cent.; de six mois à deux ans, 0,15 à 0,50 ; de deux à six ans, 0,25 à 1 gr.; de sept à douze ans, 1 à 2 gr.

Chloro-Anémie. — Symptômes combinés de la chlorose et de l'anémie.

Traitement semblable : repos, hydrothérapie, suralimentation (poudre de viande Trouette), ferrugineux, fer Trouette, amers, eaux de Vals et de Vichy en boisson.

Chloroforme. — *Moyen très simple de prévenir les suites fâcheuses que peut entraîner l'inhalation du chloroforme.* — Je n'ai jamais vu, dit un médecin anglais, le chloroforme donner lieu au moindre accident, quoique je l'ai employé dans plus d'un millier de cas. J'attribue en grande partie cet heureux résultat à la précaution que je prends constamment d'administrer au malade, avant l'inhalation, une certaine quantité de vin, ou, mieux encore, d'alcool. Ces spiritueux ne nuisent en rien à l'efficacité du chloroforme, et ils ont l'avantage d'entretenir l'activité du cœur pendant que le sujet est sous l'influence de l'agent anesthésique. J'eus occasion, il y a quelques années, de pratiquer une opération chirurgicale, de peu d'importance d'ailleurs, chez une dame extrêmement nerveuse et atteinte d'un asthme d'une intensité effrayante. Son mari, qui est médecin, redoutait, dans de pareilles conditions, l'emploi du chloroforme, et il n'y consentit que lorsque je lui eus donné l'assurance formelle que l'administration préalable d'une liqueur alcoolique préviendrait tout accident. Tout se passa de la manière la plus heureuse. Ce qu'il y eut de remarquable, c'est que l'inhalation du chloroforme, loin d'avoir des suites fâcheuses, débarrassa la malade, pour un temps assez long, de ses accès d'asthme. Ces accès se sont reproduits depuis cette époque ; mais, lorsque la malade en est atteinte, elle recourt au chloroforme, qui procure un soulagement, passager il est vrai, mais prompt et très marquée. (*Medical Times and Gazette. — The Retrosp. of Med., by Braithwaite,* vol. 25, p. 402.)

Chlorose. — Sorte d'anémie se produisant chez les femmes surtout et à l'époque de l'adolescence, ayant pour caractère extérieur une teinte verdâtre de la peau. La chlorose s'accompagne de troubles dans la digestion, dans la menstruation.

Traitement. — Dragées de fer Trouette, eau de Royat, eau de la Bourboule, hydrothérapie, repos absolu.

Se défier des rechutes si on cesse l'usage du fer, mais ne jamais en prendre pendant les règles.

Bains de mer, eau de Brucourt, Vals-Dominique.

Toniques. — Alimentation abondante. Tonique Rousseau, poudre de viande Trouette, vin du Dr Cabanès.

Dans la convalescence, exercice au grand air.

Chlorures. — Les chlorures employés en médecine sont surtout : le chlorure d'antimoine (beurre d'antimoine), le chlorure de baryum, le chlorure de zinc (pâte de cainquoïn). Les chlorures d'antimoine et de zinc sont employés comme caustiques.

Choc. — (*Voir* commotion cérébrale.)

Chocolat. — Mélange de fèves de cacao torréfiées, puis pulvérisées et de sucre. Dans certains pays on y ajoute des aromates.

Sous ses formes diverses, le chocolat est entré de plus en plus dans l'alimentation générale. Il est d'ordinaire préparé soit à l'eau, soit au lait.

Le mélange à parties égales de café noir et de chocolat à l'eau constitue une boisson très agréable au goût, d'un arôme fin et délicat, qui a pour les estomacs faibles de précieuses conditions de digestibilité.

Des gourmets, poussant plus loin l'éclectisme, ont associé dans le même mélange le café, le thé et le chocolat, et ils exaltent les propriétés sapides de cette combinaison.

Le chocolat est considéré comme un aliment analeptique, c'est-à-dire nourrissant sous un petit volume, susceptible de réparer les pertes imposées par le travail, les plaisirs excessifs, les veilles. Il eut la faveur des grands. Richelieu, le Régent, Mme de Sévigné furent de grands amateurs de cette boisson.

Les meilleurs chocolats sont ceux de fabrication française. La marque, pour ainsi dire classique, est le chocolat Menier. Elle attirait, à juste titre, l'attention du public à l'Exposition de 1889. Sa fabrication, à l'usine de Noisiel (Seine-et-Marne), présente des caractères multiples remarquables, tant au point de vue alimentaire que par la puissance et la perfection de l'outillage. Cette industrie vraiment nationale a détrôné la concurrence étrangère.

Chocolat. — Métastase (préparation du chocolat à la). — Métastase, célèbre poète italien du XVIIIe siècle, est cité dans ce dictionnaire pour la méthode précise et rigoureuse qu'il a donnée, dans une de ses cantates, de la préparation du chocolat.

« Eh bien ! dit le poète à la belle indifférente dont il a vaincu la répugnance pour la liqueur mousseuse, eh bien ! t'ai-je trompée, doutes-tu encore, ma chérie ? Non, je lis déjà sur ton visage le plaisir que tu ressens. Oh ! comme on persuade aisément quand on flatte le goût avec un peu d'éloquence !...

« Tu serais peut-être curieuse de savoir comment cette liqueur se prépare. Fais d'abord chauffer sur des charbons ardents l'eau limpide dans un vase de forme allongée, divise la pâte en fragments, et lorsque tu l'auras mise dans l'eau, elle sera bientôt fondue et tu la verras s'élever bouillante sur les bords. Veille avec soin, et aussitôt qu'elle déborde, éloigne d'une main prompte le vase de la flamme, de manière cependant qu'il puisse encore ressentir l'action de la chaleur sans être exposé à ses brûlantes atteintes ; plonge alors dans le vase un bâton court et dentelé, et le prenant par le manche entre les mains, imprime-lui, en faisant glisser la paume de tes mains l'une contre l'autre, un rapide mouvement giratoire. Le liquide s'agite et se divise, la mousse se forme et le couronne ; verse cette mousse dans les tasses, fais mousser et verse encore la suave liqueur, et bois enfin ? Mais assieds-toi et, en dégustant la divine boisson, cause et médis doucement du prochain. »

De la manière de le faire mousser, dit Métastase, dépend **le degré de jouissance** que nous devons éprouver.

Choléra. — Maladie endémique dans l'Inde, épidémique dans les autres pays.

Les symptômes les plus apparents consistent en des vomissements nombreux et des selles bilieuses. Le bacille virgule de Koch a été regardé par ce physiologiste comme caractéristique du choléra.

L'incubation du choléra est de trente-six à cinquante-six heures, puis la diarrhée se montre et dure trois quatre jours.

La troisième période est la période algide, les selles sont aqueuses, incolores, il y nage des flocons blanchâtres comparables à des grains de riz (selles riziformes).

Traitement. — Combattre les vomissements par cette potion : éther sulfurique, 4 gr. ; laudanum, 15 gouttes ; sirop de limon, 30 gr. ; eau de fleurs d'oranger, 30 gr. ; eau de tilleul, 90 gr. ; enveloppements chauds, frictions contre les crampes, lotions du corps entier avec eau chaude contenant une petite quantité de coaltar saponiné Le Beuf.

On distingue un peu arbitrairement deux variétés de choléra : 1° choléra morbus ou asiatique : 2° choléra nostras ou sporadique.

Ces deux variétés semblent différer surtout par l'intensité et la gravité des symptômes, et beaucoup d'auteurs ont soutenu que dans ces deux formes on retrouvait le même microbe.

Choléra infantile (entérite cholériforme), affection spéciale à la première enfance, ne s'observe guère après deux ans.

Il se développe surtout chez les enfants rachitiques, dyspeptiques, atteints de diarrhées.

Il est fréquent au moment du sevrage, surtout quand celui-ci est prématuré.

On l'observe souvent pendant les mois de juillet et d'août. La chaleur élevée, sèche, continue, paraît exercer une mauvaise influence. *Prophylaxie* : mélanger des antiseptiques au bain tiède quotidien, eau chaude en boisson, élixir de papaïne Trouette-Perret

Symptômes. — Les selles deviennent plus nombreuses et se décolorent, bientôt apparaissent les vomissements. Soif inextinguible, urine rare, albumineuse, le visage prend un aspect sénile, le teint se plombe, l'amaigrissement est considérable.

Un sommeil léthargique succède par moments à une agitation extrême.

Traitement. — Lavement d'ipéca, racine d'ipéca concassé, 5 grammes, bouillis dans 100 grammes d'eau jusqu'à réduction à 50 grammes : seconde décoction avec les racines retirées de la première eau, mélanger les deux liquides et diviser en deux lavements de 50 grammes, administrés à huit heures d'intervalle.

Potion à l'acide lactique pour le choléra infantile :

Acide lactique. . . . . 2 gr.
Infusion de thé 100
Sirop de grande consoude . . . 20

Une cuillerée à café tous les trois quarts d'heure.

Comme *préservatif*, réaliser l'antisepsie de l'estomac et des intestins en prenant à chaque repas un cachet de Trouette au naphtol et salicylate de bismuth pendant la durée de l'épidémie, désinfection des linges, etc., avec Crésyl-Jeyes à 5 0/0.

Cholérine. — Forme légère du choléra, elle est caractérisée par une diarrhée de selles fécaloïdes, puis bilieuses et séreuses.

Traitement de la diarrhée : lavage de l'intestin, boissons chaudes, aromatiques et alcooliques : thé, infusion de menthe, sous-nitrate et salicylate de bismuth, à la dose de 1 à 2 grammes par jour. Élixir de papaïne Trouette après les repas.

Cholécystite. — Inflammation de la vésicule biliaire.

Symptômes : douleur vive à droite, sous le rebord des fausses côtes droites, douleur augmentant par la pression et la position couchée. (*Voir* hépatite).

Traitement. — Eau de Châtel-Guyon comme boisson ordinaire.

Cholose américaine. — (Fièvre jaune.)

Chondrite. — Inflammation des cartilages.

Accompagne souvent l'inflammation des articulations. (*Voir* arthrite.)

Chondrocèle. — Tumeur cartilagineuse.

Chondromalacie. — Ramollissement des cartilages.

Chondrome. — Tumeurs formées par la production artificielle de tissu cartilagineux. Elles sont plus communes dans les os : on les trouve par ordre de fréquence dans les os des doigts, du bassin, de la mâchoire ; aux extrémités du fémur, du tibia, etc.

Traitement. — Opération chirurgicale, extirpation

Chorée (danse de Saint-Guy). — Névrose convulsive, caractérisée par des secousses involontaires, des mouvements inégaux. Elle est surtout commune chez les enfants ; on la croit une névrose de croissance.

L'agitation cesse pendant le sommeil, à la condition qu'il n'y ait pas de rêve.

Chorée molle. — Les convulsions sont rares, la force

musculaire diminue et des troubles paralytiques passagers apparaissent, la mémoire faiblit, le malade a des hallucinations.

Chorée de la grossesse. — La maladie apparaît dans les quatre premiers mois de la grossesse et disparaît généralement après l'accouchement.

Chorée hystérique. — Mouvements systématiques, rhythmés qu'on remarque quelquefois chez les hystériques.

Traitement. — Bains sulfureux, douches, eau de Royat, antipyrine à doses fractionnées, sirop de Henri Mure.

Chorée électrique. — Crises de secousses rapides, avec accélération du pouls et élévation de température, se terminant généralement par l'apoplexie : ce n'est pas en réalité une chorée.

Choroïdite. — Inflammation de la choroïde qui accompagne souvent les conjonctivités et kératites (inflammation de la cornée).

Traitement. — Repos de l'œil, lotions chaudes antiseptiques : remonter à la cause.

Choucroute. — Choux aigres, une partie de l'hydrogène sulfuré qui se trouve dans les choux est évaporé. La choucroute est beaucoup plus digestible que les choux.

Chromates, *hygiène industrielle, prophylaxie.* — La prophylaxie des accidents observés chez les chromateurs, comprend deux ordres de moyens hygiéniques. Les uns sont inhérents à l'installation de l'usine ; les autres concernent les ouvriers.

1° Dans une usine où se fabriquent les chromates de potasse, on doit se proposer d'éviter, autant que possible, la formation de poussières et de vapeurs chromatées. Si cette condition ne peut être obtenue complètement, on doit au moins s'attacher à éviter la diffusion de ces vapeurs et de ces poussières dans les divers ateliers et jusque dans le périmètre de l'usine.

Le défournement devrait se faire dans des vases placés au-dessus des fours à réverbère, comme d'ailleurs cela se pratique actuellement, mais il faudrait de plus que ces vases fussent munis d'un couvercle qui serait abaissé immédiatement après la chute du minerai calciné. Ces vases, ou boîtes en fer, se refroidiraient lentement dans le four, ou bien seraient immédiatement transportés, à l'aide d'un truc et sur un petit rail, dans l'atelier des cuves de transformation. Indépendamment de cette précaution, la pièce où est situé le fourneau à réverbère devrait être munie de ventilateurs assez puissants pour entraîner les poussières auxquelles donne lieu le défournement.

Les cuves de transformation du chromate neutre en bichromate, d'où s'échappent des vapeurs caustiques, sont munies de hottes dans l'usine de Graville, comme cela existait à Argenteuil ; mais celles d'Argenteuil nous ont paru trop petites et placées à une trop grande élévation au-dessus des cuves.

Il semblerait donc qu'une hotte formée en entonnoir très allongé, dont la base très large, séparée au plus d'un mètre de la partie supérieure de la cuve, dont elle déborderait de beaucoup la circonférence, serait d'une grande efficacité, si elle était munie d'un tuyau de tirage suffisamment élevé et échauffé d'une manière permanente. De cette façon, les vapeurs chromatées seraient inévitablement entraînées avec vigueur, surtout si un manchon mobile pouvait être abaissé et obturer complètement l'intervalle.

Les cuves de lixiviation seraient également surmontées de hottes, et, de plus, il serait indispensable d'établir des ventilateurs dans ces deux ordres d'ateliers.

Dans les fabriques de vert de Schweinfurt, on recommande aux ouvriers de se placer un masque à éponge sur le visage.

Des bottes montant jusqu'aux mollets, recouvertes par un pantalon garni de cuir, préserveraient les pieds et les jambes des éclaboussures dans le transport aux cristallisoirs de la solution bouillante de bichromate chez les hommes chargés de ce service.

Des bains locaux devraient être exigés après le travail de chaque jour, et pour cela, il faudrait que des lavabos fussent installés dans les dépendances de l'usine, afin que chaque ouvrier ne sortît qu'après s'être complètement lavé et avoir abandonné ses vêtements de travail.

Comme dans quelques fabriques où l'on travaille le vert arsenical, il serait utile de changer souvent les ouvriers d'occupation. C'est ainsi que le travail du défournement, des cuves de saturation, des cristallisoirs et de l'enfûtage ne devrait pas être fait plus de deux ou trois jours de suite par les mêmes ouvriers : ils seraient remplacés par d'autres et ainsi de suite, de manière qu'il y eût un roulement dans le personnel de l'usine.

MM. Chevallier père et Bécourt ont signalé, d'après les renseignements fournis par M. Clouet, que les ouvriers qui prisaient avant d'entrer dans l'usine et qui avaient conservé cette habitude, étaient exempts de rhinonécrosie. Ce fait est hors de doute. On pourrait donc utiliser cette particularité en généralisant cet usage, et s'il se trouvait des sujets auxquels le tabac fût antipathique, des poudres inertes ou légèrement astringentes, l'amidon, la poudre de vieux bois, du tan, et, au besoin, de quinquina, auraient l'avantage, en tapissant la cloison ainsi que la plus grande partie de la membrane de Schneider, de les préserver *mécaniquement* de l'action des matières caustiques, de déterminer une sécrétion plus abondante des glandules muqueuses et d'obliger, ainsi que M. Clouet l'a remarqué, les ouvriers à se débarrasser le nez beaucoup plus souvent.

Des lotions fréquentes des narines avec de l'eau tiède, ou une eau mucilagineuse, ou encore une solution légèrement alcaline, auraient également leur utilité.

Chromatodysopie. — Genre de daltonisme ; on perçoit le blanc, le jaune, le bleu et le noir ; mais d'une manière très vague.

Chromaturie. — Émission d'urine présentant une coloration anormale.

Chrome, chromate. — Le chrome est un corps simple : en se combinant avec l'oxygène, il forme l'acide chromique.

L'acide chromique avec les bases forme des sels, les chromates et les bichromates ; les chromates sont jaunes clairs, les bichromates sont rouges orangés ; ce qu'on appelle vulgairement jaune de chrome est un chromate de plomb. On s'en sert dans la peinture.

Les voitures ou tramways sont généralement peints avec des chromates et des bichromates.

Au point de vue hygiénique, il ne faut pas respirer l'air voisin des endroits où l'on râcle du bois recouvert de ces couleurs.

Quant à la fabrication de ces couleurs, il y a des précautions hygiéniques à prendre ; nous les donnons d'après les conseils de Delpech et Hillairet qui ont fait des études spéciales sur ce sujet.

Remarque hygiénique importante : les ouvriers qui prisent échappent à un de ces accidents, la perforation nasale.

Les accidents par le chrome sont terribles. Ulcération à forme perforante ; perforation de la portion cartilagineuse de la cloison du nez, que l'on peut comparer à la scission du maxillaire des ouvriers qui travaillent le phosphate.

Chromidrose. — Sueur colorée ordinairement de

teinte ardoisée et se montrant surtout à la peau des paupières.

Traitement. — Lotions alcooliques.

Chronique. — Désigne toute maladie de longue durée.

Chute. — Déplacement de haut en bas de divers organes. *Chute de la matrice* (*voir* prolapsus). *Chute du rectum* (*voir* rectum.) On dit aussi chute des cheveux (*voir* alopécie, calvitie).

Chylurie. — Urine présentant une apparence laiteuse, chyleuse, c'est de l'urine contenant des matières grasses et azotées en excès ; c'est surtout dans les pays chauds où abondent les maladies de foie qu'on trouve cet état des urines.

Cicatrice. — Trace plus ou moins apparente laissée par une plaie guérie.

Cicatrice (pathologie des) :

1° Les cicatrices peuvent être difformes : *par leur coloration* (parsemées de points noirs dus à des grains de poudre incrustés, ou présenter des taches brunes dues à la décoloration du taffetas gommé, noir, dont on aura recouvert la plaie) ; *par leur disposition anormale* (saillantes, déprimées, adhérentes aux os).

2° Les cicatrices peuvent produire des difformités, entraver les fonctions de certains organes.

3° Maladies des cicatrices :

Hypertrophie ou chéloïde (*voir* le mot). Cicatrice douloureuse ou siège d'un prurit désagréable.

Ulcères, fréquents sur les cicatrices minces, incessamment distendues par le voisinage d'un os.

Traitement des difformités par l'incision des brides et des adhérences, par leur excision, par l'autoplastie, par le massage des cicatrices.

Pour combattre les douleurs, après avoir épuisé toutes les pommades calmantes, morphinées et belladonées, on est souvent obligé de recourir à la cautérisation au fer rouge de la cicatrice, ou à l'extirpation du tissu cicatriciel.

Cidre. — Liqueur fermentée extraite des pommes.

Cette boisson est surtout en usage en Normandie et en Bretagne.)

Regardé comme boisson hygiénique. (*Voir* boissons hygiéniques.

Les cidres faits avec des fruits, pourris ou même trop mûrs, sont indigestes, malsains, et peuvent produire beaucoup d'accidents chez ceux qui en boivent.

Le cidre est soumis aux mêmes maladies que le vin.

L'*acescence* se produit dans les cidres faibles et dans ceux qui restent longtemps en vidange, sous l'action du *mycoderma aceti*. On prévient cette altération, en mettant à la surface du liquide une mince couche d'huile comestible. On a aussi imaginé des bondes spéciales; mais il ne faut pas, comme on le fait souvent, saturer l'excès d'acide à l'aide de la chaux ou du bicarbonate de soude.

La *pousse* est une fermentation tardive, qui se produit vers le printemps dans les cidres faibles: elle les trouble et leur donne un goût désagréable. On corrige cette saveur à l'aide du cachou ou du tan et en soutirant ensuite le liquide dans un tonneau soufré.

La *graisse* est caractérisée par la viscosité huileuse et la mauvaise odeur du cidre. *Il file*. Cette altération tient à ce qu'on a employé des pommes pauvres en sucre et en tanin. On y remédie en y ajoutant 350 grammes d'alcool par hectolitre ou en y incorporant, pour la même quantité de liquide, 6 grammes de tanin ou 25 grammes de cachou.

Le *noircissement* est caractérisé par une coloration vert brunâtre et par la perte de la saveur due à la saturation des acides par l'emploi d'eaux calcaires dans la fabrication. Le remède consiste à ajouter de 20 à 25 grammes d'acide tartrique par hectolitre. En Normandie, quelques producteurs ont l'habitude, pour empêcher le cidre de noircir, d'y ajouter de l'alun à la dose de 500 à 1.000 grammes par 13 hectolitres. En 1889, le Comité consultatif d'hygiène publique, consulté à ce sujet, répondit, après avoir entendu le rapport de M. Ogier, que cette pratique était dangereuse et devait être formellement prohibée.

Les *fleurs* sont dues au développement du *mycoderma vini*. Pour s'en débarrasser, on remplit le tonneau jusqu'à ce qu'il déborde en entraînant les fleurs qui nagent à la surface du liquide, ou mieux en le soutirant avec lenteur.

Les sophistications du cidre sont inoffensives, mais elles n'en sont pas moins condamnables, en ce sens qu'elles ne servent qu'à rendre potables des liquides qu'il serait plus hygiénique de rejeter. Les falsifications consistant à y ajouter l'acide salicylique, des sulfates ou des acétates alcalins, pour les conserver, à les colorer avec des dérivés de la rouille, ou avec la cochenille, sont d'un caractère plus coupable. Enfin, l'addition de la céruse qu'on a signalée quelquefois, est un véritable crime, parce qu'elle transforme le cidre en un poison.

Les falsifications dangereuses sont rares. On se borne le plus souvent à mouiller le cidre et à le relever avec des alcools de mauvaise qualité. Enfin, on en fabrique avec des pommes tapées et du glucose, ce qui constitue une tromperie sur la qualité de la marchandise vendue.

Cinamol. — Depuis quelques années, M. Lucas Championière avait cherché à supprimer de sa pratique les antiseptiques très toxiques ou ceux qui répandent une mauvaise odeur. Se fondant sur les recherches de laboratoire de M. Chamberland, il a étudié cliniquement le pouvoir antiseptique des essences et en particulier de l'essence de cannelle, qui est connue depuis longtemps pour ses qualités désinfectant.

D'après M. Chamberland, c'est un antiseptique aussi puissant que le sublimé.

Au début, il a eu des difficultés tenant à ce que l'essence était irritante; il a tourné la difficulté en dissolvant l'essence dans du rétinol antiseptique très doux, qui se retire de la colophane, et il a réussi à obtenir un produit que M. André a appelé *cinamol*. Le pouvoir antiseptique du cinamol se conserve mieux si on ajoute au mélange du naphtolate de soude.

Les essences d'origan, de géranium, de verveine, ont une meilleure odeur, mais sont plus irritantes.

Cinchon (comtesse). — Femme d'un vice-roi du Pérou qui apporta en Europe le quinquina en 1632.

Linné, pour perpétuer le souvenir du service important rendu par cette dame, donna le nom de Cinchona au genre végétal qui renferme cette plante. On appelle souvent le Quinquina, Cinchona.

La Cinchonicine, la Cinconidine, la Cinchonine sont des alcoloïdes du quinquina : la cinchonine est un des principes actifs du quinquina ; on trouve cet alcaloïde principalement dans le quinquina gris.

Circoncision. — Opération qui consiste à retrancher circulairement une portion du prépuce chez les enfants nouveaux-nés ; cette coutume était répandue chez les Egyptiens, les Hébreux, les musulmans.

Cirrhose. — Maladie de foie.

On distingue la cirrhose atrophique.

Le foie est dur, granulé, déformé, diminué de volume.

La cirrhose hypertrophique, le foie est gros, mou, blanchâtre.

Dans le premier cas, il y a de l'œdème des membres inférieurs, pas d'ictère, de l'ascite ; dans le second cas, il y a de l'ictère et pas d'ascite.

Les causes de la cirrhose sont : l'alcoolisme, les maladies du rein, du cœur, la syphilis. Eau de Carabana.

Cirsocèle. — Tumeur variqueuse. (*Voir* varices).

Traitement. — Iodure de potassium, régime lacté. (Vals-Précieuse), Hamamelis Mazza.

Citron ou limon. — Coupé en tranches avec du sucre et de l'eau, il constitue une boisson rafraîchissante appelée limonade ou citronade.

Son écorce est tonique ; elle fait partie de l'eau de mélisse des Carmes, de l'eau de Cologne, de l'eau de Portugal, de l'eau de la reine de Hongrie.

Son suc est également utilisé comme antiseptique et antiputride ; il sert à préparer le limon Juice des Anglais.

L'acide citrique est le principe actif du citron. L'essence contenue dans le zeste est employée comme parfum. Le café chaud sucré, dans lequel on exprime le jus d'un citron, remédie fort bien aux troubles digestifs qui suivent les fièvres catarrhales.

Claudication. — Action de boîter par suite du raccourcissement, de l'atrophie d'un des membres inférieurs, d'ankylose d'une articulation, de maladie de la hanche (coxalgie), de lésion de la colonne vertébrale (mal de Pott), etc.

Climats. — Montesquieu, dans son *Esprit des Lois*, fait jouer un grand rôle aux climats sur le caractère des peuples. On a longtemps combattu sa doctrine, mais s'il fallait prouver que les localités exercent une grande influence sur tous les corps vivants, les témoignages s'offriraient en foule pour attester ce pouvoir.

Dans les gorges étroites des montagnes comme le Valais, la vallée d'Aost, la Maurienne, le défaut de circulation de l'air produit des goîtreux, des crétins, c'est-à-dire des idiots qui n'ont qu'une existence végétative ; ils sont paresseux, indolents, gourmands et lascifs, leurs chairs sont molles et flasques, leur peau flétrie et ridée, leurs yeux chassieux, la plupart meurent avant trente ans.

Comparez à ces malheureux l'habitant des montagnes, actif, robuste, fier ; malgré les nombreux et longs travaux, auxquels il se livre pour suppléer à la stérilité du sol, il poursuit gaiement la vie et arrive à un grand âge.

Sur les bords de la mer, l'homme est pêcheur : dans les plaines infertiles ; il est pasteur, chasseur dans les pays que la nature a couvert de vastes forêts : près des fleuves dont les débordements fertilisent les terres, il est agriculteur, commerçant.

Ces exemples prouvent l'erreur de ceux qui soutiennent que les conditions climatologiques sont sans influence sur le physique et le moral.

Clinique (adj.).

Clinique (enseignement).

Médecine expérimentale se faisant au lit du malade.

Une salle modèle a été ouverte cette année à la clinique chirurgicale à l'hôpital Necker.

Partout l'asepsie et l'antisepsie.

Etuve, eau stérilisée, les murs sont peints ou revêtus de faïence, les lavabos sont en lave émaillée ou en grès céramique.

Des lavabos fixes à deux cuvettes en tôle émaillée sont surmontés de tonnelets en verre qui contiennent des matières antiseptiques permettent au chirurgien de se laver à chaque instant les mains. Dans plusieurs parties les parquets sont vieux, il est vrai, mais ils sont cirés et ils devraient être dans toutes les salles d'hôpitaux remplacés par des parquets que l'on puisse laver, mais cependant, reconnaissons que l'assistance publique semble enfin écouter la voix des médecins hygiénistes. Il n'est pas en Europe de salle comparable à celle de Necker, si ce n'est celle de l'Institut clinique de Moscou.

Clonique (convulsion). — Mouvements convulsifs, irréguliers, tumultueux, indépendants de la volonté, se remarquant dans l'épilepsie, l'urémie, etc.

Clou. — (*Voir* furoncle).

Clous fumants. — Petits cônes de 3 centimètres de hauteur environ et dont la base est façonnée en trépied. Le benjoin, le baume de Tolu, le Santal citrin en forment la base: on place le cône sur une assiette et on y met le feu; la pièce doit être close.

Coaltar. — Goudron provenant de la distillation de la houille et employé pour la désinfection des plaies.

Cœur (maladies du. — *Voir* maladies).

Coléoptose. — Chute ou prolapsus du vagin.

Traitement. — Lotions astringentes au tanin, à l'alun, etc., pessaire. (*Voir* prolapsus.)

Coléorrhexie. — Rupture du vagin survenant à la suite d'accouchements laborieux.

Colite. — Inflammation du gros intestin ou côlon. (*Voir* entérite.) Boire aux repas l'eau de St-Léger (Pougues).

Coliques. Douleurs abdominales très vives, présentant

divers caractères : sensation de resserrement, de déchirure, de constriction, etc. On a divisé les coliques en : coliques *hépatiques, néphrétiques, de plomb. (Voir ces mots).*

En coliques intestinales, qui se divisent elles-mêmes en 1º coliques par inflammation, *voir* entérite ; 2º coliques nerveuses ; 3º coliques venteuses.

Traitement. — Coliques nerveuses, applications chaudes sur le ventre, opium, chartreuse ; élixir de papaïne Trouette-Perret, Tonique Rousseau, etc. Coliques venteuses, menthe, anis, lavements aromatiques. Coliques hépatiques et néphrétiques, eau de Chatel-Guyon Vals-Précieuse, serviettes chaudes ou cataplasmes sur le ventre, solution d'antipyrine Trouette, cataplasmes Hamilton.

Collapsus. — État de prostration différent de l'adynamie en ce qu'il survient brusquement.

Colliquation. — État de l'organisme dans lequel la coagubilité du sang et des humeurs est fort amoindrie ; cette dissolution des liquides cause des hémorrhagies et des pertes humorales. Les préparations ferrugineuses luttent contre cet état.

Collutoire. — Médicament qui diffère des gargarismes, en ce qu'ils s'appliquent sur les gencives et les parois intérieurs des joues.

Collyres. — Médicaments destinés au traitement de l'œil. On distingue les *collyres secs,* qui consistent en des poudres que l'on insuffle dans l'œil au moyen d'un tuyau de plume ; les *collyres mous,* qui sont des onguents et des pommades ; les collyres-liquides qui sont des eaux distillées et chargées de substances médicamenteuses.

Coloboma. — Vice de conformation de l'œil, caractérisé par une fissure de la paupière supérieure ou de l'iris.

Colonisation pénale. — Aurait pour but de régénérer les criminels par le travail et la vie de famille.

Coltinage. — Sport de coltineurs. Le coltineur est celui qui porte son fardeau sur l'épaule. Il ne faut pas encourager ces dangereux tours de force, dont le résultat le plus évident a été jusqu'ici de mettre hors de combat, de claquer en termes de courses de braves gens qui avaient besoin de garder leurs reins et leur poitrine robuste pour gagner leur vie. Dans les courses, entre Dahoméens et Blancs, un coltineur s'est affaissé, terrassé par une congestion cérébrale.

Ajoutons que les noirs ne portaient que 50 kilogrammes et que le sac des coltineurs pesait 100 kilogrammes. Le coltinage ne développe pas la force mais la tue.

Coma. — Etat de sommeil, d'anéantissement profond dont il est difficile ou impossible de tirer le malade.

Il se présente sous deux formes : 1° le malade est agité, prononce des paroles incohérentes ; 2° le malade est immobile et silencieux.

Le coma peut se produire par suite des lésions du cerveau, des altérations du sang : fièvre typhoïde des marais, diabète, etc. On le constate aussi dans certaines névroses : hystérie, épilepsie, etc.

Traitement suivant la cause.

Comédon. — Hypertrophie des glandes sébacées (*Voir* glandes de la peau), présente plusieurs variétés, désignées sous le nom de *comédons, loupes, tannes*.

Les comédons s'observent principalement sur les ailes du nez, la face, le dos, les épaules ; leur présence est indiquée à l'extérieur par un petit point noir.

Si l'on presse sur ce point noir, on voit surgir un petit cylindre jaunâtre, onctueux, comparable à un ver, et formé par une accumulation de graisse. On a découvert dans la glande malade un animalcule, le *demodez folliculorum*.

Traitement. — Laver la partie atteinte avec de l'eau très chaude, à laquelle on ajoute du bicarbonate de soude et de l'eau de Cologne.

Comenius. — Ecrivain du XVII° siècle ; à l'étude des mots qu'on étudiait seulement autrefois dans la langue, il eut l'idée de joindre la connaissance des choses. Il composa un ouvrage intitulé *la Porte des Langues, Junua Linguarum*. On croit, d'après le système de l'auteur, qu'en traduisant ce livre en diverses langues, il serait suffisant pour les apprendre sans dictionnaire et sans grammaire.

On le recommandait comme hygiène de l'esprit. Par son succès unique dans l'histoire littéraire, cet ouvrage, au bout de douze ans, se trouvait imprimé en douze langues sans compter les traductions en arabe, turc, persan, mogol qui circulaient dès 1641 en Orient.

Comité consultatif d'hygiène. — Institué près du ministère du commerce par un décret du 20 septembre 1880, et transféré au ministère de l'intérieur par décret du 6 janvier 1883. Il est chargé de l'étude et de l'examen de toutes les questions d'hygiène.

Police sanitaire, quarantaine, mesures à prendre pour prévenir les épidémies et pour améliorer les conditions sanitaires des populations.

Il publie tous les ans un recueil des travaux du comité et des actes de l'administration sanitaire.

Comitial (mal). — L'épilepsie était appelée mal comitial chez les Romains, parce que lorsqu'une personne, dans une réunion publique, tombait du haut mal, on suspendait les comices. (*Voir* épilepsie.)

Commotion. — Secousse, ébranlement profond pouvant déterminer la mort.

Commotion cérébrale. — Ébranlement violent de la masse encéphalique. Elle peut être le résultat d'un choc direct sur la tête, ou d'un contre-coup à la suite d'une chute sur les pieds, les genoux, le bassin, etc.

Symptômes. — Tintement d'oreilles, éblouissements ; quelquefois le blessé tombe sans jeter un cri, privé de connaissance et ce mouvement, la respiration est faible, le malade peut mourir en quelques instants ou quelques heures ; mais souvent il se produit dans la suite des troubles dans les fonctions du cerveau.

Traitement. — Lavements excitants, faire respirer des odeurs fortes, boissons cordiales, sinapismes aux jambes.

Commotion morale. — Il y a de nombreux exemples de guérison de paralysie par une vive commotion..

Paralysie. — Le fils de Crésus était muet: voyant le glaive levé sur la tête de son père, il retrouva l'usage de sa langue et s'écria : « Soldat, ne tue pas Crésus. »

Pausanias fournit aussi l'observation d'un homme qui fut si effrayé de la vue d'un lion, qu'il en recouvra la parole.

Tulpius a vu une paralysie qui durait depuis trois ans, et Diemerbroeck, une qui durait depuis quarante, guéries par la frayeur du tonnerre.

Noirot cite un paralytique, qui, depuis plusieurs mois, se trouvait condamné dans son lit à une immobilité absolue et qui, voyant à l'autre extrémité de sa chambre le feu envahir le berceau de son fils, se leva précipitamment, sauva l'enfant et fut guéri.

Une femme percluse de tous ses membres se trouvait à l'Hôtel-Dieu de Paris, presque sur le point de rendre le dernier soupir, lorsque le feu prit à une des ailes du bâtiment. Entendant le tumulte occasionné par l'incendie et le pétillement des flammes, elle fut tellement effrayée que, sans songer à ses membres jusque-là impotents, elle se leva brusquement et regagna à la hâte son domicile, qui était à une assez grande distance de l'Hôtel-Dieu; elle se trouva parfaitement guérie.

Valeriola atteste qu'un homme hémiplégique du côté droit et qu'aucun remède n'avait pu soulager depuis plusieurs années que durait son infirmité, fut subitement guéri par la frayeur que lui causa un incendie.

Compositeurs typographes. — Nous ne parlons ici que du compositeur et non pas de l'imprimeur qui travaille aux presses, ni du correcteur qui, dans sa petite chambre, lit les épreuves, ni du prote qui dirige et surveille les travaux.

Sous le nom de compositeur nous réunissons l'apprenti, le paquetier, le metteur en pages, l'imposeur et le corrigeur.

Il y a d'abord des recommandations hygiéniques qui peuvent se rapporter à d'autres professions.

Eclairage :

Le jour doit arriver à gauche du compositeur d'imprimerie pour que sa main droite ne projette pas d'ombre sur les casses.

Pour éviter l'éclat des caractères neufs il se servira de lunettes aux verres teintés.

Il ne se tiendra point debout s'il a des dispositions aux varices et aux varicocèles, mais il y a pour le compositeur une hygiène spéciale.

Les caractères d'imprimerie sont faits d'une matière composée de :

67 parties de plomb.

25 d'antimoine.

5 d'étain.

3 de cuivre.

Ces caractères s'usent par le frottement auxquels ils sont assujettis et donnent naissance à une poussière particulière qui se répand dans l'atelier.

Elle peut produire le saturnisme.

L'hygiène particulière des typographes nécessite des soins minutieux de propreté ; le maître imprimeur, afin de les assurer, veillera à ce que ces ateliers soient pourvus de lavabos.

L'ouvrier ne prendra point ses repas dans l'atelier, afin de prévenir les intoxications saturnines. Il ne travaillera jamais à jeun, s'abstiendra de l'usage des salaisons, et aura soin de recourir fréquemment au lait. Pour offrir le moins de surface de son corps à l'absorption du plomb, il n'exposera point ses bras, sa poitrine, son cou à la poussière métallique.

Après son travail, il se lavera bien les mains et les ongles sous lesquels il ne laissera point de poussières métalliques.

Compresse. — Pièce de linge fin, ou mieux de gaze à pansement, imbibée de substances antiseptiques, que l'on applique sur les plaies. La compresse doit être recouverte d'une couche d'ouate et maintenue par une bande.

Concrétion. — Amas de substances solides, ce volume plus ou moins grand et de composition chimique variée (acide urique, urates, oxalates, cholestérine, cystine, etc. *Voir* calculs, gravelle, pierre, coliques hépatiques et néphrétiques).

Condiments. — Assaisonnement, substances stimulantes, destinées à relever la saveur et à favoriser la digestion des aliments.

Sel marin, sucres, miel, acide vinaigre, ail, moutarde, poivre, aromatiques, persil, vanille, cannelle.

Certains condiments sont en même temps un aliment.

Condom. — Baudruche de cœcum de mouton, conservant la forme de sac de cet organe, indiquée par le Dr Condom, pour la préservation des virus syphilitique et blennorrhagique.

Condylome. — Vulgairement crête de coq ou choufleur.

Excroissance charnue douloureuse qui siège autour de l'anus, au périnée, sur le prépuce ou les parties génitales.

Traitement. — Excision au bistouri ou cautérisation au nitrate d'argent.

Conférence sanitaire internationale. — Toutes les puissances européennes ont adhéré à une convention ayant pour but l'empêchement du transport des maladies épidémiques par terre et par mer, et surtout du choléra.

La convention signée le 15 avril 1893 peut se résumer ainsi :

Le gouvernement contaminé notifiera, dès son apparition, aux autres gouvernements, l'existence sur son territoire d'un foyer cholérique.

Chaque gouvernement ne sera lui-même renseigné sur l'existence de ces épidémies que s'il a organisé chez lui la déclaration obligatoire, par les médecins, des cas de choléra.

Les gouvernements ainsi prévenus devront publier immédiatement les mesures qu'ils prescriront au sujet des provenances de la circonscription contaminée.

Il n'y aura pas de quarantaines terrestres, seuls les malades cholériques pourront être isolés et retenus aux frontières.

Dans les ports, les navires infectés ayant eu des cas de choléra depuis sept jours seront débarqués et isolés.

Désinfection.

Les bohémiens, pèlerins, émigrants seront soumis à un régime spécial.

Tel est le résumé des principaux articles de la convention conclue à Dresde, le 15 avril 1893.

Congélation. — État des parties vivantes frappées par un froid intense; elles deviennent insensibles, dures, décolorées; si cet état se prolonge, la partie congelée s'enflamme et tombe.

Traitement. — Frictions avec de la neige ou de l'eau froide, toniques.

Congénital. — Qui existe au moment de la naissance.

Congestion. — Présence d'une quantité anormale de sang dans une région ou un organe. La congestion se distingue de l'hémorrhagie en ce que le sang n'a pas quitté les vaisseaux.

La congestion peut être active quand l'apport du sang artériel est trop considérable dans une région.

La congestion passive est due à une insuffisance dans la circulation veineuse. Congestion pulmonaire, simple symptôme qui se trouve dans un grand nombre de maladies : goutte, rhumatisme, brûlures étendues, refroidissements, etc.

Congestion cérébrale, congestion du cerveau causée par un froid ou une chaleur intense. (*Voir* apoplexie.)

Traitement de la congestion selon la cause, mais toujours des laxatifs, etc.

Congestion (cérébrale), accumulation anormale de sang dans le cerveau, sans rupture ni lésion d'aucune sorte.

Causes, grand froid ou grande chaleur, colère, émotion vive, etc.

Traitement. — Coucher le malade la tête haute, au frais, compresse froide sur la tête, révulsifs aux membres inférieurs, eau de Chatel-Guyon, lavements laxatifs, diète.

Congestion pulmonaire, causes. — Refroidissement, grandes brûlures, hystérie, goutte, rhumatisme, vapeurs irritantes, fièvre typhoïde, etc.

Symptômes : point de côté, étouffements, crachats sanguinolents.

Traitement. — Ventouses, vésicatoires, alcool, quinine, eau de Carabana.

Congestion du foie (*voir* hépatite). — Les congestions du foie se traitent surtout par l'emploi d'eaux minérales alcalines : Vals-Précieuse, Chatel-Guyon, eau de Carabano.

Congrès (d'hygiène internationale). — Ces Congrès s'occupent surtout des mesures générales à prendre pour empêcher la propagation des maladies. Ce congrès change de siège ; le dernier s'est tenu à Dresde en 1893.

Conjonctivite. — Inflammation de la conjonctive ; si cette inflammation est bornée au bord des paupières, c'est la blépharite. (*Voir* ce mot).

Si elle s'étend au globe de l'œil, c'est l'ophtalmie. (*Voir* ophtalmie).

Traitement. — Lotions chaudes à l'eau boriquée.

Si la conjonctivite est chronique, elle se rattache d'ordinaire soit à la scrofule, soit à l'herpétisme ; soigner alors la diathèse.

Consanguinité. — Le mariage entre individus de même famille, quand ils ont été élevés dans le même milieu et qu'ils sont affectés des mêmes tares héréditaires, donne au point de la descendance, les plus mauvais résultats : fréquence de sourds-muets, rachitisme, scrofule, tubercule, chez les enfants nés de consanguins.

Conserves. — (*Voir* lunettes, yeux.)

Consomption. — (*Voyez* marasme.)

Constipation. — La constipation se rattache à des états très divers.

Toutes les causes capables d'affaiblir les contractions du plan musculaire de l'intestin : inflammation, entérite, etc., peuvent causer la constipation.

Elle s'observe dans un grand nombre d'affections des centres nerveux, méningites, ataxie, lésions du cerveau et de la moelle, névralgies, tristesse, hypochondrie, hystérie.

Il peut y avoir constipation par obstacle au cours des matières.

L'obstacle peut se trouver dans la cavité intestinale, corps étrangers, vers intestinaux, etc. ; ou dans les parois de l'intestin, tumeurs, cicatrices ; ou en dehors de l'intestin, tumeurs comprimant les parois intestinales.

Traitement. — Se présenter chaque jour à la même heure à la garde-robe, lavements tièdes avec une ou deux cuillerées de glycérine, cachets de Naphtol et salicylate de bismuth Trouette, Vals-Saint-Jean et Chatel-Guyon, eau de Carabana, élixir de papaïne de Trouette-Perret après chaque repas.

Les constipations rebelles sont actuellement traitées par la dilatation forcée de l'anus dans les cas si fréquents de tumeurs stercorales. La dilatation est suivie du curage de l'intestin fait avec les doigts, qui sont préférables à la curette, laquelle produit souvent des lésions de la muqueuse rectale.

Constitution. — Mode d'organisation propre aux individus.

Constitution médicale.

Souvent le public ne s'explique pas pourquoi les traitements changent de siècle en siècle ; cela tient au changement de constitution médicale ; ainsi, il y a cent ans, la constitution médicale était celle d'une population en général pléthorique, on saignait dans la pneumonie ; aujourd'hui, la population en générale est anémique, on donne des stimulants, de l'alcool, par exemple.

Constitution *physiologie*. — Disposition organique ou héréditaire à contracter une maladie quelconque.

Il arrive très rarement qu'une constitution soit complètement indemne d'une tendance à quelque maladie. Les maladies sont souvent causées par des accidents qui réveillent la maladie qui se trouvait en nous à l'état latent. Les dispositions seules sont héréditaires et non la maladie ; une cause est nécessaire à son développement.

Construction des villes. — Ces considérations peuvent être utiles. Des villes se fondent par la suite de stations de chemins de fer, de manufactures. L'Amérique offre bien des exemples de fondations de villes, et aujourd'hui que la politique coloniale nous appelle peut-être au cœur de l'Afrique ou au Tonkin, ces réflexions peuvent faire réfléchir.

Les anciens faisaient plus attention que nous à la salubrité. Ils ne manquaient pas, toutes les fois qu'ils le pouvaient, d'orienter leurs villes de la manière la plus favorable. Les diverses expositions leurs paraissaient constituer des principes hygiéniques très différents, et l'on trouve dans Hippocrate l'examen détaillé de leur influence sur les maladies et les tempéraments. « Si quelqu'un, dit-il dans son *Traité de l'air, des lieux et des eaux*, arrive dans une ville qui lui est inconnue, qu'il considère quel en est le site et l'exposition aux vents et au soleil ; car les énergies ne sont pas les mêmes dans les villes tournées au nord ou au midi, à l'orient ou au couchant. » Il recommande particulièrement l'étude des vents, soit généraux, soit locaux. Il n'est pas douteux qu'il n'y ait en effet dans ces phénomènes une source d'inégalités très puissante. Comme les villes diffèrent les unes des autres par les rivières qui les arrosent, elles doivent naturellement différer encore davantage par les courants d'air qui les traversent habituellement, et dans lesquels on y respire. Aussi, rien ne paraît-il plus juste que de tenir grand compte, ainsi que le faisaient les anciens, des différences qui existent dans l'air entre les divers emplacements.

Les conditions les plus favorables pour la construction sont évidemment que le terrain soit solide, qu'il y ait autour de l'emplacement tous les matériaux nécessaires, et que ces matériaux soient à la fois d'une exploitation facile et de bonne qualité. On peut dire que la ville résulte alors simplement d'un nouvel arrangement donné à la masse minérale dont son territoire se compose. Ses murailles coûtent peu, et elle a toute disposition à grandir et à varier comme la convenance des temps le commande. Si même il est utile qu'elle se dépeuple, elle s'y prête encore, puisque le dommage causé par les édifices perdus se trouve alors au minimum. A la vérité, comme, à peu d'exceptions près, il y a partout, soit de la pierre, soit de l'argile, on peut partout bâtir. Mais comme dans certains lieux ces matériaux ne peuvent être employés qu'à grands frais, que dans certains autres ils ne peuvent produire que de mauvaises maçonneries, que dans d'autres enfin ces deux désavantages sont réunis, il s'ensuit que cette faculté, bien qu'universelle, varie cependant extrêmement d'une ville à l'autre. Sans compter qu'il est bien rare qu'il n'y ait pas quelques uns des éléments indispensables à l'architecture qui ne soient situés hors de portée. C'est ce qui fait que les villes, malgré la dépense des transports, sont fréquemment réduites à se construire, au moins en partie, avec des matériaux empruntés à des terrains éloignés. Cet accident paraît surtout commun si l'on tient compte non seulement de ce qui appartient aux édifices, mais du pavage des rues. Il faut en effet des pierres d'une résistance toute particulière pour ce service. Elles ne sont pas comme celles des murailles, qui, une fois placées, ne s'usent guère ; leur consommation est rapide et continuelle. Plus les villes sont populeuses, plus elles en veulent ; et non pas dans le simple rapport de leur étendue, car y ayant, à surface égale, plus d'empressement des piétons, des chevaux, des voitures dans les grandes villes que dans les petites, les pavages s'y mettent à proportion plus vite en poussière. D'où il suit que plus les villes sont importantes, plus la condition du bon marché et de la bonne qualité de ces pierres est considérable pour elles, et influe sur la facilité avec laquelle elles s'entretiennent et se développent.

Contagion. — Propriété de certaines maladies de se transmettre d'un individu à l'autre.

La contagion s'effectue de plusieurs manières : 1° par

inoculation : une plaie, une déchirure de la peau sert d'entrée au principe contagieux ; 2° par contact direct avec les malades, ou avec les objets leur ayant servi : vêtements, literie, etc.; 3° par contact indirect, au moyen de l'atmosphère viciée par des miasmes, des bactéries, etc.

Contagion par le vêtement. — L'histoire médicale est pleine de faits de contagion par les vêtements. Pringle rapporte qu'on mit à bord des vaisseaux qui portaient des malades atteints de typhus un paquet de tentes qui leur servaient de couverture. Ces tentes ayant besoin d'être réparées furent données à un ouvrier de la ville de Gand qui employa vingt-quatre personnes pour ce travail. — Ces ouvriers se virent bientôt saisis de la maladie typhique quoiqu'ils n'eussent communiqué d'aucune manière avec les personnes qui en étaient attaquées.

La peste, le typhus, la variole, le choléra se communiquent par les miasmes renfermés dans les vêtements à quelque distance qu'ils soient transportés.

Les tissus les plus propres à ce transport, sont : les étoffes de laine, de soie, de coton, de chanvre et de lin, les matelas, les couvertures, la paille, le papier, les plumes.

— La peste de Marseille fut causée par une matière inconnue importée par un vaisseau arrivé de Saïda en Syrie dans le port de Marseille, le 25 mai 1720, et dont l'équipage avait eu l'entrée de la ville, le 14 juin.

Des portefaix qui avaient ouvert des balles de coton dont ce vaisseau avait été chargé, furent subitement atteints par la peste.

En 1884, un vieux tapis resté dans un vaisseau depuis la guerre de Crimée 1855-1856, fut déployé et répandit les germes du choléra qui se propagea en France et qui fit tant de ravages à Paris dans la rue Sainte-Marguerite, aujourd'hui désinfectée, élargie, et où aucune épidépémie ne s'est déclarée depuis.

De là nécessité de désinfecter les étoffes suspectes en les envoyant à l'étuve avant de les déplier.

Contondants (instruments). — Instruments ronds, non tranchants, meurtrissant les tissus avec lesquels un choc violent les met en contact. (*Voir* contusion, ecchymose.)

Contracture. — Rigidité lente et progressive des muscles se produisant dans le rhumatisme, la névralgie, les convulsions, l'hystérie.

Contre stimulus (doctrine du). — C'est la doctrine de Rasori. La santé est l'équilibre de deux forces opposées : le *stimulus* et le *contre stimulus*. Dans toute maladie il y a excès de l'une ou l'autre force ; de là deux sortes de médicaments : les *stimulants*, aliments, opium, alcool, substances aromatiques ; les *contre-stimulants*, purgatifs, belladone, fer, etc.

Contusion. — Lésion produite dans les tissus par le choc d'un instrument contondant. (*Voir* ecchymose).

Classification des contusions par Dupuytren. — Quatre degrés.

1er degré. — Rupture des vaisseaux très fins et légère ecchymose. Le point contusionné est sensible à la pression, le tout se dissipe en quelques jours.

2e degré. — Rupture de vaisseaux plus volumineux, mais dans une limite réparable. l'ecchymose est plus considérable ; il y a du gonflement et de la douleur. Une contusion du 2e degré expose à des bosses sanguines, des épanchements sanguins et des phlegmons.

3e degré. — Désorganisation sur une certaine étendue de tissus devant être éliminés, peau infiltrée de sang.

Les parties atteintes se mortifient, deviennent froides, lourdes, insensibles : l'érysipèle, le phlegmon viennent souvent compliquer ces lésions.

4e degré. — Broiement des parties contusionnées qui forment une bouillie livide.

Traitement. — *1er et 2e degré*. — Compressions imbibées d'un liquide astringent : arnica, eau-de-vie camphrée, onction avec de l'onguent napolitain ; si l'inflammation était vive, la combattre par des sangsues, des cataplasmes. cataplasmes Hamilton.

3e et 4e degré. — Pansement ouaté avec compression modérée, fixer le membre ; s'il y a gangrène, l'amputation est nécessaire.

Contusions abdominales. — Il y a deux cas : 1er cas, rupture d'un viscère : intestin, rate ou foie ;

2e cas, inflammation simple du péritoine sans lésion viscérale, inflammation se produisant à l'endroit frappé.

Symptômes de lésions du foie : vomissement bilieux et sucre dans l'urine ; si la vésicule biliaire est rompue, il n'y a pas de vomissement bilieux. A la suite d'une perforation intestinale, le malade semble ne pas avoir de désordres, parce qu'il s'est formé une eschare, mais quand l'eschare se détache, la mort arrive rapidement.

La médecine étant impuissante, la chirurgie dans ces derniers temps a tenté avec succès d'ouvrir l'abdomen et d'effectuer la suture de l'intestin.

Convalescence. — État de faiblesse transitoire survivant plus ou moins de temps à la maladie disparue.

Les imprudences, les écarts de régime, l'abandon trop rapide de la médication peuvent amener la réapparition des accidents morbides (rechute).

Convalescence (hygiène de la). — Aliments légers repas fréquents et peu copieux ; on commence par des bouillons, des laits de poule, des potages préparés avec la semoule, le salep, le tapioca, quelques cuillerées de chocolat, eau Saint-Léger (Pougues) aux repas, des gelées animales et végétales des poudres de viandes de Trouette-Perret, des fruits bien mûrs ou cuits, des légumes frais, des œufs, plus tard des consommés, des viandes rôties et des poissons, vin vieux coupé de 2/3 d'eau un peu de vin pur, après les repas, très léger le soir. Eau de Brucourt, eau de Royat, vin du Dr Cabanès, tonique Rousseau, Élixir de papaïne Trouette-Perret. Distractions suivant l'âge et les habitudes, éviter l'exercice immédiatement avant et après les repas.

Convulsion. — Secousse générale ou partielle du corps.

Contraction involontaire et spontanée due à diverses causes. On distingue deux sortes de convulsions : 1° convulsions toniques, contraction persistante des muscles sans secousses (premier stade de l'épilepsie) ; convulsions cloniques, contractions avec secousses (éclampsie).

Traitement. — Remonter à la cause.

Convulsions des enfants. Fréquentes les deux premières années, rares après 5 ans, exceptionnelles après 7 ans ; l'hérédité, toutes les causes débilitantes : diarrhée, hémorrhagie, rachitisme, etc., prédisposent aux convulsions.

Les causes déterminantes sont très nombreuses : peur, accès de colère, écart de régime, piqûres d'épingle, brûlure, rétention d'urine, vésicatoires, dentition laborieuse, début des maladies fébriles, asphyxie, etc.

Symptômes : Le regard devient fixe, terrifié, puis le globe oculaire est animé de mouvements convulsifs, la face est grimaçante, la lèvre supérieure est tirée en haut, la tête est portée en arrière, les doigts sont fléchis sur la paume de la main, les membres supérieurs se tordent en divers sens. Il y a perte de connaissance ; si l'enfant, après l'attaque, reste plongé dans un assoupissement profond, ce signe est fâcheux.

Traitement. — Déshabiller l'enfant et le placer dans un grand lit, pour qu'il ne se blesse pas, renouveler l'air de la de la chambre, le plonger dans un bain tiède, en arrosant la tête d'eau froide, potion au bromure de sodium, lavement avec 3 ou 4 cuillerées d'huile de table.

Chloral suivant l'âge : nouveaux-nés   3 à   5 centigr.
        nourrissons. .   5 à 15   —
        2 à 6 ans. . 20 à 30   —
        10 à 12 ans. 40 à 45   —

Ces doses peuvent être répétées toutes les demi-heures jusqu'à sommeil paisible.

Cophose. — Diminution ou abolition du sens de l'ouïe.

Coqueluche. — Névrose épidémique caractérisée par une toux violente et convulsive, attaquant surtout les enfants.

La coqueluche est une maladie contagieuse, on ne l'a qu'une fois, elle comprend trois périodes.

1re *période.* — Allures de simple bronchite : fièvre et toux opiniâtre, cette période dure de trois à quinze jours.

2e *période.* — Toux convulsive, par crises se terminant par un vomissement de mucosités ou de matières alimentaires.

3e *période.* — Les symptômes s'amendent, les mucosités terminant la crise sont remplacées par des crachats épais ; durée moyenne de la maladie, six à huit semaines ; mais elle dure parfois bien davantage.

Traitement. — Changement d'air, insufflation de sulfate de quinine dans les narines, lotions nasales et pulvérisations dans l'appartement au Crésyl-Jeyes à 2 0/0. potion à l'aconit, etc. Gouttes Livoniennes 2 par jour.

Cor. — Epaississement limité de l'épiderme des doigts du pied.

Traitement. — Corricide Russe.

Cordial. — Tout agent qui excite et soutient les forces motrices du cœur et des vaisseaux et accélère la circulation. Tels sont : les vins, les liqueurs spiritueuses, les substances aromatiques, le quinquina, l'angélique, la cannelle, la serpentaire de Virginie, le tonique Rousseau, le vin du Dr Cabanes, sirop du Dr Cabanes, etc.

Corectasie. — Dilatation de la pupille.

Cornaro. — Louis Cornaro étant possesseur d'une grande fortune, mena pendant sa jeunesse une vie fort dissipée et se livra sans raison à la fougue de toutes ses passions ; il était né à Venise en 1461.

D'un tempérament faible après tous ces excès, à l'âge de quarante ans, menacé d'une mort prochaine, il se mit à faire de l'hygiène, passa de l'intempérance à la sobriété, restreignit ses aliments à douze onces d'aliments solides et quatorze onces de vin par jour.

Quoique subit, ce changement lui donna les meilleurs résultats ; sa santé se rétablit. Naturellement morose, haineux, irascible, il arriva à dompter son caractère comme il avait dompté son estomac et il mourut presque centenaire.

Il a composé sur son régime un livre qui a été traduit dans toutes les langues de l'Europe.

Corned beef. — La mention Corned beef qu'on peut voir sur certaines boîtes américaines veut dire bœuf engraissé au maïs et non viande fabriquée avec de la corne de bœuf comme on le traduit toujours.

Corps étrangers dans les voies digestives. — Il arrive quelquefois qu'on avale involontairement des plumes de fer ou des aiguilles.

Traitement. — Faire manger de la bouillie, du pain ; en produisant une couche épaisse, ils envelopperont ces corps étrangers.

Si le corps est dans les voies respiratoires, faire vomir.

Corrosives (substances). — Substances qui, mises en contact avec un tissu, le désorganisent peu à peu : chlorure de zinc, de mercure, alcali, etc.

Cosmétiques. — Préparations diverses dans lesquelles entrent les oxydes de plomb de mercure d'arsenic de bismuth et qui altèrent la peau au lieu de l'embellir.

Corset. — L'usage des corsets entraîne de grands dangers : trop serrés, ils compriment les côtes et refoulent en bas le muscle qui sépare la poitrine du ventre, ils déplacent les organes digestifs et finissent par amener de graves désordres : déviation de la taille, compression du cœur, étiolement du poumon, engorgement du foie, gastrites.

Coryza. — Vulgairement rhume de cerveau : c'est une inflammation de la membrane pituitaire du nez.

Le coryza peut être aigu, il a pour cause le refroidissement. Il peut être chronique et constitutionnel : coryza scrofuleux, herpétique, etc.

Traitement. — Aigu, respirer de la teinture d'iode, de l'ammoniaque. Chronique, insufflation de tanin, de poudre d'alun, d'acide borique, douches nasales salées, etc. Calmer

la toux en prenant du sirop du Dr Cabanes ou des gouttes
Livoniennes.

Couche. — (*Voir* accouchement.)

Couches (suites de). — On donne ce nom à l'écoulement
de loochies qui suit l'accouchement. La suppression subite de
ces loochies est un symptôme des plus graves, elle annonce
l'invasion de la fièvre puerpérale (*Voir* ce mot.)

Couenneuse (angine). — (*Voir* diphtérie, herpétisme.
angine).

Coup de fouet. — Rupture subite des muscles accompagnée de douleur très vive.

Couperose. — (*Voir* acné).

Traitement. — Lotion matin et soir avec une solution de
sublimé au 1|150. Une cuillerée a café pour un bol d'eau
chaude.

Coupure. — Solution de continuité de la peau produite
par un instrument tranchant.

Traitement. — Rapprocher les bords de la coupure par
un pansement agglutinatif : sparadrap, taffetas d'Angleterre
ou par une suture.

Courbature ou *fièvre éphémère*. — Ensemble de
symptômes survenant à la suite d'une grande fatigue musculaire.

Prostration. brisement dans les lombes, quelquefois frisson
marqué. sensibilité au froid. inappétence. tête lourde. rêvasseries, délire chez les enfants.

Traitement. — Repos au lit, diète, boissons acidulées.
limonade au citron. eau vineuse, etc.

Cours. — Dans les maisons qui n'ont pas de cours. on
arrive à l'escalier par une allée. Cette allée doit être dallée
ou bitumée, car le pavage laisse des intervalles qui permettent
l'infiltration des eaux ménagères. Ces eaux doivent avoir un
écoulement facile, les gargouilles seront bien couvertes et
auront des ouvertures opp sées au dehors du bâtiment : pour
établir un courant d'air, il est bon d'établir un tuyau direct
montant jusqu'au dessus du toit.

Cours (d'hygiène). — La chaire d'hygiène à la faculté de
médecine de Paris est aujourd'hui occupée par M. Proust.
qui a succédé à M. Bourchardat ; la création d'une chaire
d'hygiène est de création récente.

Coxalgie. — Tumeur blanche de l'articulation de la
hanche.

Causes, — Scrofule, rhumatisme action du froid. chute

ou choc sur hanche, rarement la syphilis ou les fièvres éruptives.

La coxalgie est plus commune dans l'enfance et l'adolescence que chez les adultes ; elle est presque inconnue chez le vieillard.

Symptômes. — Douleurs sans siège bien précis, claudication, le bruit de pas n'est plus régulier, le malade imprime au bassin un mouvement de circumduction.

Immobilité de la hanche malade, déformation de la hanche et déviation du bassin.

Traitement. — Traitement général de la scrofule : huile de foie de morue, fer Trouette, iodiques, alimentation réparatoire, poudre de viande Trouette, vin du Dr Cabanes, tonique Rousseau.

Traitement local. — Fixer le membre dans une position favorable ou tractions continues.

Surveiller l'atrophie des muscles.

Cow-pox. — Nom donné à une éruption qui apparaît sur le pis des vaches et contient le virus vaccin précieux par ses propriétés anti-varioliques.

Crachats. — Produits d'une sécrétion surabondante du larynx, des bronches, des poumons. Les crachats servent à l'élimination des microbes dans les maladies parasitaires, la tuberculose surtout, il importe de brûler les crachats et de recommander aux malades de cracher dans des crachoirs contenant un liquide antiseptique et non des matières pulvérulentes.

Crabes de terre, de mer et d'eau douce. Les accidents produits quelquefois par l'ingestion de ces différents crustacés consistent, après une violente irritation de la gorge, dans des vomissements répétés et des superpurgations.

Traitement. — Laxatifs, régime lacté.

Craie (carbonate de chaux). — On la réduit en poudre ; à une dose indéterminée ; on l'emploie délayée dans de l'eau, c'est un anti acide.

Craie préparée (carbonate de chaux précipité). — Même usage que le précédent.

Crampe. — Contraction involontaire et douloureuse des muscles des membres et des viscères. Les crampes sont fréquentes à la partie postérieure de la jambe, à l'estomac. (*Voir* gastralgie.)

Crampe des écrivains, impossibilité de contracter régulièrement la main, surtout le pouce et l'indicateur, de retenir et de diriger une plume.

Traitement. — Crampe de la jambe, appuyer fortement la jambe sur le sol ; si les crampes se renouvellent, bromure de potassium. *Crampe d'estomac*, opium, vin de Cabanès. Crampe des écrivains, placer dans la paume de la main contracturée une boule en caoutchouc.

Craniectomie. — (*Voir* trépanation.)

Craniotabes. — Ossification incomplète de la voûte du crâne chez les enfants rachitiques, avec déformation du crâne.

Traitement du rachitisme : phosphate et chlorure de chaux, huile de foie de morue, corps gras ajoutés en abondance au régime.

Craniotomie ou perforation de la tête. — Opération obstétricale qui a pour résultat la perforation de la boîte crânienne chez le fœtus afin de permettre l'écoulement de la matière cérébrale, de réduire par là le diamètre de la tête et de rendre l'accouchement possible.

Cette opération devient nécessaire dans le cas de rétrécissement du bassin, ou de volume exagéré de la tête du fœtus.

Crémation. — Acte de brûler les cadavres dans un four qu'on appelle four crématoire. Cette opération qui prend un caractère de cérémonie funèbre, se fait dans les cimetières; après l'incinération on recueille les cendres.

Nous n'avons qu'à envisager la question qu'au point de vue hygiénique.

Pour faire comprendre les raisons des partisans de la propagation de la crémation, qui viennent de fonder une société pour répandre cette idée, il nous suffira de dire que l'inhumation a les inconvénients de ne pas détruire les micro-organismes qui peuvent se trouver dans les corps de personnes mortes de maladies infectieuses.

Sir Spencer Wells dans son livre sur les *Funérailles des morts* écrit dans ce sens un passage qui mérite d'être cité : « Certaines personnes se demandent si la terre peut transporter le poison à une grande distance, mais le fait a été prouvé expérimentalement à l'aide des solutions salines. Un sel de lithium était répandu sur le sol à une distance de plus de 150 yards (137 mètres) d'un puits dont l'eau ne contenait pas de lithium. On fit plusieurs examens, et au bout de 18 jours, on reconnut que le lithium s'était introduit dans le sol et avait filtré jusqu'à l'eau du puits.

« Au jardin botanique de Lyon, on remplit de terre des pots à fleurs le 16 juin 1891, on mit dans chaque pot quelques vers de terre avec quelques crachats de malades tuberculeux et des fragments de poumons provenant de leurs cadavres. Un mois après, on constata que les vers de terre contenaient un grand nombre de bacilles tuberculeux et que des cochons d'Inde inoculés avec ceux-ci mouraient bientôt de tuberculose généralisée.

« De quelque nature que soient les bacilles tuberculeux, typhoïques ou cholériques, il est incontestable que les vers si nombreux et actifs peuvent conserver les bacilles dans leurs corps pendant de longs mois sans perdre de leur virulence et de leur rapidité de reproduction. Ce sont là les motifs sur lesquels on s'appuie pour affirmer que les corps après la mort devraient être incinérés et non enterrés. »

La variole, la fièvre typhoïde sont encore transmissibles par le sol.

Cresson. — Le cresson de fontaine est anti-scorbutique et tonique, s'emploie en nature ou en suc. Prenez cresson frais, pilez dans un mortier de marbre, exprimez le suc, filtrez au papier, 120 gr. de ce suc, une ou plusieurs fois par jour, c'est un diurétique.

Le cresson de fontaine, comme toutes les plantes de la famille des crucifères, renferme du soufre : le professeur Chatin a établi, par ses recherches que les espèces réputées antiscorbutiques renferment de l'iode en proportion d'autant plus grande que leur vertu est plus prononcée.

Il y a outre le cresson de fontaine, l'alénois, le cresson des prés, le cresson de rivière, le cresson sauvage, le cresson de terre, tous de la famille des crucifères. Les composées donnent aussi des cressons : le cresson doré ou de roche, les saxifrages, les tropælaus donnent le cresson d'Inde ou de Perse.

Crétinisme. — État misérable de l'organisation, idiotie complète jointe à une constitution chétive ; les organes et les fonctions génésiques ne sont point atrophiés, de là une dégoûtante lascivité. Les crétins abondent dans le *Valais*. (*Voir* idiotie.)

Traitement. — Changement d'air, régime tonique, éducation dans des maisons spéciales, traitement Brown Séquard.

Crevasse. — (*Voir* fissure, gerçure.)

Crise. — Phénomènes spontanés qui terminent quelquefois les maladies.

Critique (âge). — (*Voir* ménopause.)

Croissance. — (*Voir* adolescence, seconde enfance, enfant.) Pendant la période de croissance, il faut éviter le surmenage intellectuel et physique, assurer une bonne aération et une bonne alimentation, suppléer chez les débiles à la force organique suffisante à l'accomplissement parfait de cette période dangereuse par des toniques et des ferrugineux bien choisis ; les dragées de fer Trouette-Perret sont parfaitement assimilables.

Croup. — Mot d'origine écossaise désignant l'angine pseudo-membraneuse dont sont particulièrement atteints les enfants. (*Voir* diphtérie.)

Cryptorchidisme. — Vice de conformation. Le scrotum ne renferme pas les testicules.

Traitement. — Massage, opération chirurgicale dégageant les testicules.

Cuillerée (poids d'une) :

	à bouch.	à dess.	à café.
Solution salines diverses	16 gr.	12 gr.	4 gr.
Potions et Julep	18	13.50	4.50
Sirops médicamenteux	21	16	5
Teintures	12	9	3
Huiles	12	9	3
Vins	16	12	4
Liquides alcooliques à 60°	12	9	3
Eau	15	10	5

Cuisine des enfants. — Mme de Genlis à propos de l'éducation des enfants, parle d'une certaine cuisine avec enthousiasme.

« Voici les principes de cette cuisine simple et parfaitement saine :

1° De la viande tendre, et qui ne soit jamais hasardée, ainsi que le poisson.

2° Jamais, ou presque jamais de beurre : les légumes au gras, au bouillon bien dégraissé, au maigre, à la crème sans beurre, et ils sont excellens de cette manière.

3° Jamais de champignons, de truffes, de morilles, et rarement du poivre.

4° Du rôti chaud ou froid, ou des grillades.

5° Pour toutes sauces, l'huile et le vinaigre et quelquefois un peu de moutarde. Ne manger les asperges, les choux-fleurs, les artichauts, les haricots verts, les lentilles, etc., qu'à l'huile et au vinaigre, ou à l'eau.

6° En poisson, jamais d'anguilles, et beaucoup de perches et de limandes bien fraîches.

Vous savez, mes enfants, que tel est notre régime, et c'est surtout à ce genre de vie que vous devez votre brillante santé. J'ai été quelquefois malade, ce qu'il faut attribuer aux cha-

grins, aux inquiétudes, à des veilles et à un travail souvent
forcé : mais sans ce régime, je n'existerais plus depuis longtemps. »

Nous avons cru devoir cité textuellement ce passage
hygiénique de Mme de Genlis.

Cruentation. — Suintement sanguin qui se produit sur
les plaies du cadavre.

Crurale (hernie). — (*Voir* hernie).

Cuivre (empoisonnement par le). — Faciliter les vomissements, eau albumineuse en abondance, sulfate de fer hydraté
délayé dans une grande quantité d'eau, lavements adoucissants, infusion de tilleul.

Faire prendre des bains émollients, bains de son, etc.

Cuivre (hygiène). — Son action serait moins pernicieuse qu'on le croyait autrefois. M. de Pietro-Santa a étudié
durant quatre ans, dans un atelier de tourneurs en cuivre, les
influences d'une atmosphère chargée de poussière de cuivre
sur le tempérament, afin d'arriver à la solution de cette question : Le cuivre est-il ou non nuisible? Or voici ce qu'il a
conclu de ses études :

Un individu peut vivre dans une atmosphère chargée de
poussière de cuivre sans altération appréciable de sa santé.

L'ingestion de la poussière de cuivre donne lieu à quelques
légers accidents ;

La colique de cuivre telle qu'elle a été décrite par les
auteurs des dix-huitième et dix-neuvième siècles n'existe pas ;

Les moyens préservatifs par excellence consistent : placer
les aliments à l'abri de la poussière de cuivre, à se laver soigneusement les mains avant les repas, à prendre des bains le
plus fréquemment possible.

Or, le même observateur a étudié durant deux ans les
effets de la fabrication du vert de Schweinfurt que l'on obtient
en faisant dissoudre, en quantité égale, l'acide arsénieux et
l'acétate basique de cuivre, et que l'on emploie principalement pour la coloration en vert des papiers d'abat-jour et de
lanternes.

Sur une moyenne de soixante ouvriers, dans la même maison, « le *contre-maître*, dit-il, broie dans une terrine la
préparation arsenicale ; le *fonceur* applique la couleur sur la
feuille de papier blanc au moyen de brosses ; le *tireur* l'étend
sur le séchoir ; le lendemain le *lisseur*, par la pression d'un
fort rouleau de bois, donne à la feuille le vernis nécessaire ;
puis l'*imprimeur* et le *découpeur* achèvent les dernières
opérations. » Et il ajoute, sur les effets quant à la santé :

Qu'il existe une maladie professionnelle propre à ces ouvriers ; qu'elle se manifeste par des pustules, plaques muqueuses et ulcérations sur les doigts, les orteils, le scrotum, etc. ; que ces accidents sont locaux, et, par suite, sans gravité ; que leur développement peut être arrêté par des ablutions fréquentes, des bains, des gants de peau, et par la division du travail ; qu'ils peuvent être guéris par des lotions d'eau salée sur les parties malades que l'on saupoudre aussitôt de calomel à vapeur ; que le défaut de propreté et la négligence les rendent plus fréquents ; qu'on peut maintenir l'industrie, mais qu'on doit exiger l'emploi journalier des moyens préventifs indiqués par l'hygiène.

Curage de l'utérus ou curétage de l'utérus. — Opération consistant à enlever des fragments ou la totalité de la muqueuse utérine malade et à débarrasser l'organe des produits morbides qui l'encombrent, ou bien encore à attaquer un néoplasme à l'aide d'un instrument spécial arrivant à la matrice par la voie vaginale.

Cyanose (maladie bleue). — Mot par lequel on désigne les malformations congénitales du cœur. Symptômes : Teinte livide, violacée de la peau ; cette coloration est plus marquée aux narines, à la paupière supérieure, au lobule de l'oreille, aux lèvres, à la bouche ; cette coloration devient plus foncée dans les efforts, la toux, elle diminue ou disparaît pendant le sommeil.

Le visage est tuméfié, les yeux proéminents, les doigts sont en *baguettes de tambour*, les ongles sont larges et épais, la chaleur du corps est faible, la respiration est difficile, le malade meurt ordinairement d'asphyxie ou de syncope, et atteint rarement l'âge adulte.

Traitement. — Éviter tout exercice violent, toute émotion, toute fatigue, vie au grand air et bon régime.

Cure. — Emploi méthodique d'un substance dans un but déterminé, cure de raisin, de petit lait, etc. (*Voir* raisin, lait, diète, régime.

Cutané (cancer). *Voir* épithélioma,

Cyanures (empoisonnement par les). (*Voir* empoisonnement.

Cystite. — Inflammation de la vessie. Causes diverses : calculs, pierre, rétrécissements, blennhoragie, refroidissements, etc. Peut être aiguë ou chronique. La cystite aiguë se traite par les boissons délayantes : infusion de pariétaires, de queux de cerise, boissons nitrées, eaux minérales alcalines Vichy, Vals. La cystite blennhoragique se traite par les balsamiques : cubèbe, copahu et le bromure de potassium. La cystite chronique se traite par les injections vésicales tièdes et antiseptiques. (*Voir* antisepsie urinaire). L'eau de goudron, les pilules de térébenthine, Vichy-Célestins, Vals-Précieuse, eau de Chatel-Guyon, etc.

D

Dacryocystite. — Inflammation du sac lacrymal. Peut être aiguë ou chronique.

1° — Aiguë, douleur vive à l'angle interne de l'œil, avec tumeur qui s'ouvre et donne naissance ensuite à une fistule.

2° — Chronique, tumeur à l'angle interne de l'œil, larmoiement, sécheresse de la narine.

Traitement. — Dilatation chirurgicale des voies lacrymales, au moyen de sondes spéciales.

Dacryodénite. — Inflammation de la glande lacrymale. Accompagne souvent la dacryocystite ou inflammation du sac lacrymal.

Dactylite. — Inflammation des doigts ou d'un doigt. (*Voir* Panaris).

Daltonisme. — Anomalie de la vision caractérisée par l'impossibilité de distinguer certaines couleurs. La couleur rouge est celle qui manque le plus souvent: le bleu et le jaune sont, au contraire, celles qu'on distingue le mieux.

Traitement. — Se servir de verres rouges ou verts. Education de la vision.

Danse. — Exercice qui serait surtout profitable si on le faisait en plein air, mais dans des salles de bal où l'atmosphère est viciée, est plutôt nuisible qu'utile.

La danse en plein air et le jour est excellente. La danse la nuit dans des salons est funeste.

« Elle aimait trop le bal et le bal l'a tuée. »

Dartres. — Inflammation chronique de le peau et non parasitaire. Les dartres se traitent comme les maladies chroniques qui ont quelque chose d'inflammatoire ou d'irritatif, par le régime : pas de vin, pas d'alcool, ni de bière ; du lait ou de l'eau comme boisson, pas de charcuterie, de pâtisserie, de viande faisandée, évitez la constipation, veillez au maintien des excrétions cutanées et urinaires. Localement, évitez le trop grand emploi des pommades et des glycérés. L'eau, l'enveloppement avec du caoutchouc, la poudre d'amidon ou de lycopode sont préférables. Le soufre, l'arsenic, les mercuriaux, l'iode, la pierre infernale, l'huile de cade, l'huile de croton, sont souvent employés avec succès. L'hamamelis Mazza et le spécifique Laban réussissent bien.

Datura (Empoisonnement par le). — Émétique, solution d'iodure de potassium ioduré, alcooliques, acétate d'ammoniaque, café noir.

Daube. — Manière de cuire certaines viandes avec un assaisonnement particulier à très petit feu et à l'étouffée dit Littré.

Débilité. — Faiblesse constitutionnelle qui a l'influence la plus étendue sur la formation, le développement et la terminaison des maladies ; elle est caractérisée par le défaut de résistance à l'action des causes occasionnelles et à l'établissement des maladies. On la combat par l'exercice, les toniques : eau St-Léger (Pougues) vin du Dr Cabanes, tonique Rousseau, l'hydrothérapie, le séjour à la campagne.

Déchaussement des dents — État des dents quand les gencives se détachent du collet et de la partie supérieure de la racine.

Traitement. — Badigeonnage des gencives avec solution très faible de chlorure de zinc, 20 gouttes dans un 1/2 verre d'eau, et coaltar saponiné Le Beuf.

Déchirure du périnée. — Accident se produisant à la fin du travail de l'accouchement.

Cette déchirure peut être incomplète, quand elle n'atteint que la bride qui ferme la partie inférieure du vagin (fourchette) et une partie du périnée. Complète quand elle s'étend jusqu'à l'anus, et que l'anus et la vulve forment une seule ouverture. Il y a alors issue involontaire des matières fécales.

Traitement. — Nettoyer la place, et si la déchirure est

incomplète, appliquer de suite deux ou trois points de suture. Si la division est complète, faire la périnéoraphie, opération qui consiste à rétablir le périnée et la cloison qui sépare le vagin du rectum, au moyen d'une double suture.

Décoction blanche. — *Apozème blanc, décoction de Sydenham.* — Phosphate tricalcique, 10 gr. ; mie de pain de froment, 20 gr. ; gomme pulvérisée, 10 gr. ; sucre blanc, 60 gr. ; eau de fleurs d'oranger, 10 gr. ; eau distillée, quantité suffisante pour un litre. Donnez tiède, par tasse, contre la diarrhée.

Décollement. — État d'un organe qui se trouve séparé des parties auxquelles il doit normalement adhérer : décollement des épiphyses, de la rétine, etc.

Décollement de la rétine.

Causes. — Blessure de l'œil, myopie très forte, fatigue exagérée de l'œil, maladies des autres parties de l'œil.

Symptômes. — Vue altérée, incomplète, abolition d'une partie du champ visuel.

Traitement. — Repos absolu de l'œil, révulsifs.

Le décollement peut rester stationnaire et même, exceptionnellement, guérir.

Décubitus. — Attitude dans laquelle le corps repose lorsqu'on est couché sur un plan plus ou moins horizontal.

Décubitus. — Dorsal, ventral, latéral.

Défaillance. — Suspension incomplète du sentiment, du mouvement, de la circulation, de la respiration vin de Cabanes, tonique Rousseau. (*Voir* syncope.)

Défervescents. — Remèdes qui sont censés supprimer la période d'état des maladies fébriles, aiguës : ils abaissent la température, mais n'ont aucune action sur la marche de la maladie.

Déformation du corps par certains exercices. — L'abus de certains jeux et exercices physiques a souvent attiré l'attention de la presse et le journal la *France*, sous la signature Théodore Cahu, parlait de déformation du corps par certains exercices.

« Le résultat de ces fameux Lendits consiste à déformer ceux qui sont les champions des différents lycées, il est étonnant que les pères de famille s'enthousiasment de ces luttes fort utiles si elles étaient modérées, mais dangereuses pour la santé avec leur exagération. L'autre jour, à l'arrivée de la course Paris-Bordeaux, il y avait devant le restaurant Gillet une foule assez considérable.

Au lieu d'être droits, de se tenir bien équilibrés, ces jeunes gens avaient presque tous le dos courbé comme des vieillards, les bras en ailes de pigeon.

Cela provient tout simplement de l'abus de la bicyclette.

Regardez-les passer sur leur appareil et voyez-les ensuite quand ils marchent, vous remarquerez leur tenue courbée, on les croirait bossus, d'autant plus qu'ils se croient obligés de se courber encore davantage afin de bien prendre la démarche obligatoire du vrai bicycliste. »

Une position indéfiniment gardée finit par déterminer des déviations : l'exemple de Séraphin, l'introducteur à Paris des ombres chinoises qui ont fait la joie de bien des enfants au Palais-Royal, avait donné, par suite d'une position toujours courbée, exigée par le peu de hauteur de la chambre où il se tenait pour faire manœuvrer ses marionnettes, à sa colonne vertébrale une déviation persistante de nature particulière. On peut voir du reste son squelette au musée d'anatomie-pathologique, musée Dupuytren.

De là, nécessité de ne pas rester toujours dans la même position, de varier de temps en temps ses mouvements, de faire jouer alternativement tous les muscles ; faire travailler un muscle c'est en reposer un autre : l'escrime, la danse, dans les conditions que nous avons indiquées, divers exercices de gymnastique rationnelle peuvent préserver de ces déformations. (*Voir* les divers articles sur la gymnastique.)

Dégel. — Les temps de dégel sont féconds en maladies. Le dégel brusque offre moins d'inconvénient, parce qu'il s'accompagne ordinairement de fortes pluies qui rétablissent la pureté de l'air.

Dès l'apparition du dégel, on constate beaucoup de rhumes de poitrine et des fièvres catarrhales.

Déjections. — Les déjections ne doivent souiller ni l'air ni l'eau.

Respirons un air pur, n'employons aux usages domestiques qu'une eau vierge de toute souillure, le bacille typhique ne pourra plus nous envahir.

Pour obtenir ce résultat il est évident qu'il faut avant tout préserver l'air et l'eau de toute contamination.

La première mesure à prendre doit donc consister dans la destruction immédiate des germes dans les déjections. C'est un point essentiel dont il faudrait faire comprendre l'extrême importance, non seulement aux médecins, mais encore aux malades ou plutôt à leur entourage.

En laissant les déjections souiller les objets mobiliers, en les étant comme on le fait si communément à la campagne, sur le sol, sur les fumiers. voire même dans les rues. ou bien encore en les versant dans les latrines sans les avoir dénaturées. on sème le gerbe morbide dans un rayon parfois fort étendu et. dans certains cas. on le met pour ainsi dire en réserve et on expose les générations futures à la contamination.(*Voir* désinfection.)

Délégués cantonnaux. — Fonctionnaires surtout nommés pour faire des rapports sur l'état hygiénique des écoles ; ce sont des fonctions honorifiques auxquelles on est nommé par le conseil municipal sur la proposition des maires.

Délétère. — Qui attaque la santé. Qui peut causer la mort. Plantes délétères. Sucs délétères. Miasmes. Emanations délétères. Gaz délétères.

Délire. — Désordre des facultés mentales.

Le délire peut être *doux*. tranquille (subdelirium): le délire peut être furieux, avec hallucinations. visions effrayantes. idées de suicide. etc.: le délire se montre dans les fièvres. les névroses. les altérations du cerveau. etc.

On distingue : le délire toxique qu'il ne faut pas combattre. il disparait par la seule élimination du poison ; 2° le délire alcoolique qui demande l'élimination de l'alcool absorbé: forcez toutes les excrétions, purgatifs, acétate d'ammoniaque à haute dose. etc.: n'employez l'opium et le chloral que dans le cas de surexcitation nerveuse excessive (*Voir* delirium tremens: 3° le délire fébrile, le plus commun. disparait souvent sous l'influence de l'opium: 4° le délire d'inanition. fréquent dans la convalescence: il cède promptement lorsqu'on peut alimenter.

Délire. — Délire dans les maladies.

Perversion d'une ou plusieurs facultés intellectuelles ou affectives qui se montre dans la parole. dans les actions.

Délire sans fièvre. synonyme de folie. (*Voir* aliénation mentale).

Délire des grandeurs. (*Voir* monomanie des grandeurs, paralysie générale).

Délire des persécutions. (*Voir* aliénation mentale).

Délire dans la fièvre typhoïde. — Délire symptomatique au début ou dans le cours de la maladie: c'est un délire vague. incohérent : il peut quelquefois. surtout dans la période d'état. se systématiser et avoir tous les caractères du délire des persécutions ou de la folie religieuse.

La confusion est souvent faite avec la méningite aiguë ou avec le délire aigu essentiel des aliénés.

9

Le vrai médicament à employer contre ces délires est l'opium à haute dose.

Le délire religieux est plus grave et peut conduire à la démence.

Delirium tremens. — Délire nerveux, sans fièvre, survenant chez les ivrognes. Il est caractérisé par une agitation extrême; une loquacité extraordinaire; le malade meurt souvent d'épuisement nerveux.

Traitement. — Opiacés, sirop de chloral à haute dose, morphine, diurétiques, acétate d'ammoniaque à haute dose.

Délivrance. — Se dit dans l'accouchement de la sortie des annexes du fœtus.

Démangeaison. — (Thérapeutique) pas de grattage, si l'on veut, friction avec une brosse lubréfiée de vaseline, compression de la partie, percussion avec la pulpe des doigts. Pas de laine sur la peau, mais du coton, de la toile, de la soie. Pas de narcotiques : bromure, sulfonal etc., mais des substances excitant la sécrétion de la sueur et de l'urine. Usage des antiseptiques : acide phénique en solution dans l'huile de lin, crésyl Joyes 2 0/0, coaltar saponiné Le Beuf, salol, Thymol, menthol, Le jaborandi, l'ichtyol 5 à 10 0/0, la résorcine 3 0/0 sont utiles.

L'eau oxygénée, employée pour la toilette, donne les meilleurs résultats.

Démence. — Dans le sens scientifique, c'est le dernier terme de la folie, c'est l'abolition complète de l'intelligence.

Demi-bain. — (*Voir* bains partiels).

Demodex. — Insecte appartenant au groupe des arachnides, parasite vivant sur l'homme, mais surtout sur le chien et lui donnant l'affection de peau qu'on appelle le rouge. Les boutons d'acné contiennent souvent un demodex: il y a un demodex habitant les follicules du nez, surtout chez les personnes grasses. (Demodex folliculorum.)

Cet animalcule vit cependant, en général, difficilement sur l'homme.

Démoniaques. — Malades possédés par le démon.

M. Richet, dans son étude si remarquable sur les démoniaques d'autrefois assure que la terreur de la possession satanique cesse enfin au commencement du XVIIe siècle.

« Les démoniaques d'autrefois et les démoniaques d'aujourd'hui, page 39. »

Démonomanie. — État dans lequel se trouvent certains malades qui se croient poursuivis par des démons.

Souvent ces malheureux cherchent par le suicide à se soustraire aux tourments qu'ils disent éprouver.

Cette affection a régné d'une manière épidémique au quinzième, au seizième et au dix-septième siècle, dans certaines contrées de l'Allemagne, de la Hollande et en France, dans les Cévennes, au moment de la guerre des Camisards.

Dengue. — Fièvre des pays chauds, caractérisée par des douleurs articulaires, de la courbature et des éruptions de formes différentes, se rapprochant des éruptions de la rougeole et de la scarlatine.

La fièvre dengue a été confondue avec l'influenza. (*Voir* influenza.)

Dentifrices (poudres), — *Poudre dentifrice acide* : tartrate acide de potasse et sucre de lait porphyrisé, de chacun, 200 gr.; carmin, n° 40, 0,40 cent.; essence de menthe poivrée, 1 gr.; mêlez avec soin dans un mortier. *Poudre dentifrice alcaline* : carbonate de chaux précipité, carbonate de magnésie en poudre, quinquina gris, de chacun, 100 gr.; essence de menthe poivrée, 1 gr.; mêlez avec soin. *Poudre au charbon et quinquina* : poudre de charbon végétal, 200 gr.; poudre de quinquina gris, 100 gr.; essence de menthe poivrée, 1 gr. *Poudre dentifrice de craie camphrée* : camphre en poudre très fine, 10 gr.; carbonate de chaux précipité, 90 gr. le coaltar saponiné le Bœuf est un excellent dentifrice.

Dentition (première dentition). — *1re série*, comprenant les deux incisives inférieures médianes, vers l'âge de sept mois ; la sortie de ces dents dure dix jours.

2e série. — Un mois et demi après la première, vers neuf mois et demi, comprenant quatre dents, les quatre incisives supérieures.

3e série. — Deux mois après la seconde, vers onze mois, comprenant six dents, les deux incisives inférieures externes et les quatre petites molaires

4e série. — Deux à trois mois après la précédente, vers dix-sept à dix-huit mois, comprenant les quatre canines.

5e série. — Deux à trois mois après la quatrième, vers vingt et un à vingt quatre mois, comprenant quatre dents molaires.

Deuxième dentition. — De cinq à six ans, les premières molaires ; de six à sept ans, les incisives centrales inférieures ; de sept à huit ans, les incisives centrales supérieures ; de huit à neuf ans, les incisives latérales supérieures et inférieures ; de dix à onze ans, les canines supérieures et inférieures : de onze à douze ans, les deuxièmes petites molaires inférieures et supérieures ; de douze à quatorze ans, les grosses molaires.

Dentition (accidents de la). — Convulsions provoquées par la douleur : frictions sur les gencives avec le liquide suivant :

Glycérine	15 gr.
Bromure de potassium	0.50
Chlorhydrate de cocaïne	0.10

Cataplasme Hamilton autour des mâchoires.

Diarrhée (*voir* diarrhée des enfants).

En tout cas, veiller à l'état de la bouche, craindre les éruptions irrégulières des dents, intervenir dès qu'il y a rougeur, chaleur vive, gonflement excessif des gencives, aphtes, ulcérations.

La scarification des gencives est rarement utile et souvent nuisible.

Dents de lait. — Les dents de lait doivent être soigneusement surveillées et obturées en cas de carie, car leur chute précoce empêche le développement de la mâchoire et les dents de la seconde dentition n'ont plus la place nécessaire à la poussée. Laver avec soin, après chaque tétée, la bouche de l'enfant avec un liquide antiseptique, coaltar saponiné Le Beuf, eau de Vichy si l'on veut, et brosser les dents chaque jour avec une brosse douce imbibée d'un liquide antiseptique.

Déontologie médicale. — Science du devoir des médecins. Pendant longtemps et peut-être encore de nos jours, on faisait prêter, à Montpellier, le serment d'Hippocrate aux étudiants qui venaient d'être reçus docteurs.

En voici les principaux passages :

Je dirigerai le régime des malades à leur avantage, suivant mes forces et mon jugement, je m'abstiendrai de tout mal et de toute injustice. Je ne remettrai à personne du poison, si on m'en demande, ni ne prendrai l'initiative d'une pareille suggestion ; semblablement je ne remettrai à aucune un pessaire abortif.

Je passerai ma vie et j'exercerai mon art dans l'innocence et la pureté.

Dans quelque maison que j'entre, j'y entrerai pour l'utilité des malades, me préservant de tout méfait volontaire et corrupteur.

Quoi que je voie ou entende dans la société, pendant

l'exercice ou même en dehors de l'exercice de ma profession, je tairai ce qui n'a jamais besoin d'être divulgué, regardant la discrétion comme un devoir en pareil cas.

Dépilatoire. — Préparation caustique dans laquelle on fait entrer de la chaux vive, du sulfure d'arsenic, etc., dans le but de déterminer la chute des poils. Le dépilatoire le plus connu est le *Rusma*, dont voici la formule.

Chaux 64 grammes, orpiment 16 grammes, délayer dans un peu d'eau savonneuse, appliquer, sur les poils, l'action est moins corrosive quand on ajoute au mélange un peu de pâte d'amandes douces.

Déplâtrage des vins. — Les sels de baryte étant éminemment toxiques, ne doivent pas servir, pour cette raison, à précipiter l'acide sulfurique des vins plâtrés (opération qu'on désigne sous le nom de *déplâtrage*) : on peut employer au contraire le strontium. On sait, en effet, depuis longtemps, et M. V. Laborde, membre de l'Académie de médecine, vient de confirmer tout récemment encore en ces termes, que les composés du strontium sont sans danger pour la santé publique.

« Chargés de rechercher quelles modifications ce mode de déplâtrage apporterait dans la constitution chimique des vins plâtrés, nous avons fait les expériences qui suivent :

1° Avec du tartrate de strontiane,

Et 2° Avec du phosphate de strontiane.
produits industriellement fabriqués.

1° L'opération du déplâtrage des vins par le tartrate de strontiane seul, ou mieux avec un quart environ de son poids d'acide tartrique, se fait facilement et donne un vin qui, à quelques traces près de strontiane, possède la composition d'un vin naturel non plâtré ;

2° Le déplâtrage par le phosphate de strontiane réussit aussi, mais le vin n'a pas la composition d'un vin naturel. »

Dépuratifs. — Principes qui ont la réputation de porter en dehors, par les voies naturelles, les humeurs inutiles ou nuisibles : les diaphorétiques, les purgatifs, l'iode, les alcalins, etc. sont des dépuratifs. Le meilleur dépuratif connu est la tisane Dussolin.

Dépuration. — Acte du corps vivant pour maintenir sa propreté intérieure. On y arrive en activant l'excrétion de tous les organes glandulaires par des laxatifs, vomitifs, diurétiques, diaphorétiques (excitant la sueur), etc. (*Voir* nettoiement des organes.)

Dérivatifs. — Substances attirant dans une partie le sang.

les humeurs pour en débarrasser une autre partie menacée d'inflammation. La saignée, les vésicatoires, les sinapismes, etc., sont des dérivatifs.

Dermalgie. — Sensibilité anormale de la peau, souvent d'origine rhumatismale. On calme cette douleur par l'application d'ouate, de flanelle, de taffetas ciré, d'une peau de chat, etc., ou par des frictions irritantes, l'application de sinapismes ou de vésicatoires.

Dermalgie thérapeutique. — Douleurs à la peau provoquée par des sinapismes, des vésicatoires, la flagellation, les frictions fortes et irritantes du pinceau électrique, pour relever l'activité cérébrale, ranimer la respiration et la circulation, ou calmer une douleur profonde.

Dermatalgie. — Sensibilité anormale de la peau.

Traitement. — Mixture de baume tranquille, hydrothérapie chaude.

Dermatorrhée. — Augmentation de la transpiration cutanée.

Traitement. — Lotions froides alcoolisées additionnées de quelques gouttes de teinture de belladone.

Dermatose. — Nom général donné aux maladies de la peau : dartres, acné, etc.

Le spécifique Laban, pur ou coupé d'eau, et l'hamamelis Mazza sont excellents dans le traitement des dermatoses.

Descente. — Nom vulgaire des hernies et de l'abaissement de l'utérus.

(*Voir* hernies et prolapsus).

Désinfection des murailles. — La proportion de microbes varie beaucoup d'après les locaux et sur les différents points d'une chambre ; ce nombre diminue à mesure que l'on s'éloigne du sol, il en existe très peu sur les plafonds. Il faut pour une désinfection complète assurer l'intégrité des murailles, des papiers et tentures qui les recouvrent. Il faut éliminer, d'après Duclaux, le chlore et l'acide sulfureux, dont l'emploi est difficile et irrégulier. Les solutions de sublimé sont préférables ; le liquide est projeté à l'aide d'une pompe, de façon à mouiller uniformément les murs. On ne désinfecte le plafond que dans les cas de variole, rougeole, typhus. Solution au 3 millième, acidulée avec 5 millième d'acide chlorhydrique pour la muraille. Il faut 4 à 5 millièmes de sublimé pour les planchers recouverts d'un enduit ; 7 à 8 millièmes pour les pavés de brique.

Désinfection des objets. — Les vêtements de laine, la literie, les tapis, les tentures, tout ce qui peut s'enlever et n'est pas susceptible de passer à la lessive, doit être porté aux étuves à désinfection dont nous parlons dans l'article suivant. L'action de la vapeur à la température de 112 à 115°, prolongée pendant un quart d'heure, ainsi qu'on le fait dans les étuves municipales, n'altère ni la texture ni la couleur des étoffes. On peut voir, à la station de la rue des Récollets, une collection d'étoffes de laine et de soie qui ont subi cette opération sans que leurs couleurs délicates aient rien perdu de leur éclat. Levison (de Copenhague) a expérimenté les étoffes les plus diverses, au point de vue de leur résistance à l'action de la vapeur, en les soumettant ensuite au dynamomètre. Il a constaté que toutes les étoffes, après dix passages à l'étuve, avaient conservé toutes les qualités requises pour faire un excellent usage. Il a dressé le tableau du degré de résistance de chacune d'elles. Les fourrures, les pelleteries, les objets en caoutchouc ne supportent pas la température des étuves : il faut les désinfecter au pulvérisateurs ou par des lotions antiseptiques comme les objets de mobilier qui ne sont pas transportables.

Les étuves à vapeur sous pression ne sont pas encore très répandues en France : il n'y a encore que 68 établissements hospitaliers qui en soient pourvus. La préfecture de la Seine en possède trois dans Paris : la première, rue du Château-des-Rentiers, 71 ; la seconde, rue des Récollets, 6 ; la troisième, rue de Chaligny, 21. Ces trois stations possèdent chacune deux étuves à vapeur sous pression et tout le matériel nécessaire à la désinfection à domicile. Dans quelques mois, deux établissements semblables vont s'ouvrir.

Dans la banlieue, la désinfection est assurée par 13 étuves mobiles. Il y en a 2 à Charenton, 2 à Saint-Denis et 1 dans chacune des communes suivantes : Sceaux, Villejuif, Vincennes, Courbevoie, Neuilly, Pantin, Clichy, Saint-Gueu et Aubervilliers. Des équipes de désinfecteurs convenablement exercés y sont attachées. La statistique des opérations pratiquées jusqu'ici donne la mesure de l'importance que ce service a acquise en quatre ans. De 78 qui ont eu lieu en 1889, elles se sont élevées à 18.464 en 1892. Pendant le premier trimestre de 1893, il y en a eu 6.607 d'accomplies.

Désinfection des personnes. — Elle s'applique aux malades, aux personnes qui les soignent, à celles qui manipulent les objets contaminés et, enfin, aux cadavres.

Pendant le cours d'une maladie infectieuse, la plus rigoureuse propreté est indispensable ; c'est même, comme on le sait, un des éléments de la guérison ; mais elle ne suffit pas pour protéger l'entourage ; il est nécessaire d'y joindre la désinfection. Il faut, aussitôt que l'état du malade le permet, procéder à des lavages répétés et minutieux des parties du corps souillées par les déjections, de celles où la présence de replis cutanés, l'abondance des poils rendent l'accumulation des germes plus facile. La solution de Crésyl-Jeyes à 4 grammes pour 100 et celles du Sanitor pu conviennent mieux pour cela que les préparations d'acide phénique, parce qu'elles sont sans odeur. Lorsque le malade est en convalescence, il se lave lui-même au savon, procède à des lotions antiseptiques minutieuses et ne doit rentrer dans la vie commune qu'après avoir pris un grand bain savonneux et mis des vêtements vierges ou convenablement désinfectés.

Pendant le cours de la maladie, les déjections (matières vomies, selles, urines, crachats) doivent être immédiatement mélangées soit avec la solution phéniquée forte, soit avec celle de sulfate de cuivre à 50 grammes par litre. Les selles fraîches peuvent être également désinfectées à l'aide du lait de chaux. Dans les deux cas, il faut environ 20 grammes du désinfectant par litre de matières. Un quart d'heure après, on peut jeter les matières dans les fosses d'aisances. Les vases sont lavés à l'eau bouillante additionnée de 25 grammes de carbonate de soude par litre.

Les linges des malades, leurs draps de lit, taies d'oreiller, etc., etc., doivent être, aussitôt qu'on les leur a enlevés, plongés dans un récipient renfermant la solution forte d'acide phénique ou de sublimé, et portés à la buanderie après douze heures d'immersion. Les vêtements de laine, les couvertures sont envoyés à l'étuve.

Les objets de toilette doivent être également désinfectés. Les brosses et les peignes sont dégraissés avec une solution de soude ou de potasse et plongés dans la solution forte de sublimé tiède pendant deux heures. Les éponges et les brosses à dents, après avoir été lavées à l'eau chaude, sont plongées dans la solution forte de sublimé et y séjournent vingt-quatre heures. L'eau bouillante suffit pour les ciseaux et les rasoirs. Les objets de toilette, après désinfection, doivent sécher à l'air libre.

Les personnes qui entourent les malades, comme celles qui manipulent leurs vêtements, sont astreintes aux mêmes soins de propreté et ne doivent rentrer dans la vie commune, être admises à la *libre pratique*, comme on disait autrefois, qu'après avoir pris un bain savonneux et changé de vêtements.

Ceux qu'ils revêtent doivent avoir été tenus soigneusement à l'écart de la chambre du malade et désinfectés au besoin.

Lorsque la maladie se termine par la mort, le corps doit être mis en bière aussitôt que le décès a été légalement constaté, et à l'heure fixée par le médecin. On commence par laver le cadavre avec la solution faible de sublimé ; on en imbibe également son suaire ; puis on le place dans la bière, en l'entourant d'une poudre absorbante (c'est habituellement de la sciure de bois). Le matériel des pompes funèbres devrait être également désinfecté après chaque cérémonie.

Desquamation. — Exfoliation de l'épiderme, sous forme d'écailles plus ou moins grandes, c'est la période finale des maladies éruptives : scarlatine, variole, etc.

Détersifs. — Médicaments propres à enlever des surfaces externes et internes du corps les substances étrangères qui y adhèrent. Les eaux alcalines, les alcools et les vinaigres antiseptiques sont des détersifs. On emploie ces liquides en lotions, gargarismes, lavements, etc.

Déviation. — Direction vicieuse que prennent certaines parties : déviation de la colonne vertébrale *Voir* scoliose, cyphose, lordose). Déviations utérines. (*Voir* antéversion, retroversion).

Dévoiement. — (*Voir* diarrhée).

Diabète. — Maladies ayant pour caractère évident la présence de sucre dans l'urine (diabète sucré).

Il est une autre classe de diabète (diabète insipide) ; il n'y a pas de sucre dans l'urine, mais on y trouve plus d'urée et de phosphates que normalement ; puis la quantité d'urine est fort augmentée.

Le diabète consécutif à l'ablation du pancréas chez le chien est dû à l'absence, dans le sang, d'une quantité suffisante du ferment pancréatique.

Dans un grand nombre de cas de diabète, ce ferment fait défaut ou est insuffisant ; en donnant des injections de pilocarpine, on constate une diminution de glycosurie. Le médicament agit en stimulant les glandes pancréatiques et salivaires.

Traitement du diabète sucré. — Deux sortes de traitements : 1° traitement pharmaceutique et traitement diététique. La graisse est absolument nécessaire à l'alimentation des diabétiques, sans aller jusqu'à l'exagération de Cantani qui ordonnait dans le diabète un régime exclusivement graisseux.

Pas de lait, pas de fruits, le sucre des fruits passant facilement dans les urines, pas de pain ou pain spécial.

Pas d'alcool ni de vin pur, mais du vin coupé; les diabétiques sont de grands buveurs et supportent sans ivresse de fortes doses d'alcool, aussi deviennent-ils facilement alcooliques.

Bouchardat, qui ordonnait d'abord à ses diabétiques du vin pur, était revenu au vin coupé.

Pas de féculents.

Le thé, le café, le maté, les préparations de Kola sont très favorables dans l'hygiène des diabétiques, vin du Dr Cabanes, tonique Rousseau, vins à base de Kola (vin des Montagnards).

La saccharine n'a que des avantages.

L'exercice en plein air : jardinage, équitation, escrime, menuiserie, marches, activant la nutrition, rendent de grands services dans le diabète, qui est attribué à un ralentissement de nutrition.

L'hydrothérapie provoquant l'excrétion cutanée est excellente. Eaux de Vichy (Célestins) Vals-Précieuse, eau de Royat et eau de la Bourboule.

Le carbonate de lithine, 10 grammes par jour en 30 doses, avec deux gouttes de liqueur de Fowler, un paquet avant chaque repas, fait beaucoup de bien.

L'antipyrine fait baisser la quantité de sucre et d'urine, solution d'antipyrine Trouette.

Le régime ne doit être maintenu dans sa rigueur que quelques mois.

Traitement du diabète insipide. — Opium, valériane, repos au lit, douche.

Diabète salivaire. — Considéré tout récemment comme la 1re période du diabète sucré.

La salive renferme 10 à 15 pour 100 de sucre, la digestion est mauvaise, l'urine est normale ou ne contient que des traces de sucre.

Diable (Bruit de). — Nom donné à un bruit d'origine veineuse, perçu par l'auscultation dans les vaisseaux du cou, et qui est un signe d'anémie ou de chlorose.

Diachylon. — Emplâtre résolutif.

Diaclysme. — (*Voir* lavage de l'intestin).

Toile de diachylon, toile sur laquelle on étend le diachylon.

Diacode (sirop). — Préparé avec des têtes de pavot blanc. De 5 à 30 gr. par jour, en sirop.

Diagnostic. — Discernement de l'état sain ou morbide par le moyen des signes que fournit à l'observateur l'examen de l'attitude extérieure du corps et de ses différentes fonctions.

Diapédèse. — Sueur sanguinolente, passage des globules du sang à travers les parois des vaisseaux capillaires.

La diapédèse ou hémorrhagie cutanée diffère de l'hématidrose en ce qu'elle peut se produire sur tous les points du corps, tandis que l'hématidrose siège dans les points où il y a sudation. Elle coexiste avec l'anémie.

Le mot diapédèse vient du grec et veut dire traverser ; on l'a appliqué de nos jours, et on l'applique actuellement plus habituellement à la théorie qui considère les globules de pus comme des globules blancs sortis au travers des parois des petits vaisseaux.

C'est la migration hors des vaisseaux sanguins des globules blancs du sang qui, sortis par des lacunes existant entre les cellules épithéliales des parois vasculaires, constituent les globules parulents dans l'infection purulente, dans la pyoémie.

M. Bouchard a prouvé que l'injection des produits solubles de certains microbes exerce un arrêt sur la diapédèse. L'action retardante ne porte pas uniquement sur la sortie des leucocytes hors des vaisseaux ; mais elle s'étend aux autres phénomènes de l'inflammation, c'est-à-dire à la congestion et à l'exsudation.

Diaphorése. — Transpiration plus forte que la transpiration ordinaire.

Diaphorétiques. — Substances excitant la sécrétion de la sueur : jaborandi, antimoine, etc.

Diarrhée. — On dit qu'il y a diarrhée quand les selles sont plus fréquentes, plus abondantes, plus liquides qu'elles ne le sont normalement.

On divise la diarrhée en plusieurs groupes :

1° Diarrhées par inflammation catarrhale de l'intestin ; exemple : irritation produite par la trop grande quantité ou la mauvaise qualité des aliments, diarrhées épidémiques, diarrhées accompagnant les fièvres éruptives, etc.

2° Diarrhées par altérations de l'intestin. Ces diarrhées sont chroniques et persistantes, alternent avec la constipation et se présentent sous forme de débâcles. Causes : tubercules, cancers, polypes de l'intestin.

3° Diarrhées nerveuses, qui sont causées par une émotion, un refroidissement, une brûlure étendue, la suppression de mucus, la ménopause, etc.

4° Diarrhées cachectiques à la période terminale des maladies chroniques : tuberculose, diabète, goutte, cancer, etc.

Certaines diarrhées doivent être respectées.

Ce sont les diarrhées survenant chez les hydropiques, les

sujets atteints de fièvres typhoïdes ou de néphrites et les diarrhées de la ménopause.

Traitement de la diarrhée en général : diarrhée aiguë, repos, cataplasme Hamilton sur le ventre ; diarrhée chronique : exercice, gymnastique, hydrothérapie.

Alimentation. — Diarrhée aiguë, diète, aliments légers, potage. Diarrhée chronique, régime lacté, viande crue ou légèrement grillée, poudre de viande Trouette-Perret, poudre de viande et chocolat Rousseau.

Médicaments. — Opium, laudanum, 10 à 15 gouttes dans une potion gommeuse, diascordium, 2 à 5 grammes par jour, sous-nitrate de bismuth, 2 à 3 grammes par jour, cachets de naphtol et salicylate de bismuth de Trouette.

Dans la diarrhée catarrhale, purgatifs, 20 à 25 grammes de sulfate de soude ou de magnésie, à jeun, pilules Bonny.

Diarrhée des enfants. — De l'allaitement : faire téter toutes les deux ou trois heures seulement, sirop de grande consoude, 100 grammes, sous-nitrate de bismuth, 2 grammes, une cuillerée à café avant chaque tétée, sirop de papaïne Trouette-Perret.

Diarrhée du sevrage. — Conserver l'usage du lait, pas de bouillon, huile de ricin et sirop de gomme, une demi-cuillerée à café de chacun une à deux fois par jour, cataplasmes sur le ventre.

Diarrhée de dentition. — Cesser les légumes et les fruits, donner du lait, du bouillon, des œufs, du blanc de poulet, citrate de magnésie, 15 à 20 grammes à jeun

ou   calomel . . . .   0.05 centigr.

       sucre . . . .   2 grammes.

en douze prises à donner à intervalles égaux dans la journée.

Elixir de papaïne Trouette-Perret, un demi-verre à liqueur après chaque repas ou tétée.

Diastase. — Propre à séparer, ce mot a plusieurs significations.

En chirurgie, c'est une luxation qui consiste dans la séparation ou l'écartement de deux os.

Chimiquement, c'est une substance qui sert à transformer l'amidon en sucre. La salive contient de la diastase. On applique aujourd'hui ce mot aux matières déjectorales des microbes.

Diastasis. — Espèce de luxation consistant dans l'écartement de deux os qui étaient contigus.

Diastole. — Les deux ventricules du cœur se contractent ensemble, et se dilatent ensemble, le mouvement de dilatation prend le nom de diastole, celui de contraction, le nom de systole.

Diathèse. — Disposition générale d'une personne à être souvent ou habituellement affectée de telle ou telle maladie.

Diathèse cancéreuse. Diathèse rhumatismale., etc.

Dicrote. — Battement double du pouls, il semble battre deux fois, rebondir, c'est le pouls *rebondissant*, on le regarde comme un signe d'hémorrhagie.

Diète. — Nom de la méthode de traitement de l'état fébrile ; et, dans un sens plus restreint, du régime alimentaire qui convient à cet état. 1° Repos des forces animales ; 2° Boisson abondante et aération régulière pour soutenir toutes les excrétions ; 3° Alimentation appropriée. Dans l'état fébrile, le malade ne doit jamais cesser d'être alimenté, la nourriture doit être ténue et rafraîchissante, la quantité doit être réglée d'après la sensation qu'éprouve le corps, d'après la nature de la maladie, d'après le tempérament du malade (*Hippocrate*). — On peut combiner les matières alimentaires de manière à former, par exemple, cinq degrés de diète : *1er degré*. Décoction des céréales, bouillon, eau albumineuse, lait ; *2e degré*. A ces aliments, ajoutez les potages faits avec le pain et les pâtes alimentaires ; *3e degré*. Aux aliments précédents, joignez les crèmes, les compotes, les fruits acides doux, les biscuits légers ; *4e degré*. Joignez-y les œufs frais à peine cuits, les coquillages. le poisson, le pain ; *5e degré*. Donnez de plus les légumes verts et les viandes blanches. Les trois premiers degrés conviennent à l'*état fébrile existant* ; les deux derniers appartiennent plus spécialement aux *périodes d'intermission* et de *rémission*. — La diète proprement dite rafraîchit et n'affecte pas péniblement les organes digestifs lésés par la fièvre. Les aliments qui la constituent se digèrent promptement, sont aisément absorbés et nourrissent suffisamment : elle est donc parfaitement appropriée à la nature irritante de l'état fébrile.

Diète animale. — On donne ce nom à l'alimentation composée exclusivement d'aliments tirés des animaux : c'est la diète animale *absolue ;* et à l'alimentation mixte dans laquelle les aliments tirés des animaux prédominent sensiblement : c'est la diète animale *proprement dite*. Les deux formes de cette diète représentent l'alimentation réparatrice par excellence (*Hippocrate*) ; mais elles ont l'inconvénient d'échauffer et de restreindre les excrétions. Vous favoriserez donc les effets de la diète animale en excitant les fonctions excrétoires (*Barthez*). Pour accroître l'action des reins, faites boire une quantité suffisante d'eau commune, d'eau minérale ou d'une boisson diurétique : vous activerez les fonctions de la peau en faisant pratiquer un exercice régulier et surtout par l'usage des bains tièdes et de douches suivis d'une friction donnée sur tout le corps ; l'action de l'intestin par le moyen de lavements d'eau pure tiède fréquemment renouvelés et par l'action d'une eau minérale laxative, etc. Vous activerez enfin la digestion s'il est nécessaire, en administrant quelques toniques stomachiques, tonique Rousseau, et en particulier une eau minérale naturelle appropriée, Vichy, Vals.

Diète lactée. — C'est l'usage exclusif du lait pour toute nourriture et pour toute boisson. La diète lactée remplit les mêmes indications que la diète végétale ; et de plus elle devient l'unique remède lorsque l'inanition est l'effet du désordre des organes digestifs. Les farines lactées, utiles aux mêmes cas, conviennent dans l'allaitement et le régime alimentaire insuffisants.

Diète sèche. — Diète animale dans laquelle on boit le moins possible et seulement pour étancher la soif. Elle fortifie, en accroissant tout ensemble les résorptions humorales. Utile dans l'état cachectique essentiel, lorsque les excrétions sont suffisantes.

Diète végétale. — On attribue à Pythagore l'introduction de cette diète dans le régime de vie ordinaire : c'est pourquoi on l'a désignée de tout temps sous le nom de *pythagorique.* Voici, d'après l'italien Ant. Cocchi, les traits principaux de ce régime. Pythagore permettait les végétaux tendres et frais, le pain, le lait, le miel et l'eau. Il ordonnait l'abstinence de toute viande, du vin et des œufs ; il pensait que parfois il peut être utile de relâcher la sévérité de cette diète ; il autorisait alors l'usage modéré de la chair des animaux jeunes et des poissons, mais il repoussait toujours la chair des animaux âgés et du gibier. Quand il mangeait en compagnie, il ne refusait pas un verre de vin ; les œufs et le vin sont permis aujourd'hui dans la diète végétale. (*Voir* végétarisme).

Diffusion de la lumière. — La diffusion de la lumière varie beaucoup selon la couleur des surfaces sur lesquelles elle tombe. M. Sampuei a fait paraître en 1893 un travail indiquant la quantité de lumière absorbée et montrant dans quelles proportions la nature du revêtement des murs modifie l'éclairement d'une salle.

Les chiffres suivants indiquent la quantité de lumière absorbée.

Drap noir. 100
Papier brun foncé. . 87
Papier bleu. 72
Peinture jaune . . . 60
Boiseries propres . , 50
Boiseries sales . . . 80
Badigeon. 15

Digérer (*Art de*). — Il est, en fait de digestion, quelques grandes règles, 4 ou 5 principes généraux qui servent de base à l'hygiène digestive. et cependant ce sont eux qui sont le plus oubliés parce qu'ils cadrent mal avec les habitudes de notre vie moderne.

1º Personne ne jouit d'une digestion facile avec une vie sédentaire. L'exercice du corps est en première ligne incitateur et protecteur de la digestion.

2º L'influence de l'air pur et de la lumière est énorme sur la digestion : nous ne saurions trop le répéter. Si l'air pur et vif. froid ou chaud. est introduit dans nos poumons. si l'air et la lumière directe viennent baigner à flot notre enveloppe extérieure. soyez sûrs que la digestion sera bonne.

3º La méditation prolongée, les affections tristes, les émotions vives sont perturbatrices à l'excès du travail digestif.

Les pensées et les sentiments agréables. les émotions douces et contenues favorisent à un haut degré la digestion

4º Le rapprochement des sexes, dans les limites convenables. sans provocation, est une des conditions d'une digestion parfaite.

5º Une circulation active et libre, rien qui enserre ou gêne, des sécrétions normales, intestinales ou autres, sont des conditions nécessaires d'une bonne digestion.

6º Emploi de digestifs bien choisis. Vals Saint-Jean. Saint-Léger-Pougues. tonique Rousseau, élixir. sirop ou vin de papaïne Trouette-Perret, vin du Dr Cabanès.

Digestibilité. — Expériences faites sur l'homme lui-même. Stevens employa un bateleur hongrois qui faisait parade de manger des cailloux. Il lui fit avaler une boule d'argent creuse, criblée de trous à peine perméables à la pointe d'une aiguille, garnie d'un diaphragme. servant de réceptacle aux substances à expérimenter. Le bateleur avalait la boule et la rendait au bout d'un certain temps.

Stevens constata que le poisson est plus digestible que la viande de bœuf; la viande bouillie, que la viande crue ; les substances végétales. autant que les substances animales ; que les graines des céréales non décortiquées ne subissent aucune altération.

Wiliam Beaumont a eu plusieurs années à son service un Canadien très robuste, ayant une fistule à l'estomac, suite d'un coup de feu ; elle permettait d'inspecter directement ce viscère et d'en retirer des matières alimentaires à toutes les périodes de la digestion. Voici le résultat de ses observations :

1° Les chairs des mammifères se digèrent moins facilement que celles des oiseaux, beaucoup moins que celles des poissons ; rôties, elles sont plus digestibles que frites et encore plus que bouillies ; le bœuf se digère plus facilement que le mouton ; celui-ci que le porc, mais les différences ne sont pas marquées.

2° La volaille blanche se digère mieux que la volaille noire.

Voir pour les autres aliments, les mots laitage, poisson, œufs, soupes, végétaux, légumes, pain, etc.

Digestifs. — Moyens de hâter la cicatrisation des plaies de mauvaise nature : thérébenthine, styrax, mercuriaux, etc. Étendez les compositions digestives sur un linge feutré et déposez sur la plaie.

Digestif, s'applique quelquefois aux substances favorisant la digestion : thé, infusion de tilleul, menthe, tonique Rousseau, élixir de papaïne Trouette Perret, etc.

Digestion (Mauvaise. — Il y a quatre états ou phénomènes morbides qui peuvent se convertir en habitudes du système digestif et coexister avec la santé relative : la pneumatose-gastro-intestinale, le vomissement, la diarrhée et la constipation. Par l'hygiène, on peut empêcher ces états de se produire. (*Voir* pneumatose, vomissement, diarrhée, constipation, digérer). Un verre à liqueur d'élixir de papaïne de Trouette-Perret, après chaque repas, régularise les fonctions digestives. Vals Saint-Jean aux repas, eau Saint-Léger-Pougues.

Dilatation. — Agrandissement accidentel et contre nature d'un canal, d'un orifice et d'une cavité : dilatation de l'estomac, des veines (varices), de l'aorte, anévrisme, etc.

Dilatation des bronches.

Symptômes — Toux fréquente, grasse, peu douloureuse, expectoration abondante, crachats opaques, purulents, fétides, surtout le matin, oppression légère.

Traitement. — Vésicatoires, pointes de feu sur la poitrine, toniques amers, tonique Rousseau, eau de Châtel-Guyon, eau de Carabana, Gouttes Livonniennes, 4 à 6 par jour.

Dilatation de l'estomac. — État morbide qui peut résulter d'un rétrécissement de l'orifice pylorique par une tumeur ; mais qui, le plus souvent, succède à une altération des parois de l'estomac ou à une atonie (affaiblissement) des fibres musculaires de ce viscère.

La dilatation est fréquente chez les rhumatisants, les nerveux, les gros mangeurs, après la fièvre typhoïde.

Symptômes. — Constipation, digestion lente et pénible, vomissements abondants, fétides, hypochondrie, vertiges, amaigrissement, palpitations, etc.

Traitement. — Bicarbonate de soude à haute dose, alcalins, lavages de l'intestin et de l'estomac, exercice, hydrothérapie, laxatifs, régime végétarien : légumes, œufs, fruits cuits, élixir de papaïne Trouette après les repas.

Dilution. — Mot employé par les homéopathes pour désigner l'opération par laquelle ils atténuent l'effet d'un médicament. Ils délaient, par exemple un grain d'une substance dans une certaine quantité de liquide ; puis prenant un grain de cette liqueur, ils délaient dans une quantité de liquide égale à celle du liquide et ainsi de suite jusqu'à la 30me dilution.

Diphtérie. — Genre de maladie caractérisée par la tendance à la formation de fausses membranes sur les muqueuses et sur la peau ; la diphtérie affecte plus particulièrement la muqueuse de la bouche et du pharynx. (*Voir* croup).

Le bacille de cette affection a été décrit par Klebs et Loeffer.

Il peut se trouver sur les vêtements, il faut les désinfecter ; l'eau à 60° tue le microbe.

Mais le virus sec supporte sans peine 98°.

Le parasite ne se multiplie que sur place, et ne se répand pas dans l'organisme. Donc l'organisme est infecté, non par le parasite, mais par les produits septiques que ce microbe a sécrétés.

Symptômes. — Frisson, état fébrile, mal de gorge, accompagné d'engorgement des ganglions sous-maxillaires, expectoration muqueuse, rougeur vive et gonflement des amygdales qui sont recouvertes de petites taches blanches, irrégulières, sans saillie, s'étendant au voile du palais, à la luette ; voix basse, étouffée, rauque, éteinte, respiration soufflante, accès de suffocation, anxiété vive, menace d'asphyxie.

Traitement. — Stériliser la fausse membrane avec un

agent antiseptique, mais non toxique pour le malade : on n'a que l'embarras du choix : le camphre phéniqué paraît très actif.

Camphre. . . . . 20 gr.
Acide phénique. . . . . 5 —
Huile de ricin. . . . . 15 —
Alcool. . . . . 10 —

Un lavage de la gorge avec cette solution suffit toutes les trois heures, régime tonique. Boissons alimentaires et alcooliques ; pulvérisations avec eau mélangée d'acide phénique.

Trachéotomie s'il y a menace de suffocation.

La solution concentrée de papaïne Trouette a été essayée avec succès en lavages dans la gorge pour détruire les fausses membranes de la diphtérie.

Diplopie. — Trouble de la vue caractérisée par la vue double des objets. Phénomène qu'on retrouve dans certaines maladies des yeux et des maladies constitutionnelles : ataxie, néphrite, etc.

Dipsomanie. — Manie de boire, prenant par périodes, et constituant des sortes d'accès, séparés par des intervalles de sobriété.

Diurétique. — Médicament qui augmente la quantité d'urine : digitale, scille, caféine, sucre de lait, dragées Saint-Marc, etc.

Doctrines médicales. — On entend par doctrines médicales les théories par lesquelles on a expliqué les maladies et le traitement qu'on a suivi pour les guérir. (*Voir* aux différents noms.)

Humorisme, solidisme, théorie de l'inflammation, rarosisme, etc.

Dose. — La dose des médicaments pour l'individu adulte (20 à 60 ans) étant prise comme unité, on la fractionne pour les individus plus ou moins âgés : 1/12 aux enfants de moins d'un an, 1/4 de 1 à 3 ans, 1/3 de 3 à 7 ans, 1/2 de 7 à 14 ans, 2/3 de 14 à 20 ans.

Dosage. — (*Voir* dose, médicaments dangereux et thérapeutique infantile.)

Dosage duodécimal. — (*Voir* méthode duodécimale).

Dothiénentérie. — Nom scientifique de la fièvre typhoïde par allusion aux ulcérations qui, dans cette maladie, se montrent à l'intestin. (*Voir* fièvre typhoïde.)

Douche. — Colonne de liquide qu'on dirige sur une partie quelconque du corps.

On distingue les douches en : douches en jet, en pluie,

froides (eau de 10 à 15°), chaudes, écossaises (douche chaude, suivie de douche froide), ascendantes (données de bas en haut), descendantes (de haut en bas).

La douche doit avoir une durée de quinze à trente secondes.

Douleur. — Quelqu'en soit le siège, si elle provoque l'insomnie, donnez les compositions d'opium, le chlorhydrate de morphine, solution d'antipyrine Trouette, etc. Une chaleur forte et soutenue supprime les douleurs rhumatismales et névralgiques. L'ivresse que procure l'alcool et les solanées; belladone, etc., efface le sentiment de la douleur. On masque la douleur par la vésication, les frictions irritantes, etc.

Douve. — Vers trématodes (plats), dont plusieurs espèces sont parasites de l'homme : 1° la douve hépatique, parasite du foie; 2° la douve hétérobie qui a été trouvée dans l'intestin; 3° la douve ophtalmobie qui a été trouvée dans le cristallin; 4° la douve hématobie parasite du sang.

Dragonneau. — (*Voir* filaire de Médine.

Drastique. — Purgatif qui produit l'évacuation d'une grande quantité de liquide, de sérosités : jalap, nerprun, etc.

Duodénite. — Inflammation de l'intestin grêle, du duodénum. (*Voir* entérite.)

Durillon. — Epaississement de la peau. — Coricide russe. (*Voir* cors).

Dynamophore. — Gubler a créé le mot dynamophore qui veut dire, porteur de force.

Le quinquina, le vin, le chocolat, ne sont pas seulement des aliments, ils sont dynamophores, ainsi que le café, le thé, et surtout le maté et la kola.

La quinine lutte contre la fièvre; introduite dans l'économie elle produit un effet; on la rend sous forme de quinicine qui a la même composition chimique que la quinine, mais qui a perdu toutes ses propriétés thérapeutiques; la quinine est aussi un dynamophore.

Dyschromatopsie. — Perception défectueuse des couleurs. (*Voir* daltonisme.)

Dyscrasie. — Mauvais tempérament, mauvaise constitution.

Dysenterie. — Maladie infectieuse, probablement microbienne.

Elle se traduit comme lésion principale par une inflammation ulcéreuse du gros intestin.

On en distingue cinq variétés · 1° *sporadique*; 2° *endémique*; 3° *épidémique*; 4° *aiguë*; 5° *chronique*.

D. sporadique. — Apparaît dans l'été et disparaît en automne. — Causes : Eau de mauvaise qualité, usage de boissons froides et de fruits verts.

D. endémique. — S'observe dans les pays chauds : Sénégal, Cochinchine, Mexique, Antilles, Indes, Algérie.

D. épidémique. — S'observe surtout dans les camps, les villes assiégées, les casernes, etc.

La dysenterie est contagieuse.

D. aiguë. — Est accompagnée quelquefois de ramollissement et d'hypertrophie de la rate, d'abcès au foie.

Symptômes. — Diarrhée et douleurs abdominales, au bout de vingt-quatre à quarante-huit heures, selles dysentériques, contenant des mucosités glaireuses avec filet de sang, évacuations précédées d'un sentiment très douloureux de tension et de constriction à l'anus (épreintes et ténesme), envies incessantes d'aller à la selle, coliques autour du nombril. Avec les ulcérations, les selles se modifient ; outre les matières glaireuses, elles contiennent du sang pur et des membranes : vers le huitième ou le quatorzième jour, les selles sont fétides et constituées par un liquide séreux et rougeâtre ; l'amaigrissement est rapide et l'affaiblissement considérable.

La dysenterie est ordinairement à marche lente dans les climats tempérés.

Traitement de Trousseau. — Au début, 3 gr. d'ipécacuana, divisés en 4 paquets, à prendre à dix minutes d'intervalle. A partir du lendemain, 20 gr. de sulfate de soude par jour, jusqu'à ce que les selles soient devenues diarrhéiques, en même temps, lavements composés de 20 à 25 centigr. de nitrate d'argent pour 250 gr. d'eau. 1{4 de lavement avec quelques gouttes de laudanum. Alimenter le malade avec des potages, des panades, des purées, des œufs battus dans du bouillon, de la poudre de viande Trouette-Perret ; comme boisson, de l'eau de riz.

Dysménorrhée. — Écoulement difficile et douloureux des règles.

Traitement. — Bains chauds, apiol, rue, armoise, dilatation du col utérus, frictions avec la brosse électro-magnétique Fournier.

Quelquefois la dysménorrhée provient de l'anémie. Toniques et reconstituants : dragées de fer Trouette.

Dysmnésie. — Affaiblissement de la mémoire.

Dyspepsie. — Digestion difficile habituelle, avec constipation, diarrhée, renvois, gaz, manque d'appétit, etc.

Traitement. — Vals Saint-Jean, eau de Châtel-Guyon

noix vomique, belladone, papaïne Trouette Perret, vin de Cabanes, cachets Naphtol et salicylate de Bismuth Trouette. (*Voir* maladies de l'estomac, digestion, digérer.)

Dysphagie. — Difficulté de la déglutition qui se produit dans la bouche (dysphagie buccale) ; dans le pharynx (dysphagie pharyngienne) ; dans l'œsophage (dysphagie œsophagienne).

Causes. — Tumeur, spasmes, hystérie.

Traitement suivant la cause.

Dysphonie. — Altération de la voix.

Dyspnée. — Gêne et fréquence de la respiration, symptôme de lésions très diverses. Elle s'établit graduellement, ou survient tout d'un coup (spasme de la glotte), elle est continue, ou revient sous forme d'accès ; difficulté de respirer, symptôme commun dans un grand nombre de maladies des poumons et du cœur.

Traitement. — Respirator Maxim.

Dysurie. — Difficulté d'uriner.

Traitement. — Eau alcaline aux repas, Vichy, Vals, de la Bourboule. (*Voir* rétrécissement, cystite).

E

Eau. — L'eau joue dans l'existence des êtres animés un rôle presque aussi grand que celui de l'air. — Elle est indispensable au fonctionnement de l'organisme — elle rend notre sang assez fluide pour pouvoir circuler. La vie est impossible sans eau ; le corps humain en renferme 63 0/0 de son poids et comme cette eau incorporéé aux sécrétions, s'évapore sans cesse par la respiration, l'urine et la sueur, il faut que sa provision se renouvelle chaque jour.

Mais elle n'est point toujours de bonne nature ; elle peut être chargée de matières calcaires comme l'eau d'Arcueil ou ce qui est plus graves encore des microbes de la fièvre typhoïde ou du choléra ; on la fait bouillir ou on la fait passer dans un filtre. — Quand on l'a fait bouillir, il faut avoir soin de l'agiter après l'avoir laissé refroidir, afin d'y dissoudre l'air qu'elle a perdu en bouillant, sans cela elle serait indigeste.

Certaines personnes pour s'épargner cette peine emploient un moyen plus expéditif et plus coûteux et consomment de l'eau minérale.

Mais il ne faut pas prendre d'une eau minérale quelconque — les eaux minérales ont un avantage c'est qu'elles sont captées aux sources même, qu'elles proviennent en général de couches profondes, qu'elles ont été épurées par leur parcours dans le sous-sol et qu'elles ne renferment point de micro-organismes.

En choisissant l'eau minérale suivant son tempérament et

son état de santé habituel, on peut remédier à certains vices de fonctionnement de l'organisme et combiner ainsi l'hygiène à la thérapeutique.

Mais quand on veut faire usage d'une eau minérale pour la table et journellement, il ne faut pas prendre une eau quelconque, car il y a des eaux minérales très actives qui bonnes dans certaines affections, deviennent mauvaises pour ceux qui sont en bonne santé.

Eau (Examen de l'). — On reconnaît qu'une eau est bonne lorsque sur les rives de la fontaine, du ruisseau, de la rivière, il ne croît ni jones, ni mousse, ni aucune plante aquatique, lorsque l'eau sort de la fente d'un rocher, claire, limpide et quelle coule sur un lit de sable, sans vase, sans sédiment, ou sur un cailloutage bien net.

On agite les eaux pour les aérer, on filtre avec le sable ou les pierres ponces celles qui sont limoneuses, on y ajoute du charbon pour celles qui contiennent des matières organiques putréfiées. Avant cette opération on peut et on doit faire bouillir l'eau.

L'oxalate d'ammoniaque produit un précipité abondant dans les eaux séléniteuses.

Le nitrate d'argent connu aussi sous le nom d'azotate d'argent, de pierre infernale donne un précipité abondant avec les eaux qui contiennent des hydrochlorates.

Eau (différentes formes de l'). — L'eau pour être potable, doit être fraîche, limpide, sans odeur, agréable au goût, légère à l'estomac, imputrescible, apte aux usages domestiques.

L'eau de pluie entraîne dans sa chute des poussières atmosphériques, des microorganismes qui y pullulent.

L'eau distillée ou *bouillie* est fade, imparfaitement aérée et lourde à l'estomac.

L'eau filtrée est indemne de souillures ; mais il faut des soins minutieux pour empêcher la pénétration des microorganismes dans l'appareil.

L'eau de glace est contaminée par des microbes, si elle est recueillie sur des surfaces liquides, stagnantes ou sales. (*Voir* glace.)

Eau d'égout. — La Ville de Paris a fait d'immenses travaux pour les égouts, les Belgrand, les Alphand ingénieurs distingués, ont fait déverser les eaux d'égouts sur des terrains perméables qui absorbent les matières organiques, servent d'engrais, fument des terres dans lesquelles poussent des légumes plantureux, et laissent en outre couler une eau purifiée, mais il ne faut pas saturer le sol, il faut que les végétaux aient épuisé les matières organiques pour que la terre puisse en absorber de nouvelles.

On étudie la qustion en ce moment pour faire de nouveaux déversoirs dans les terrains près de la forêt de Saint-Germain.

Eau (Épuration de l'). — Mademois lle Catherine Schipiloff a communiqué, à la Société de physique et d'histoire natur lle de Genève, une méthode d'épuration de l'eau qui a l'avantage d'être rapide et très économique. Elle consiste à utiliser les propriétés stérilisatrices du permanganate de potasse ; un ou deux centigrammes par litre suffisent pour tuer tous les microorganismes d'une eau de fleuve, comme celle de la Seine.

En quelques minutes le permanganate est décomposé, l'oxygène brûle la matière organique, il se forme un dépôt brun de bioxyde de manganèse et un peu de potasse cet de soude qui restent en solution et se combinent avec l'aide carbonique de l'eau. L'eau, d'abord se décolore complètement, s'il n'y a pas excès de permanganate. Il faut qu'il y ait excès léger pour montrer que toute la matière organique a été oxydée. Après quoi on se débarrasse de cet excès en fournissant à l'eau un peu de matière à oxyder, de l'eau-dévie, du sucre, etc. Le bioxyde de manganèse qui reste en suspension est inoffensif ; il est employé comme le fer dans le traitement de l'anémie. Le prix du permanganate acheté en gros est insignifiant, le permanganate de potasse 1 franc le kilog., le permanganate de soude seulement 60 centimes, à 2 centigrammes par litre, le prix de stérilisation d'un mètre cube revient à peu près à deux centimes.

Eau hygiénique ou de Lechelle. — Hydrolat dans lequel entrent un très grand nombre de substances aromatiques et balsamiques.

Eaux minérales (jugées au point de vue hygiénique). — Nous n'avons pas ici à parler des propriétés médicales des diverses sources d'eaux minérales ; nous ne parlerons que du séjour à ces diverses stations sous le rapport hygiénique.

Lorsque Trousseau, ayant quitté sa clinique à l'Hôtel Dieu, remonta à l'école de médecine dans sa chaire de thérapeutique, il traita des eaux minérales.

« Quand je montai dans cette chaire pour la première fois, dit-il, il y avait cours de matière médicale et de thérapeutique ; je fis remplacer ces mots par cours de thérapeutique et de matière médicale. Les médicaments agissent moins par eux-mêmes que par la manière dont ils sont donnés.

Tel se rend à Carlsbad ou dans tout autre endroit, qui débarrassé des préoccupations journalières, va déjà mieux depuis qu'il est monté dans le train ; mais que sera-ce quand il se trouvera dans la montagne ! »

Le lieu du séjour est donc très important au point de vue hygiénique, et Durand Fardel, dans sa brochure des eaux minérales de la France mises en regard des eaux minérales de l'Allemagne, termine son rapport en disant :

« L'usage des eaux minérales n'est pas toujours exclusivement thérapeutique ; l'hygiène prend une grande part aux résultats qu'on en attend. Il convient que les sites dont elles sont environnées, que les conditions climatériques qui leur appartiennent soient en rapport avec les conditions morbides, complexes, qui les réclament, et avec les indications qui se rattachent à ces conditions.

Eaux minérales artificielles. — *Eau gazeuse simple* : solution aqueuse d'acide carbonique appelée improprement eau de Seltz. Usage domestique : se boit au repas, sans indication, ou pour remédier à quelque excès alimentaire ou alcoolique. Utile dans la convalescence de l'état gastrique. Antiémétique. Désaltère et rafraîchit lorsqu'on y mêle du sirop de groseille. — *Eau acidule saline* : chlorure de calcium 0.33 ; chlorure de magnésium 0,27 ; chlorure de sodium 1.10; carbonate de soude 1.90 ; sulfate de soude 0.10 ; eau gazeuse simple 650. F. S. A. C'est une eau de table agréable. — *Eau saline purgative ; eau de Sedlitz* : Voy. *Sulfate de magnésie*. — *Eau alcaline gazeuse* : bicarbonate de soude 2.12 ; bicarbonate de potasse 0,23 ; sulfate de magnésie 0.35 ; chlorure de sodium 0.08 ; eau gazeuse simple 650. F. S. A. Imitation des eaux de Vichy froides et de Vals : elle est fort agréable. — *Eau ferrée gazeuse* : Voy. *tartrate ferrico-potassique*. — *Eau sulfurée* : monosulfure de sodium; chlorure de sodium, aa 0,13 ; eau privée d'air par l'ébullition 650. F. S. A. Imitation des Eaux-Bonnes, des eaux de Barèges, Cauterets, etc. — *Eau de soude carbonatée ; Soda water* : bicarbonate de soude 1 ; eau gazeuse simple 650. F. S. A. Par verres contre la gravelle urique. — *Eau magnésienne* dite *magnésie liquide* : elle contient pour 650 d'eau gazeuse simple, une quantité de magnésie correspondant à 20 d'hydrocarbonate. Par verres, pour combattre l'acidité des voies digestives.

Eaux minérales naturelles (MEMENTO des indications thérapeutiques des principales)

MALADIES	CLASSES	STATIONS FRANÇAISES
Adénopathies	*Iodo-bromurées*	Challes.
Albuminurie	*Ferrugineuses*	Brucourt, Montmirail, la Malou-l'Ancien, Châtel-Guyon-Gubler, St-Léger-Pougues.
—	*Alcalines*	Soulzmatt, Vichy-Célestins.
Anémie	*Ferrugineuses*	Brucourt, La Malou-l'Ancien, St-Alban, Lacaune-St-Rouge, Royat-St-Victor, Orezza, Bussang, Forges, St-Léger-Pougues.
—	*Sulfureuses douces*	Cauterets, Challes, Luchon, Aix-les-Bains, Eaux-Bonnes.
—	*Bicarbonatées*	Pougues-Saint-Léger.
—	*Chlorurées sodiques*	Balaruc, La Bourboule.
Asthme	*Sulfurées sodiques et calciques.*	Cauterets, Montmirail, Labassère, Luchon, Cambo, Eaux-Bonnes, Saint-Boes, Carabana.
—	*Bicarbonatées mixtes*	Mont-Dore, La Bourboule, Court-Saint-Etienne, Royat, Bagnères-de-Bigorre.
Cachexie	*Chlorurées sodiques*	Balaruc, La Bourboule.
—	*Ferrugineuses*	Brucourt, Lacaune (source Rouge). Cambo.
—	*Sulfureuses*	Cauterets, Challes, Luchon, Cambo, Eaux-Bonnes
—	*Bicarbonatées sodiques*	Soulzmatt, Plombières, Vichy-Mesdames, Pougues-St-Léger.
Catarrhe	*Sulfureuses*	Cauterets, Montmirail, Challes, Labassère, Pierrefonds, Luchon, Aix-l.-B., Eaux-Bonues.
—	*Bicarbonatées*	Mont-Dore, St-Léger-Pougues.

Cardialgie	Carbonatées	Chaudesaigues.
Chlorose	Ferrugineuses sodiques	Brucourt, La Malou-l'Ancien, St-Alban, Lacaune, Royat-St-Victor, St-Léger-Pougues.
—	Chlorurées................	Uriage, La Bourboule, La Motte-les Bains.
—	Sulfureuses	Cauterets, Uriage, Challes, Labassere, Luchon Eaux-Bonnes.
—	Sulfatées sodiques..........	Bagneres-de-Bigorre.
—	Alcalines................	Plombières, Vichy, Pougues-St-Léger, Royat.
Constipation	Salines sulfatées..........	Châtel-Guyon-Gubler, Carabana.
Dermatoses..........	Chlor. sodiques sulfur.....	Montmirail, Uriage, La Bourboule, Challes,
....	Ferro-cuivreuses...........	Saint-Christau. [Luchon.
....	Bicarbonatées...............	Vichy, Mont-Dore, Bagnères-de Bigorre, Royat, Chaudesaignes, St-Léger-Pougues.
—	Arsenicales	Bussang, la Bourboule, Vals, St-Léger-Pougues.
Diabète	Alcalines................	Soulzmatt, La Malou-l'Ancien, La Bourboule, Pougues-St-Léger, Contrexéville Pavillon.
Dysenteries	Alcalines................	Soulzmatt, Vichy-Hôpital.
....	Sulfureuses...............	
Dyspepsie	Alcalines................	VichyHôpital, Lacaune-Bel-Air, Pougues-St-Léger, Royat (César) Châtel-Guyon.
....	Ferrugineuses carboniques.	Brucourt, La Malou l'Ancien, Lacaune.
....	Bicarb. et chl. faibles	Bagneres-de-Bigorre, St-Léger-Pougues.
Foie..........	Bicarbonatées et sulfatées ..	Soulzmatt, Montmirail, Vichy, Châtel-Guyon-Gubler, Carabana, St-Léger-Pougues.
Gastralgie	Bicarb. sodiques faibles....	Montmirail, Plombières, St-Alban, St L.-Pougues.
....	Thermales fortes.....	Brucourt, La Malou-l'Ancien, Châtel-Guyon.
Goitre..........	Iodo-bromurées.	Challes.
Goutte	Bicarbonatées sod. et sulf. lithine..................	Vichy-Célestins, Martigny-les-B., Pougues-St-Léger, Royat-Saint-Marc, Contrexeville.
....	Chlorurées thermales	La Motte les-Bains, Bagneres-de Bigorre.

MALADIES	CLASSES	STATIONS FRANÇAISES
Goutte...............	Chlorurées sédatives.......	
Gravelle urique......	Bicarbonatées sodiques....	Vichy-Célestins, Uriage, -St-L.Pougues, Con-trexéville-Pav. Château-Guyon, Royat(César).
—	Sulfatées..................	Martigny-les-Bains, Lagn.-de-Big., Cambo,
—	Sulfureuses faibles........	Labassère. [Carabana.
Laryngite............	Carbonatées	Chaudessaigues, Eaux-Bonnes.
Lymphatisme	Chlorurées sodiques........	Brucourt, Uriage, Balaruc, La Bourboule, La Motte-les-Bains.
—	Eaux mères..............	
—	Sulfureuses excitantes.....	Cauterets, Challes, Barèges, Luchon, Aix Ise-Bains, Eaux-Bonnes.
—	Sulfatées ferrugineuses....	La Malou-l'Ancien.
Névralgies...........	Thermales diverses........	La Malou-l'Ancien, Bagnères-de-Bigorre, Lu-chon, Royat, Chaudesaigues, St-L.-Pougues.
Obésité...............	Sulfatées magnésiennes....	Montmirail, Châtel-Guyon-Gubler, Carabana.
Paralysies...........	Chlorurées sodiques........	Balaruc, Châtel-Guyon.
— rhumatismales.	Thermales..................	La Malou-l'Anc., Balaruc, La Bourboule, Bagn.-de-Big"., Châtel-Guyon, Chaudesaigues.
— hystériques.....	Moins actives..............	
Phtisies pulmonaires — lymphatiques.	Sulfureuses	Cauterets, Montmirail, La Bourboule, Challes, Labassère, Luchon, Aix-les-Bains, Eaux-[Bonnes.
— éréthiques....	Bicarbonatées thermales ...	Mont-Dore.
Psoriasis buccal.....	Ferro-cuivreuses...........	Saint-Christan.
Rhumatisme chron"..	Eaux thermales............	La Malou-l'Ancien, Mont-Dore, Balaruc, La Motte-les-Bains, Royat, Cauterets, Bagnères-de-Bigorre, Luchon, Aix-les-Bains.

— articulaire......	*Très thermales*...........	Cauterets, La Malou-l'Ancien, La Motte, Aix-les-Bains, Luchon, Chaudesaigues.
— avec lymphat'..	*Chlorurées et sulfureuses*..	Uriage, La Motte-les-Bains, Challes.
— névropathique .	*Sédatives thermales*........	La Malou-l'Ancien, Plombières, Saint-Sauveur.
— avec dyspep·ie.	*Bicarbonatées thermales*...	La Malou-l'Ancien, Plombières, Mont-Dore, Vichy-Célestins, Lacaume-Bel-Air.
— goutteux........	*Bicarbonatées et chlorurées thermales*...............	Vichy-Célestins, La Bourboule, Martigny-les-Bains, Royat-St-Marc, Aix-les-B., Chaudesaigues.
Scorbut..............	*Chlorurées sodiques fortes.*	
Scrofules.............	*Chl. sodiques Eaux mères.*	Brucourt, Uriage, Balaruc, Salies-de-B., La Bourboule, La Motte, Chaudesaigues.
—	*Sulfureuses*...............	Cauterets, Uriage, Challes, Labassère, Barèges, Luchon, Aix-les-Bains, Eaux-Bonnes.
Syphilis	*Sulfureuses iodo-bromurées.*	Challes.
Utérus (maladies de l')	*Sulfureuses faibles*.........	Cauterets, Montmirail, Saint-Sauveur, Pierrefonds, Luchon.
—	*Sulfatées thermales*........	Bagnères-de-Bigorre, Cambo.
—	*Chlorurées moyennes*......	La Motte-les-Bains, Châtel-Guyon-Gubler.
—	*Bicarb. et ferrugineuses*...	Vichy, Saint-Alban, St-Léger-Pougues.
Vessie (affections de la)	*Sulfatées*.................	Montmirail, Plombières, Bagnères.-de-Bigorre.
— catarrhe	*Ferrugineuses*.............	Contrexéville-Pavillon, Saint-Boes.
—	*Salines*..................	Soulzmatt, Vichy-Célestins, Châtel-Guyon-Gubler, Carabana.
— catarrhe chron...	*Sulfureuses alcalines*......	Challes, Cambo.
— dysurie..........	*Sulfureuses fortes*..........	Challes, Eaux-Bonnes, Saint-Boes.
— incontinence.....	*Eaux sédatives*............	
— gravelle.........	*Sulfatées*.................	Pougues-St-Léger, Bagn.-de-Bigorre, Cambo.
— coliques néphrét'.	*Alcalines*.................	Soulzmatt, Vichy, Lacaune-Bel-Air, Pougues-St-Léger. Châtel-Guyon-Gubler, Contrexéville-Pavillon.

Eau oxygénée (eau saturée d'oxygène à 7 ou 8 atmosphères). — Depuis la découverte de l'eau oxygénée, ce produit avait été peu employé à cause de son instabilité sauf contre certains empoisonnements.

On s'en sert aujourd'hui comme microbicide.

Eaux parisiennes. — *Eau de l'Atlas.* — L'eau de l'Atlas est une eau minérale, sulfureuse, dont la source est au pied de la Butte-Chaumont (Belleville).

Elle est nommée eau de l'Atlas, du nom de la rue où la source est située.

Ces eaux, de même que d'autres sources parisiennes non exploitées jusqu'ici (Batignolles, Ternes, pont d'Austerlitz, rue Bérenger, sont analogues à celles d'Enghien, de Mortefontaine et de Pierrefonds, elles sont minéralisées par des sels calciques associés à l'hydrogène sulfuré.

Eau potable. — L'eau potable doit être fraîche, limpide, incolore, inodore et avoir un goût agréable. Elle doit contenir une certaine proportion de gaz et de substances minérales en solution et être indemne de substances végétales ou animales.

Eau potable (de l'examen de l'). — Le docteur *Kubel*, pharmacien à Holymünder, ayant à examiner un grand nombre d'échantillons des eaux de cette ville, est arrivé à conclure, qu'il suffit pour écarter les suspectes, de constater leur degré de limpidité, leur coloration et leur teneur en sels ammoniacaux, nitrites et nitrates.

Le trouble d'une eau, comparable à une atmosphère brumeuse, et qui ne s'éclaircit pas par le repos, est l'indice d'une forte proportion de matières organiques. Une coloration prononcée est produite ordinairement par le voisinage de dépôts de fumier ou d'immondices, ou l'introduction d'eaux souillées, si le sol lui-même n'est pas marécageux. Les sels ammoniacaux et les nitrites ont presque toujours la même origine.

Pour ces recherches, M. *Kubel* emploie deux tubes de verre blanc fermés à un bout, de 35 centimètres de longueur et de 2 centimètres de diamètre. On les remplit jusqu'à 30 centimètres avec l'eau à examiner qu'on regarde de haut en bas au-dessus d'un papier blanc. On peut comparer avec de l'eau distillée contenue dans un tube semblable. Le moindre trouble ou la plus faible coloration sont ainsi perceptibles. On ajoute alors dans l'un des tubes quelques gouttes de réactif de Nessler ; dans l'autre, de l'iodure de potassium, de l'empois d'amidon, de l'acide sulfurique étendu et on agite. Une coloration jaune dans le premier tube indique la présence de l'ammoniaque. Une couleur bleue dans le second, des nitrites.

L'auteur n'a constaté qu'une fois de l'ammoniaque, mais a toujours trouvé des nitrites dans les eaux suspectes, quoique la première manque rarement dans les cas analogues. Il attribue ce résultat à la haute température et à la sécheresse, qui ont produit l'oxydation rapide de ce composé.

Eau de Portugal. — Alcool rectifié, 4 lit. 54.

     Essence d'écorce d'orange. .   223 grammes
     Zeste de citron.   56   —
     Essence de bergamote. . . .   28   —
     Essence de rose   7   —

Eaux de table. — Toutes les eaux minérales ne peuvent pas être choisies indistinctement comme eaux de table ; l'eau de Vals (Saint-Jean), Saint-Léger-Pougues et Vichy-Célestins n'ont aucun inconvénient et doivent obtenir la préférence.

Eaux de la Vigne. — On a dérivé les eaux de la Vigne et de la source de Verneuil, du Breuil et d'Erigny, dans la vallée d'Avre, dans le département de l'Eure, et elles sont arrivées à Montretout, près de Saint-Cloud, où leur bienvenue a été fêtée par une cérémonie publique au mois de juin 1893. De ces réservoirs, elles seront conduites dans Paris.

On les appelle généralement : Eau de la Vigne, eau d'Avre.

Eblouissement. — Trouble de la vue causé par une vive lumière ou quelque cause interne, telle qu'une congestion cérébrale.

Echauffement. — (*Voir* constipation et démangeaison.)

Echauboulure. — Petites élevures rouges de la peau causées par la chaleur.

Traitement. — Laxatifs et application de poudre d'amidon, de spécifique du Dr Laban pur.

Ecchymose. — Infiltration du sang dans les mailles du tissu cellulaire, produisant une tache plus ou moins étendue, noire, bleuâtre, violet foncé ou rouge vif sous les muqueuses : la couleur se modifie avec le temps, et passe des teintes foncées aux teintes claires.

Traitement. — Compresses résolutives sur la région : eau-de-vie camphrée, arnica, onguent napolitain, etc.

Echinocoque (ténia). — Ver qui à l'état adulte se trouve chez le chien, et à l'état embryonnaire chez l'homme, où il forme les kystes dits *hydatiques*.

Echinus esculenta. — Oursin commun et comestible

on en mange surtout les ovaires qui sont rougeatres et d'un goût assez agréable.

Eclairage. — La lampe Carcel ou la lampe modérateur avec de l'huile de colza bien épurée constitue le meilleur mode d'éclairage privé quand la lumière est suffisante.

Pétrole.

La lumière du pétrole est trop vive, elle cause assez promptement de la fatigue. Il constitue cependant un mode d'éclairage précieux au point de vue de l'économie.

Eclairage électrique. — Les données de la science s'accordent toutes à prouver que le meilleur moyen d'éclairage serait une source de lumière entièrement dépourvus de rayons ultra-violets. En essayant d'introduire la lumière électrique dans l'éclairage des grandes villes et des ateliers, on entre dans une voie irrationnelle et dangereuse, dit J. Regnault, et les lésions de l'œil sont d'autant plus redoutables qu'elles prennent naissance avec plus de lenteur.

Pour prévenir ces inconvénients on place la lumière à une grande hauteur. Les remarques précédentes s'appliquent à la lumière donnée par l'arc électrique.

Les lampes à incandescence moins riches en rayon violet ne donnant lieu à aucun développement de chaleur ou de gaz méphitique sont très hygiéniques.

Foucault a conseillé à ceux qui se servent de la lumière électrique l'emploi des binocles dans lesquels le verre d'urane est substitué au verre ordinaire.

M. A. Brachet a eu l'idée d'employer du collodion quininé et des verres passés au curcuma, qui est jaune.

Les verres colorés à l'oxyde de chrome préviennent les iritis et les conjonctivités.

Eclampsie. — Convulsions qui se produisent chez la femme à la fin de la grossesse et pendant le travail de l'accouchement. Ces convulsions se produisent par accès; l'intervalle des accès est de durée variable; souvent mortelle, l'éclampsie peut cependant guérir.

Traitement. — Surveiller l'urine des femmes enceintes, les femmes ayant de l'albumine dans l'urine ont souvent de l'éclampsie. Pendant l'accès, chloral, chloroforme, etc.

L'éclampsie est très rare chez les primipares (femmes à leur première grossesse).

Ecorchure. — Plaie légère de la peau avec déchirement de l'épiderme. Traitement : laver avec des liquides antiseptiques, eau boriquée, Crésyl-Jeyes 2 0/0, si l'écorchure est étendue. recouvrir de compresses imbibées de ce même liquide.

Eclectisme. — Consiste en médecine comme en philosophie à choisir ce qu'il y a de meilleur dans chaque système. Chaque doctrine a du vrai, mais aucune ne peut être regardée comme absolue.

Ecole de Salerne (Préceptes de), — Poème didactique qui offre le résumé des doctrines surtout hygiéniques de cette école.

Il existe un grand nombre de traductions en français sous le titre *Ecole de Salerne.*

Régime de santé pour conserver le corps humain et vivre longuement, *regimen sanitatis*; en français on trouve même l'*Eschole de Salerne,* en vers burlesques, par Martin.

La dernière traduction a été faite en vers par M. Meaux de Saint-Marc, Paris, 1861, avec une introduction de M. Ch. Daremberg.

Economie animale. — Ensemble des parties dont se compose l'organisation de notre être.

Ecrevisses. — L'abus d'écrevisses est nuisible aux goutteux et aux herpetiques, dont cette nourriture aggrave les éruptions cutanées.

Le potage bisque aux écrevisses doit être interdit aux dyspeptiques, aux rhumatisants et à tous ceux dont la peau ne fonctionne pas bien.

Ecrouelles. — Tumeurs froides, scrofules, maladie chronique du système lymphatique : elle se manifeste par la dégénérescence tuberculeuse des glandes superficielles, spécialement des glandes du cou. (*Voir* scrofule).

Ecthyma. Phlegmasie des follicules sébacés caractérisée par des pustules, larges, arrondies, auxquelles succède une croûte plus ou moins épaisse qui laisse après elle une empreinte rouge plus ou moins persistante.

Traitement. — Cataplasme Hamilton, fécule, farine de riz, etc., recouvrir chaque pustule avec de l'emplâtre de Vigo.

Tenir le ventre libre par des purgatifs doux, pas d'épices, ni d'alcool; chez les enfants, purger avec le calomel. 0,05 à 0,10 centigrammes.

Eczéma. — Affection cutanée caractérisée par de petites vésicules très rapprochées les unes des autres, dont l'éruption est annoncée par un sentiment de fourmillement et de cuisson à la peau, et qui se termine par la résorption du liquide ou par des excoriations superficielles, une exsudation

séreuse et par la chute de petites écailles, débris de l'épiderme.

L'eczéma impétigineux a des vésicules purulentes.

L'eczéma de la face chez les enfants est souvent appelé
croûtes laiteuses.

Traitement. — Savon au Crésyl-Jeyes et lotions à 2 0/0 ;
bains généraux d'amidon ou de son ; *eaux minérales* :
Royat, Bourboule Défendre les bains de mer.

Éducation à la Jean-Jacques. — Système d'éducation développé dans l'*Émile* de Jean-Jacques Rousseau,
ouvrage qui contient un grand nombre de conseils hygiéniques pouvant être utiles pour l'éducation des enfants, à côté
d'un grand nombre de contradictions, au sujet desquelles
Helvétius émettait les idées suivantes :

« Qu'on ne s'étonne point des contradictions de ce célèbre
écrivain. Ses observations sont presque toujours justes, et les
principes presque toujours faux ou communs. De là ses
erreurs. Peu scrupuleux examinateur des opinions généralement reçues, le nombre de ceux qui les adoptent lui en
impose. Et quel philosophe porte toujours sur ses opinions
l'œil sévère de l'examen? La plupart des hommes se
répètent.

« Dans les anciennes salles de spectacle, il y avait, dit-on,
beaucoup d'échos artificiels placés de distance en distance et
peu d'acteurs sur la scène. *Or sur le théâtre du monde, le
nombre de ceux qui pensent par eux-mêmes est pareille-
ment très petit, et le nombre des échos très grand.* L'on
est partout étourdi du bruit de ces échos. Je n'appliquerai
pas cette comparaison à M. Rousseau : mais j'observerai que
s'il n'est pas de génie dans la composition duquel il n'entre
souvent beaucoup de ouï-dire, c'est l'un de ces oui-dire, qui
sans doute a fait croire à M. Rousseau, « qu'ayant dix ou
« douze ans, les enfants étaient entièrement incapables et de
« raisonnement et d'instruction, »

C'est ainsi que s'exprime Helvétius, nous ajouterons que si
l'homme pense si peu, une bonne éducation le formera en lui
donnant d'excellents principes, une mauvaise en lui faisant
accepter tous les préjugés. Et ne pourrait-on pas dire avec
Leibnitz : « Celui qui a l'éducation est le maître du monde. »
Après Sadowa, on disait à Berlin : ce n'est pas le fusil à
aiguille qui a battu les Autrichiens c'est le maître d'école.

Une autre vérité est que les femmes les plus ignorantes
sont celles d'un certain rang, qui croient que la naissance
leur a donné aussi l'instruction, et le peuple, voulant les

imiter devient la dupe de l'ignorance, des préjugés et de la superstition.

Mais si les femmes de haute classe ou qui se croient être de haute classe, employaient leur temps à apprendre comment elles doivent élever leurs enfants, au lieu de se livrer à des frivolités, tout irait mieux.

Efflorescence. — Elevure, rougeur à la peau Affection légère qui se guérit par des applications de spécifique Laban pur.

Electrolyse. — Action de détruire des tissus au moyen de la pile. S'emploie dans le traitement des tumeurs cancéreuses, des rétrécissements. (Méthode du Dr Fort).

Egouts (épandage de l'eau d'). — Nous avons parlé dans différents articles des eaux corrompues des fleuves ou des rivières qui les traversent après qu'elles ont reçu les eaux des égouts.

Aussi à Paris, a-t-on porté au delà la ville, les eaux d'égouts qu'on a répandu sur le sol de la presqu'île de Gennevilliers ; c'est un véritable filtre, mais la presqu'île est restreinte et on a été conduit à l'épandage pour épurer la plus grande quantité d'eau possible. Quand l'eau est filtrée lentement au travers du sol, elle lui abandonne toutes ses impuretés.

Electricité. — 1° *Courants continus*. Ils traversent les parties organiques du pôle positif au négatif. Deux directions : *a*. du centre à la circonférence suivant la direction des nerfs médullaires. *courant continu descendant* ; *b*, de la circonférence au centre suivant la même direction, *courant continu ascendant*. — Le courant descendant excite la motilité et active la circulation capillaire ; le courant ascendant excite la sensibilité, accroît les mouvements réflexes (*excitabilité motrice médullaire*) et amène la contraction des petits vaisseaux. — L'interruption du courant continu provoque douleur et contraction musculaire. Eviter la destruction de la peau au point de contact des réophores. On gradue en diminuant ou en augmentant le nombre des éléments et la durée d'application. Contre tous les désordres de la sensibilité et du mouvement. Espèce de panacée.

2° *Courants induits*. Le passage à travers le muscle provoque une contraction instantanée si le courant est unique, vive et plus ou moins prolongée, tétanique même, si les courants se succèdent ou se rapprochent de plus en plus. Eviter la douleur, en appliquant les excitateurs sur la peau avant la production du courant. On gradue à volonté l'intensité de ces courants par un artifice d'appareil. Les appliquer toujours avec une extrême modération : il faut exciter le muscle sans l'épuiser, sans le surexciter outre mesure. Contre la paralysie, lorsque l'impuissance motrice est due au seul défaut d'excitabilité.

Électricité médicale. — Longtemps abandonnée aux charlatans, elle est entrée aujourd'hui dans une voie scientifique. On peut maintenant disposer d'instruments perfectionnés, subtils et sûrs, permettant de doser le fluide électrique comme un simple médicament ; d'un autre côté, l'électro-diagnostic permet de reconnaître les maladies. Par le transport électrique on peut diriger et faire agir les substances médicamenteuses sur un point en traversant le corps ; c'est une sorte de galvanoplastie sur les tissus vivants.

L'électrothérapie est employée dans presque toutes les névroses ; elle est également essayée dans la paralysies les contractures ; dans l'épilepsie, les névralgies, l'épuisement nerveux, la dilatation de l'estomac, l'obstruction intestinale, l'incontinence d'urine, l'impuissance génésique.

Elle peut remplacer la chirurgie, elle détruit les goîtres et les tumeurs fibreuses, les fibromes. On cherche à l'utiliser dans l'accouchement pour supprimer les douleurs de l'enfantement. Aussi ce nouveau genre de médication a-t-il reçu le nom général d'électrothérapie.

Éléphantiasis. — On donne ce nom à deux maladies différentes, l'*eléphantiasis des grecs* et l'*eléphantiasis des arabes*. L'E des grecs est une maladie grave de la peau, caractérisée par des tubercules saillants, des taches fauves, des petites tumeurs boursoufflées séparées par des rides profondes.

Traitement : bains sulfureux, de vapeur, moyens de curation employés dans les maladies de peau.

L'E des Arabes est caractérisée par une enflure de la peau et des tissus sous jacents provenant de l'inflamation des vaisseaux et ganglions lymphatiques. Les membres inférieurs surtout sont tuméfiés et énormes. Cette maladie dure parfois de longues années, on cherche à l'arrêter par la compression méthodique des membres atteints.

Élixir de longue vie. — Le fameux Paracelse, qui parut vers la fin du quinzième siècle, prétendait qu'avec son élixir, dont l'aloès faisait la base, on pouvait parvenir à l'âge de Mathusalem qui, selon l'écriture, vécut neuf cents ans ; cependant Paracelse, malgré son élixir, mourut dans la misère à quarante-huit ans.

Formule. — On réduit en poudre, agaric blanc, gentiane, rhubarbe, safran, zédoaire, de chacun 44 grammes. faire digérer 8 jours, dans 810 grammes d'alcool à 56° ; passer sur le marc la même quantité d'alcool ; laisser 8 jours ; exprimer le marc et mélanger les liqueurs. Ajouter 36 grammes d'aloës socotrin, laisser 4 jours, filtrer. S'emploie à la dose de 28 à 30 grammes à jeun et un quart d'heure avant le dîner.

Embarras gastrique.—*Symptômes.* — Inappétence, bouche amère, pâteuse, langue chargée, rapports aigres, quelquefois vomissements anxiété, soif vive, constipation ou diarrhée.

Pouls agité, mal de tête, courbature, insomnie, urines rares.

Traitement. — Vomitifs, émétique 0,05 à 0,10 centigr., ou ipéca 1 à 2 grammes, tisanes amères, limonade au citron, thé léger, bouillon à l'oseille, eau de Châtel-Guyon, eau de Carabana, etc., diète, vin du Dr Cabanes, tonique Rousseau.

Ensuite, quand on recommence à manger, cachets de naphtol et de salicylate de bismuth Trouette. petit verre d'élixir de papaïne Trouette après chaque repas, Vichy (source Hôpital), eau de Brucourt, Vals Saint-Jean. St-Léger (Pougues).

Embolie. — Caillot provenant de l'altération intérieure d'un gros vaisseau. Ce caillot en obstruant un petit vaisseau peut déterminer la mort.

L'embolie prend le nom de l'organe où elle s'arrête : embolie cérébrale, embolie pulmonaire.

Toute thrombose, c'est-à-dire toute coagulation sanguine se formant pendant la vie en un endroit quelconque du système circulatoire, peut donner naissance à l'embolie, qui est un fragment détaché du caillot principal, fragment qui est entraîné loin du lieu de sa formation.

Les embolies veineuses sont lancées vers le cœur droit, les embolies artérielles vers la périphérie.

Causes de l'embolie. — Phlébite, blessure d'un vaisseau, varices enflammées, cachexie.

Emménagogues. — Moyens qui provoquent l'apparition des règles : bains chauds et sinapisés, fer, dragées de fer Trouette, toniques, tonique Rousseau, safran, sabine, rue, acide salicylique, acide oxalique, etc.

Emollients. — Agents qui relâchent les tissus en les humectant, amoindrissent la sensibilité et ralentissent la circulation. L'eau, la guimauve, les mucilages, le colcream, la pommade aux concombres, etc., sont des émollients.

11

Emphysème. — Infiltration de l'air dans les tissus à la suite de plaies, fracture des côtes, etc., l'emphysème peut être spontané, par la formation de gaz dans les tissus mêmes.

Emphysème pulmonaire. — Dilatation anormale des alvéoles pulmonaires, qui perdent leur élasticité et dans lesquelles l'air séjourne d'une façon anormale : de là troubles de la respiration, dyspepsie, douleur à la poitrine, toux ; troubles de la circulation : palpitation, enflure. Causes : maladies chroniques du poumon, bronchite, toux habituelle, asthme, etc., etc.

Traitement. — Expectorants : ipéca, kermès ; vomitifs ; antiseptiques : créosote, Gouttes Livoniennes. Solution d'antipyrine Trouette contre les douleurs, *Respirator Marin* contre les étouffements.

Empoisonnement. — Quand une personne bien portante est prise, à la suite d'ingestion d'aliments ou de boissons, de nausées, coliques ou vomissements, il y a présomption d'empoisonnement ; cependant, une indigestion, le choléra, les coliques hépatiques, peuvent simuler un empoisonnement.

Ambroise Tardieu a divisé les poisons en cinq groupes :

1re classe. — *Poisons irritants.* — Iode, chlore, acides, coloquinte, gomme gutte, épurge, colchique.

Antidotes.—Pas d'émétique, faire vomir en titillant la luette, eau de blancs d'œufs en abondance, lait, combattre la prostration par des boissons aromatiques chaudes (mélisse, menthe) additionnée de teinture de cannelle.

Moules, crevettes, huîtres : même traitement que pour le cas précédent.

2e classe. — *Poisons hyposthénisants* (produisant une diminution notable des forces et amenant la syncope) : arsenic, phosphore, sel de cuivre, de mercure, sublimé corrosif, émétique, sel de nitre, digitale, digitaline.

Arsenic, antidotes : faire vomir, puis hydrate de peroxyde de fer en gelée (300 à 1,000 grammes), eau albumineuses en abondance, hydrate de magnésie dans du lait, ensuite purgatif, huile de ricin.

Plus tard, préparations toniques : alcool, quinquina, etc.

Phosphore, antidotes : ne pas donner de corps gras qui dissoudraient le phosphore, pas même de lait, essayer l'eau albumineuse, la magnésie, l'essence de térébenthine en capsules ou en potions.

Tartre stibié, antidotes : décoction concentrée de tanin, quinquina, noix de galle, thé, écorce de chêne, etc.

Sels de cuivre, antidote : fer réduit par l'hydrogène,

l'administrer en quantité aussi élevée au moins que le sel de cuivre ingéré.

Faute de fer, eau albumineuse, ou hydrate de persulfure de fer dans du sirop de sucre.

Sublimé corrosif et sels de mercure, antidotes : fer réduit par l'hydrogène, eau albumineuse, en quantité faible, abondantes boissons aqueuses, lait, décoction de graines de lin.

Digitale, digitaline, antidotes : faire vomir avec l'émétique, l'ipéca, boissons aromatiques chaudes, quelques gouttes d'ammoniaque dans de la tisane, alcool, tanin.

3e classe. — *Poisons stupéfiants* : plomb, acide carbonique, oxyde de carbone, hydrogène sulfuré, carbone, éther, chloroforme, belladone, tabac, jusquiame, morille, champignons, etc.

Plomb, antidotes : émétique, lavements purgatifs, potions opiacées.

Intoxication chronique par le plomb : bains sulfureux et iodure de potassium.

Acide carbonique, oxyde de carbone, gaz de fosses d'aisances et d'égouts, fours à chaux, antidotes : exposition au grand air, tête élevée, frictions sèches, jeter de l'eau avec force sur le malade, frictionner fortement les pieds et les mains ; potion d'acétate d'ammoniaque, 4 à 10 gr., lavements vinaigrés froids, ou avec 60 gr. de sel marin ou de sel d'epsom, faire respirer avec précaution l'ammoniaque, insuffler de l'air dans les poumons.

Chloroforme, traitement : mettre la tête en bas, respiration artificielle, galvanisme.

Belladone, datura, jusquiame, tabac, Morelle, etc., traitement : émétique, solution d'iodure de potassium, infusions aromatiques chaudes, alcooliques, préparations ammoniacales, café noir.

Champignons, traitement : puissant vomitif, puis, huile de ricin, donner ensuite une forte infusion de café, quelques gouttes d'éther sur du sucre, éviter l'eau vinaigrée.

4e classe. — *Poisons narcotiques* : opium, laudanum, codéine, if, safran.

Laudanum, opium, traitement : émétique (0,10 à 0,25 cent. dans un verre d'eau tiède), décoction de noix de galle, café en abondance, puis, quand le poison aura été rendu, faire avaler de l'eau acidulée avec du jus de citron, empêcher de dormir.

5e classe. — *Poisons névrosthéniques* (excitants du système nerveux) : noix vomique, acide prussique, cantharides.

Strychnine et noix vomique, traitement : teinture d'iode, tanin, chloroforme, aconit, bromure de potassium.

Acide prussique, cyanure de potassium, huile d'amandes amères, eau de laurier de cerise, traitement : Affusions d'eau froide sur la colonne vertébrale, principalement dans la région du cou, faire respirer de l'eau chlorée ou de l'eau ammoniacale, infusion de café, potion avec 28 à 40 gouttes de liqueur de Lalarraque.

Cyanure de mercure, antidote : sulfure de fer hydraté.

Traitement. — Provoquer les vomissements par les titillations de la luette, eau tiède, eau albumineuse, camphre et opium, bains tièdes, sangsues.

Empoisonnement autogène *(auto-infection).* — Empoisonnement dans lequel l'agent toxique produit dans l'organisme même, est retenu dans l'organisme par suite d'un vice de nutrition, et produit des phénomènes d'intoxication : délire, attaques convulsives, etc. Cet empoisonnement se produit dans le diabète, les néphrites, les maladies du foie, de la vessie, etc. L'indication générale est de forcer les excrétions par des laxatifs, diurétiques, sudorifiques, etc.

Empyème. — Collection séreuse, sanguine ou purulente qui se forme dans la plèvre ; on appelle aussi de ce nom l'opération qui consiste à ouvrir la cavité thoracique pour donner issue au liquide.

Encéphalite. — Inflammation de l'encéphale survenant principalement à la suite de blessure à la tête ou spontanément chez les enfants. (*Voir* méningite).

Enfant. — Voir dentition, allaitement, biberon, chaleur, dentition, premier âge, seconde enfance, son, sommeil, thérapeutique enfantile.

Encéphalocèle. — Hernie du cerveau, soit congénitale par ossification insuffisante des parois crâniennes ; soit accidentelle, à la suite de blessure avec perte du substance des os du crâne.

Encéphaloïde. — Variété de cancer à développement rapide ; l'aspect de la masse cancéreuse rappelle celui de l'encéphale.

Enchifrènement. — (*Voir* Coryza).

Enchondrome. — Tumeur formée par une production anormal du tissu cartilagineux.

Encombrement. — L'encombrement peut déterminer

le typhus ; après les tristes journées de juin, on avait empilé les prisonniers dans les souterrains des Tuileries, qui sont sous la terrasse du bord de l'eau : le typhus s'y déclara. Il se déclare aussi dans les camps, dans les habitations ; nécessité de l'aération et de la ventilation.

Endométrite. — Inflammation de la tunique interne de l'utérus (*Voir* métrite).

Énervement. — Simple état et non maladie ; arrive à la suite de travail intellectuel, d'émotions vives répétées, de mouvements passionnels intenses, de préoccupations absorbantes, de veilles prolongées, de surmenage, de spermatorrhée involontaire ou provoquée.

Traitement. — Calmants, repos, sommeil, toniques poudre de viande Trouette-Perret, vin du Dr Cabanes, tonique Rousseau.

Endocardite. — Inflammation aiguë ou chronique de la membrane séreuse qui tapisse la face interne du cœur. L'examen microscopique a révélé dans un grand nombre de cas la présence de microbes au milieu des foyers d'induration.

Traitement. — Ventouses scarifiées, vésicatoires placés sur la région du cœur ; à l'intérieur, calomel à doses fractionnées, digitale, potions alcoolisées et éthérées.

Enflure. — (*Voir* œdème, anasarque.)

Engelures. — Engorgement de la peau et du tissu cellulaire sous-cutané, d'un rouge violet, ordinairement indolent, quelquefois douloureux, sujet à s'ulcérer, produit par le froid prolongé qui affecte les parties du corps éloignées du centre de la circulation, les mains, les pieds, les oreilles, le bout du nez,

Traitement. — Les laver avec des antiseptiques, vin aromatique, panser avec l'onguent styrax.

Régime : habitation salubre, vêtements chauds et secs, exercice en plein air, médicaments amers, ferrugineux, drogées de fer Trouette, extrait du Dr Morel.

Engelures ulcérées. — Baume de Tolu et baume du commandeur.

Engorgement. — Expression souvent employée comme synonyme de tumeur, de tuméfaction ; ce terme vient de l'idée qu'on se formait de la cause de la tuméfaction.

On pensait en effet que la circulation des humeurs devenant impossible ou difficile dans un tissu par l'embarras des vaisseaux, ces humeurs s'y accumulaient et augmentaient le volume de la partie.

Engorgement laiteux. — Quelques jours après l'accouchement, le sein devient parfois dur, inégal, bosselé, la douleur est vive, l'état fébrile, l'écoulement du lait diminué et douloureux.

Traitement. — Couche épaisse d'ouate et compression assez forte du sein au moyen d'ouate et de bandes, pommade camphrée additionnée d'ammoniaque, 4 gr. pour 30.

Engorgement. — *Séreux* (anasarque œdème, hydropysie ; épanchement dans les cavités séreuses : ascite, hydarthrose, etc.) ; *séro-fibrineux* ou *inflammatoire*, les phénomènes d'inflammation n'existant plus ; *sanguin* et phlegmasies chroniques des parenchymes, non fébriles. Tous ces désordres dépendent de quelques vices dans les fonctions excrétoires. Pour guérir, ils exigent qu'il n'y ait aucune interruption irrémédiable dans les voies d'excrétion : lymphatiques, veines, glandes et leurs conduits. 1° Rétablir s'il y a lieu et s'il est possible la continuité des voies d'excrétion : ramener d'abord les excrétions à des proportions naturelles ; les accroître ensuite modérément en déterminant l'organe excrétoire qui paraît le plus aisé à influencer : pousser alors de ce côté vivement : diurétiques ou purgatifs, ou sudorifiques, tisane Dussolin, tout en entretenant l'action excrétoire générale ; 2° frictions et douches excitantes ; 3° ponction pour l'évacuation du liquide.

Engouement. — État de la hernie, caractérisé par l'accumulation et la stagnation dans sa cavité de matières fécales ou de corps étrangers.

L'engouement s'observe surtout dans les hernies volumineuses des vieillards. La hernie devient plus volumineuse, douloureuse, pâteuse, il y a de la constipation.

Traitement. — Eau de Carabana, pilules Bonny.

Engourdissement. — Fourmillement dans une partie quelconque du corps, avec difficulté ou impossibilité de mouvoir cette partie.

Traitement. — Lotions alcoolisées et éthérisées, Dragées Saint-Marc.

Causes : Compression, troubles de la circulation ou du système nerveux.

Ennui. — L'ennui, dit Helvétius, est une maladie de l'âme. Quel en est le principe ? L'absence de sensations assez vives pour nous occuper, et il ajoute, en note : « Des sensations faibles ne nous arrachent point à l'ennui. Dans ce nombre je place les sensations habituelles. Je m'éveille à l'aube du jour ; je suis frappé par les rayons réfléchis par tous les objets qui m'environnent ; je le suis par le chant du coq, par le murmure des eaux, par le bêlement des troupeaux, et je m'ennuie. Pourquoi? C'est que des sensations trop habituelles ne font plus sur moi d'impressions fortes. »

Helvétius continue en disant :

« Une médiocre fortune nous nécessite-t-elle au travail? En a-t-on contracté l'habitude? Poursuit-on la gloire dans la carrière des arts et des sciences? On n'est point exposé à l'ennui. »

Si l'ennui n'était connu que des oisifs, nous leur dirions, avec Montesquieu : il n'y a pas d'ennui qu'une heure de lecture ne dissipe.

Mais il y a une sorte d'ennui à forme mélancolique; Byron, Léopardi, Alfred de Musset l'ont connue, Charles Baudelaire l'a maudite, à cette forme rien semble ne pouvoir résister. C'est d'elle que parle un poète du XVIIIe siècle.

Le chagrin monte en croupe et galope avec lui. Il y a beaucoup d'égoïsme chez ces gens ennuyés; que de biens et de choses utiles ne pourraient-ils pas faire pour l'humanité !

Avoir l'air ennuyé était une mode au commencement du romantisme. Schopenhauer a voulu la ressusciter, mais au fond il n'était pas pessimiste; dans la vie pratique il suivait très bien pour lui les règles de l'hygiène et redoutait la maladie et même la mort.

Il y a des gens ennuyés qui ne voudraient pas guérir, ils auraient l'air moins distingué.

La bonne humeur et la franche gaieté sont aussi bonnes pour la santé que l'air pur et une bonne alimentation.

Enrouement. — Ce n'est pas une maladie, c'est un simple symptôme. Les divers cas d'enrouement, suivant leurs causes, peuvent être réunis en trois groupes.

1er groupe. Simple sécheresse du larynx, fréquente à la suite de l'usage du tabac, du séjour prolongé dans un air vicié par la fumée et les poussières charbonneuses. La voix est un peu rude, rauque.

Traitement. — Pulvérisations chaudes toutes les deux heures, avec une solution de chlorate de potasse et de sel ammoniaque, sirop du Dr Cabanes.

2e groupe. Enrouement d'origine inflammatoire, laryngite ou coryza.

Traitement. — Repos de l'organe, éviter la constipation en faisant usage de la tisane Dussolin, lavements tièdes avec glycérine; sur le larynx, pulvérisations de résorcine à 1 1/2 0/0 ou insufflation dans le larynx de trois en trois heures, d'un mélange d'acétate de morphine 007 milligr. de talc et de sous-

nitrate de bismuth, de chacun 0,05 centigr., Gouttes Livo-
ennes, quatre ou cinq par jour.

3° groupe. Enrouement par faiblesse musculaire; la voix
parlée est normale, la voix chantée est altérée, surtout dans
les hautes tonalités.

Traitement. — Vin de Coca ou toutes les deux heures une
pilule contenant 5 centigr. de quinine et 1 centigr. d'extrait de
noix vomique, tonique Rousseau, vin des Montagnards

A l'aide d'inhalation au goudron de Norwège dissous dans
de l'essence de térébenthine, de pulvérisation au spécifique
Laban, on rend à la voix sa clarté première.

Entérite. — Inflammation de la membrane muqueuse
des intestins. — Symptômes : vives douleurs, borborygmes,
ballonnements, constipation ou diarrhée, dans l'*entérite
aiguë*, les douleurs peuvent devenir atroces.

Traitement. — Cataplasme Hamilton sur l'abdomen, bains
tièdes prolongés. Dans l'entérite aiguë diète absolue, lavement
laudanisé ; quand la fièvre diminue, nourrir d'aliments légers :
panades, lait, etc. L'entérite chronique se traite surtout par
des antiseptiques à l'intérieur : Benzo naphtol, cachet de salicylate de bismuth et de naphtol Trouette, eau de Châtel-Guyon.

Entérocèle. — Hernie formée exclusivement par l'intestin.

Envie. — (*Voir* nœvus.)

Entorse. — Foulure du pied.

Traitement. — Immersion dans l'eau très chaude, suivie
de massages.

Cataplasme fait avec du son lavé trois fois, jusqu'à ce que
l'eau sorte claire; on le dessèche et on le fait bouillir dans du
vinaigre, application trois fois par jour.

Entozoaires. — Etres vivant dans le corps d'autres animaux : c'est ce qu'on appelle vulgairement les vers. Sans entrer ici dans une classification zoologique, nous dirons que
tous ces animaux ne sont pas des vers.

Entraînement. — Ensemble des différents moyens mis
en usage pour arriver à supporter de grandes fatigues, à remplacer la graisse par la fibrine et, par suite, acquérir plus de
force. (*Voir* canne d'entraînement).

C'est à Robertson, médecin, que nous devons le régime et
la manière de procéder en pareil cas.

Entraînement dans la vélocipédie.—La première chose, lorsqu'on désire s'entraîner, est d'aller tout d'abord consulter un
médecin, qui vous auscultera et s'assurera du bon état de vos
poumons, du cœur et des principaux organes, afin de savoir

s'ils peuvent suspporter les fatigues et les efforts de l'entraînement.

Entropion. — Enroulement de la paupière en dedans,
les cils irritent l'œil.

Traitement. — Il peut y avoir une guérison complète à
la suite d'une petite opération de nature spéciale.

Epanchement. — Accumulation d'un liquide dans une
partie du corps qui n'est pas destinée à le contenir : épanchement sanguin, épanchement séreux, dans la plèvre, etc.

Epargne (médicaments d'). — Nom donné à des agents
tels que kola, maté, café, alcool, qui retardent la digestion et
entravent la désassimilation, donc la dénutrition

Ephélides. — (Taches de rousseurs). Taches, macula-
tures de la peau développées postérieurement à la naissance,
sans inflammation antécédente ou concomitante de la peau.

Ephélide hépatique. — Taches hépatiques, altération
de la peau, taches indolentes d'un jaune brun, développées
sur la face, le cou, la poitrine et l'abdomen.

Les taches qui se manifestent chez les femmes peu de jours
après la conception, disparaissent quelquefois à la fin du premier mois de la grossesse, mais on les a vu persister pendant
toute la durée et même après l'accouchement.

Traitement. — Lotion avec solution d'alun, de sublimé
au millième, de Crésyl Jeyes à 2 0/0 ou de spécifique du
Dr Laban.

Ephélide lentiforme ignéale. — Taches se développant sur la face interne des jambes et des cuisses des
femmes qui ont l'habitude, durant les grands froids de l'hiver,
de placer sous leurs pieds des vases de terre contenant de la
braise ou des charbons ardents ; c'est en réalité une sorte de
brûlure superficielle.

Ephélide lentiforme solaire.—C'est le hâle. (*V*. hâle)

Traitement.— Badigeonnages limités au spécifique pur du
Dr Laban, au sublimé au millième ou au crésyl Jeyes 2 à 5 0/0.

Ephélide scorbutique. — Taches rouges ou brunes
observées chez les prisonniers ou chez les personnes qui lan-
guissent dans des lieux humides ou malsains. Le nom est
mauvais, leur description se rattache au scorbut. (*Voir* scorbut, purpura).

Epicanthus. — Pli de la peau qui, partant du coin de
l'œil, s'avance au devant du globe oculaire.

On se borne à l'exciser.

Epidémie. — Maladie se répandant sur un grand nombre de personnes à la fois. Maladie épidémique : une épidémie

de grippe, de variole, règne en ce moment dans telle ville, ce qui veut dire que la grippe, la variole frappent en même-temps beaucoup d'habitants de la même localité. (*Voir* épidémiologie).

Quelquefois une épidémie borne ses ravages à une ville, à un bourg ; d'autres fois elle s'étend sur plusieurs royaumes ou états.

C'est ainsi que la maladie catarrhale, connue sous le nom d'influenza, parcourut toute l'Europe, frappa la Russie, la Pologne, la Prusse, l'Allemagne, la France et vint se terminer en Italie, ne durant que quelques semaines dans chaque pays.

Ce transport s'effectue de l'est à l'ouest, comme nous en avons encore été témoins en 1892, dans le sens des migrations des peuples.

Traitement général ou plutôt, prophylaxie générale pour empêcher la propagation : application stricte et rigoureuse des mesures sanitaires édictées dans les conventions internationales. — Au point de vue militaire, faire lever les camps.

La connaissance des lieux où des maladies règnent à l'état endémique (*voir* endémie), la connaissance géologique des lieux de campement sont indispensables à posséder ainsi que la marche des vents et les conditions climatériques.

Il y a aussi une hygiène individuelle.

Purification de l'air, renouvellement de l'air.

Proscrire les longs rideaux qui entourent les lits, détruire les miasmes en brûlant les ordures, les détritus, lavages désinfectants au sublimé corrosif, au sulfate de zinc, au Crésyl-Jeyes à 5 0 0, très grande propreté. Relever le moral, alimentation tonique et stimulante, vins, café, éviter les excès de toutes sortes et les fatigues exagérées.

Épidémiologie. — Étude des maladies régnant à la fois sur un grand nombre de personnes, sur une armée ; cette science est indispensable aux médecins militair s.

Épididymite. — Inflammation d'un petit corps oblong qui est couché le long du bord supéri ur du testicale, l'épididyme. (*Voir* orchite).

Épilepsie. — Névrose présentant deux formes principales, l'une convulsive, le grand mal ; l'autre non convulsive, le petit mal.

Grand mal, attaque d'épilepsie. — Cri et perte subite de connaissance, raideur tétanique des membres, arrêt de respiration, alternatives de contraction et de relâchem nt, crachotement de mousse écumeuse. Les attaques d'épilepsie au début, se produisent surtout la nuit, à l'insu du malade,

Petit mal. — Délire, vertige, absence, trouble très court de sentiment et d'intelligence ; à côté de l'épilepsie vraie est rangée l'épilepsie symptomatique de maladi s diverses et présentant les mêmes symptômes. La syphilis. le ténia, l'hystérie. les tumeurs cérébrales, l'alcoolisme, le saturnisme, l'anémie, peuvent donner lieu à des attaques à forme épileptique.

Traitement. — Pendant l'attaque, position horizontale. tête haute, déserrer tous les liens, aspersion d'eau froide. flexion forcée du gros orteil ; éviter les excès dans l'intervalle des attaques et bromure de potassium, borax, antipyrine, hydrothérapie, etc. La trépanation a réussi dans quelques cas.

Épileptique (médication anti). — Les bromures sont très usitées. Les préparations bromurées employées contre l'épilepsie sont les bromures de potassium, de sodium et d'ammonium. Dans le but d'atténuer les inconvénients résultant de l'administration prolongée d'un sel de potasse tel que le bromure de potassium, et aussi afin d'accroître la richesse du mélange en brome, on a eu l'idée d'associer le plus souvent les trois bromures et de les prescrire conjointement. L'expérience a démontré, en effet, qu'à dose égale le mélange des trois bromures donne des résultats supérieurs à ceux qu'on obtient en administrant isolément un des trois éléments du mélange.

A quelle dose faut-il administrer les bromures ? D'après M. Eulenburg, les attaques d'épilepsie ne disparaissent, en général, qu'avec une dose quotidienne de bromure oscillant entre 5 et 10 grammes. Cette dose sera répartie entre deux ou trois prises.

Pour ce qui concerne les heures de la journée auxquelles le bromure doit être administré, M. Eulenburg conseille de faire prendre le médicament en deux fois, une prise le matin la deuxième le soir, si le malade n'a pas d'attaques convulsives, nocturnes. Dans le cas où celles-ci sont exclusivement nocturnes, il est préférable de donner le bromure en une fois à une heure assez avancée de la soirée. Enfin, en donnant le médicament vingt ou trente minutes après le repas, on évite le plus souvent au malade des troubles gastriques.

Pendant combien de temps faut-il continuer l'administration du bromure ? Au minimum pendant deux ou trois ans après la dernière attaque, sans aucune interruption, ni pendant les époques menstruelles, ni pendant une grossesse éventuelle, etc., ni même, d'une manière générale, pendant une maladie intercurrente.

Il existe incontestablement des cas (mais en moyenne seulement 5 pour 100 de la totalité des cas d'épilepsie) où les préparations bromiques ne conviennent pas, sont mal supportées ou totalement inefficaces. Il ne reste alors plus qu'à recourir à d'autres agents anti-épileptiques.

Autres médicaments anti-épileptiques. — En dehors du bromure, on a conseillé, contre l'épilepsie, des préparations de zinc, de cuivre, de bismuth, d'argent, etc., qui sont toutes tombées dans un oubli complet, et à juste titre.

L'arsenic est d'un usage plus fréquent et plus justifié ; mais il est surtout utile comme adjuvant des préparations bromiques. M. Eulenburg préconise l'emploi alternatif d'un bromure de fer et de granules arsenicaux.

L'antipyrine 2 grammes par jour réussit quand les attaques accompagnent la menstruation et chez les migraineux.

La nitro glycérine donne aussi de bons résultats ; l'hydrothérapie est très utile ; les bains de mer sont contre indiqués. L'électricité et la suggestion sont nuisibles.

Epingles de nourrice. — Epingles faites de façon à ne pas piquer l'enfant ; la pointe est protégée par un appendice destiné à les empêcher de blesser.

Elles ne sont point d'invention nouvelle ; on les appelait autrefois fibules, mais ce n'étaient pas les nourrices qui s'en servaient ; les nourrices ne les emploient que depuis peu de temps.

Epiplocèle. — Hernie formée par la partie du péritoine qui enveloppe les intestins, l'épiploon.

Epiphora. — Larmoiement perpétuel, les larmes tombent sur les joues au lieu de passer par les points lacrymaux.

Epiploïte. — Inflammation dans la partie du péritoine nommée épiploon ; c'est une péritonite partielle.

Epispadias. — Malformation congénitale dans laquelle le méat urinaire s'ouvre sur le gland, au lieu d'être à son extrémité.

Epispatique (pommades). — Pommades destinées au pansement des vésicatoires qu'on veut empêcher de sécher.

Epistaxis. — Saignement du nez dû à bien des causes différentes.

Maladie de cœur, suppression d'une maladie cutanée (érysipèle), d'un flux périodique (menstrues, hémorrhoïdes), insolation, changement brusque de température, début de la fièvre typhoïde de la phtisie pulmonairede la variole.

Altération du sang (épistaxis de l'ictère, des fièvres éruptives, paludéenne, des néphrites, du purpura, de l'hémophilie.)

Epistaxis de cause locale. — Ulcération de la pituitaire, polypes, chute sur le nez, fracture du crâne, etc.

Traitement. — Injection d'eau chaude, de jus de citron dans les fosses nasales, insufflation d'antipyrine, boissons glacées ou très chaudes, acides et alcooliques, potions au perchlorure de fer, Hamamelis Mazza, Spécifique Laban pur en injections locales.

Epithélioma. — Forme du cancer caractérisée par une dégénérescence des cellules épithéliales.

L'épithélioma attaque surtout la peau et les muqueuses.

Il commence par une sorte de verrue, qui est le siège de desquamations fréquentes et de prurit.

Puis l'épithelioma s'ulcère, gagne les parties voisines, envahit les ganglions, les douleurs deviennent aiguës, le malade tombe dans un état cachectique et meurt.

Traitement. — Dès le début, cautérisation ou ablation, emploi de chlorate de potasse ou de soude, d'arsenic à l'intérieur.

Epizootie. — Maladie épidémique régnant sur les animaux. C'est un point important pour l'hygiène de l'homme de ne pas manger de viande d'animaux atteints de maladies épidémiques ; d'une autre part, certaines maladies se communiquent de l'animal à l'homme, qui doit donc être prudent dans ses relations avec les animaux s'il veut éviter la contagiosité. L'examen des viandes est fait dans les abattoirs par les vétérinaires ; quant à la contagion, on a pris contre elle de sages mesures.

Le ministre de l'agriculture a décidé, sur l'avis du comité consultatif des épizooties, qu'en ce qui concerne la fièvre aphteuse, l'article 28 de l'arrêté des concours regionaux devait être modifié de la manière suivante :

Certificats vétérinaires à produire à l'appui des déclarations d'animaux dans les concours agricoles ; qu'il n'a pas été signalé de cas de fièvre aphteuse chez l'exposant, non plus que dans un rayon de 4 kilomètres. (Journal officiel du 18 mai 1893.)

Lorsqu'un animal est mort d'une maladie infectieuse, ou même lorsqu'il en est atteint, il faut l'abattre et l'enterrer à une certaine profondeur ; il serait plus sage encore de l'enterrer dans un lit de chaux vive.

Eponge préparée à la ficelle. — Pour dilater les trajets fistuleux, le col de l'utérus, les orifices naturels que le tissu des cicatrices tend à fermer, etc.

Eponges torréfiées. — On les réduit en poudre.

L'iode en est le principe actif. Jusqu'à 4 grammes par jour, en pilules, bols, ou par prises enveloppées dans du pain à chanter, contre les engorgements des glandes lymphatiques (*Arnauld de Villeneuve*), le goitre, l'engorgement des mamelles.

Épreintes. — Sentiment de pesanteur, de pression au-dessus de l'anus, avec besoin impérieux d'aller à la garderobe. C'est un symptôme observé dans la dysenterie, les hémorrhoïdes etc.

Épulis. — Tumeur de nature souvent cancéreuse qui, née sur le rebord alvéolaire de la mâchoire, tend à gagner les parties voisines.

Traitement. — Excision.

Équin (pied). — Difformité du pied dans laquelle le pied a une disposition semblable à celle du sabot de cheval; le pied alors, ne s'appuie que sur la pointe. (*Voir* pied bot)

Éréthisme. — Sentiment d'agacement, d'irritation, local ou général.

Érosion. — Action ou effet d'une substance corrosive ou envahissement, destruction des tissus sains par des tissus morbides.

Érosions de la peau des fesses, du ventre, des cuisses chez les enfants.

Les urines, les matières fécales, produisent souvent chez les jeunes enfants des érosions de la peau des fesses et des parties génitales.

Traitement. — Soins de propreté, lotions émollientes, décoction de mauve, de bouillon blanc; on saupoudrera avec de la poudre d'amidon, et non pas d'iris, ou de la poudre de lycopode, ou même de vieux bois.

Érotomanie. — Affection dans laquelle les malades épris d'une passion amoureuse s'occupent exclusivement et continuellement, avec l'intérêt le plus tendre, de l'objet de leurs affections et de leurs pensées : ils ont des visions amoureuses.

Quelques auteurs confondent l'érotomanie avec l'hyperesthésie des sens génésiques.

Éroto-nécromanie. — Forme très rare d'aliénation mentale : une femme tombe amoureuse d'un mort.

Erpès. — (*Voir* Herpès.)

Éructation. — Renvoi de matières gazeuses contenues dans l'estomac, renvoi qui s'accompagne d'un bruit spécial désigné sous le nom de rot. (*Voir* maladies de l'estomac et ballonnement.)

Éruption. — Deuxième période dans les maladies dites éruptives, période caractérisée par des modifications locales de la peau; apparition de boutons, taches, plaques rouges, etc., etc.

Éruptives. — Affections dans lesquelles la peau est le siège de boutons ou de taches.

Érysipèle. — Inflammation aiguë, particlle, non circonscrite et superficielle de la peau, principalement caractérisée par une rougeur vive, surmontée de bulles et se terminant ordinairement dans l'espace de quinze jours par l'exfoliation de l'épiderme et la chute des croûtes formées par l'humeur desséchée des phlyctènes.

Érysipèle simple vrai ou légitime des auteurs. — Tuméfaction légère, douleur vive et piquante dans le point affecté.

Érysipèle miliaire. — Petite vésicule en forme de grains de millet, remplie de sérosité.

Érysipèle phlycténoïde. — Irritation intense de la peau, apparition de bulles sur plusieurs points de l'érysipèle.

Érysipèle idiopathique. — Celui qui se développe sous l'influence de causes nombreuses et variées, qui toutes irritent directement la peau : malpropreté, frottements.

Par opposition, érysipèle symptomatique, celui qui n'est qu'un résultat d'agents morbides dont l'action s'est primitivement manifestée sur d'autres organes liés à la peau par des connexions plus ou moins intimes.

On a trouvé le microbe de cette maladie dans un grand nombre de formes de cette affection. Il entre en lutte contre les microbes de la phtisie et de la diphtérie, et du cancer, et peut, par sa présence, arrêter ou faire disparaître ces trois dernières affections chez celui chez lequel l'érysipèle se déclare.

Érysipèle ombilical. — L'érysipèle de la région de l'ombilic observé chez les nouveau-nés se termine souvent par la gangrène, ainsi que celui du scrotum et du prépuce chez les hommes adultes.

On distingue encore l'*érysipèle ambulant* qu'on peut fixer par l'application d'un vésicatoire.

L'*érysipèle de la face.* — Forme de toutes la plus fréquente. Tuméfaction des paupières, yeux fermés et larmoyants, nez enflé, narines sèches, lèvres boursouflées, oreilles rouges.

L'*érysipèle du cuir chevelu.* — A toujours les caractères

de l'érysipèle phlegmoneux ainsi que *l'érysipèle des mamelles* chez les femmes.

L'érysipèle intermittent qui cède à l'usage du quinquina ou du sulfate de quinine.

L'érysipèle phlegmoneux. — Peut attaquer toutes les régions de la peau et du système cellulaire sous-cutané.

L'érysipèle œdemateux. — Dans cet état morbide, la tumeur formée par la peau et le tissu cellulaire sous-cutané s'élève et s'étend d'une manière lente et progressive.

L'érysipèle traumatique. — Selon les chirurgiens, l'érysipèle est toujours traumatique, c'est-à-dire consécutif à une plaie, si petite qu'elle soit.

Beaucoup de formes ayant autrefois des noms divers seraient de simples érythèmes.

Microbes de l'érysipèle. — Micrococci en chaînettes, ou accouplés, ayant pour siège d'élection les espaces interfasciculaires, les vaisseaux lymphatiques, les cellules adipeuses, e tissu conjonctif et la périphérie des poils.

L'érysipèle peut quelquefois être utile, l'érysipèle annonçant la terminaison salutaire d'une maladie chronique, Asthme, rhumatismes, anciens ulcères; on vient de trouver que le microbe de l'érysipèle (Bacile sphérique) lutte contre celui de la tuberculose et du cancer, et finit par les détruire.

Quant au microbe de l'érysipèle, on a essayé pour le tuer : teinture d'iode, ichthyol, acide phénique, acide borique, alcool absolu.

Causes : Plaies, solution de continuité de la peau, accouchement, misère, séjour à l'hôpital, etc.

L'érysipèle est contagieux.

Symptômes locaux : Rougeur, tuméfaction de la peau, plaques en relief qui s'étendent peu à peu et sont douloureuses à la pression, engorgement des ganglions voisins.

Signes généraux : Frissons, nausées, vomissements, mal de tête, température élevé.

L'érysipèle est surtout fréquent à la face.

Traitement. — Eau de Carabana, alcool, quinquina, localement, compresses d'eau de sureau, cataplasme froid de graine de lin ou d'amidon, lotions avec sublimé au millième.

Erysipèle de la face. — Traitement par l'aconit et les badigeonnages d'éther camphré.

Au début de la maladie, purger le malade, puis administration d'aconit, en même temps badigeonnage des surfaces enflammées avec un pinceau imbibé d'éther sulfurique saturé de camphre.

Les personnes sujettes aux érysipèles pourront adopter de préférence comme purgatif la tisane Dussolin.

Erysipeline. — C'est une ptomaïne qui se rencontre dans l'urine des érysipelateux. C'est un alcaloïde toxique, produisant une fièvre intense et la mort dans les dix-huit heures qui suivent son ingestion. On ne le rencontre pas dans l'urine normale ; il se forme dans l'économie pendant le cours de l'érysipèle.

Erythème. — Mot vague et n'ayant point le même sens pour tous les auteurs.

Dans Hippocrate, il signifie rougeurmorbide.

Sauvage l'applique à l'érysipèle idiopathique. (*Voir* ce mot).

Pour Cullen, est une légère inflammation de la peau.

Selon Cullisen, c'est le plus faible degré d'érysipèle.

Pour Muller et Spens, l'érythème mercuriel est une variété de l'érysipèle. (*Voir* érythémie.)

Erythémie. — Rougeur anormale, plus ou moins étendue de la peau.

Traitement. — Cataplasme Hamilton, bains adoucissants.

Eschare. — Partie mortifiée survenant à la suite de gangrène

Espèces céphaliques. — Feuilles d'hysope, de marjolaine, de myrte, d'oranger, de scolopendre ; fleurs de tilleul et capillaire du Canada, ââ P. E. Incisez et mêlez. — *Tisane :* une pincée par tasse d'eau bouillante. Pour chasser la morosité, la tristesse, le mal de tête ; et dissiper la dyspepsie mélancolique.

Espèces officinales. — Mélange dont on se sert pour faire des infusions, décoctions, ou autres préparations de ce genre. — *Espèces amères :* feuilles sèches de chardon bénit, sommités fleuries de chamœdrys et de petite centaurée, ââ P. E. Une pincée par tasse d'eau bouillante. — *Epèces anthelmintiques :* sommités sèches de grande absinthe et de tanaisie, capitules de camomille et de semen-contra, ââ P. E. Une pincée par tasse d'eau bouillante ; contre les ascarides lombricoïdes. — *Espèces aromatiques :* feuilles et sommités d'absinthe, d'hysope, de menthe poivrée, d'origan, de romarin, de sauge, de serpolet, de thym, ââ P. E. Pour bains et fomentations. — *Espèces astringentes :* épicarpes de grenade, racine de bistorte et de tormentille, ââ P. E. *Injection, lavement, lotion :* 20 en infusion pendant deux heures dans 1000 d'eau bouillante. — *Espèces béchiques :* feuilles de capillaire du Canada, de lierre terrestre, de scolopendre, de véronique, sommités d'hysope, capsules de pavot blanc privées des semences, àà P. E. Pour sirop. — *Espèces carminatives, semences carminatives* : fruits d'anis, de carvi, de coriandre, de fenouil, àà P. E. Une pincée par tasse d'eau bouillante. — *Espèces diurétiques, cinq racines apéritives* : racines sèche d'ache, d'asperge, de fenouil, de persil, de petit houx, àà P. E. Pour sirop. *Tisane* : 20 pour 1000 en infusion pendant deux heures — *Espèces émollientes* : feuilles sèches de bouillon-blanc, de guimauve, de mauve, de pariétaire, àà P. E. Pour fomentation. — *Espèces narcotiques* : feuilles sèches de belladone, de ciguë, de jusquiame, de morelle, de nicotiane, de pavot, àà P. E. Pour fomentation. — *Espèces pectorales : fleurs pectorales* : fleurs de bouillon-blanc, de coquelicot, de guimauve, de mauve, de pied-de-chat, de tussillage, de violettes, àà P. E. Pour sirop. *Tisane* : une pincée par tasse d'eau bouillante. — *Espèces purgatives*. Voyez *Thé de Saint-Germain*. — *Espèces sudorifiques* : bois de gayac, racine de salsepareille, de squine, de sassafras, àà P. E. On débite à part le sassafras sous forme de copeaux minces et incisés *Tisane* : faites bouillir 30 du mélange de gayac, de salsepareille et de squine, pendant une heure dans Q. S. d'eau pour obtenir 1000 de colature, passez, laissez déposer, décantez et jetez bouillant sur 10 de sassafras ; laissez infuser pendant deux heures, passez. — *Espèces vulnéraires*, voyez : *Thé suisse*.

Esprits animaux. — Mot employé par les anciens médecins. Ils croyaient qu'il se sépare du sang porté au cerveau et dans la moelle un fluide très subtil et extrêmement mobile. Ce fluide passe du cerveau dans la moelle, et de là, dans les nerfs.

La physiologie moderne a renversé tout ce fatras, et commence à y voir un peu plus clair.

Esquinancie. — (*Voir* amygdalite.)

Essence. — Huile aromatique très subtile qu'on tire de certains végétaux par la distillation, on en extrait aussi des goudrons de houille. (*Voir* cinamol).

Esthénogènes. — Agents quelconques, variant pour chaque individu et qui, appliqués sur la peau, rétablissent momentanément la sensibilité et font renaître à la fois la force musculaire, la chaleur, la circulation dans la partie insensible, en même temps que l'inertie envahit la partie du corps opposée et correspondante à la partie primitivement insensible. On a donné à ce phénomène le nom de *transfert*.

Estomac (maladies de l'estomac). — Forment quatre

groupes principaux : 1° dyspepsies de différents types (*voir* ce mot) ; 2° cancer ; 3° dilatation ; 4° ulcère simple (*voir* ces mots).

Étable. — Dans presque toutes les fermes, les employés que leurs occupations attachent aux étables, aux écuries, aux bergeries, etc., se couchent dans les endroits ou séjournent les animaux auxquels ils donnent leurs soins. Non-seulement on ne regarde pas cette habitude comme vicieuse, mais encore, dans quelques campagnes, on pense que certaines maladies sont guéries par un séjour plus ou moins prolongé dans les étables.

M. Huzard assure, au contraire, que cette méthode, basée sur la routine, doit être répudiée par le bon sens.

En effet, le séjour des hommes dans les étables, les bergeries, les écuries, etc., est anormal et en dehors de toutes les règles de l'hygiène, car l'homme qui habite un endroit rempli d'animaux ne peut y respirer qu'un air usé, vicié par leur respiration et manquant de principes organiques nécessaires à la santé.

Les cultivateurs chez lesquels ce système est en faveur (et ils sont nombreux) objecteront sans doute que leurs gens n'éprouvent pas de malaise et ne se plaignent d'aucun dérangement dans leur économie. C'est qu'ils n'attribuent pas à cette co-habitation les maladies dont ils sont atteints : les écrouelles, les accidents morbides du système lymphatique, et cependant il est certain qu'ils en sont la conséquence.

Il est vrai que les symptômes provenant de cet état de choses sont longs à se déclarer, parce qu'il y a intermittence dans la situation et que l'air pur du jour peut remédier jusqu'à un certain point à l'absorption des miasmes putrides de la nuit ; mais si l'influence exercée est tardive, on ne peut nier son existence réelle et nuisible.

En été, l'air est généralement sec, les animaux sont dehors une partie de la journée, la nuit on établit des courants d'air, il y a moins d'inconvénients peut-être ; mais l'hiver, les bêtes à cornes et les moutons sont presque toujours enfermés, les ouvertures pouvant donner passage à l'air extérieur sont hermétiquement bouchées, les exhalations animales n'ont aucune issue ; alors, d'après M. Huzard, il y a barbarie et danger sérieux à forcer les ouvriers des fermes à y demeurer la nuit.

Le voisinage des étables à mouton semble pourtant favorable à la guérison de la phtisie

Etablissements insalubres. — La loi les divise en 3 classes :

1re classe.— Doivent être éloignés des villes et des habitations.

2e classe. — Dont l'éloignement n'est pas exigé, mais doivent être soumis à une certaine garantie de salubrité.

3e classe. — Simplement soumis à une surveillance et accordée après enquête de commodo ou incommodo, sans affichage préalable.

Pour les établissements de 3e classe, l'autorisation peut être accordée après simple avis du maire et de la police locale administrative.

Pour les premiers, il faut, pour ouvrir un de ces établissements, adresser une demande au préfet du département; après enquête et avis du Conseil d'hygiène, cette demande est accordée ou refusée.

Pour l'ouverture des seconds, une demande est faite au sous-préfet.

Etablissements de première classe :

Abattoirs publics ou particuliers.

Equarrissage.

Echaudoirs, triperies

Cordes harmoniques (fabrique de).

Suifs (fonte à feu nu).

Sang (dépôts de).

Vidanges (dépôts de).

Allumettes chimiques.

Colle forte.

Résines (fonte-distillation des).

Vernis. — Cuirs vernis. — Toiles peintes.

Schistes (distillation des).

Verreries.

Acide sulfurique (fabrique d').

Etablissements de deuxième classe :

Fours à chaux.

Fours à plâtre.

   » à tuiles.

   » à briques.

   » à poterie.

   » à pipes.

   » à faïence.

Suif (fonte au bain-marie).

Bougies stéariques (fabrique de).

Tanneries.

Corroieries.
Chiffons (dépôt de).
Noir animal. — Cirage (fabrique de).
Acide pyroligneux (fabrique d').
Sulfate ferrique (mordant de rouille)
Gaz d'éclairage (usine à).
Asphalte (fabrique d').
Chapeaux (fabrique de).
Cartons (fabrique de).
Couvertures (fabrique de).
Soie (filature de).
Colle de peau (fabrique de).

Eté. — Malgré les inconvénients qui dérivent des influences de la chaleur, tels que fièvres, embarras gastriques, dysenterie, encéphalites, maladies épidémiques et contagieuses, aucune saison n'offre plus d'avantages pour le maintien de la santé.

Il faut éviter l'usage des excitants, qui peuvent irriter les organes de la digestion et disposer aux entérites et à la dysenterie.

Le régime doit être moins animal; il devrait être remplacé souvent par le régime végétarien. Végétaux frais qui sont moins réfractaires aux forces digestives.

Ether bromhydrique. — Bromure d'éthyle. — Liquide incolore, très réfringent, d'une odeur alliacée. En pulvérisations à la façon de l'éther sulfurique et du chloroforme pour produire l'anesthésie locale (*Lewis*); en inhalation (*Terrillon*): 4 à 6 gr. sur une compresse épaisse recouvrant toute la face.

Ether iodhydrique. — Iodure d'éthyle. — Liquide incolore, peu volatil, d'odeur éthérée. En inhalation contre l'asthme. Faites tomber 4 à 5 gouttes sur un mouchoir.

Ether sulfurique. — Liquide limpide, incolore, très mobile, très volatil, très inflammable, d'une odeur pénétrante et suave, neutre aux papiers réactifs, d'une densité de 0,723 à 15°. Versé sur la main, il doit s'évaporer complètement sans laisser la moindre trace d'une odeur étrangère, en produisant de la réfrigération. Le plus pur renferme encore une petite proportion d'alcool qui ne s'élève jamais à plus de 3 centièmes. Il n'est pas caustique. L'éther sulfurique possède une action analogue à celle de l'alcool, tout aussi puissante et plus pénétrante, mais qui s'efface plus promptement. L'intoxication qu'il provoque n'est pas dangereuse; on peut la pousser jusqu'au carus et profiter de cet état anesthésique pour pratiquer les opérations les plus douloureuses (*Morton* et *Jackson*). Les degrés légers de cette intoxication sont fréquemment employés pour offusquer la douleur et dissiper l'état vaporeux ; et alors, il semble participer à la fois des vertus de l'opium et des liqueurs spiritueuses. Il agit dans les défaillances et la faiblesse des fonctions vitales comme l'opium et l'alcool réunis. On le fait pénétrer dans l'organisme par la voie pulmonaire, par l'estomac et par la voie du tissu cellulaire sous-cutané. Déposé sur la peau, au-dessus du point douloureux, dans les névralgies, le lumbago, il dissipe la douleur. Si vous voulez éprouver des sensations extraordinaires, versez-en une cuillérée à café dans la bouche et cherchez à avaler. Faites la chose en plein jour, loin de toute flamme. Un morceau de sucre imbibé d'éther passe très facilement. — *Inhalation :* faites aspirer les vapeurs d'éther par la bouche ou par le nez. — *Injections hypodermiques :* remplissez la seringue et injectez franchement dans le tissu cellulaire. On peut en donner ainsi plusieurs grammes. Contre toutes les défaillances et pour dissiper l'évanouissement et la syncope qui surviennent après les hémorrhagies (*Verneuil*). —*Perles :* 5 gouttes d'éther enfermées dans une capsule de gomme sucrée. On en met quelques-unes dans une cuillerée d'eau et l'on avale. — *Potion :* eau distillée de fleur d'oranger 100 ; sirop de sucre 30 ; éther sulfurique 2. F. S. A. en une ou plusieurs prises. — *Sirop :* sirop de sucre incolore 800 ; eau distillée 100 ; alcool à 90° et éther sulfurique rectifié, aa 50. F. S. A. On le prend par cuillerées grandes ou petites.

Éther sulfurique alcoolisé. — Liqueur minérale anodine d'Hoffman. — Mélange à parties égales d'éther sulfurique et d'alcool.

Étiolement. — Affaiblissement causé par le manque d'air et de lumière ; se guérit en tirant le malade des lieux confinés, humides, obscurs, pour le placer au grand air, en pleine lumière, au soleil. On peut faire passer des pays froids et humides dans les pays vivement éclairés et chauffés par le soleil.

Étiologie. — *Étude des causes des maladies.* — Beaucoup d'auteurs ont fondé leurs doctrines hygiéniques sur l'Étiologie. Bouchardat a publié un ouvrage ayant pour titre *Traité de l'hygiène publique et privée* basée sur l'étiologie, étouflement. (*Voir* oppression).

Étouffement dans la foule. Moyen de le prévenir. — Il arrive souvent qu'on est étouffé dans la foule ; cela tient à ce que les côtes étant comprimées, on n'a plus la possibilité de respirer.

Pour prévenir ces accidents, nous recommandons le conseil suivant que nous donnait, à son cours d'anatomie de l'Ecole de Médecine, le professeur Sappey : appuyez verticalement sur les côtés de votre poitrine, chaque bras de son côté, les bras et non pas les avant-bras, appuyez les avant-bras au point de leur jointure, faites un triangle avec vos avant-bras et croisez les mains, vous avez alors devant la poitrine un espace dans lequel les mouvements respiratoires peuvent s'effectuer, et ainsi arc-bouté les avant-bras pourront résister à de fortes pressions et la respiration sera moins gênée.

Etranglement. — Etat de la hernie dite étranglée, quand une obstruction y arrête le cours du sang et des matières fécales. (*Voir* hernies).

Traitement. — Réduire la hernie (*Voir* taxis) ou faire une opération chirurgicale pour faire cesser l'obstruction.

Etuve. — Lieu où l'on élève à volonté la température pour provoquer la transpiration. Etuve sèche, étuve humide ou bain de vapeur. A Paris, les baigneurs, autrefois, formaient une corporation, leurs établissements étaient, en général, concentrés dans le même quartier, où l'on voit encore une rue appelée des vieilles étuves.

Etuve à désinfection. — Lieu dont on élève la température pour y faire désinfecter les linges et les vêtements contaminés.

Il existe à Paris trois étuves de désinfection : rue des Récollets, rue du Château-des-Rentiers, rue de Chaligny.

Il suffit d'écrire à l'un de ces établissements, verbalement ou par téléphone, pour qu'une équipe d'agents vienne chercher à domicile les effets à désinfecter, pendant qu'une autre équipe procédera à la désinfection complète des appartements contaminés.

Ce service est absolument gratuit.

Etuvée. — Manière de cuire les aliments dans leur vapeur; on cuit du veau, une carpe, du bœuf à l'étuvée.

Eucalyptus. — Appartient à la famille des Myrtacées. L'espèce dont nous avons à nous occuper est l'eucalyptus globulus, arbre à la fièvre. Découvert sur la terre de Van Diemen, et naturalisé en Algérie, en Espagne et dans la Provence; il pousse avec une grande rapidité. De là son influence salutaire dans les pays marécageux, il absorbe toutes les matières organiques qui peuvent être des causes de miasmes, et par sa nature même assainit les régions où il croît.

Évanouissement. — (*Voir* syncope.)

Éventration. — Hernie volumineuse succédant souvent à des ouvertures de la paroi abdominale et résultant du relâchement de cette paroi en avant.

Exanthème. — Affection de la peau. Ce mot n'a pas de sens bien précis. Le lichen, la lèpre, les éruptions de la variole, de la rougeole, de la scarlatine ont été appelés exanthème.

Excoriation. — Écorchure, plaie superficielle, n'intéressant que la peau.

Euphorbiacées. — On rencontre dans cette famille une foule de plantes qui exercent sur notre organisme une action plus ou moins active, depuis celles qui sont simplement aromatiques et toniques jusqu'à celles qui ont les propriétés toxiques les plus redoutables.

Le manioc, aliment sain et très hygiénique, est une racine d'euphorbiacée. (*Voir* sa préparation à l'article Yucca, un des noms du manioc).

Excitants. — Substances qui éveillent et élèvent la sensibilité et qui rétablissent l'activité de l'intelligence et des mouvements musculaires. Les amers, le café, le massage, les astringents, les courants induits (*Voir* électricité), le vin, la noix vomique, l'ergot de seigle, etc., sont des excitants.

Exemption militaire. — Loi du 27 février 1877. Circulaire du 17 mars 1890. Instructions du 17 mars 1890.

Les maladies, infirmités ou vices de conformation qui rendent impropres au service militaire, ne sont plus divisées comme par le passé en maladies générales, en maladies des tissus, en maladies des régions ; elles se trouvent très simplement réparties en deux grandes classes : *affections en général et affections localisées.*

Les *affections en général* qui entraînent l'*ajournement* sont la *faiblesse de constitution*, et, prenant dans le sens le plus large l'article 28 de la loi du 15 juillet 1889, toute affection qui peut se rattacher à une croissance trop rapide ou à une évolution tardive de l'organisme. Ce qui n'empêche pas encore de demander l'ajournement pour le *sycosis tuberculeux*, pour des *accidents syphilitiques* et autres *maladies susceptibles de guérir* au bout de quelques mois.

L'*exemption* doit résulter de la constatation d'une *faiblesse extrême*, sans chance d'amélioration ; d'une *maigreur* exagérée ; d'une *obésité* apportant un obstacle sérieux à la marche ; d'une *anémie* rebelle ; d'une *cachexie* paludéenne, scorbutique, saturnine, mercurielle ou pellagreuse ; d'une *dyscrasie* rhumatismale, goutteuse et graveleuse; du *diabète* et de l'*albuminurie*; de la *tuberculose* à ses premiers indices; de la *scrofulose*; de *syphilides* ulcéreuses et nécrosiques; de la *morve* et du *farcin* chronique; de l'*eczéma* et de l'*impétigo* tenaces et récidivants; du *lichen*, du *psoriasis*, du *pityriasis* et de l'*ichtyose* occupant de grandes surfaces; de l'*ecthyma*, du *rupia* et du *pemphigus* rebelles et sous la dépendance d'une mauvaise constitution ou d'une altération profonde; de l'*acné*, du *lupus*, du *sycosis tuberculeux*, de l'*éléphantiasis*, d'*ulcères* dus à un état diathésique; de *cicatrices* sujettes à s'ulcérer et gênant le fonctionnement du membre ou l'exercice des mouvements; de *tumeurs* bénignes et malignes; de *productions cornées*; de *varices* et *fistules lymphatiques*; d'*adénite* aiguë avec décollements et trajets fistuleux; de *nævi materni* et de *tumeurs érectiles* étendues ou exposées à des pressions; d'*anévrismes*, de *névromes*, de *paralysies* provenant d'une affection des centres nerveux et de *contractures musculaires* tenues sous la même dépendance; de *spasmes fonctionnels*; de *tremblements*, alcoolique, plombique, mercurique ou symptomatique, soit de paralysie agitante, soit de sclérose en plaques; de *rupture musculaire* étendue; d'*adhérences* et de *rétractions tendineuses* apportant un obstacle à l'exécution de mouvements importants; d'*atrophie musculaire*; de *synovite tendineuse*; d'*arthrite* chronique et d'*hydartrose* ancienne; de *tumeurs blanches*; de *corps mobiles* articulaires; d'*ankyloses* vraies suivant l'importance de l'articulation qui en est le siège; de *déformations, distensions et relâchements articulaires*; d'*abcès froids*; de *périostite* chronique suppurée; d'*ostéite* chronique occasionnant une gêne fonctionnelle notable ou s'accompagnant d'un état débile de la constitution; de *périostoses* et d'*exostoses* gênant les parties où elles siègent; de *tumeurs* et de *déformations osseuses*.

Quant à la mise en *réforme*, elle est justifiée par la *tuberculose*; la *morve* et le *farcin* chronique; l'*éléphantiasis*; les *tumeurs malignes*; les *anévrismes*; les *tumeurs blanches* et par la plupart des autres affections ci-dessus énumérées qui restent *réfractaires* à tout traitement.

L'affectation aux *services auxiliaires* est provoquée par la *faiblesse de constitution* peu accusée; par l'*obésité* légère; par une *syphilis* relativement bénigne.

Les *affections localisées* qui nécessitent l'*exemption* sont :

Les *teignes*; l'*alopécie* étendue et incurable; les *tumeurs* volumineuses de la tête; l'*ossification imparfaite* des os du crâne; des *cicatrices* étendues, inégales et fragiles de la région.

L'*idiotie*; le *crétinisme*; l'*aliénation mentale*; la *paralysie générale*; l'*alcoolisme* chronique; l'*épilepsie*; la *chorée*; la *tétanie*; le *goître exophtalmique*.

Oreilles: perforation du tympan; *nez*, ozène; *bouche*, bégaiement, mutisme, laryngite chronique; *hernies*; maladies du rachis.

Contusion du poumon, ses déchirures, ses plaies, sa hernie, tuberculose pulmonaire, bronchite et pneumonie chronique, emphysème, asthme.

La *cyanose*; la *péricardite* et l'*endocardite*; l'*hypertrophie* du cœur, sa *dilatation*; l'*insuffisance* et le *rétrécissement* des orifices cardiaques; l'*anévrisme* de l'aorte thoracique.

Les *contusions*, les *plaies*, les *ruptures* musculaires, les *inflammations* des parois abdominales; les *fistules*; les *hernies* inguinale, crurale, ombilicale, épigastrique simple ou compliquée, réductible ou non; la *péritonite* chronique; l'*ascite*; les *tumeurs* de l'abdomen; les *affections chroniques de l'estomac et des intestins*; leurs *lésions organiques*, ulcères, cancers, rétrécissements ou obstructions; l'*hématémèse*; les *affections du foie*; les *engorgements chroniques* volumineux de la rate; les *abcès* et *tumeurs* de l'organe.

Le *spina bifida*; les *déviations du rachis*; les *fractures*; la *luxation*; l'*ostéite tuberculeuse* des vertèbres; l'*arthrite* et l'*ankylose* de leurs articulations; les *hernies* lombaires.

Les *vices de conformation du bassin*; le *relâchement des symphyses*, l'*arthrite sacro-iliaque*; le *psoïtis* compliqué; les *phlegmons* et *abcès* de la fosse iliaque; les *plaies* et *contusions* du périnée intéressant l'urètre; les *phlegmons* et *abcès* de la région symptomatique de lésions des voies urinaires ou de lésions osseuses; les *fistules urinaires et anales*; les *ulcérations* de mauvaise nature du rectum; le *carcinome*; le *rétrécissement*; les *hémorrhoïdes* volumineuses; la *chute du rectum*; l'*incontinence* des matières fécales.

Les *lésions traumatiques graves des reins*; les *néphrites*; les *calculs* rénaux; les *abcès*; les *kystes*.

L'*absence* complète, l'*atrophie*, l'*extrophie de la vessie*; les *fistules urinaires* ombilicales; les *plaies*, contusions et *ruptures vésicales*; les *cystites*; les *corps étrangers*, les *calculs* vésicaux, les *polypes* de l'organe; l'*incontinence* et la *rétention d'urine*.

L'*épispadias* et l'*hypospadias*; les *fistules uréthrales*;

les *corps étrangers* difficiles à extraire ; les *rétrécissements,* les *abcès,* les *hypertrophies,* et les *calculs* de la prostate.

L'hermaphrodisme ; l'absence, la *perte* partielle ou totale du pénis ; son *atrophie.*

Les *affections cutanées* prurigineuses et rebelles des *bourses ;* les *plaies,* les *déchirures,* les *contusions,* les *infiltrations du scrotum* très étendues et très graves ; l'*éléphantiasis ;* le *varicocèle* douloureux ou déterminant par son volume considérable une gêne très prononcée dans la marche ; l'*hydrocèle* volumineuse et l'*hématocèle* de la tunique vaginale ; la *perte des deux testicules* par suite d'opération ou d'accident ; l'*atrophie* de ces deux organes acquise ou congénitale, portée à un haut degré ; la *rétention d'un testicule à l'anneau* ou dans le canal ou tout contre l'orifice inguinal ; les *tumeurs* du testicule.

L'anomalie dans le nombre, la forme et les rapports des membres ; leur *inégalité* portée au point de compromettre l'harmonie des mouvements ; leurs *déviations* marquées ; l'*atrophie* congénitale ; l'*amputation* et les *résections ;* les *courbures* défectueuses et très prononcées des os longs.

Voici le résumé et les conclusions de la nouvelle circulaire :

Inaptitude physique au service militaire :

La perte d'un seul testicule ne suffit plus pour légitimer l'exemption.

Cas d'exemption. — Varices au 2e degré, perte ou luxation du pouce ou d'une de ses phalanges.

Perte de l'indicateur droit ou de 2 phalanges avec ankylose ou extension forcée.

Perte de 2 doigts ou de 2 phalanges de doigts.

Perte simultanée de 3 phalanges intéressant l'index et le médium.

Perte simultanée d'une phalange de l'index, du médium et de l'annulaire.

Les orteils surnuméraires ne donnent lieu à l'exemption que s'il en existe plus d'un à chaque pied ou si l'orteil gêne le port de la chaussure.

Vue. Hypermétropie et astigmatime.

Maladies nerveuses.

Exercices et jeux de l'enfant. — Tous les auteurs qui ont écrit sur l'éducation des enfants ont compris l'importance de l'exercice et des jeux.

Au XVIe siècle, Comenius en parle à peine dans sa porte des langues, Mais Rabelais dans son Pantagruel n'oublie pas de dire que lorsque le temps sera beau, il faudra que Gargantua (il est enfant à ce moment-là) aille aux champs se promener et s'ébattre. Jonathan Swift dans ses aventures de Gulliver insiste aussi sur cette mesure hygiénique. (*Voir* gymnastique).

Exomphale. — Hernie ayant son siège à l'ombilic. Les hernies exomphales formées par l'épiploon se nomment *épiplomphales* ; par l'intestin, *entéromphale* ; par l'épiploon et l'intestin *entéro-épiplomphale*.

Exophthalmie. — Sortie de l'œil en dehors de sa cavité par suite de blessure, d'abcès ; c'est un symptôme aussi d'une maladie appelée maladie de Basedow, goître exophthalmique.

Exostose. — Tumeur formée par une production anormale et circonscrite du tissu osseux soit à sa surface, soit à l'intérieur d'un os.

Expectation. — Méthode qui consiste à observer la marche des maladies, à éloigner les causes qui ont pu les produire, et celles qui pourraient les entretenir, et à n'employer de remèdes actifs que dans les cas où l'observation a appris que la marche naturelle de l'affection tend à une issue funeste ; c'est laisser agir entièrement la nature lorsque seule elle peut amener la guérison. Cette méthode s'appelle aussi méthode expectante.

Exposition des habitations. — Éviter l'exposition au Nord qui prive des rayons de soleil ; cette exposition est froide. En plein Midi inconvénients et avantages : en été très chaude.

Est-Ouest. — Humide, les vents d'Ouest en France apportent toujours un air humide.

L'Exposition la plus saine est celle de l'Est ou celle du Sud-Ouest.

Exsangue. — Privé de sang.

Exstrophie. — Mot employé surtout pour désigner un déplacement de la vessie qui est renversée à l'extérieur. On voit quelquefois l'urine sourdre goutte à goutte par les orifices béants des uretères.

Extase. — État dans lequel l'individu absorbé par une idée, par une seule, ne vit plus dans le monde extérieur ; sa physionomie a un aspect tout particulier de ravissement.

Dans l'extase, la sensibilité de la peau et des viscères, des sens eux-mêmes sont souvent complétement abolis. Les hallucinations les plus variées se produisent et les extatiques les racontent avec tant d'énergie et de conviction qu'il est impossible de mettre en doute leurs sensations.

Chez les convulsionnaires autrefois, l'extase était suivie très souvent de crises hystériques ou épileptiques, qui se com muniquaient à des foules tout entières.

Voir à Ph beaucoup de mots dont on prononce les premières syllabes fa, fe, fi, fo, fu ou fti, etc.

Facies. — Expression de la face dans les maladies.

Fahrenheit (Thermomètre de). — Divisé en 212 parties, de manière que le 32° réponde à 0 centigrade et à 0 Réaumur, et 180 à 100 centigrades et 80 Réaumur.

Faiblesse. — Manque de force, diminution générale de l'énergie (*Voir* anémie) synonyme aussi de syncope (*Voir* ce mot).

Faim-valle. — (*Voir* fringale).

Faine. — Fruit du hêtre, qu'on mange, et dont on fait aussi une huile qui, en vieillissant, acquiert un goût de noisette très agréable et ne perd aucune de ses qualités.

Falsification. — Altération des médicaments, des aliments, des boissons, dans un but de lucre. Nous ne pouvons pas donner ici les moyens de reconnaître toutes les fraudes, nous indiquons seulement les produits d'un emploi journalier dans les ménages.

Falsification par l'amidon. — On constate dans les falsifications la présence de l'amidon, par l'iode qui le colore en bleu.

Falsification du Beurre. — Le beurre falsifié peut être la cause d'un grand nombre d'indispositions.

Moyens de reconnaître si le beurre a été falsifié. —

Mettez de l'alcool absolu dans un verre, ajoutez quelques grammes du beurre soupçonné, remuez avec un agitateur, décantez l'alcool, faites évaporer sur une lampe à alcool, le beurre pur reste blanc ; coloré avec du roucou, il se forme au fond du vase un résidu rouge brun qui devient bleu si l'on ajoute quelques gouttes d'acide sulfurique.

Dans le cas de coloration par le curcuma, présence d'un résidu rose devenant brun par quelques gouttes d'acide chlorhydrique, brun foncé par une dissolution de potasse ou de soude.

Le safran donne, avec quelques gouttes de sous-acétate de plomb un précipité orange.

La carotte donne une coloration verte par une dissolution d'ammoniaque.

Ces matières colorantes sont employées par les falsificateurs pour donner à la marchandise la teinte jaune du beurre.

Les substances nitrées, amylacées, si souvent usitées, nécessiteraient des réactions chimiques trop compliquées pour être faites autre part que dans un laboratoire.

Vaseline. — Quoique la vaseline soit en réalité d'un prix plus élevé que le beurre, cependant certains patissiers l'emploient au lieu de beurre. La vaseline ne rancissant pas, leurs gâteaux et leurs pâtés peuvent se garder plus longtemps ; mais alors ils deviennent indigérables et causent des troubles digestifs.

Voir aussi l'article Beurre, oléogrammètre.

Falsification des Vins. — Nous ne parlerons pas des procédés de laboratoire nécessitant toujours des manipulations chimiques.

Moyens faciles de reconnaître les vins artificiellement colorés. — Trempez de la soie en brin dans la liqueur ; si la soie se colore en rouge, le vin contient de la fuschine : en violet, du violet d'aniline ; en bleu, de la méthyline.

Ce procédé repose sur la propriété de la soie en brin de se colorer sans aucun mordant.

Faradisation. — Mode de traitement des maladies par l'électricité, en employant les courants induits fournis par des appareils spéciaux.

Farcin. — Maladie infectieuse, commune chez les solipèdes (cheval, âne, mulet), et transmissible des animaux à l'homme, et réciproquement, et de l'homme à l'homme. Le farcin se rapproche de la morve, mais est moins grave et prend plus facilement la forme chronique.

Le farcin a pour symptômes des angioleucites, des ulcères chroniques, des abcès, quelquefois des symptômes généraux : fièvre, diarrhée, amaigrissement, hecticité amenant la mort.

Traitement prophylactique. — Isoler, abattre et enterrer profondément les chevaux atteints du farcin, et cautériser toute écorchure suspecte au fer rouge.

Fard. — Préparation destinée à embellir le teint. Les fards sont de deux espèces : le blanc et le rouge. Le blanc est ordinairement du sous nitrate de bismuth uni à la craie de Briançon ; le rouge se distingue en : *rouge végétal*, qui est le principe colorant du carthame dissous dans une solution alcaline et précipité au moyen du jus de citron ; *vermillon*, qui est du cinabre réduit en poudre impalpable ; *vinaigre de rouge*, qui est du carmin suspendu dans du vinaigre à l'aide de mucilage ; *crépon*, qui est de l'étamine très fine teinte sans mordant et qui laisse de la couleur sur la peau un peu humide. Les fards irritent et déssèchent la peau, arrêtent la transpiration et peuvent amener des accidents graves.

Fatigue. — (*Voir* courbature).

Fausse couche. — Accouchement avant terme. (*Voir* avortement.)

Faveux-euse. — Qui ressemble à des rayons de miel. (*Voir* teigne et favus).

Favus ou Teigne faveuse. — Variété de teigne déterminée par la formation à la base des poils d'un champignon, l'Achorion Schonleinii ; le favus atteint surtout les enfants lymphatiques et scrofuleux : la contagion par le peigne vêtements, etc., est la seule cause du favus. La croûte favique a la forme d'un godet et siège habituellement au cuir chevelu : quelquefois les godets sont indépendants : mais, la plupart du temps, ils se réunissent et forment des plaques d'un jaune fauve, exhalant une odeur fétide ; les cheveux se décolorent et tombent. Le favus est compatible avec une santé parfaite.

Traitement. — Épilation, par partie, des plaques, épilation suivie de lotion avec la teinture d'iode et d'application de pommade au turbith minéral. 1 gramme pour 20 grammes d'axonge.

Fébrifuges.. — Médicaments qui combattent les fièvres intermittentes. — (*Voir* fièvres, quinine).

Le quinquina est, jusqu'à présent, le fébrifuge le plus puissant que l'expérience ait fait connaître. Vin du Dr Cabanes, tonique Rousseau. On a attribué, d'après des observations pour la plupart peu concluantes, la même propriété à un grand nombre de substances dont les unes se rapprochent plus ou moins du quinquina par leur mode général d'action, et dont les autres n'ont aucun rapport avec ce médicament. Telles sont les écorces du marronnier d'Inde, de cerisier, d'aristoloche, de tulipier, de chêne, de frêne, d'orme ; l'écorce d'orange, de chicorée sauvage, de bardane ; les fleurs de camomille, de petite centaurée ; les éthers, le musc, le castoréum, le camphre, l'ammoniaque, l'opium ; les carbonates et hydrochlorates d'ammoniaque, de potasse, les sulfates de cuivre, de zinc, de fer ; les préparations antimoniales ; les arséniates de potasse et de soude ; les eaux minérales, etc.

Féculents. — Farine de froment : pain, pâtisseries, vermicelle, macaroni ; farine de seigle, d'orge, d'avoine ; riz, pommes de terre, châtaignes et leur fécule ; farine de maïs : tapioca, sagou, salep, arrow-root ; légumes secs.

Fehling (liqueur de). — Réactif servant à reconnaître la présence du sucre dans les urines. Composition : sulfate de cuivre, tartrate de potassium, soude caustique.

La liqueur de Fehling, chauffée avec de l'eau contenant du sucre, donne un précipité rougeâtre d'oxyde de cuivre.

Femmes (hygiène des). — (*Voir* hygiène des sexes.)

Fenêtré, éc. — Se dit en médecine de compresses d'emplâtre où l'on a pratiqué des ouvertures au moyen de ciseaux ou à l'emporte pièces :

Fer. — Ce métal est très employé en thérapeutique.

Limaille de fer préparée.

Limaille de fer porphyrisée.

Fer réduit par l'hydrogène.

Fer réduit par l'électricité.

Fer dialysé.

Le fer est astringent, tonique, hémostatique, reconstituant.

On emploie un grand nombre de sels de fer : azotate bromure, carbonate, chlorure, citrate, lactate.

Le perchlorure de fer est surtout utilisé pour arrêter les pertes considérables de sang.

Il existe en outre un grand nombre de spécialités conteant du fer, une des plus estimées, sont les dragées de fer, Trouette.

Fer (Oxydes de). — Ils possèdent l'action médicinale du fer doux ou limaille de fer.

Oxyde noir de fer, éthiops martial. — C'est l'oxyde ferroso-ferrique. Ce composé, qui se forme quand on éteint dans l'eau le fer incandescent, est un mélange d'éthiops et de carbonate de protoxyde de fer. Poudre très fine, de couleur noire foncée, veloutée. On la donne en pilules aux mêmes doses que le fer doux (0,15 à 0,50 c. nt.).

Oxyde rouge de fer, colcothar. — On le réduit en poudre très fine par la porphyrisation. Mêmes usages et mêmes doses que le fer doux (0,15 à 0,35 cent.).

Oxyde de fer hydraté. — *Voy.* safran de mars apéritif.

Fer (Sels de). — Ils possèdent d'une façon générale les propriétés médicinales du fer. Iodure de fer, lactate de fer, perchlorure de fer, sulfate de fer, tartrate de potasse et de fer.

Albuminate de fer. — Le meilleur et le plus assimilable des médicaments ferrugineux. Ce sel sert de base aux dragées de fer Trouette, à l'albuminate de fer et de manganèse soluble. Il a l'avantage de ne pas donner de constipation et de ne pas donner de constipation et de ne jamais fatiguer l'estomac.

Carbonate de protoxyde de fer. — Obtenu par précipitation, il est pulvérulent, blanc, inodore, insipide. Insoluble dans l'eau si ce n'est à la faveur d'un excès d'acide carbonique (eaux minérales naturelles ferrugineuses). Mêlé au moment même de sa formation avec le sucre et le miel, il forme une combinaison qui possède une assez grande stabilité. C'est sur cette propriété que repose le mode de préparation des *pilules ferrugineuses* sulfate de protoxyde de fer, carbonate de potasse, eau, aa 30 ; gomme arabique en poudre, 5 ; sirop simple, 15. F. S. A. chaque pilule pèse 0,40 ; *pilules de protocarbonate de fer*, selon la formule de Vallet : protosulfate de fer, 1000 ; carbonate de soude cristallisé, 1200 ; miel blanc et sucre de lait, 300 ; sucre blanc Q. S. F. S. A. une masse, dont on mêle 3 à 4 de poudre de réglisse et de guimauve pour faire des pilules de 0,25. Ces deux sortes de pilules se donnent aux mêmes doses que les pilules de limaille de fer porphyrisée (3 à 12 par jour).

Citrate de fer ammoniacal. — Soluble dans l'eau. Saveur acide et ferrugineuse. Très utile dans la médecine des enfants. — *Sirop* : 20 contiennent 0,50 de citrate correspondant à 0,06 de fer. Une à plusieurs cuillerées grandes ou petites par jour. — *Sirop de quinquina ferrugineux* : 20 contiennent 0,20 de sel ferrique. S'emploie comme le précédent. — *Vin ferrugineux, vin Chalybé* : une cuille-rée à bouche contient 0,10 de sel. Donnez-le après le repas. — *Vin de quinquina ferrugineux* : semblable au précédent. Le vin de Cabanes est un vin de quinquina ferrugineux.

Phosphate ferroso-ferrique, phosphate de fer. — Poudre d'une couleur bleue-ardoisée foncée. Mêmes usages et mêmes doses que le fer doux (0,15 à 0,50 par jour).

Protochlorure de fer. — Il est soluble et s'emploie aux mêmes doses que le fer doux.

Pyrophosphate de fer citro-ammoniacal. — Ecailles d'un brun jaunâtre, solubles dans l'eau, presque insipides. On en fait un sirop qui pour 20 contient 0,20 de pyrophosphate. Même emploi que le citrate de fer.

Tartrate ferrico-potassique. — Même emploi que le citrate.

Fermentation. — Le mot fermentation désignait à l'origine tous les phénomènes dans lesquels on voyait une masse liquide ou juteuse se boursoufler en dégorgeant des gaz sans cause apparente ou connue.

Le moût de raisin bouillonnant dans la cuve la pâte du pain se soulevant dans le pétrin du boulanger sont des exemples vulgaires de ces phénomènes.

Plus tard, on observa des modifications spontanées dans certains liquides (transformations du vin en vinaigre), ou des réactions d'ordre physiologique (digestion des aliments) qui firent étendre la signification de l'expression primitive.

Ce n'est qu'en 1835, que Cagniard-Latour découvrit la nature vivante de la levure de bière. Tchwan, Kistzing et Pasteur établirent à leur tour que toute fermentation, alcoolique, lactique, butyrique, acétique, etc., impliquait l'organisation, le développement et la multiplication d'organismes cellulaires.

Berthelot, en 1860, fit une distinction nouvelle, il établit avec précision les limites entre deux ordres très différents di phénomènes. Il montra, en isolant le *ferment glucosique* non organisé que « l'être vivant ne reçoit pas toujours due dehors les ferments, mais que c'est lui qui les engendre, car les *ferments solubles* une fois produits exercent leur action indépendamment de tout acte vital intérieur. »

A côté des phénomènes produits par des êtres organisés il y a donc des fermentations déterminées par des corps organiques solubles mais inorganisés.

Fétidité de l'haleine. — Cet inconvénient grave peut être dû à du mucus séjournant dans le pharynx ou le narines (ozène et coryza chronique) ; à des ulcères de la langue, à des dents cariées, couvertes de tartre ou mal soignées. L'estomac peut être mis en cause, mais moins souvent qu'on ne le croit ; la dilatation des bronches est souvent une cause de fétidité. L'odeur due à l'abus des boissons alcooliques, au cidre, à la bière est toute particulière. L'odeur de l'haleine varie, du reste, chez les différentes races. L'odeur du nègre et du chinois nous semble insupportable. Quand la fétidité vient de la bouche, on la fait disparaître au moyen d'une solution faible de permanganate de potasse d'acide tannique ou de Cresyl Jeyes.

Feu Saint—Antoine ou mal des ardents. — Le vulgaire appelle ainsi l'érysipèle, écrit Larvisien, en 1793, dans son dictionnaire portatif de médecine.

Feux de dents. — (*Voir* dentition).

Feu persique. — Ancien mot et peu employé aujourd'hui pour désigner le zona.

Feu volage ou *sauvage*. — Dartre érysipélateuse. (*Voir* érysipèle).

Fève *de Calabar*. — Nom vulgaire du physostigma venenosum.

Fève de Saint-Ignace. — Nom vulgaire des semences du strychnos ignatii donnant la noix vomique ; sous le nom de vomiquées, on désigne les différentes espèces de strychnos.

La strychnine est un des poisons les plus violents qu'on connaisse ; cependant elle entre dans la composition de plusieurs médicaments.

Teinture de noix vomique ou gouttes amères de Baumé. — Pilules de sulfate ou d'arseniate de strychnine.

La strychnine agit sur les centres réflexes ; on l'emploie dans certaines paralysies, dans l'impuissance, la spermatorrhée, l'incontinence d'urine, quelquefois dans la dyspepsie, dans la colique saturnine, dans la chorée, l'asthme, les névralgies, le choléra, le tétanos, où son action est fort discutée.

Emploi difficile et très dangereux.

En cas d'empoisonnement, faire vomir le malade, eau iodée, tanin, noix de Galle, thé vert, café et infusions.

Fibrome. — Tumeur formée par du tissu fibreux, lobulée, à volume variable, qui se rencontre dans tous les tissus : peau, tissu cellulaire, périoste ; ces tumeurs sont de nature bénigne. Les fibromes utérins causent des hémorrhagies.

Traitement. — Extirpation par différents procédés ou destruction par l'électricité.

Fièvre. — Etat morbide caractérisé par une élévation de la température du corps, due à une exagération de combustion des tissus, le degré oscille entre 38 et 41 ; au-delà de 41, la mort est presque toujours certaine.

On appelle fièvre essentielle, celle qui ne dépend que d'elle-même.

Fièvre symptomatique, celle qui survient comme symptôme.

La fièvre essentielle ou continue, celle qui persiste jusqu'à la fin de la maladie.

Intermittente, qui revient par accès.

La fièvre continue éphémère, dure un jour.

La fièvre continue avec redoublement est périodique quand les redoublements de la fièvre reviennent à des jours ou à des heures réglées :

Quotidienne, tierce, quarte, etc.

Traitement. — Quinine, quinquina. (*Voir* quinine.)

Fièvre rouge. (*Voyez* scarlatine).

Fièvre chaude. (*Voyez* causus).

Fièvre intercurrente qui se mêle avec toutes les espèces de fièvres.

Comme dérivatifs : Vin du Dr Cabanes au quinquina, tonique Rousseau au quinquina, eau de la Bourboule.

Fièvre aphteuse des animaux. — La fièvre aphteuse est caractérisée par une éruption de vésicules qui ont leur siège sur diverses parties du corps, notamment dans la bouche et aux pieds.

Elle est appelée vulgairement cocotte ; c'est une épizootie ne sévissant pas uniquement sur l'espèce bovine ; elle peut se transmettre au mouton, au porc et à l'homme. La viande ou le lait des animaux atteints de cette affection peuvent-ils être consommés sans inconvénient ? oui, selon les uns, non, selon les autres ; aussi croyons-nous qu'il est plus prudent de s'en abstenir.

On évite la fièvre aphteuse en désinfectant les étables.

Fièvre des bois. — Maladie très commune au Tonkin et qui a beaucoup sévi dans notre corps expéditionnaire. Sorte de fièvre paludéenne intermittente.

Fièvre des foins (*Hay fever* des Anglais). — Se rapproche du coryza, mais présente en même temps, des phénomènes nerveux.

Traitement. — Quinine, salicylate de soude en insufflation dans les narines, collyre au sulfate de cuivre pour l'inflammation des paupières.

13

Faire quitter le pays où la maladie s'est déclarée.

Fièvre jaune. — Vomito-négro, maladie infectieuse microbienne, endémique sur le littoral du golfe du Mexique, aux Antilles, au Brésil, et pouvant sévir épidémiquement sur les deux hémisphères : épidémie de Gibraltar, de Lisbonne, de Saint-Nazaire ; une seconde atteinte confère l'immunité. La fièvre jaune débute au milieu de la nuit par un fort frisson, une douleur vive à la colonne vertébrale (coup de barre), puis apparaissent l'ictère et les vomissements de sang noir.

Traitement. — Huile de ricin mélangée de jus de citron, boisson vineuse, etc.

Fièvre muqueuse. — (*Voir* fièvre typhoïde).

Fièvre paludéenne. — (*Voir* fièvre intermittente).

Fièvre pernicieuse. — Fièvre intermittente dont les accès entraînent souvent la mort. (*Voir* quinine.)

Fièvre puerpérale. — Fièvre qui prend 4 à 5 jours après l'accouchement, cause la suppression des lochies ou suite de couches. La face est altérée, le ventre est ballonné, douloureux. La mort est fréquente.

Nous noterons en première ligne, comme moyens préventifs, la ventilation, l'assainissement et l'emploi du chlore.

Il y a longtemps que l'expérience a démontré la vertu désinfectante de ce dernier agent. Lorsque le docteur Collins fut nommé chirurgien de l'hôpital de Dublin, il trouva les salles d'accouchements ravagées par la fièvre puerpérale. Il parvint à chasser complètement cette maladie à l'aide d'une propreté minutieuse et de fumigations chlorées.

Traitement. — Sulfate de quinine 1 à 2 gr. par jour, boissons alcooliques, injections utérines antiseptiques.

La prophylaxie de la fièvre puerpérale a encore plus d'importance que le traitement. On peut, en arrêtant les progrès de cette maladie ou en la chassant d'une localité, sauver un grand nombre d'existences, tandis qu'avec le traitement curatif le mieux dirigé on guérit quelquefois à peine une malade sur dix.

Les anesthésiques semblent doués d'une vertu prophylactique. Les ivrognes ressentent plus faiblement l'action des poisons, parce que chez eux la sensibilité du système étant pour ainsi dire émoussée par l'abus des alcooliques, l'activité des vaisseaux absorbants est diminuée à proportion. Le chloroforme, loin de déterminer la fièvre puerpérale, serait plutôt un moyen de la prévenir. (*Voir* infection purulente.)

Fièvre synoque. — Fièvre qui dure pendant un certain temps, sans intermittence marquée, on la rapproche de la fièvre typhoïde légère.

Fièvre typhoïde. — Aucune maladie n'a reçu plus de de noms.

Fièvre pestilentielle, maligne, putride, muqueuse, ataxique, adynamique, gastro-entérique, fièvre entéro-mésentérique, dothiénentérie, iléo-typhlite, entérite folliculeuse, entéro-mésentérite-typhoïde, entérite-septisémique.

Depuis Louis, tous les médecins ont considéré la fièvre typhoïde comme intimement liée à des lésions ulcéreuses des follicules clos et des glandes de Peyer, de l'intestin, d'où son nom dothiénentérie. Certains écrivains, depuis quelques temps, admettent qu'elle peut exister sans lésions intestinales ; cette idée s'est affermie depuis l'acquisition des connaissances récentes sur la nature de l'infection typhique.

Deux médecins militaires ont observé des cas de cette maladie infectieuse où, à l'autopsie, on n'a point rencontré de lésions intestinales, mais où l'on a trouvé deux microbes : le bacille typhique et le streptocoque.

Le bacille typhique est appelé le bacille d'Eberth.

Symptômes. — 1° *début*, malaise qui dure plusieurs jours, inappétence, vertiges, angine ; 2° *période d'ascension*, frisson, céphalalgie violente, épistaxis, diarrhée, fièvre continue, durée quatre à six jours ; 3° *période à état* apparition de taches rosées lenticulaires sur l'abdomen, insomnie, rêvasseries ; 4° *période de déclin*, du quinzième au trentième jour de la maladie, température du soir décroissante, sommeil ; 5° *convalescence, complications*. ulcération des amygdales, muguet, vomissements, hémorrhagie intestinales, péritonite, bronchite, broncho-pneumonie, perforations intestinales, tuberculose, albuminurie, néphrite, troubles cérébraux, manie, lypémanie, perte de mémoire, troubles de l'ouïe.

La fièvre typhoïde ne récidive pas, mais les rechutes dans la convalescence sont fréquentes. La mort subite est possible par syncope.

Traitement. — Hygiénique surtout, grande propreté, laver le malade deux ou trois fois par jour au moyen d'une grosse éponge imbibée d'eau mélangée d'eau-de-vie camphrée, l'envelopper ensuite d'un drap chaud ; nettoyage de la bouche, de la face ; lait et bouillon, laxatifs s'il y a de la constipation, sulfate de quinine; n'alimenter, au moyen d'aliments solides, que lorsque la langue aura repris son aspect normal et que les selles ne seront plus liquides, poudre de viande Trouette.

Digestifs quand la digestion est difficile. Elixir de papaïne Trouette-Perret. Tonique Rousseau. Quand la convalescence est avancée, dragées de fer Trouette, eau St-Léger-Pougues.

Fièvre typhoïde (ses causes). — La fièvre typhoïde transmissible également par l'atmosphère semble due souvent à des eaux de mauvaises qualités.

Les procédés de contamination de l'eau potable sont évidemment très nombreux. Ils ont été mis en lumière par l'étude attentive de certaines épidémies de villages ou de maisons et même par celles de quelques-unes des épidémies atteignant les grandes villes. Ces causes de contamination sont temporaires dans les villages, dans les endroits peu populeux et relativement isolés. Dans les grands centres, au contraire, elles sont à peu près permanentes pour des raisons faciles à saisir. On doit surtout tenir en suspicion les eaux des rivières qui, à l'approche des grandes villes, ont déjà été exposées sur leur parcours à de fréquentes spoliations.

A Paris, la mortalité par fièvre typhoïde coïncide avec la distribution d'eau de l'Ourcq, de Seine et de Marne. Récemment le Dr Thoinot annonçait d'ailleurs à l'Académie qu'il était parvenu à trouver le bacille typhique dans l'eau de Seine.

La démonstration de l'introduction du germe typhique dans l'organisme par l'intermédiaire de l'eau ne laisse donc plus rien à désirer ; elle est aussi complète qu'on peut l'exiger ; les diverses origines de l'infection de cette eau nous sont connues ; les preuves de l'influence de la distribution de l'eau contaminée sur la marche et l'extension des épidémies sont nombreuses et d'une grande netteté ; enfin la présence du microbe dans l'eau ne peut plus être l'objet d'un doute ; ce microbe a pu en être retiré et cultivé.

Filaire de Médine. — Ver arrondi de la grosseur d'une plume de corbeau, dont la longueur est de 50 cent. à 4 mètres et plus. La femelle est seule connue ; elle s'introduit sous la peau, principalement des membres inférieurs, y séjourne, y grandit, et cause un prurit incommode, parfois une tumeur qui devient pustuleuse. On ouvre cette tumeur, on saisit la tête, et on extrait le ver en l'enroulant comme un fil.

Fissure (de la région anale). — Petite solution de continuité rosée, vermeille ou grisâtre à l'anus et causant, surtout après les selles, des douleurs fort vives. La marche, la station assise, deviennent douloureuses.

Traitement chirurgical. — Dilatation brusque de l'anus, à l'aide des doigts ou du spéculum, le malade étant endormi.

Traitement médical. — Application de pommades iodoformées et lotions avec Crésyl-Jeyes à 5 0/0.

Fistule. — Conduit morbide souvent étroit et tortueux, laissant couler soit du pus, soit des liquides normaux déviés de leur voie naturelle ; fistules stomacale, de l'anus, etc.

Fistule anale. — Trajet fistuleux pourvu : 1° d'*un seul orifice*, s'ouvrant soit à la peau de la fesse (fistule borgne externe), soit dans le rectum (fistule borgne interne) ; 2° de *deux orifices*, fistule complète, un orifice s'ouvrant dans le rectum, l'autre à la peau.

Traitement chirurgical. — Incision du trajet fistuleux.

Traitement médical. — Injections d'éther iodoformé dans le trajet.

Fistule biliaire. — Ouverture dans le voisinage du foie d'une fistule, donnant issue à la bile et à des calculs.

Traitement. — Cautérisation des bords de la plaie ou réunion par suture.

Fistule lacrymale. — Petite tumeur à l'angle interne et inférieur de l'œil, donnant issue à un liquide filant ou muco-purulent.

Traitement. — Injection de teinture d'iode dans les voies lacrymales.

Fistule salivaire. — A la suite d'accidents, de plaies, petite ouverture à la joue, fournissant habituellement de la salive et permettant l'introduction d'une sonde.

Traitement. — Cautérisation du bord de la plaie au fer rouge, avec des acides, suture des bords etc.

Flagellation. — Méthode employée par les anciens, pour combattre la maigreur. Ils se servaient de petite plaques de bois légères, avec lesquelles on frappait les parties amaigries jusqu'à légère tuméfaction. Les flagellations avec de l'ortie, sont encore usitées contre les paralysies et les rhumatismes chroniques.

Flanc. — Partie de la région latérale du corps, qui s'étend du bassin aux fausses côtes.

Flanelle (au point de vue de l'hygiène). — Bardet (Société de Médecine et de Chirurgie pratiques, 22 juin 1893) a étudié la valeur comparative de l'absorption et de l'évaporation de différents tissus de laine employés pour préserver la peau du refroidissement sous l'influence de la transpiration. Les flanelles ordinaires sont faites d'un tissu feutré plus ou moins épais. Un autre tissu de nouvelle fabrication, dit *flanelle à jours*, est formé de cellules plus ou moins larges qui, à poids égal, forment une étoffe plus épaisse, constituée par des jours dans lesquels les brindilles de laine s'enchevêtrent, sans empêcher l'air de circuler.

Un gramme de flanelle ordinaire de bonne qualité absorbe, par mètre saturé, 3 gr. 60 d'eau, tandis que le même poids de *flanelle à jours* absorbe 5 gr. 36. Il en résulte que la flanelle ordinaire, se saturant plus vite, colle sur la peau et perd ainsi ses qualités isolantes. Une flanelle à jours, au contraire, se saturant bien plus lentement, reste sèche et peut perdre au fur et à mesure la sueur qu'elle absorbe.

D'autre part, en raison même de la disposition du tissu, dans la flanelle à jours, l'évaporation a lieu dans l'épaisseur même de l'étoffe, de sorte qu'un thermomètre dont le réservoir est entouré de ce tissu mouillé ne s'abaisse que de 2°3, tandis que, dans les mêmes conditions, on obtient, avec la flanelle ordinaire, un abaissement de 5° (le thermomètre marquant 24° au début de l'expérience).

Il n'est donc pas indifférent de choisir au hasard les tissus qui doivent préserver la peau du refroidissement dû à l'évaporation, surtout pour les sujets soumis aux exercices violents, tels que les différents sports, et il est certain que l'avantage reste à la *flanelle à jours*.

Fleurs. — Il y a danger à laisser des fleurs dans la chambre où l'on se couche, pendant le temps où l'on dort.

Si dans la journée les fleurs ne produisent point toujours les mêmes inconvénients, cela tient à plusieurs causes ; d'abord, on renouvelle l'air, ensuite le jour elles dégagent de l'oxygène, et la nuit elles dégagent de l'acide carbonique.

Il est dangereux de se coucher sous certains arbres : aubépine, etc. (*Voir* Mancenilier).

Fleurs cordiales. — 5 espèces : rose, souci, bourrache, buglosse, sauge ; ces fleurs devaient leurs noms aux propriétés cordiales, toniques, exhilarantes qu'on leur accorde. On les prend en infusion et en conserve, à la dose de 8 à 15 gr.

Fleurs blanches. — (*Voir* leucorrhée).

Fluctation. — Mouvement d'oscillation d'un liquide amassé dans un foyer quelconque ou dans une cavité.

Fluer. — Se dit des humeurs qui coulent ; les hémorrhoïdes fluent quand elles laissent couler du sang.

Fluxion. — Afflux d'humeur dans les organes. Fluxion de poitrine. (*Voir* Pneumonie).

Fluxion dentaire. — Traitement. — Bain de pied sinapisé, antipyrine à l'intérieur, 1 à 2 grammes.

Fœtus. — Nom que prend le produit d'une conception vers le deuxième mois de la grossesse.

Foie. (maladie de). — *Voir* cirrhose, congestion, hépatite, coliques hépatiques, calculs).

Folies classées d'après les symptômes :

1. FOLIES INFLAMMATOIRES ET CONGESTIVES.

- Paralytique. — Paralysie générale.
- Congestive consécutive à des foyers :
  - Tumeurs cérébrales.
  - Hémorrhagiques.
  - Emboliques.
- Due à l'athérome artériel. Démence sénile, des nouvelles accouchées.
- Survenant dans le cours du rhumatisme aigu et des fièvres graves.
- Épileptique.

2. VÉSANIES PAR ANÉMIE.

SPASMES DES VAISSEAUX CÉRÉBRAUX.

- A la suite d'hémorrhagie abondante, misère physiologique, maladies aiguës prolongées, allaitement prolongé des nourrices.
- Hystérique. Sympathiques :
  - Des femmes enceintes, consécutives à des lésions utérines ;
  - Consécutives à la névralgie générale.

CAUSÉES PAR L'ANÉMIE.

- Intermittente, circulaire à double forme raisonnante.
- Avec conscience et responsabilité :
  - Hypochondrie morale.
  - Folie du doute.
  - Agoraphobie (peur des espaces).

3º. Démence, dernier terme, disparition complète de l'intelligence.

<table>
<tr><td rowspan="7" style="writing-mode: vertical-rl">4. FOLIES PAR INTOXICATION.</td></tr>
<tr><td colspan="2">Plomb, mercure, oxyde de carbone.</td></tr>
<tr><td colspan="2">Alcoolisme, absinthe, éther.</td></tr>
<tr><td rowspan="4">Etat diathésique.</td><td>Syphilis.</td></tr>
<tr><td>Arthritis.</td></tr>
<tr><td>Tuberculose.</td></tr>
<tr><td>Diathèse herpétique.</td></tr>
</table>

Follette. — Ancien nom de l'influenza.

Folliculite (vulvaire). — Inflammation des petites glandes qui se trouvent à la vulve ; maladie commune chez les femmes enceintes et caractérisées par l'apparition, sur les parties génitales, de boutons rouges, durs, douloureux. Les soins de propreté, les bains, le repos, suffisent à guérir cette affection.

Fomentation. — *Aromatique :* espèces aromatiques, 50 ; eau bouillante, Q. S., pour obtenir un litre de colature. Faites infuser pendant une heure. Passez, exprimez.

Emolliente : espèces émollientes, 50 ; eau Q. S. pour obtenir un litre de colature. Faites bouillir pendant dix minutes. Passez, exprimez.

Narcotique : espèces narcotiques, 50 ; eau bouillante, 1000. Faites infuser pendant une heure. Passez.

Vineuse : vin rouge du midi, 1000 ; miel blanc, 100. Faites dissoudre le miel dans le vin. Pour le pansement des ulcères et plaies de mauvais aspect.

Vinaigrée : préparée avec le vinaigre blanc, le vinaigre rosat ou aromatique, dans la proportion de 1 de vinaigre pour 4 d'eau. Même usage que la précédente. (*Voir* bains partiels.)

Fondants. — Qui a la propriété de résoudre les engorgements. (*Voir* résolutifs).

Fondement. — Nom vulgaire de l'anus.

Fongosité. — Végétation charnue, mollesse, à forme de champignon, cède à l'emploi des résolutifs et des caustique.

Fongosité, fongus. — Tumeur ayant un aspect bosselé rappelant la disposition des champignons.

Fontanelle. — Les os de la tête ne sont pas chez l'enfant complètement réunis par des sutures osseuses ; ils laissent entre eux des espaces où la matière osseuse manque. Ces espaces sont les fontanelles. On en distingue normalement deux à la tête, l'une, antérieure, losangique, entre le front et les pariétaux ; l'autre, postérieure triangulaire, entre les deux pariétaux et l'occipital. Ces fontanelles servent à reconnaître la présentation de la tête dans l'accouchement.

Forains (campements). — L'hygiène du forain fait partie de l'hygiène privée, mais il y a une hygiène pour tout le campement et pour les régions voisines du campement.

Mesures générales :

Enfouir les détritus, recouvrir de terre les déjections, et, après le départ des forains, brûler toutes les immondices.

Formication, — Douleur qui semble causée par des fourmis qui s'agiteraient dans la partie douloureuse.

Foudre. — La foudre suit les courants d'air, les métaux, les parties mouillées ; il est donc prudent en temps d'orage de n'établir aucun courant d'air autour de soi, de ne pas suivre le cours d'une rivière, ni de fendre l'air par des courses à cheval ou à pied, d'éviter le séjour dans les lieux élevés, de ne se jamais placer sous les arbres, de ne pas se tenir le long de tuyaux, de barres de fer, de rampes d'escalier, surtout lorsqu'elles sont en métal. Pour le traitement des foudroyés. (*Voir* asphyxie et langue).

Fowler (liqueur de). — Médicament arsenical, solution d'arsénite de potasse, reconstituant, antiherpétique, de 5 à 10 gouttes par jour.

Fracture. — Solution de continuité des os ou des cartilages produite par une violence quelconque.

Traitement. — Détruire la déformation et immobiliser le membre.

Frénésie. — *Délire fiévreux.* — Dans l'ancienne médecine avait un sens plus restreint et mieux défini : c'était une fièvre particulière. (*Voir* Causus).

Formation. — Nom vulgaire de l'apparition de la puberté chez la femme. (*Voir* adolescence, seconde enfance, chlorose, hygiène des sexes).

Foulure. — Nom vulgaire de *l'entorse.* (*Voir* ce mot).

Fourmillement. (*Voir* formication).

Frictions. — Moyen d'excitation puissant dont les effets s'étendent au système entier qu'il fortifient. Les frictions assouplissent les tissus, facilitent la circulation des humeurs, régularisent l'absorption et l'excrétion et forcent l'assimilation. Des frictions fortes diminuent l'obésité ; des frictions douces maintiennent l'embonpoint et peuvent dissiper même la maigreur. Très étendues et par une main exercée, elles jettent l'organisme dans un certain éréthisme favorable au jeu des forces sensitives et musculaires. Elles suppléent, du moins en partie, au défaut d'exercice ; remédient à l'état de faiblesse irritable, calment la douleur, les mouvements spasmodiques et amènent le sommeil. Par rapport à la peau qu'affectent directement les frictions, elles l'animent, l'échauffent, régularisent la perspiration, la diminuent ou l'accroissent suivant les cas, et constituent un moyen préventif des affections rhumatiques et catharrales. Les frictions localisées, abdominales, épigastriques, utérines, des membres, etc., dissipent l'atonie, apaisent les crampes et favorisent les mouvements réguliers qu'elles rendent plus énergiques. On a vanté les frictions abdominales pour combattre la constipation. Elles excitent et soutiennent les contractions de l'utérus.

Fringale. — Besoin irrésistible de manger.

Frisson. — Le frisson est un frémissement pouvant aller jusqu'au tremblement, accompagné d'une sensation de froid plus ou moins forte, c'est la première période de la fièvre.

Froid (Asphyxie par le). — Ne pas placer le malade dans un milieu chaud, mais le réchauffer peu à peu en pratiquant des frictions avec de l'eau froide ou de la neige, de l'eau tiède, puis de l'eau plus chaude. Faire boire une infusion aromatique de tilleul, de menthe, de l'eau vineuse, du café léger et chaud.

Fruits. — Les fruits contiennent presque toujours dans des proportions diverses, des matières sucrées, acides, albumineuses, âcres, aromatiques, volatiles. Les amandes contiennent une matière azotée découverte par Proust, l'ancien professeur d'hygiène à l'Ecole de médecine de Paris et vérifiée par Vogel, Liebig; cette matière a été considérée par les trois premiers comme identique à la caséine du lait des animaux. Dumas la confond avec la légumine.

On détruit l'acidité des fruits par le sucre.

Les fruits doivent être mangés surtout au premier repas; le soir, ils sont lourds. Les diabétiques doivent s'abstenir des fruits sucrés et les dyspeptiques des fruits crus.

Fruits pectoraux. — Dattes et jujubes privées de leurs noyaux, figues, raisins de Corinthe, de chacun quantité égale. Tisane : fruits pectoraux, 50 grammes ; faites bouillir pendant une demi-heure dans une quantité d'eau suffisante pour qu'il reste un litre de liquide. Passez à travers un linge. Par tasse et tiède.

Fuligineux (Enduits). — Accumulations de mucus, formant une masse noire, sèche, fendillée, recouvrant la langue, les lèvres, les dents, dans les fièvres éruptives, typhoïdes, etc.

Fumigation. — Réduction d'une substance en vapeurs,

que l'on dirige sur une partie du corps pour y déterminer un effet thérapeutique quelconque. (*Voir* bains partiels).

Fumivore. — Le fumivore a pour but de brûler la fumée qui pourrait avoir une action nuisible sur la santé.

Il y a un grand nombre de dispositions différentes pour atteindre ce but.

Tous ces procédés peuvent se ranger en trois classes :

1° Ceux dans lesquels, sans rien changer au fourneau, on brûle la fumée par un ou plusieurs jets d'air arrivant par des ouvertures ménagées en diverses parties du fourneau.

2° Ceux dans lequel on fait usage de courants forcés ou de jets de vapeur.

3° Ceux où l'on fait usage de plusieurs grilles ou d'une seule grille mobile avec distributeur mécanique pour le chargement du combustible.

Fureur utérine. — Espèce de délire mélancolique qui provient du désir déréglé du coït dont les filles, les veuves et les femmes mariées sont quelquefois atteintes et qui prive la malade de l'usage de la raison, à un tel point, qu'elle ne garde plus de mesure dans ses paroles ou dans ses actions, invite les hommes par toutes sortes de gestes ou d'expressions indécentes à jouir des faveurs que sa passion la met hors d'état de leur refuser ; cette affection s'appelle aussi nymphomanie ; c'est à fort que certaines personnes la désignent sous le nom d'hystérie.

Traitement. — Plusieurs auteurs conseillent l'excision du clitoris ; nous ne saurions que protester contre cette méthode barbare, qui du reste ne donne que de faibles résultats.

Exercice jusqu'à la fatigue, nourriture frugale, éviter les lectures lascives, la vue de tableaux obscènes et diriger si l'on peut l'esprit de la malade vers les idées religieuses.

Éviter un séjour trop prolongé au lit. Emploi de ceinture de chasteté. Boissons rafraîchissantes. Hydrothérapie. Lotion de parties avec solution faible de chlorhydrate de cocaïne.

Furfuracé. — Qui ressemble à du son. Exfolation de l'épiderme, qui se détache sous la forme de petites écailles.

Furoncle. — Petite inflammation de la peau qui se termine par la sortie d'une agglomération du tissu cellulaire nommé bourbillon.

Au début, essayer de faire avorter le furoncle par des applications de teinture d'iode, lotions Crésyl-Jeyes à 5 0/0 ; plus tard, cataplasme Hamilton, bains d'amidon, incisions, puis pansement au perchlorure de fer ; à l'intérieur, eau de Vichy, purgatifs ; cachets de naphtol et salicylate de bismuth

Trouette ; s'assurer que le malade n'a pas de sucre dans les urines.

Fusell oil. — Sorte d'éther, extrait de l'eau de vie de pomme de terre. C'est un poison violent qu'on emploie cependant à la dose de 1 à 5 gouttes par jour, contre la maigreur, la phtisie, etc.

Fusée purulente. — Cours irrégulier du pus.

G

Gaïac. — Plante de la famille des rutacées.

Le bois est un sudorifique très employé autrefois dans le traitement de la syphilis.

Gaïacol. — Le carbonate est soluble dans l'alcool ; le gaïacol est tiré de la créosote. Il est employé dans le traitement de la phtisie, en injection sous la peau ou dans le rectum. Injection de Gaïacol de Trouette, Capsules de Gaïacol de Trouette.

Galactocèle. — Engorgement partiel du sein par obstruction des canaux qui conduisent le lait au mamelon.

Causes. — Le froid, le corset trop serré.

Traitement. — Cataplasme Hamilton et corset ne comprimant pas les glandes mammaires.

Galactophorite. — Inflammation des conduits galactophores, vaisseaux qui portent le lait de la glande mammaire au mamelon.

Galactophtisie. — Déperdition d'une trop grande quantité de lait chez les nourrices.

Traitement. — Toniques, vin pur.

Galactorrhée. — Écoulement du lait. Ce mot a trois sens.

Ecoulement surabondant chez la femme qui allaite.

Ecoulement chez une femme qui n'allaite pas.

Ecoulement de lait chez l'homme. Flux laiteux.

Cette trop grande abondance de lait résulte souvent d'une alimentation trop aqueuse.

Traitement. — Régime alimentaire plus sec et plus tonique.

Galactopoétique. — Se dit des substances qui augmentent la quantité de lait, farineux, bière, chlorate de potasse 1 à 3 gr. par jour, etc.

Galactoposie. — Traitement des maladies par l'emploi du lait. (*Voir* régime lacté).

Galacturie. — Ecoulement d'urine ayant l'apparence du lait.

Gale. — Eruption cutanée déterminée par la présence d'un insecte de la classe des arachnides, appelé sarcopte. (*Voir* acarus). Cette éruption est caractérisée par des démangeaisons des vésicules en sillon, légèrement élevées au-dessus du niveau de la peau, et contenant un liquide séreux. Ces rougeurs se développent surtout aux plis des articulations, entre les doigts, sur l'abdomen.

Traitement. — Il y en a un très grand nombre.

Pommade d'Helmérich, huit parties d'axonge, deux parties de soufre sublimé, une de sous-carbonate de potasse, lotions avec Crésyl-Jeyes à 5 0/0.

A l'hôpital Saint-Louis, après avoir fait nettoyer la peau à l'aide d'une friction générale d'une demi-heure avec le savon noir, friction suivie d'un bain d'une heure, on fait faire une friction avec la pommade dont nous avons parlé plus haut, et le malade est renvoyé guéri. Il ne séjourne pas même à l'hôpital.

Galénique (Pharmacie). — La pharmacie galénique n'est point la pharmacie de Galien, comme plusieurs auteurs l'ont écrit.

Galénique veut dire doux en grec ; c'est la pharmacie où l'on traite de la préparation des sirops, des tisanes. etc., et par extension de la manipulation de ces substances. Par opposition à la pharmacie chimique où l'on n'emploie que des corps, que le pharmacien achète sans les combiner, les mélanger, les joindre à d'autres dans une potion.

Galénisme (Galénique). — La doctrine de Galien subordonne la santé et la maladie à l'action des quatre humeurs qui sont en excès ou en défaut. Sang, bile, flegme et atrabile.

Galien (hygiéniste). — « Les mœurs de l'âme sont la

conséquence du tempérament du corps », traité célèbre de Galien où il montre qu'on travaille pour l'âme, quand on donne un bon tempérament au corps, et où il établit par deux passages du *Timée* que, suivant le spiritualiste Platon, les maladies de l'âme sont une conséquence de la mauvaise constitution du corps. Après ce traité, il y a tout un chapitre sur les habitudes, où il montre que la puissance de l'habitude pour les circumfusa dépend de la même cause que les aliments ; ici nous entrerions dans une exposition d'une doctrine bien abandonnée aujourd'hui, mais qui a régné en maîtresse pendant plus de quinze siècles ; il parle ensuite de la chaleur et du froid, et cite des exemples où par suite de l'action prolongée de ces agents, le corps finit par modifier sa nature.

Galles. — Productions anormales se formant sur les végétaux piqués par divers insectes.

Les noix de galle du chêne sont très astringentes et contiennent beaucoup de tannin.

Galvanique (Courant). — Courant produit par une pile dans un corps conducteur constituant un circuit fermé. Il est continu lorsqu'on forme un circuit fermé en reliant métalliquement les deux pôles d'une pile, on l'appelle aussi *courant voltaïque*.

Galvano-puncture ou électro-puncture. — Consiste à implanter dans les tissus vivants, comme moyen thérapeutique, des aiguilles de métal par lesquelles on fait passer un courant électrique. (*Voir* électrolyse). Elle est employée dans certaines affections nerveuses : dans l'hydrocèle, les kystes de l'ovaire, les tumeurs fibreuses de l'utérus, les varices, les varicocèles, l'étranglement herniaire, la grossesse extra-utérine pour tuer le fœtus.

Gangrène. — Destruction complète de la vie dans une partie du corps.

Causes. — Blessures, brûlures, absorption de poisons lents, contusions. Elle peut survenir *spontanément* aussi par suite d'une embolie, d'une artérite, de l'ossification des artères.

Gangrène (du poumon). — Survenant à la suite de pneumonie, de pleurésie, d'emphysème, de dilatation des bronches.

Symptômes. — Expectoration jaune, verdâtre, opaque, très fétide, haleine infecte, toux, oppression, quelquefois diarrhée fétide.

Traitement. — Quinquina, hyposulfite de soude, myrtol.

Garance. — Qui a les racines rouges. Elle communique au lait, à la bile et même aux os des animaux qui en font usage une couleur rouge. Elle est inoffensive, et son emploi serait préférable à celui de l'alizarine qui coûte, il est vrai, beaucoup moins cher.

Garance (racine de). — Employée avec succès par Hippocrate, Galien, Dioscoride, contre les rétentions d'urine, la dysenterie, l'épilepsie, la coxalgie, la sciatique, les fleurs blanches, la cachexie ; par les modernes dans le rachitisme ; par Sydenham dans l'ictère ; par Raspail dans les affections osseuses de nature scrofuleuse.

Bazin a essayé sans beaucoup de succès la teinture de garance contre le scrofule secondaire.

Gargarisme. — Liqueur pour se gargariser, action de se gargariser, de se laver la bouche, la gorge avec un liquide qu'on met en contact avec la membrane muqueuse gutturale et buccale, en l'agitant dans la bouche par les mouvements des muscles de la gorge.

Gastralgie. — Affection douloureuse de l'estomac. La douleur est le signe constant de la gastralgie ; cette douleur siège au creux épigastrique et remonte, à gauche surtout, jusque le long du cou, qui est sensible dans sa partie latérale à la pression. Il existe ordinairement un autre point très sensible au niveau de la troisième vertèbre cervicale. La douleur est périodique, au début de l'affection ; elle apparaît environ une heure après que les aliments sont ingérés. — C'est alors que le malade éprouve un désir instinctif de boire ; il sait, par expérience, qu'il calme ainsi la douleur. Plus tard, la douleur est continue, vive, avec sensation de brûlure à l'estomac. Cette douleur est parfois si vive qu'elle provoque des syncopes ; le pouls devient petit ; il se produit des palpitations, des vomissements acides, dont le contact détermine l'agacement des dents, la faim persiste, mais on ne mange pas par crainte de la douleur. Il existe aussi dans cette maladie, de la constipation, des éructations gazeuses et inodores. La gastralgie peut déterminer un ulcère d'estomac par l'excès d'acide chlorhydrique qu'elle produit.

La gastralgie peut être confondue : 1° avec la colique hépatique, mais, dans la colique hépatique, la douleur s'irradie à droite vers le cou et l'épaule, elle s'irradie à gauche dans la gastralgie.

2° Avec l'ulcère simple ; mais dans l'ulcère simple, la douleur permanente s'irradie vers le point du dos correspondant au creux épigastrique, et il y a des vomissements de sang et des selles sanglantes.

La gastralgie étant une névrose, peut amener des troubles cérébraux qui l'accompagnent ou alternent avec elle.

La gastralgie provient d'un vice général de l'énervation; elle est commune chez les gens bizarres, elle peut être produite encore par des contrariétés, des chagrins, des émotions. Si l'âge est avancé, des chagrins peuvent produire, du reste, un cancer ou un ulcère d'estomac.

Traitement. — Vals Précieuse, Vichy-Hôpital, Saint-Léger-Pougues, eau de Royat, eau de Chatel-Guyon, eau de Carabana, régime lacté, grands bains tièdes, infusions de camomille, tilleul, eau chloroformée. tonique Rousseau, élixir de papaïne Trouette après le repas, vin de Cabanes.

Gastre. — Mot entrant dans la composition d'un grand nombre de mots : gaster ou gastre veut dire estomac et par extension, ventre.

Gastrite. — Inflammation de l'estomac, maladie assez rare qui est confondue avec l'embarras gastrique lequel est d'inflammation catarrhale de la muqueuse de l'estomac, maladie des plus communes.

Causes. — Poisons, typhus, variole, alcoolisme.

Traitement. — Régime lacté, lavements nutritifs, repas légers, élixir de papaïne Trouette après les repas, vin du Dʳ Cabanes. Lavements antiseptiques (1 gramme naphtol s'il y a constipation). Vichy-Hôpital, Vals Saint-Jean, St-Léger.

Gastro-Entérite. — Inflammation de l'estomac et des intestins. Broussais ramenait un grand nombre d'affections à la gastro-entérite ; les médecins contemporains ont mis plus d'ordre, de clarté, de précision dans l'étude des maladies de l'estomac et des intestins.

Pour le traitement, voir le nom de chacune de ces affections. (*Voir* gastrite et entérite, gastralgie.)

Gastrorrhagie. — Hémorrhagie venant de l'estomac, symptôme d'une altération grave de ce viscère.

Traitement. — Avaler de petits morceaux de glace, champagne frappé, potion au perchlorure de fer, hamamelis Mazza.

Gastrotomie. — Incision faite à la cavité du ventre pour réduire une hernie, pour faire cesser un étranglement, pour extraire un fœtus ou un corps étranger de l'estomac ou de l'intestin.

Gâteux. — Décadence morale et physique de l'individu,

dernier stade des maladies mentales : paralysie générale, ataxie.

Gaude. — Mot franc comtois qui désigne une soupe au maïs préparée d'une certaine façon ; mets très sain, quand le maïs est de bonne qualité.

Gaz. — Qui altèrent la composition de l'air, trois principaux :

1° *Hydrogène proto-carburé*, qui se dégage des houilles des tourbières, et des matières végétales en décomposition ; c'est celui qui s'enflamme dans les mines sous le nom de feu grisou.

2° *Hydrogène phosphoré*, qui se dégage des matières animales en décomposition ; c'est lui qu'on voit voltiger la nuit dans les campagnes et surtout dans les cimetières sous forme de petites lueurs bleuâtres connues sous le nom de feu follet.

3° *Hydrogène sulfuré*, qui provient de la décomposition de matières animales et végétales.

Gaz d'éclairage. — Hydrogène bi-carburé ; nous n'avons pas à rappeler les dangers de l'explosion ; ne pas rechercher les fuites de gaz à l'aide d'un objet enflammé. Sous le rapport de la respiration, son odeur dénonce sa présence. C'est non-seulement un gaz irrespirable; mais toxique.

Quand le gaz se trouve mêlé avec de l'air atmosphérique, il se produit dans certaines proportions un mélange détonnant.

Lorsqu'il y a un volume de gaz et un égal volume d'air, ce n'est pas un mélange détonnant, le gaz brûle en produisant une flamme tranquille. Mais si le mélange est formé d'un volume de gaz de sept à huit volumes d'air, il est très détonnant.

Gélatine. — Substance qu'on extrait sous forme de gelée des os des animaux.

Gelsémium et gelsémine. — Le *gelsemium sempervirens* ou *nitidum* est une plante grimpante de la famille des Loganiacées, appelée *Jasmin sauvage*. La racine est employée contre les névralgies, l'urticaire. A l'état de teinture (1 pour 5). Cette teinture est administrée intérieurement à la dose de 10 à 80 gouttes par jour. Les oculistes l'administrent aux mêmes doses contre l'iritis rhumatismale, le staphylôme et l'iridochoroïdite.

Gencives. — (*Voir* déchaussement des dents.)

Genepi ou Genipi. — Armoise médicinale, tonique sudorifique qui croît dans les Alpes.

Il y en a deux espèces.

Le genepi noir, *Artemisia spicata*.

Le genepi blanc, *Artemisia mutellina*.

En infusion dans l'alcool, il donne la liqueur de Genepi.

Genevrier. — Espèce de cèdre piquant, le *juniperus oxycedrus* de la famille des conifères cuprissinées, fournit, par la distillation, une huile employée contre les maladies de la peau, contre le psoriasis, le lichen, les états anciens de l'eczéma. Cette huile porte le nom d'huile de Cade.

Les gouttes de Harlem sont de l'huile de Cade mélangée à l'huile pyrogène du gaïac.

Géologie hygiénique. — La géologie traite de la formation des terrains qui constituent notre globe ; elle étudie leur nature, leur disposition et les êtres fossiles qu'ils renferment, cette dernière science est la paléontologie. Sous le rapport de l'hygiène nous n'avons qu'à parler des terrains perméables et imperméables ; les premiers laissent passer les eaux, les seconds les arrêtent — les premiers sont sablonneux, les seconds sont marneux, granitiques, calcaires. La connaissance de la géologie locale nous apprend si sous les argiles il y a une couche perméable. Dans ce cas en forant cette argile, les eaux peuvent s'écouler, alors on n'aura plus ces eaux stagnantes, causes de tant d'insalubrité et de fièvres dans les camps.

D'une autre part, les eaux en passant sur les terrains peuvent dissoudre certains principes — les eaux minérales n'ont point d'autre origine.

Eaux ferrugineuses — Carboniques — Sodiques — Chlorurées — d'autres fois elles peuvent transporter des matières organiques, nuisibles — ou des sels de chaux en grande quantité ; la connaissance des terrains est donc indispensable en hygiène. Quoique l'écoulement des eaux soit dû à l'action des hommes nous n'en ferons pas moins rentrer dans ce sujet les considérations suivantes.

Empêcher les eaux ménagères et celles provenant des fosses d'aisance de passer près des eaux qui servent à l'alimentation.

Combien de fois n'a-t-on pas vu dans un grand nombre de villes une épidémie sévir dans un quartier et laisser indemne un autre. C'est que dans le premier les eaux étaient impures et dans l'autre, pures.

Lorsque les terrains sont formés d'alluvions, leurs émanations peuvent être causes d'épidémies; lorsqu'on y fait des travaux de terrassement, il est dangereux d'y séjourner à la tombée de la nuit et le soir.

Lorsqu'ils sont imperméables, y faire des écoulements pour éviter les stagnations d'eau croupissantes.

Certains voisinages sont malsains comme ceux des mines et des volcans.

Le choix des lieux dans les campements militaires est de la plus haute importance.

On pourra toujours assainir un terrain en faisant écouler les eaux, ou en les faisant absorber par les terrains perméables, en faisant des trous profonds dans les marnes, en enfouissant les matières organiques à la plus grande profondeur qu'on pourra.

Génie sanitaire. — Partie de l'art de l'ingénieur qui s'occupe des travaux pour assainir les eaux, dessécher des marais, construire des canalisations pour l'arrivée des eaux, épurer les eaux d'égouts.

Génito-urinaire. — Qui se rapporte à la fois aux organes de la génération et à l'excrétion de l'urine.

Gerçure. — Petite fente peu profonde du derme et de l'épiderme. Les gerçures du mamelon sont particulièrement fréquentes et douloureuses.

Traitement. — Lavage au vin aromatique, onction avec de la vaseline boriquée.

Gésine. — Couches d'une femme; en terme de droit, on dit payer les gésines d'une femme, ou frais de couches.

Dans certains hôpitaux on donne le nom de Gésine aux salles destinées aux femmes en couche.

Gesta. — Choses faites. Se dit en parlant de l'exercice musculaire, des mouvements en général, de la gymnastique. Se dit aussi de la veille, du sommeil, du repos, de leur influence sur la santé de l'individu.

Gestation. — État de la femme de la conception à l'accouchement. (*Voir* grossesse, accouchement).

Gibbosité. — Déviation de la colonne vertébrale. (*Voir* scoliose, cyphose).

Gin. — Eau-de-vie de grains, fait en Angleterre, et que l'on prononce Djine.

Gingivite. — Inflammation des gencives dans le cours de la dentition chez les enfants ou par suite de maladies chez les adultes.

Traitement. — Tisanes émollientes, gargarismes à l'alun, au borate de soude, au spécifique Laban pur.

Glace employée dans l'alimentation (la). —
On sait que, dans beaucoup de villes, à Paris, notamment,
les commerçants mettent en vente, comme glace destinée à
l'alimentation, de la glace qui a été recueillie, durant l'hiver,
dans des étangs, des lacs, des canaux, et qui provient soit
de la Norwège, soit de la Suisse, d'où il résulte que cette
glace contient un grand nombre de microbes, dont quelques-
uns peuvent être pathogènes. Le Conseil d'hygiène de la
Seine s'est ému de cet état de choses, déplorable au point de
vue de la santé publique, et il a adopté la conclusion d'un
rapport très substantiel et fortement documenté de M. Riche,
conclusions consistant à émettre le vœu qu'une réglementation administrative soit appliquée à la fabrication et au
commerce de la glace et établie sur les bases suivantes :

1° Interdire à tous marchands, fabricants, dépositaires ou
débitants au détail quelconques, de vendre ou de mettre en
vente, *pour les usages alimentaires*, de la glace qui ne
serait pas fabriquée avec l'eau des sources qui fournissent
l'eau d'alimentation à Paris ; la glace doit donner, par fusion,
de l'eau potable.

2° Imposer aux fabricants et dépositaires de glace industrielle et de glace alimentaire l'obligation de loger leurs
produits dans deux locaux entièrement séparés. L'un de ces
locaux sera réservé à l'emmagasinage de la glace *non pure*,
qui est celle recueillie sur les étangs, lacs, etc. ou celle
provenant de Suisse ou de Norwège, et qui est exclusivement
destinée aux usages industriels. L'autre local sera affecté à la
conservation de la glace *pure* (c'est-à-dire donnant, par
fusion, de l'eau potable), destinée uniquement aux usages
alimentaires.

Sur la porte de chacun des deux locaux, sera placée une
inscription distincte, ainsi conçue : *glace alimentaire* (avec
étiquette sur fond blanc) ou *glace non alimentaire* (avec
étiquette sur fond rouge), suivant la nature de la glace renfermée dans chacun d'eux.

3° Les véhicules employés au transport de la glace porte-
ront les inscriptions ci-dessus indiquées, selon qu'ils seront
affectés au transport de la *glace alimentaire* ou de la *glace
non alimentaire*. Dans aucun cas, ces véhicules ne pourront
être employés au transport d'une catégorie de glace autre
que celle désignée par l'inscription dont ils auront été
revêtus.

4° Les débitants au détail seront également tenus d'avoir
deux cases ou réservoirs étanches, sans communication entre

eux, affectés : l'un à la *glace alimentaire*, l'autre à la *glace non alimentaire*, l'un et l'autre portant les inscriptions ci-dessus prescrites. Des débitants au détail qui ne pourraient avoir les deux réservoirs sus-indiqués, ne devront vendre que de la *glace alimentaire*.

La glace est dangereuse ou inoffensive selon sa provenance; le froid ne tue pas les microbes ou les germes pathogènes, ils se conservent vivants au sein de la glace. Quand l'eau est contaminée, la même eau congelée, c'est-à-dire la glace, est dangereuse à boire.

La glace dont on se sert à Paris vient de plusieurs localités différentes : on nous en envoie des environs du Jura ou de la Norwège, ou en fabrique artificiellement.

Les glaces qu'on recueille dans nos lacs sont généralement mauvaises sous le rapport hygiénique.

Elles proviennent :

Du bois de Vincennes, du lac Daumesnil, 150,000 tonnes.

Des lacs du bois de Boulogne, 7,000 ; de la Briche, près Saint-Denis, 2,000 ; Tourneuil (Seine-et-Oise), 1,000 ; Chaville, 2,000 ; Saint-Cloud, 1,000 ; Saint-Ouen.

Ces lacs, ou plutôt ces étangs, n'ont pas une eau pure ; M. Riche, au Conseil d'hygiène, a signalé la mauvaise qualité de la glace de Chaville et surtout de la Briche, alimentée par les eaux d'Enghien et de Saint-Gratien.

Les chimistes ont également prouvé la mauvaise qualité de la glace des lacs de bois de Boulogne et de Vincennes.

Glace (carafes frappées). — On frappe les carafes en les plongeant dans un récipient plein de morceaux de glace. Il n'y a pas de contact entre la glace et l'eau de consommation, et alors peu importe la nature de la glace. L'eau descend à 9 ou 10 degrés ; elle vaut même mieux au point de vue hygiénique que l'eau glacée, qui provoque par réaction des actions reflexes énergiques et souvent très dangereuses.

Glande. — (*Voir* adénite).

Glands. — Fruit du chêne, première nourriture des hommes. Le gland jouait encore un grand rôle dans l'alimentation, à l'époque carlovingienne, ou en consommait dans les monastères. Sous Louis XIV, le duc de Lesdiguière, gouverneur du Dauphiné, écrivait : « La plus grande partie des habitants des campagnes n'ont, pendant l'hiver, que du pain de gland. » Il y a encore aujourd'hui des Indiens qui mangent des glands.

On conçoit aisément de quel respect les Grecs entouraient

la mémoire de ceux qui avaient introduit dans la Hellade la culture des céréales.

Les céréales sont presque toutes originaires d'Asie. L'orge croît à l'état sauvage entre la mer Caspienne et la mer Rouge.

Mais parmi ces céréales, le froment doit sa prééminence à sa richesse exceptionnelle en matières azotées, il paraît venir des vallées de l'Euphrate et du Tigre ; le froment était cultivé en Egypte quatre mille ans avant notre ère.

Olivier de Serre nous apprend qu'au seizième siècle, le froment n'était encore consommé chez nous que par les gens riches, la masse vivait d'orge, de seigle et de sarrazin.

On fait beaucoup de falsification avec des glands : elles ne sont pas nuisibles à la santé, mais elles n'en sont pas moins une tromperie.

Glaucome. — Maladie du corps vitré de l'œil qui en trouble la transparence, obscurcit la vision et donne à la pupille une coloration vert de mer.

Traitement. — Le seul efficace est l'opération dite : « Iridectomie » ; elle donne d'excellents résultats, surtout au début du mal.

Glossite. — Inflammation de la langue, qui se manifeste par une sensation de brûlure, de la fétidité de l'haleine et une sécrétion salivaire augmentée.

Traitement. — Gargarisme avec de l'eau de goudron et pastilles de chlorate de potasse, eau de Carabana, bains, sangsues au cou, à la langue.

Glycérine. — Liquide d'une saveur sucrée, sirupeuse, que la saponification sépare de toutes les graisses.

Glycose. — Sucre de raisin ou d'amidon ; c'est l'espèce de sucre qu'on trouve dans les fruits.

Glycosurie. Apparition du sucre dans les urines par la formation exagérée de sucre dans l'organisme, elle se remarque dans le diabète dit sucré d'une façon permanente et d'une façon intermittente dans certaines altérations du foie, les fièvres paludéennes, des lésions du cerveau, etc. (*Voir* diabète et urine).

Glygozone. — Le Glygozone est le produit de la fixation de l'ozone par la glycérine.

Goître. — Hypertropie des tissus et des ganglions lymphatiques du cou.

Causes. — Les grands efforts de la voix et des muscles thoraciques aussi bien que le séjour dans des localités humides et froides, l'altération de l'eau par les sels.

Symptômes. — Tumeur à la partie antérieure et moyenne

du cou, tumeur d'un volume souvent considérable, de forme variable, élastique ou tendue, mais non fluctuante.

Volumineux, le goitre altère la voix, comprime l'œsophage, la tranchée, les vaisseaux et les nerfs et peut causer des accès graves d'étouffement.

Traitement. — Régime tonique, dans les cas rebelles, surtout lorsqu'il s'agit d'un lymphatisme excessif.

Ether iodoformé 10 0/0, 1 à 6 gr. par injection à des profondeurs et places différentes ; injections tous les deux ou trois mois.

Injections de teinture d'iode dans la tumeur, iode à l'intérieur.

Goître exophthalmique. — Maladie du grand sympathique qui est caractérisée par des palpitations cardiaques, de l'exophthalmie et une hypertrophie du corps thyroïde.

Causes. — Paralysie de la portion cervicale du grand sympathique.

Traitement. — Electrisation, régime tonique, hydrothérapie.

Gomme. — Tumeur d'origine syphilitique, période tertiaire. Volume d'une noisette à un œuf de pigeon. Cette tumeur est dure, indolente d'abord, puis elle se ramollit et s'ulcère. Les gommes peuvent apparaître dans tous les tissus et donner lieu aux accidents les plus graves.

Traitement. — Anti syphilitique, iodure de potassium à haute dose.

Gonorrhée. — (*Voir* blennorrhagie).

Gorge (maladie de la). — (*Voir* angine, laryngite, pharyngite, etc).

Goudron. — Le goudron de Norwège, provenant des pins, est celui qu'on doit prendre à l'intérieur. Les Gouttes Livoniennes doivent une grande partie de leur action au goudron purifié qu'elles contiennent.

Eau de goudron, goudron dissous dans de l'eau.

Goudron de houille ou coaltar provenant de la distillation de la houille. Ce dernier est employé pour faire des pansements et des pommades antiseptiques.

C'est de ce goudron de houille qu'on tire par distillation et réaction presque tous les corps nouvellement découverts en chimie : aniline, anthracine, essence de myrbane, Toluine et leurs dérivés ou leurs composés.

Gourme. — Impétigo, croûtes laiteuses, maladie commune chez les enfants scrofuleux, et caractérisée par la formation de croûtes au cuir chevelu, à la face et même sur lecorps. La gourme peut se communiquer d'un enfant à un autre.

Traitement. — Faire tomber les croûtes au moyen de cataplasmes, et appliquer sur la partie affectée la pommade au Crésil-Jeyes à 5 0[0.

Goût (un des cinq sens). — C'est par le goût que nous avons la notion des saveurs ; le goût a son siège principal dans les nerfs du goût, glosso-pharyngien, lingual et hypoglosse qui viennent s'épanouir dans les papilles situées sur les bords, à la pointe et à la base de la langue. Le goût peut être perverti comme dans la chlorose, la grossesse, etc. (*Voir* Malacia et pica.)

Goutte. — Maladie caractérisée par la présence d'acide urique et d'urate de soude, en excès dans le sang, par le gonflement des orteils et les petites articulations.

Symptômes. — Douleur vive prenant dans la nuit, douleur occupant d'abord le gros orteil, après quelques jours de souffrance, l'accès passe, pour revenir à intervalles plus ou moins longs.

Goutte chronique. — Gonflement, déformation des articulations, complications sur le cerveau, les bronches, le cœur, l'estomac, toutes complications s'accompagnant de très vives douleurs. (Goutte remontée.)

Causes. — Hérédité, boissons alcooliques, nourriture trop abondante.

Traitement. — Exciter la transpiration cutanée, tisane Dussolin, sirop anti-goutteux de Boubée, Vals-Précieuse, eau de Royat, eau de Carabana, sobriété, pas d'alcooliques, exercice, eaux Vichy-Célestins, Saint-Léger-Pougues, solution d'antipyrine Trouette pendant les crises.

Goutte militaire. — (*Voir* blennorrhagie chronique).

Goutte sereine ou amaurose. — Perte plus ou complète de la vue sans lésion apparente de l'œil. (*Voir* amaurose.)

Granulation. — Petites tumeurs arrondies qui se forment ordinairement sur les muqueuses : larynx, paupière, col de l'utérus, etc., disparaissent par la cautérisation ou le traitement approprié.

Gratin. — Croûte grillée faite avec de la chapelure de pain qui recouvre certains mets : macaroni au gratin, etc.

Le gratin est aussi un plat qu'on mange dans le Dauphiné : la société des Dauphinois à Paris s'appelle : le Gratin, du nom de ce plat local.

Gravelle. — Formation dans les reins de petites concrétions que les malades rendent par le canal de l'urèthre.

Variétés de gravelle : 1° Gravelle urique, ou rouge, sable fin, rougeâtre, dans les urines.

3° Gravelle phosphatique ou grise, sédiment blanc crayeux dans les urines.

3° Gravelle blanche (rare), gravier de phosphate de chaux.

4° Gravelle oxalique, gravier jaune brun d'oxalate de chaux.

Traitement. — Vals-Précieuse, eau de Royat, eau de Châtel-Guyon, eau de Carabana, exercices, éviter les acides.

Grenouille (rana viridis). — La chair mangée pendant la saison des chaleurs peut produire sur les voies urinaires une irritation des plus vives jusqu'à déterminer des uréthrites d'une durée de plusieurs jours et de grandes difficultés d'uriner.

Gravide (utérus). — Se dit d'un utérus qui contient un fœtus, qui est en l'état de grossesse.

Grenouillette. — La grenouillette est un kyste salivaire, séreux ou sanguin, tapissé d'épithélium pavimenteux, renfermant un liquide analogue à la salive et dû à une hypertrophie d'une glande sublinguale, à une distension du canal de Warthon ou à un kyste de la Bourse séreuse de Fleischman. On appelle encore grenouillette des hygromas, des tumeurs érectiles de la base de la langue, des kystes hydatiques.

On a donc réuni sous ce nom un grand nombre d'affections.

Traitement. — On peut les guérir toutes par la ponction, au moyen d'injections iodées, ou de chlorure de zinc en solution concentrée.

Grippe (*voir* influenza).

Grobianus. — *Grobianus* et *Grobiana* est un poème latin en trois volumes, vingt-sept chapitres et cinq mille vers : de tous les ouvrages sur la civilité, l'éducation et l'hygiène, c'est celui qui a eu la plus grande popularité en Allemagne : il est de Frédéric Dedekend (1549).

Grobion, en Allemand, veut dire le rustre, le mal élevé.

Dans ce poème, il est dit au jeune homme : ne perds pas ton temps à te peigner et pas une femme ne te reconnaîtra pour son maître, si elle s'aperçoit que tu soignes ta chevelure comme elle; se laver les mains et la figure, est une vraie honte, et l'hygiène s'y oppose : on a vu des gens en mourir.

Que les autres se lavent si bon leur semble, tu n'en perdras pas l'honneur.

Il dit à la jeune fille de chercher ses puces devant tout le monde, la guerre est à l'état permanent, il faut poursuivre l'ennemi dans sa retraite séance tenante.

Dans la rue, le jeune homme ne doit se préoccuper de personne, il éternuera et toussera dans la figure des gens, ne saluera point les gens en retirant son chapeau, il pourrait s'enrhumer.

Quand on arrive à table, choisir toujours la meilleure place, pourquoi la céder à un autre?

Avoir soin de déposer les écailles dans l'assiette du voisin.

Si tu veux bien te porter, ne cède à aucun; méprise tout le monde et n'aie besoin de personne; fais ce que tu veux et dis ce qui te plait; il vaut mieux fatiguer les autres qu'être fatigué par eux; ne te soucie pas de plaire aux autres, personne ne peut plaire à tout le monde; à quoi bon essayer?

C'est un cours de morale indépendante.

Grossesse. — État de la femme enceinte.

Signes de la grossesse. — Suppression des règles, picotement, gonflement, coloration brunâtre des seins, mouvements du fœtus à partir du quatrième mois, bruit du cœur fœtal.

Maladies de la grossesse. — *Anorexie* (purgatif léger, rhubarbe, 2 à 4 grammes).

Pica (appétit dépravé) (amers, vins généreux).

Gastralgie (charbon, pastilles de Vichy, 3 à 5, lavements laxatifs, eau de Brucourt), vals Saint-Jean.

Vomissements glaireux (infusion de thé, de mélisse, gentiane, papaïne Trouette après le repas).

Constipation (lavements et eau de Chatel-Guyon.)

Hémorrhoïdes (laxatifs, eau de Carabana).

Varices (repos horizontal).

Crachotements (gargarismes amers, sucre candi).

Leucorrhées (injection à l'eau blanche, au spécifique Laban).

Prurit de la vulve (lavages chauds, avec solution du sublimé au 1⁄1000).

Gruau. — Farine de froment séparée par un premier broyage de la partie corticale du grain.

On donne aussi ce nom à l'orge perlé, la farine d'orge est soumise à la dessication dans un four à température élevée, à la farine d'avoine préparée de la même façon.

Par extension on appelle gruau, la farine de pomme de terre réduite en pâte et préparée de manière à lui donner l'aspect du sagou.

Le pain fait de farine de gruau est très sain, ne peut faire aucun mal, mais celui où il y a du son est préférable sous certains rapports hygiéniques, il contient des principes qui ne se trouvent pas dans le pain de gruau et indispensables pour la nutrition des dents ; pour avoir de bonnes dents, il ne faudrait point ne faire usage que du pain de gruau.

Guêpe (piqûre de). — Application d'alcool ou de laudanum pur.

Gymnastique. — La gymnastique est la partie de l'hygiène qui traite de l'ensemble des exercices qui ont pour objet de régler les mouvements du corps et de developper certains muscles pour mieux assurer le développement et le fonctionnement des organes.

Gymnastique (Histoire de la). — Locke disait d'elle : « La gymnastique bien comprise est une partie essentielle de notre être et l'on ne doit pas être surpris qu'à ce titre elle ait attiré les méditations des philosophes les plus vénérés du genre humain. »

Les jeux désordonnés et sans suite ne sauraient remplacer la gymnastique régulière et disciplinée.

On peut regarder l'escrime, la marche, la natation, la danse comme une gymnastique.

Ne pas dépasser une certaine mesure, se perfectionner graduellement sans faire de trop grands efforts.

Amoros, colonel espagnol, né à Valence en 1769, mort à Paris en 1843, introduisit le premier, en France, la gymnastique dans l'éducation.

Il faisait faire des mouvements rythmés en même temps qu'il faisait chanter pour donner du développement à la poitrine.

Sa méthode fut, depuis, fortement attaquée par Picquart, dans la *Vérité sur la Gymnastique, ce qu'elle est, ce qu'elle doit être.*

Picquart lui reproche de s'être servi de machines encombrantes.

En quelques années il encombra la vaste plaine de Grenelle de machines aussi compliquées que peu raisonnées, aussi chères qu'inutiles et nuisibles. Sous son audacieuse impulsion, l'Etat dépensa en peu de temps plus d'un million ! La vérité finit par se faire jour. — Le discrédit vint. — Le trop fantaisiste colonel fut remercié, et son immense, son grandissime gymnase militaire fut supprimé. — Tout cela se passait en 1837.

Malheureusement, le colonel a laissé après lui des imitateurs, de rusés industriels, profitant de l'ignorance, du défaut de sagacité et de raisonnement de tous les soi-disant professeurs, ont enfourché *les idées amorosiennes*, les ont exploitées à leur profit, et ont à leur tour inondé la plupart des gymnases de tous les engins que l'on voit aujourd'hui.

Gymnastique pédagogique *(Exercices qui servent de base à la).* — Tous les mouvements que nos membres et notre corps sont susceptibles d'exécuter, et cela dans toutes les positions possibles, constituent l'ensemble de cette gymnastique.

On considère 9 articulations en gymnastique, savoir :

1re articulation. —	*Du cou.*		Pour la tête.
2e —	*Des doigts.*	⎫	
3o —	*Des poignets.*	⎪	
4e —	*Des coudes.*	⎬	Pour les bras.
5o —	*Des épaules.*	⎭	
6o —	*Des reins.*		Pour le corps.
7o —	*Des coudes-pieds.*	⎫	
8o —	*Des genoux.*	⎬	Pour les jambes.
9e —	*Des cuisses.*	⎭	

Chacune de ces articulations est susceptible de faire exécuter au membre ou à la partie du membre dont elle fait partie, des exercices de flexion, d'extension, de rotation et de circumduction.

V. ici donc un tableau des *exercices simples* que donnent les premières combinaisons :

Flexions et *extensions* du cou, la tête *en avant, en arrière, à droite, à gauche.*

Rotations de la tête, *à droite, à gauche.*

Circumductions de la tête, *de gauche à droite et de droite à gauche.*

Flexions et *extensions* des poignets, les mains *en avant, en arrière, à droite, à gauche.*

Rotations des mains, *à droite, à gauche.*

Circumductions des mains, *de gauche à droite et de droite et de gauche.*

Flexions et *extensions* des coudes, les avant-bras, *en avant, en arrière, à droite, à gauche.*

Rotation des avant-bras, *à droite, à gauche.*

Circumduction des avant-bras, *de gauche à droite et de droite à gauche.*

Flexions et *extensions* des épaules, les bras *en avant, en arrière, à droite, à gauche.*

Rotations des bras, *à droite, à gauche.*

14.

Circumductions des bras, *de gauche à droite, de droite à gauche, d'avant en arrière, d'arrière en avant.*

Flexions et *extensions* des reins, le corps *en avant, en arrière, à droite, à gauche.*

Rotations du corps, *à droite, à gauche.*

Circumductions du corps, *de droite à gauche et de gauche à droite.*

Flexions et *extensions* des coudes-pieds, les pieds *en bas, en haut, à droite et à gauche.*

Rotations des pieds, *à droite, à gauche.*

Circumductions des pieds, *de droite à gauche, de gauche à droite.*

Flexions et *extensions* des genoux, le bas de la jambe *en arrière, à droite, à gauche.*

Rotations du bas de la jambe, *à droite, à gauche.*

Circumductions du bas de la jambe, *de droite à gauche, de gauche à droite.*

Flexions et *extensions* des cuisses, la jambe *en avant, en arrière, à droite, à gauche.*

Rotations des jambes, *à droite, à gauche.*

Circumductions des jambes, *d'avant en arrière, d'arrière en avant.*

Comme on le voit, les flexions et extensions portent le nom des articulations qui les produisent, les rotations et les circumductions portent, au contraire, le nom des membres qui agissent.

Ce tableau est un résumé de tous les *exercices simples* que l'on peut exécuter avec le corps. C'est donc au professeur à combiner tous ces mouvements, de manière à produire des séries variées *d'exercices composés.*

Positions qu'on peut faire prendre au corps pour les besoins de l'enseignement des exercices aux appareils.

Tous les mouvements que le corps peut exécuter par rapport aux engins constituent les différentes séries de positions dont voici les noms :

Les *prises*, les *suspensions*, les *appuis* et les *sièges.*

Une *prise* est l'action de saisir avec les mains un engin. Il y a quatre sortes de prises : la 1re, lorsque le corps est en suspension à un engin, et que les mains sont placées naturellement ; la 2e, lorsque le corps également en suspension, les mains sont renversées ; la 3e, lorsque le corps est au-dessus de l'engin, et que les mains sont placées naturellement ; la 4°, enfin, lorsque le corps est au-dessus de l'engin et que les mains sont renversées.

Une suspension est l'état dans lequel le corps se trouve lorsqu'il est suspendu par les bras ou par les jambes au-desssus d'un engin. Il y a trois sortes de suspensions : la *suspension tendue*, qui est celle du corps soutenu par les jambes ou par les bras tendus; la *suspension fléchie*, lorsque le corps est soutenu par les jambes ou par les bras fléchis ; la *suspension couchée*, enfin, lorsque le corps est soutenu par les bras et par les jambes simultanément. Les suspensions couchées se subdivisent en : *suspensions couchées latérales* et *suspensions couchées transversales*, suivant la position que le corps occupe par rapport à l'engin.

Un appui est l'état dans lequel se trouve le corps lorsque, placé au-dessus de l'engin, il est supporté par les bras ou par les jambes. Il y a aussi 3 sortes d'appuis : *l'appui tendu*, lorsque le corps est porté sur les jambes ou sur les bras tendus ; *l'appui fléchi*, lorsque le corps est porté sur les jambes et sur les bras fléchis ; *l'appui couché*, enfin, lorsque le corps est porté sur les bras et sur les jambes, simultanément. Les appuis couchés se subdivisent en *appuis couchés latéraux* et *appuis couchés transversaux.*

Un siège est l'état dans lequel le corps est placé assis ou à cheval sur l'engin. Il n'y a donc que deux sortes de sièges : les *siéges latéraux* et les *sièges transversaux* ou *à cheval.*

Voilà le résumé des diverses positions qui ont permis de varier à l'infini la théorie des exercices avec engins ; ce sont elles aussi qui ont créé la véritable uniformité de la méthode rationnelle.

Gynécologie. — Partie de la médecine qui s'occupe spécialement des maladies sexuelles de la femme.

H

Habitation. — Pour qu'une habitation soit saine elle devra réunir les conditions suivantes :

1° Etre placée dans une exposition convenable, ni au nord ni au sud, mais autant que possible dans une position intermédiaire, sur un terrain non argileux, ce terrain prédisposant aux fièvres, en dehors de toute émanation marécageuse, loin des établissements insalubres, près d'un cours d'eau, sur un lieu peu élevé.

2° Etre suffisamment pourvue de fenêtres et de portes larges, de façon à aérer les chambres et à y laisser abondamment pénétrer la lumière ;

3° Que les chambres soient vastes, éclairées, bien aérées ; elles seront tapissées, ou enduites d'une couche de lait de chaux souvent renouvelée. On aura un soin tout particulier de la chambre à coucher qui devra avoir au moins 2^{m}50 à 3 mètres d'élévation, sur 3 à 4 mètres de longueur et de largeur. ;

4° Ces chambres seront munies de moyens de chauffage suffisant et sain ;

5° Les cuisines seront situées dans un endroit éloigné pour

que l'odeur des aliments ne parvienne pas jusqu'aux appartements ;

6° Au-dessous des chambres du rez-de-chaussée devront exister des caves voûtées ; au-dessus des derniers appartements, des greniers bien aérés ;

7° Les latrines, les égouts seront aussi éloignés que possible, et seront établis de façon à ne donner aucune odeur.

Les habitations qui sont destinées à recevoir un grand nombre de personnes, comme les collèges, les casernes, les hôpitaux, seront l'objet de soins tout spéciaux. Autant que possible on évitera l'encombrement qui est une des causes des fièvres typhoïdes, si fréquentes dans tous les établissements de cette sorte.

Les salles d'étude et les dortoirs des colléges seront vastes et aérés, convenablement chauffés en hiver ; on aura soin qu'ils soient toujours tenus avec la plus grande propreté.

A la première apparition de fièvre contagieuse faire évacuer l'établissement, ou tout au moins la salle où elle aura pris naissance. Au moins une fois par an, blanchir les murs à la chaux, etc.

Hachisch. — (Chanvre indien, *canabis indica*), préparation qui produit des effets enivrants. (*Voir canabis indica*).

Haffkine. — Méthode haffkinienne pour se préserver contre le choléra.

C'est une vaccination, un vaccin contre le choléra.

Hâle. — Altération de la peau par l'air vif, le soleil, l'air de la mer, etc.,

On a préconisé, pour préserver du hâle, un grand nombre de préparations. Nous citons une des meilleures :

Mettez dans un mortier 10 grammes de sucre. Arrosez en triturant de 15 gouttes de Baume de la Mecque ; ajoutez un jaune d'œuf, puis en continuant de malaxer 200 grammes d'eau de roses.

Au coucher, appliquez ce cosmétique dont les effets seront rapides et préserveront de l'atteinte du hâle.

Haleine fétide. — Combattez les causes : affections de l'estomac, de la gorge, de la bouche, des organes respiratoires. Le cloaque stomacal donne une haleine fétide qui disparaît brusquement sous l'influence du lavage. La fétidité habituelle vient du mauvais état des dents, des gencives et de l'abus du vin et du tabac. Employer pour rafraîchir et aromatiser l'haleine, les dentifrices, les eaux pour la toilette de la bouche, le cachou, les cachets de Trouette au naphtol et salicylate de bismuth.

Il arrive souvent de manger du gigot à l'ail, ce qui donne à l'haleine une odeur désagréable. On supprimera cet accident momentané en mâchant un peu de persil et il suffira de croquer une pomme pour se nettoyer complètement la bouche.

Après un plat de choucroute on arrivera au même résultat, en dégustant un verre de rhum. (*Voir* fétidité de l'haleine.)

Hallucination. — Trouble de la perception. On a la sensation d'un objet extérieur, alors qu'il n'existe, à portée des sens, aucun objet extérieur propre à produire cette sensation. Il y a des hallucinations de tous les sens : vue, ouïe, toucher, etc.

Souvent l'hallucination donne à ces apparitions sensitives la croyance d'une réalité telle que le monde extérieur et vrai n'existe plus pour l'halluciné, il raisonne non pas d'après ce qu'il voit, entend ou sent, mais d'après ce qu'il croit voir, entendre ou sentir, de là, des actes qui nous semblent étrange et bizarres, mais qui cependant sont très logiques.

Croyant que tout le monde voit, entend, sent comme lui, il raisonnera d'une façon tellement différente des autres hommes qu'on l'appellera fou. (*Voir* aliénation mentale, folie).

Au début, le malade raisonne ses hallucinations et dit : « non, cela ne peut pas être », mais bientôt elles deviennent plus réelles que la réalité.

Traitement. — Purgatifs, laxatifs, lavements antiseptiques, placer des mouches volantes derrière les oreilles, éviter de laisser le malade dans des lieux obscurs ou mal éclairés.

Dans certains cas de dépression, bien nourrir le malade, poudre de viande Trouette, vins toniques, mais éviter l'ivresse.

La faim prolongée peut provoquer des hallucinations ; les naufragés de la *Méduse*, sur leur radeau, n'ayant rien à manger, étaient tous en proie à des hallucinations.

Pour les hallucinations du toucher, bains ; pour les autres, opium, bromure de potassium, chloral, etc.

Haltère. — Terme de gymnastique ; appareil composé de deux masses de fer, ordinairement en boules, réunies par une tige de fer que la main embrasse facilement. On soulève le bras et on le tient suspendu.

On dit souvent des haltères de tel poids pour indiquer la force d'un homme ou d'un enfant.

Hammam. — Établissement de bains de vapeur.

Les Romains ayant établis des bains dans plusieurs villes

d'Afrique soumises à leur domination, ces bains furent modifiés plus tard par les Turcs, nouveaux conquérants ; voilà pourquoi on appelle quelquefois ces bains Turco-Romains.

Hamamelis. — Genre de plantes dicotylédonées de la famille des saxifragées, tribu des hamamelidées.

L'hamamelis virginica, arbuste originaire d'Amérique, son écorce est employée comme astringent pour décongestionner les tissus.

Comme diurétique, il agit par action reflexe sur les vaso-moteurs et les vaso constricteurs ; le sang rentre dans la circulation générale, qui s'exagère et apporte plus rapidement et en plus grande quantité aux reins le liquide sanguin, d'où augmentation de la sécrétion urinaire.

Préparations d'Hamamelis. Extrait fluide *Hamamelis Mazza*, contre les hémorrhagies, varices, hémorrhoïdes, etc. *Spécifique Laban* application externe contre les maladies de peau, leucorrhées, inflammations de la peau et des muqueuses.

Hareng (Poisson). — Il est très recherché à l'état frais, on le fume aussi, c'est le hareng saur ; on le marine dans de l'huile ou dans du vinaigre, ces préparations ne conviennent pas à tous les estomacs.

Du reste, il offre alors les inconvénients des salaisons des viandes fumées, c'est-à-dire qu'il est d'une digestibilité difficile.

Haricots. — Les haricots ont l'avantage de se bien conserver et de craindre peu les insectes ; ils contiennent une quantité considérable de principes nutritifs ; avoir bien soin de les écraser ou de les mâcher avant de les manger, lorsqu'ils conservent leur enveloppe ou plutôt lorsqu'elle n'est pas rompue, ils passent à travers le tube intestinal sans être digérés.

Haricots verts. — Les frais sont de beaucoup préférables aux haricots verts conservés, ils contiennent de l'inuline.

Hecticité, *Fièvre hectique*. — Synonyme de consomption. L'essentiel est de considérer si la cause de la consomption est incurable ou curable.

Je suppose la cause curable : tantôt elle l'est directement, comme lorsqu'il existe un foyer de suppuration qu'il est possible d'atteindre ; tantôt indirectement, par la seule énergie de l'organisme. Rendez d'abord la maladie simple, s'il y a lieu, en remédiant aux affections qui la composent ou compliquent : tarissez ensuite la source du mal par des moyens topiques et appliquez la médication analeptique. Suralimentation, poudre de viande Trouette.

Hélix. — Repli cartilagineux qui entoure la plus grande partie de l'oreille chez l'homme ; *l'anthélix*, est l'éminence du pavillon qui est placée au devant de l'hélix.

Helminthe. — (*Voir* vers intestinaux.)

Hem. — Sensation d'embarras, de chatouillement à la gorge, suivie de l'expectoration de substance glutineuse, d'apparence d'amidon ou de gélatine, symptôme de laryngite chronique.

Hémoptysie. — Hémorrhagie d'origine pulmonaire qui complique souvent la tuberculose.

Traitement. — Boisson froide ou glacées, alcool, opium, ipéca, Hamamelis Mazza.

Hématémèse. — Vomissement de sang venant de l'estomac. (*Voir* ulcère, cancer de l'estomac, hémorrhagie.)

Traitement. — Glace, Hamamelis Mazza à l'intérieur.

Hématies. — Globules rouges du sang, aplatis et en forme de disque chez l'homme, variant de forme et de volume chez les différentes espèces animales.

Hématocèle. — Epanchement de sang dans la tunique vaginale des bourses ; la tumeur est opaque, lourde, sa formation est souvent rapide.

Traitement. — Ponction de la tumeur, évacuation du sang et injection de teinture d'iode.

Hématome. — Tumeurs sanguines causées par des contusions, des varices, etc. Les hématomes de la tête des nouveaux-nés à la suite d'accouchements laborieux se nomment céphalématomes.

Hématozoaires. — Parasites vivant dans le sang. Douve hématobie, etc.

Hématurie. — Pissement de sang pur ou mêlé d'urine.

Traitement. — Repos absolu, quarts de lavements fr ids, Hamamelis Mazza intérieurement et extérieurement en injections dans la vessie.

Héméralopie. — Maladie de la vue, avec dilatation de la pupille ; le malade cesse de percevoir les objets, sitôt que le jour baisse. Cette maladie est assez fréquente ; parmi les marins, elle s'accompagne souvent de nostalgie.

Traitement. — Electrisation, mouche de Milan derrière les oreilles, huile de foie de morue à haute dose à l'intérieur.

Hémianesthésie. — Insensibilité de certains points ou zones d'un côté du corps. Etat fréquent chez les hystériques.

Hémichorée. — Mouvements convulsifs se produisant seulement dans un côté du corps. (*Voir* chorée).

Hémicranie. — (*Voir* migraine).

Hémiopie. — Affaiblissement de la vue. Le malade ne perçoit plus qu'une partie plus ou moins considérable des objets qu'il regarde. L'hémiopie est due à une paralysie partielle de la rétine, ou à une opacité partielle du cristallin.

Hémiplégie. — Paralysie d'un côté du corps à la suite d'une hémorrhagie cérébrale ou d'hystérie (*voir* paralysie).

Hémoglobine. — Substance colorante des globules rouges du sang. C'est une matière albuminoïde cristallisable, (cristaux rhomboédriques chez l'homme), l'oxygène qui se fixe sur les globules rouges pendant la respiration se combine avec l'hémoglobine et forme un oxyde, l'oxyhémoglobine.

Dans les capillaires, l'hémoglobine abandonne aux tissus cet oxygène, et se charge d'acide carbonique, (hémoglobine réduite).

L'hémoglobine contient tout le fer du sang : 1,000 grammes de sang humain contiennent 110 grammes d'hémoglobine.

Hémophilie. — Disposition spéciale aux hémorrhagies qui, chez certains individus, surviennent à tout propos, sans cause ou sous une influence insignifiante, et compromettent la vie par leur abondance.

Dans le cas d'hémorrhagie, boissons glacées ou très chaudes, antipyrine 1 à 3 grammes, perchlorure de fer 15 à 20 gouttes en potion, teinture de digitale 30 gouttes en potion. Hamamelis Mazza à haute dose.

Hémorrhagie. — Le seul remède est l'oblitération spontanée ou factice de la déchirure vasculaire. Repos absolu dans la position la moins fatigante et la plus commode. Boisson fraîche, air frais ; réfrigération soutenue de la partie qui donne du sang, ou des points de la peau qui lui correspondent sympathiquement. Enfin tous les moyens capables de modérer la circulation du sang : digitale, tartre stibié à très faible dose, ergot de seigle, grandes ventouses. — 1° *Le lieu de l'hémorrhagie est directement accessible* ; oblitération immédiate par des plaques d'agaric de chêne, par compression, ligature, coagulation du sang au moyen de tannin, d'alcool, de perchlorure de fer, etc. ; 2° *Le lieu de l'hémorrhagie est indirectement accessible* : injections astrictives, coagulantes, dans les fosses nasales et le rectum, dans l'estomac, au moyen du siphon, si le sujet ne peut avaler ; oblitération de la cavité des fosses nasales, du vagin, de l'utérus qui entraîne nécessairement l'oblitération des vaisseaux déchirés ; 3º *Le lieu de l'hémorrhagie est inaccessible :* on cherche à porter sur ce lieu, par l'intermédiaire du sang en circulation les substances hémostatiques : digitale, alcool et **surtout hamamelis Mazza**.

Hémorrhoïdes. — Dilatation anormale des veines du rectum, formant des tumeurs ayant leur siège dans le rectum (hémorrhoïdes internes), ou à la marge de l'anus (hémorrhoïdes externes). Ces veines devenues variqueuses se déchirent souvent, et donnent lieu à un écoulement de sang par l'anus (flux hémorrhoïdal),

Traitement. — Hamamelis Mazza, eau de Châtel-Guyon, bains chauds, lavements chauds, lavements froids habituels, lavages fréquents de la région anale avec le spécifique du Dr Laban.

La dilatation anale est un excellent procédé.

On peut aussi les traiter par les pulvérisations phéniquées, nouveau traitement de M. Verneuil.

Hemorrhoïdes du col de la vessie, dans la blennorhagie.

Complication rare de la blennorhagie.

Traitement. Instillation de nitrate d'argent en solution à 1 0/0, 2 0/0, 3 0/0. Sublimé à 1/1000, 1/500 et même 1/100, Crésil-Jeyes à 5 0/0, Sanitor pur.

Traitement long, il faut souvent 30 à 40 instillations avant d'obtenir la guérison.

Hémostatiques. — Moyens physiques ou remèdes qui diminuent et suspendent directement les pertes de sang. *Agaric de chêne, alun, amadou, colophane, perchlorure de fer,* etc. — *Eau hémostatique :* eau distillée de cannelle 200 ; sirop de térébenthine 300 ; tannin 0,50. F. S. A. Par cuillerées, grandes ou petites, suivant l'âge, de temps à autre. Les eaux hémostatiques du commerce sont toutes composées sur ce modèle.

L'Hamamelis Mazza, extrait fluide de l'hamamelis Virginica, est un des meilleurs hémostatiques.

Hépatiques (coliques). — (*Voir* coliques).

Hépatite. — Inflammation du foie, maladie commune surtout dans les pays chauds. Causes ordinaires : coups, violences sur la région du foie, excès de table, privations, chagrins, grandes chaleurs. Symptôme : langue rouge et sèche, ou couverte d'un enduit jaunâtre, nausées, vomissements, constipation ou évacuation de matières sanguinolentes ou bilieuses, souvent formation d'abcès au foie.

Traitement. — Bains, cataplasmes Hamilton, ventouses,

laxatifs, boissons délayantes, Vichy, Grande-Grille, Vals-Délicieuse, eau de Châtel-Guyon, eau de Carabana.

Hérédité. — Faculté des ascendants de transmettre aux descendants des particularités d'organisation, d'aptitude et des prédispositions morbides.

Heredo ataxie cérébelleuse de Marie. — Symptômes : troubles de la parole et de la vision, incertitude de la marche, douleurs fulgurantes, troubles de la déglutition, faiblesse mentale, état spasmodique des membres inférieurs qui sont rigides et difficiles à allonger.

C'est une maladie progressive, mais avec rémission, et n'amenant pas la mort.

Hernie. — Tumeur formée par la sortie d'un viscère : intestins, vessie, etc., hors de la cavité qui le renferme normalement.

L'intestin et l'épiploon forment la plupart des hernies ; mais on y rencontre aussi l'estomac, le cœcum et son appendice, la vessie, les ovaires et l'utérus.

Les hernies les plus communes sont les hernies : crurale, inguinale, ombilicale, ventrale ou de la ligne blanche.

Hernie crurale — Plus commune chez les femmes. *Symptômes :* Tumeur globuleuse, un peu en dedans du pli de l'aine, un peu oblique, au début simple gonflement de l'aine, saillie douloureuse, douleur augmentant dans l'extension, quelquefois enflure de la jambe correspondante.

Hernie inguinale. — Très commune chez l'homme, sept sur treize, quelquefois double, congénitale ou accidentelle. *Symptômes :* tumeur plus ou moins volumineuse dans le pli de l'aine, quelquefois descendant dans le scrotum ou dans la vulve.

Hernies internes péritonéales. — On comprend sous ce nom les hernies péri-cœcales et rétro-cœcales.

Hernie ombilicale. — A l'ombilic, tumeur molle, élastique, augmentant pendant les cris, les efforts, la toux. Cette tumeur est ronde, cylindrique ou conique, à base circulaire et recouverte par une peau très mince. La hernie ombilicale est plus fréquente chez la femme et souvent consécutive à la grossesse.

Hernie de la ligne blanche ou ventrale, généralement au-dessus de l'ombilic.

Symptômes : Tumeur ovale, aplatie, tantôt si petite qu'elle passe inaperçue, tantôt énorme, (éventration), les troubles digestifs sont plus fréquents dans cette forme de hernie que dans les autres.

Traitement des hernies. — Palliatifs, bandage ou suspensoir.

Accidents de la hernie, inflammation (engouement), étranglement.

Traitement de l'engouement. — Purgatifs, bains tièdes.

Traitement de l'étranglement. — Réduction. (*Voir* taxis ou débridement de la hernie (*kélotomie*).

Traitement chirurgical. — Laparotomie, déplacer l'intestin et le faire sortir du sac : nous ne pouvons qu'indiquer le procédé chirurgical, qui nous montre que ces hernies ne sont point incurables aujourd'hui.

Herpès. — Maladie cutanée, formation rapide de vésicules à base enflammée, se desséchant pour se couvrir de croûtes.

L'herpès (bouton de fièvre) se produit souvent à la suite d'un accès fébrile.

Herpès labialis, aux ailes du nez ou autour de la bouche

Herpès præputialis, simulant l'apparence du chancre. Chez la femme, on l'observe sur les petites lèvres, la face interne des grandes lèvres, les fesses, les lombes.

Souvent contagieux.

Herpès phlycténoïde, formé de vésicules.

Herpès circiné, formé de taches circulaires ou vésicules.

Les herpès parasitaires sont produits par un parasite, le tricophyton tonsurans.

Traitement des éruptions herpétiques : lotions antiseptiques : eau blanche, eau boriquée, sublimé au millième, spécifique du Dr Laban, eau de la Bourboule.

Herpétisme. — Maladie constitutionnelle caractérisée par l'apparition sur la peau et les muqueuses de vésicules d'herpès.

L'herpétisme a été rapproché de l'arthritisme.

Traitement des éruptions de nature herpétique, lotions à l'eau blanche, pommade à l'oxyde de zinc.

Willan a décrit comme des espèces spéciales sous les noms d'*herpes circinatus, herpes tonsurans, impetigo figurata, porrigo scutulata, Pityriasis rubra,* etc., des affections cutanées que les anciens confondaient sous la dénomination générique de maladies *herpétiques* ou *serpigineuses.*

Il résulte des expériences de M. Berensprung que non seulement ces maladies ne diffèrent pas essentiellement les unes des autres, mais qu'elles sont toutes engendrées par le même champignon parasite qui, en pénétrant entre les cellules de l'épiderme des gaines pileuses, et même des poils ou des cheveux, irrite la peau, et détermine la production d'écailles, de vésicules, de pustules. etc.

On sait que les animaux domestiques sont sujets à une maladie dartreuse distincte de la gale, et qui a beaucoup d'analogie avec l'herpès.

M. Bærensprung a reconnu non seulement que cette dermatose peut se transmettre des animaux à l'homme, mais qu'elle est produite par le même champignon parasite dont nous avons parlé plus haut, qui chez l'homme attaque le poil lui-même.

M. Bærensprung a fait sur lui-même une expérience très intéressante et qui a parfaitement réussi. Il se frotta une partie de l'avant-bras gauche avec des écailles recueillies sur des animaux affectés d'herpès et chargés de champignons. Il n'éprouva rien d'abord. Au bout de quelques jours il avait presque oublié son expérience, lorsqu'une démangeaison assez vive vint la lui rappeler. A sa grande surprise il aperçut sur la partie du bras qu'il avait frictionnée une tache d'herpès circinatus parfaitement caractérisée. Cette tache prit de l'extension ; elle se guérit néanmoins au bout d'un mois, mais il s'en forma d'autres dans le voisinage.

M. Bærensprung en arrêta le développement par l'application d'une pommade au précipité blanc.

Histologie. — Etude des tissus. (*Voir* anatomie générale), se divise en :

Histo-chimie.

Histo-anatomie.

Histo-physiologie.

Histo-chimie ou étude des phénomènes chimiques se passant dans les tissus ; nous n'avons pas besoin de définir les autres mots histo-anatomie, anatomie des tissus, histo-physiologie, physiologie des tissus.

Histologie embryogénique, étude des trois feuillets blastodermiques qui sont l'origine des tissus et des systèmes spéciaux chez l'embryon.

Hiver. — Les précautions hygiéniques à prendre pendant cette saison sont relatives aux vêtements qui doivent garantir du froid et de l'humidité. L'exercice est nécessaire pour développer une certaine dose de chaleur, le régime alimentaire doit être plus nutritif, plus excitant et propre à repousser les impressions nuisibles de cette saison. L'alimentation doit être plus riche en graisse et en huile.

Quand, en route, on sent les premiers symptômes de froid, et qu'il y a commencement de congélation, il faut accélérer la marche, et quand on est arrivé à un gîte, se tenir d'abord loin de tout poêle ou cheminée, et se faire frictionner. Ensuite prendre un bain chaud et se coucher.

Homéopathie. — Méthode thérapeutique imaginée par Hahnemann, consistant à combattre la maladie par des substances produisant, chez l'homme sain la maladie qu'on veut guérir.

L'axiome des partisans de cette doctrine est : similia similibus curantur.

Les semblables sont guéris par les semblables.

Hôpitaux marins. — La scrofule est le fléau des classes déshéritées, moins par les décès qu'elle cause que par les infirmités incurables qu'elle laisse après elle. La plupart des mendiants qui implorent la charité publique, des conscrits que réforment les conseils de révision sont les victimes de cette maladie (*Voir* phtisie, tuberculose). Elle prend les enfants au berceau, et, quand elle ne les tue pas, elle ne les lâche qu'après avoir déformé leurs membres, dévié leur colonne vertébrale, troublé la vue, après les avoir conduits sur le seuil de la phtisie en leur léguant pour l'avenir la perspective de donner le jour à des enfants qui apporteront en naissant le germe de la diathèse. Voilà le tableau de la scrofule que nous fait Jules Rochard dans la *Revue des Deux Mondes* du 15 août 1890.

Si nous ajoutons à cela que la phtisie tue en France cent mille personnes, nous devons comprendre l'importance de ce danger social.

L'influence bienfaisante de l'air marin sur les constitutions débilitées, chétives, sur les jeunes sujets lymphatiques, strumeux, sur les candidats à la scrofule, a donné l'idée d'établir ce qu'on nomme des hôpitaux marins.

On les appelle aussi sanatorium. Le premier qui ait été fondé sur les côtes de France est celui de Berck-sur-Mer (Pas-de-Calais), établi par la ville de Paris.

Sur le littoral de l'Océan, entre l'embouchure de la Loire et celle de la Vilaine, en face du Croisic, est l'établissement de Peu-Brou dans la presqu'île de ce nom.

Sur le littoral Méditerranéen à Giens, à l'extrémité opposée à celle de Banuyls, il en existe un troisième.

Hoquet. — Soulèvement saccadé de la paroi abdominale, produit par une convulsion du diaphragme, fréquent chez les sujets nerveux, dans les dyspepsies, la péritonite, etc.

Traitement. — Avaler le mélange d'une cuillerée à café de vinaigre et d'une cuillerée à café de sucre.

Horse-pox. — Affection pustuleuse du cheval, analogue au cow-pox de la vache (*Voir* vaccine).

Hôtel des Ventes, à Paris, rue Drouot. — L'Hôtel des Ventes constitue, pour la santé publique, un véritable danger, à cause de l'inexécution des mesures d'hygiène. La Société de Médecine pratique et d'Hygiène a réclamé la désinfection à l'étuve des literies ayant appartenu à des personnes mortes de maladies contagieuses et l'application des mesures hygiéniques de ventilation et d'aération des escaliers et des salles d'exposition et de ventes.

Houille, houillères. — Le travail dans les mines n'est peut-être pas aussi malsain qu'on le croit, si l'on ne reste pas toujours dans la mine et si l'on a soin de marcher et de se promener au soleil, plutôt que d'aller s'enfermer après le travail. Le travail du mineur ne doit pas cependant être de longue durée sous terre. Il faut que l'ouvrier vive aussi et longtemps en plein air ; sans cela, il ne tarderait pas à s'anémier. Nous ne conseillerons pas l'habitation près du voisinage des mines, mais il y a des professions encore plus insalubres.

Hubert (Saint). — Comment expliquer le phénomène de ces chiens *marqués* à Saint-Hubert, qui ne prenaient jamais la rage ? Il est de fait que, jusqu'à la Révolution, le roi, tous les princes du sang, tous les grands-seigneurs, et tous ceux qui avaient de grands équipages de chasse, envoyaient leurs chiens à Saint-Hubert, pour y recevoir une marque, qui, suivant l'opinion générale, préservait de la rage ; on y envoyait même un nombre prodigieux de troupeaux. Et comment cette coutume se serait-elle établie et maintenue, si le temps et l'expérience n'en avaient prouvé l'efficacité ?

Huîtres. — On prend en moyenne sur les côtes de France cent trente millions d'huîtres par an, qui représentent une valeur de plus de deux millions de francs. Les moules sont plus modestes. On ne prend pas la peine de les compter, on les mesure au boisseau. En 1883, on en a dragué sur notre littoral, 839,339 hectolitres, qui ont rapporté aux pêcheurs 693,851 francs.

Contrairement à ce qui se passe pour les huîtres, les moules sont, en grande partie, consommées sur le littoral, et entrent, comme élément important, dans l'alimentation des populations maritimes.

Tout le monde sait qu'une croyance séculaire interdit de manger des huîtres pendant les mois dont le nom ne renferme pas d'*r*, c'est-à-dire pendant le tiers de l'année. C'est le moment du frai ; les huîtres, à cette époque, sont laiteuses, flasques, et on les considérait comme vénéneuses. Cependant, la période de reproduction ne dure que du 15 juin au 1er septembre : aussi le décret du 12 janvier 1882 avait-il réduit à cette période l'interdiction de la vente des huîtres, lorsqu'en 1888 les ministres de la marine et du commerce pensèrent qu'on pouvait la supprimer tout à fait : ils consultèrent le comité consultatif d'hygiène publique, qui se livra à une enquête sérieuse sur la question. Les avis qui lui parvinrent ne concordaient pas d'une façon parfaite. Toutefois, il émit l'avis que les accidents causés par l'ingestion des huîtres à l'époque du frai étaient le résultat d'une altération due à toute autre cause, et cela lui parut démontré par ce fait qu'on en mange pendant toute la saison chaude, dans les centres d'ostréiculture, sans qu'on y constate d'empoisonnement. Se basant sur ces présomptions, le comité consultatif répondit aux ministres qu'il n'existait pas de documents assez précis pour établir que l'huître laiteuse fût toxique et qu'il n'y avait pas lieu d'en interdire la vente et le colportage à l'époque du frai.

A la suite de cette consultation, la vente des huîtres fut autorisée en toute saison, par le décret du 30 mai 1889, et, depuis cette époque, on n'a pas signalé d'accidents de nature à faire regretter cette mesure.

Humage. — Absorption de gaz et de vapeur par les muqueuses.

Humeurs. — Toutes les parties liquides ou demi-liquides de l'organisme : sang, bile, lymphe, etc. (*Voy. doctrines médicales.*)

Humeurs froides. — Voyez scrofules.

Humidité. — L'humidité que les murs reçoivent de l'atmosphère par les temps de pluie et de brouillards disparait généralement assez vite sous le souffle du vent, qui lèche sans cesse ces murs.

Au contraire, l'humidité venant de l'intérieur de l'habitation disparait difficilement quand les murs ne sont point poreux : le chauffage ne fait que la déplacer.

Les maisons récemment construites ne sont point saines, il ne faut point, comme on dit, « essuyer les plâtres ».

Pour sécher rapidement les appartements de ces maisons nouvelles, il n'y a que les procédés qui reposent sur l'aération et sur le chauffage.

A Paris, on se sert maintenant pour le séchage des bâtiments neufs de foyers remplis de coke ardent, et munis de réflecteurs en tôle. Ces foyers sont surmontés de tuyaux qu'on peut incliner sur les murs : ils sont placés sur des chariots qui permettent de les porter de chambre en chambre.

Pour la construction, il faudrait, d'après Pettenkofer, que l'eau libre dans les mortiers ne dépassât pas 4 à 5 pour 100.

Quant à l'humidité qui reparaît longtemps après l'époque de construction, elle serait moins grande si l'on avait employé des matériaux poreux, et l'aération est encore le meilleure remède. Les papiers goudronnés peuvent donner aussi de bons résultats ; ils ne sèchent pas les murs, mais empêchent l'humidité de vous atteindre.

Aujourd'hui, grâce aux briques creuses, l'aération se fait mieux et les maisons sont moins humides.

Moyens de s'assurer si une pièce est humide. — Broyez de la chaux vive telle qu'elle est au sortir du four ; mettez-en une livre dans un vase ; placez ce vase dans la pièce dont vous voulez vérifier la salubrité, où vous le laisserez durant vingt-quatre heures. Pesez-le ensuite.

Si vous retrouvez, en défalquant le poids du bocal, vos 500 grammes de chaux avec 1 gramme seulement d'augmentation de poids, la pièce est saine et peut être habitée.

Si, au contraire, vous retrouvez votre chaux avec 5, 6 gr. ou plus d'augmentation de poids, la pièce est malsaine et ne peut être habitée sans inconvénient.

Il convient surtout de faire subir cette épreuve aux maisons nouvellement construites.

Hybride. — Qui provient de deux espèces différentes. Dans un cas moins précis, qui n'est point pur, mélangé à d'autres choses.

Hydarthrose, — Accumulation de liquide dans les jointures. L'articulation est déformée, gonflée, bosselée, fluctuante.

Traitement. — Badigeonnage à la teinture d'iode, piqûres de feu, compression de l'articulation.

Hydatiques (Kystes). — Kystes d'origine parasitaire (*voir* échinocoque) se rencontrant surtout au foie, où ils forment une tumeur souple, élastique, presque fluctuante, ne causant pas d'abord de troubles dans la santé, mais quand ils grossissent, par compression ils peuvent produire des troubles digestifs, de l'ascite, des oppressions, etc. ; les kystes du péritoine, du cerveau, etc., sont rares.

Traitement. — Ponction capillaire ou large ouverture du kyste.

Hydragogues. — Moyens qui dissipent les obstructions séreuses, c'est-à-dire l'œdème, les hydropisies, les épanchements séro-albumineux, séro-fibrineux, en chassant les humeurs par la voie des excrétions et plus particulièrement par les reins et les intestins. Ce sont les purgatifs et diurétiques appliqués à la curation d'un état morbide déterminé.

Hydrargyrisme. — Intoxication produite par le mercure et se traduisant par certains phénomènes : inappétence, insomnie, pâleur, palpitation, stomatite, tremblement, paralysie, etc.

Traitement. — Régime lacté, iodure de potassium à l'intérieur.

Hydrémie. — Diminution du nombre des globules rouges dans le sang, qui prend une couleur moins rouge et un aspect aqueux. (*Voir* anémie).

Hydrocèle. — Accumulation de sérosités dans la tunique vaginale des bourses. Dans l'hydrocèle simple, la cavité vaginale est distendue par un liquide citrin, sans que le testicule ni la séreuse soient altérés ; les hydrocèles sont souvent symptomatiques des maladies du testicule : orchites, syphilis, tubercules du testicule.

L'hydrocèle forme une tumeur transparente, non douloureuse, le scrotum présente dans une de ses moitiés une tumeur pyramidale lisse, dont le volume reste toujours le même.

Traitement. — Ponction de la tumeur, évacuation du liquide et injection de teinture d'iode, d'éther iodoformé 10 pour 100, après l'écoulement du liquide quelques grammes d'éther.

Hydrocéphalie. — Vice de conformation du crâne consistant en une accumulation anormale de liquide séreux dans la cavité crânienne.

La tête de l'hydrocéphale est grosse, le front est gigantesque, la face petite et ridée, les yeux éteints, parfois il y a cécité, l'enfant est maussade et idiot.

L'hydrocéphalie est souvent congénitale, le volume de la tête rend alors l'accouchement difficile, ou paraît dans les premières années. Les hydrocéphales atteignent rarement l'âge adulte.

Hydrogala. — Mélange de lait et d'eau. — *Hydrogala simple* : lait de vache 250 ; eau commune 750 M. (*hôp. de Paris*). — *Hydrogala médicamentaire* : mélange de lait et d'une eau chargée de principes actifs, alcalins, ferrugineux, sulfureux, etc. L'hydrogala pour les enfants se fait avec l'eau d'orge ou de riz, suivant qu'ils sont échauffés ou relâchés. Le mélange de l'eau de Vichy, forme un des meilleurs remèdes des affections gastriques et des obstructions. L'hydrogala avec l'eau de chaux remédie à la diarrhée, pousse aux urines et soutient en même temps la transpiration. L'addition d'une eau alcaline gazeuze au lait en facilite la digestion ; et de même le lait aide à l'absorption des eaux sulfureuses.

Hydrogène. — Gaz incolore, regardé autrefois comme permanent, mais que MM. Caillet et Pictet sont parvenus à solidifier dans ces derniers temps à l'aide de très grands froids et de fortes pressions.

C'est le plus léger de tous les gaz.

Avec le soufre, il forme l'acide sulphydrique, qui est très délétère et qui se produit dans les lieux où il y a des matières animales en décomposition.

Se combinant avec le charbon, il donne l'hydrogène bicarboné ou gaz d'éclairage ; gaz délétère.

Hydrogéné (Gaz). — L'hydrogène proto-carboné ou gaz des marais, délétère.

Ces gaz font explosion lorsqu'on les allume au contact de l'air.

De là, danger d'avoir une lumière quand on se rend dans un lieu où par l'odeur on a soupçonné sa présence : il faut aérer et renouveler l'air par la ventilation ou par tout autre moyen.

Hydromètre. — Epanchement de liquide séreux dans la cavité de l'utérus.

Hydropathie. — Terme employé en médecine pour désigner le traitement dans lequel on combat certains états maladifs par l'usage de l'eau. (*Voir* hygiène par l'eau.)

Hydrophobie (synonyme de rage). — Dans toutes les espéces, la durée d'incubation de la rage reste variable entre les limites de temps très différentes et dans aucun cas il n'est possible de la déterminer même d'une manière approximative.

Etant donné l'inoculation, il est impossible de prévoir au bout de combien de temps elle produira ses effets, si elle doit les produire. Faudra-il quelques mois ou une longue série de mois ? A tous ces points de vue, incertitude complète. De tous les virus, celui de la rage est le plus capricieux.

Dans l'espéce canine le temps de l'incubation est de cinq à dix jours, le temps maximum, une année.

Il y a plusieurs formes d'hydrophobie, ou pour parler plus exactement, il y a un certain nombre d'états morbides dans lesquels apparaissent soit l'horreur de l'eau soit certains spasmes du pharynx.

Le traitement de l'hydrophobie, tout moral dans les formes

psychiques, empruntera aux causes qui la produisent dans les autres cas ses principales indications.

Les courants continus, la médication bromuré, le chloral et les divers anti-spasmodiques devront en faire la base.

Hydropisie. — Accumulation de sérosité dans le tissu cellulaire ou dans les cavités naturelles. L'hydropisie du tissu cellulaire s'appelle œdème ; celle du péritoine, ascite ; des ventricules cérébraux, hydrocéphalie ; de la plèvre, hydrothorax; d'une articulation, hydarthrose.

Traitement de l'hydropisie. — Laxatifs, diurétiques (digitale, scille) purgatifs, bains chauds suivis d'enveloppements.

Hydrorachis (spina bifida). — Vice de conformation de la colonne vertébrale, consistant en une division de la colonne vertébrale, qui livre passage aux méninges distendues par le liquide céphalo-rachidien.

L'hydrorachis se présente sous l'aspect d'une tumeur transparente, siégeant sur la colonne vertébrale. La peau qui la recouvre est mince, tendue, parfois déchirée, et forme alors un bourrelet autour du pédicule de la tumeur.

Traitement. — Protéger la tumeur par un moule en guttapercha.

Hydrothérapie. — Traitement par l'eau sous toutes sortes de formes, ablutions, affusions, douches, douches en cerceau, douches écossaises, et applications externes, compresses, drap mouillé, etc.

Cette médication entretient la peau dans un bon état constant de fonctionnement, préserve l'organisme de tous les accidents qui peuvent résulter de la perte ou du trouble des fonctions d'un organe important.

Les effets sédatifs sont obtenus par des applications longues et sans percussion d'eau froide.

Les effets excitants de l'eau froide, indiqués dans l'anémie ou dans les maladies nerveuses, sont dus surtout aux douches et spécialement à la douche froide au jet mobile. (*Voir* hygiène par l'eau).

Hygie. — Hygie, déesse de la santé, fille d'Esculape. On la représente tenant d'une main une coupe et de l'autre un serpent.

Il nous est parvenu un grand nombre de réprésentations antiques d'Hygie ; elle est le plus souvent représentée ayant comme Esculape un serpent autour du bras ; d'autrefois, elle lui tient le cou et lui présente de la nourriture ou un breuvage.

Des statues de ce genre se voient au Louvre au musée des Antiques.

Le serpent est le symbole de la prudence.

Hygide. — Qui concerne la santé, l'étude de l'activité des organes à l'état sain, par opposition à l'étude de l'activité de ces organes à l'état malade.

Hygiène. — Partie de la médecine qui fait connaître les conditions de la santé, les moyens de la conserver, et la prophylaxie qui est la science d'éviter les maladies.

L'hygiène a une origine théocratique, on en trouve les plus anciens préceptes dans les livres sacrés de l'Inde, dans Moïse Lycurgue, Solon, Mahomet.

Galien divisait ses chapitres sur l'hygiène en : circumfusa, applicata, ingesta, excreta, gesta, percepta, genitali.

Boerhaave et Michel Levy avaient conservé cette subdivision.

D'autres auteurs, plus physiologistes, Rostan, Londe Rochoux, se préoccupent d'étudier les fonctions de l'organisme humain, respiration, circulation, digestion, etc.

Hygiène (histoire de l'). — Les fondateurs de religion furent hygiénistes. Les livres sacrés de l'Inde, la Bible, le Coran, le prouvent assez par leurs prescriptions et leurs ordonnances ; mais nous ne voulons voir ici que l'hygiène dans ses rapports avec le développement scientifique de l'humanité.

On peut dire qu'il y a eu quatre époques : la première c'est l'époque hippocratique, se continuant dans Galien et dans les écrits des Arabes.

La seconde commence à Sanctorius, né en 1571, époque caractérisée par le renouvellement des sciences physiques.

La troisième est marquée par les progrès des sciences chimiques et les travaux de Lavoisier.

La quatrième, qui est la période contemporaine, est caractérisée par le perfectionnement des données biologiques et physiologiques.

La contagion est reconnue causée par un organisme vivant, c'est la période de Pasteur.

L'hygiène recherche la cause et le germe des maladies.

Cette période, dit M. Proust, doit véritablement être appelée la période Pasteur, car c'est lui qui l'a créée tout entière, c'est lui qui nous a appris à rechercher ces infiniments petits, cause de tant de maladies ; c'est lui qui nous a donné en même temps la méthode et l'instrumentation ; et nous savons à quel germe sont dus le choléra, la fièvre, la tuberculose, la fièvre paludéenne, la fièvre jaune, le tétanos, la diphtérie, etc.

Hygiène abrégée ou *Préceptes généraux* pour conserver la santé et prolonger la vie. — C'est un recueil d'aphorismes sur l'hygiène, où l'auteur, André Rouvière, donne des conseils ou des préceptes d'une manière affirmative sans les discuter et débate en disant :

« De tout temps et chez tous les peuples, dans l'état de nature, comme dans l'ordre social, le premier besoin de l'homme fut de prolonger son existence ; l'instinct de sa conservation le fit sentir au sauvage, avant que la réflexion le révélât à l'homme civilisé. On devrait donc faire de l'hygiène une étude approfondie, puisqu'elle est essentiellement conservatrice.

Il ne faut pas la confondre avec la médecine curative : celle-ci, occupée de ramener la santé, n'examine presque jamais assez si les moyens qu'elle emploie ne fatiguent pas l'organisme, si les ressorts qu'elle remet en jeu ne céderont pas bientôt à l'extrême tension qu'elle leur donne.

L'hygiène, au contraire, toujours compagne fidèle de la nature, ne cherche qu'à favoriser sa marche, en assurant ses pas. Elle sait qu'un degré de force trop considérable peut aussi bien qu'un épuisement total, précipiter le cours de la vie : sa pratique sûre et sans danger doit donc l'emporter sur la médecine curative qui nous livre à plus d'un hasard.

Hygiène cérébrale. — Auguste Comte donnait ses soins à l'habitude de ne troubler ses méditations par aucune lecture.

Lire et méditer après est la meilleure condition pour retenir les facultés intellectuelles dans le meilleur état.

Hygiène dans les campagnes en cas d'épidémie. — S'il règne dans le pays des maladies épidémiques, le cultivateur fera bien, chaque matin, de prendre un petit verre d'infusion de quinquina, une infusion de centaure ou de toute autre plante amère.

Il devra renoncer à l'habitude d'amasser du fumier dans la cour de son habitation ou dans la rue du village.

Il cessera de faire rouir le chanvre dans les eaux stagnantes ; en un mot, il évitera de corrompre, en provoquant des exhalaisons malsaines, l'air des champs si pur et si sain.

Hygiène de la toilette. — N'employer pour la toilette (eaux, savons, dentifrices, etc.) que des produits dont la composition soit connue. Antiseptiques de préférence : coaltar saponiné Le Bœuf, spécifique Laban, etc. Parfumer avec quelques gouttes d'essence de cannelle ou de géranium rosat.

Hygiène de l'alimentation. — (*Voir* digérer art de).

Hygiène des gens de lettres. — De préférence avoir son cabinet de travail situé aux étages supérieurs, bien aéré. Changer souvent de position, se lever pour écrire debout sur une table élevée. Interrompre de temps en temps ses occupations pour marcher dans la chambre.

Ne pas négliger le sommeil réparateur de 7 à 8 heures.

Régime sobre, léger, mixte, c'est-à-dire composé de viandes et de légumes. Excitants légers, thé noir, café.

Ne pas se livrer au travail immédiatement après le repas.

Promenades au grand air, exercice, marche avant de se coucher.

Il est bon de se livrer à des occupations nouvelles, au jardinage, ou faire des armes, l'escrime est un excellent exercice, faire de l'équitation ou du canotage.

Hygiène des sens. — Les organes des sens sont destinés à nous mettre en rapport avec le monde extérieur avec tous les objets externes en dehors de nous, on pourrait ajouter aussi avec nous-mêmes, car nous nous voyons en partie, nous nous touchons, nous nous entendons chanter, parler. Ces sens sont au nombre de cinq, la vue, l'odorat, l'ouïe, le goût et le toucher qui pourrait se dédoubler en sens thermique qui perçoit la chaleur dynamique, magnétique, électrique, le poids, etc. (*Voir* œil, oreille, etc.).

Hygiène des sexes. — L'hygiène du sexe féminin n'offre rien de bien particulier, la femme vigoureuse et saine peut, au point de vue de l'hygiène, être assimilée à l'homme. On doit diviser l'hygiène féminine en 4 périodes : hygiène de la puberté, hygiène de la menstruation, hygiène de la grossesse, hygiène de la ménopause. L'apparition des règles, à moins d'anémie ou de chlorose (*voir* ces mots), se fait sans secousses, la favoriser par une nourriture substantielle, des ferrugineux, des amers, de l'hydrothérapie froide. — Pendant la grossesse, (*voir* ce mot), éviter les compressions sur l'abdomen, renoncer au corset avec baleines, éviter les exercices violents, les professions malsaines, exigeant le maniement de substances pouvant intoxiquer : plomb, sulfure de carbone, mercure, etc., soigner rigoureusement toutes les manifestions de diathèse du côté de la peau, des articulations, etc. Surveiller l'urine, régulariser toutes les fonctions excrétoires, manger sans excès, ne boire ni vin pur, ni alcool, ni café. L'hygiène des règles est fort simple, éviter les purgatifs, les bains, chauds ; l'hydrothérapie froide peut être continuée : les régles douloureuses annoncent de l'anémie où une lésion de l'utérus ou des ovaires. L'hygiène de la ménopause consiste dans l'usage constant des laxatifs, hydrothérapie froide quotidienne, exercice, occupation intellectuelle.

Hygiène morale. — Manière de dresser l'homme à la vertu par l'éducation, ou de ramener le criminel à l'idée du bien.

Hygiène navale. — Comprend trois éléments :

Choix des hommes ; subsistances ; construction et entretien des navires. On a :

L'alimentation saine et suffisante.

L'eau potable, grâce aux appareils distillatoires.

Mais sous le rapport de la construction, malgré les progrès, les bâtiments constituent des foyers d'air confiné rendu très insalubre par le voisinage de la cale, où séjourne une eau stagnante et corrompue.

Ces causes d'insalubrité réclament une ventilation bien réglée.

Hygiène par l'eau (méthode Kneipp). — Kneipp divise les applications d'eau en : 1° compresses (parties inférieure, supérieure, de l'abdomen) ; 2° en bains (de pieds froids, chauds, demi-bain, bain de siège, bain froid général, bain chaud général, bain aux fleurs de foin, à la paille d'avoine, bain partiel) ; 3° en bain de vapeur (de la tête, des pieds, du siège) ; 4° en affusions (des genoux, supérieure, dorsale, inférieure, totale) ; 5° en lotions (totale, partielle) ; 6° en emmaillotements (de la tête, du cou, des pieds) ; et enfin 7° en boisson. Le choix des applications varie naturellement suivant la complexion du sujet, suivant son degré d'endurcissement.

En général, Kneipp recommande l'eau la plus froide possible ; en hiver, il mélange même de la neige avec l'eau ; les applications doivent durer *très peu de temps* ceci est capital ; par exemple, le bain froid entier ne doit pas prendre plus de cinq minutes, y compris le temps qu'il faut pour se déshabiller, pour se plonger dans l'eau et pour se rhabiller, *sans s'essuyer*, à l'exception de la tête et des mains.

C'est là le grand point de cette méthode : ne pas essuyer le corps au sortir de l'eau, ce qui engendrerait une chaleur inégalement répartie, mais amener rapidement une chaleur régulière et uniforme par un exercice d'un quart d'heure.

Kneipp réprouve absolument la glace qui, appliquée en

compresses sur la tête, n'est bonne qu'à vous gâter la vue et à vous octroyer un bon rhumatisme du cuir chevelu.

Suivant lui, rien n'est plus sain que de se plonger dans l'eau quand le corps est en sueur : il recommande aussi de faire toujours une application froide après toute application chaude : un bain chaud entier, par exemple, doit toujours être suivi d'un très court bain froid entier.

Et il ne faut pas d'appareils bien coûteux pour faire de l'hydrothérapie suivant cette méthode : les objets les plus simples et les plus communs suffisent : un baquet, un arrosoir, de la grosse toile rude, qui gratte bien la peau, et c'est tout !

Jadis, le corps était plus endurci, à l'extérieur et à l'intérieur. Si l'on avait les pieds endurcis contre le froid ainsi que le cou, on n'aurait pas régulièrement mal à la gorge chaque hiver et on n'attraperait pas un rhume de cerveau pour un simple chaud et froid.

L'eau sert également à endurcir et à fortifier. Comme moyens d'endurcissement, il y a la *promenade aux-pieds*. C'est revenir à la nature que de délivrer les pieds des bas et des chaussettes qu'ils ne quittent jamais : voyez les enfants, n'est-ce pas leur premier mouvement de jeter leurs souliers et leurs bas pour courir pieds nus ?

À la campagne, quoi de meilleur pour s'endurcir les pieds que de marcher pieds nus dans l'herbe trempée de rosée ? Au bout d'un quart d'heure, *sans s'essuyer les pieds*, on remet ses chaussettes et ses chaussures sèches et on se donne du mouvement jusqu'à ce qu'on ait les pieds bien chauds.

On peut remplacer la promenade dans l'herbe mouillée par une promenade sur des dalles humides, dans la neige fraîchement tombée, etc. Kneipp a guéri ainsi beaucoup de gens qui souffraient d'engelures, de crevasses aux pieds, et qui s'enrhumaient à chaque instant.

Pour les personnes habitant la ville, il est facile de se plonger jusqu'aux genoux dans un baquet plein d'eau, d'abord une minute, puis, en graduant, cinq et six, et ensuite, toujours sans s'essuyer, (ce qui est essentiel) de se donner du mouvement dans des chaussures sèches. Non seulement on s'endurcira en prenant cette précaution, mais encore on agira sur les reins, sur l'estomac : on se préservera des maux de tête, etc. Il y a naturellement certaines précautions à prendre pour les gens très frileux, très douillets, pour les gens qui ont peu de chaleur naturelle.

Hygiène professionnelle. — C'est l'hygiène qui concerne chaque profession en particulier :

Cardeur, équarisseur, imprimeur, facteur, journaliste, homme de lettres, magistrat, médecin, acteur, avocat, chanteur, prêtre, fossoyeur.

Chacun est soumis à un genre particulier d'affection à laquelle il ne peut se soustraire que par la connaissance de l'hygiène de sa profession.

Ramazzini, qui a composé un ouvrage très remarquable sur les maladies des artisans, donne des conseils aux gens de lettres pour conserver la santé.

L'ouvrage de Ramazzini est devenu classique, il a été publié en latin, à Modène, en 1701. Traduit en français par Fourcroy, 1777, et souvent réimprimé.

L'ouvrage de Tissot est de 1768, Lausanne. Souvent réimprimé. Tissot est un célèbre médecin de Lausanne, et nous profitons de cette occasion pour citer le titre de quelques-uns de ses ouvrages. Un des plus connus est l'*Onanisme*, dissertation physique sur les maladies produites par la masturbation, 1755, encore réimprimé même de nos jours.

Il a composé aussi *Avis au peuple sur sa santé*, où l'on remarque un excellent chapitre sur les soins qu'on doit donner aux valétudinaires, nombreuses éditions, et un essai sur les maladies des gens du monde.

Chaque profession nouvelle peut être une nouvelle cause de dangers ; ces ouvrages sont incomplets de nos jours ou renferment des détails sur des professions qui n'existent plus, la machine ayant remplacé la main de l'homme. Mais Ramazzini, même encore aujourd'hui, serait lu avec profit.

Hygiène publique. — L'hygiène publique a dans les plus petits villages comme dans les plus grands centres de population un grand effet sur la santé générale des habitants.

Elle comprend : Construction des hôpitaux, égouts, aménagement des eaux, élargissement des voies de communication, édification des fontaines publiques, transport des immondices, desséchement des marais, translation des cimetières hors des villes.

Hygiène scolaire. — Réglée par l'arrêté du 17 juin 1880.

L'éclairage doit être unilatéral c'est-à-dire que les fenêtres doivent être disposées sur un seul côté de la classe, elles doivent être hautes de manière à pouvoir servir à la ventilation. Chaque élève doit recevoir 121 mètres cubes d'air par heure, il faut ventiler au moyen d'appareils de chauffage et de cheminées d'appel.

Hygiène sociale. — La création d'un musée d'économie sociale a été décidée et inscrite au *Journal Officiel* du lundi 22, mardi 23 et mercredi 24 mai 1893

On y trouve l'exposé des motifs pour la création d'un musée d'économie sociale au Conservatoire des Arts et Métiers.

Il y aura seize sections.

La treizième sera consacrée à l'hygiène sociale : sociétés de tempérance, protection des enfants du premier âge, on y fera des conférences sur l'hygiène sociale.

Hygiène spéciale. — Où l'homme est considéré au point de vue anthropologique (ethnologie, démographie), puis au point de vue de son âge et des professions qu'il peut exercer) — De là :

Hygiène infantile. — Scolaire — industrielle — militaire — urbaine — rurale — hospitalière. Hôpitaux et hospices, maisons de santé et de retraite

Hygiène internationale. — Celle qui s'oppose à la propagation des grandes épidémies : choléra, peste.

Hygiène cosmique. — Celle qui s'occupe de l'atmosphère.

Hygiène somatique. — Qui étudie les fonctions : *vision, ouïe*, etc..

Hygiène sociale qui s'occupe des habitations ou établissements publics et des milieux professionnels.

Hygiostatique. — Partie de la macrobiologie (*Voir* macrobiologie).

Hygroma. — Hydropisie des bourses séreuses sous-cutanées, s'observe particulièrement à la rotule chez les personnes qui restent longtemps agenouillées, peut aussi apparaître spontanément.

Traitement. — Compression avec ouate et bandage, application de teinture d'iode, d'onguent napolitain.

Hyodynamique. — Partie de la macrobiologie (*Voir* macrobiologie).

Hyperéphidrose. — Lotions d'eau fraîche et hydrothérapie ; grands bains à peine tièdes suivis d'une forte friction avec le gant de laine, de crin, etc.

Hyperchlorydrie. — Excès d'acidité dans l'estomac. Ne pas confondre avec l'hypochlorhydrie ou insuffisance de sécrétions de suc gastrique.

Ces deux mots sont mal faits : ils se ressemblent tro

comme consonnance et peuvent être une cause de confusion.

Hyperesthésie. — Sensibilité exagérée ; se dit surtout de la peau ; le contact le plus léger fait tressauter le malade ; il y a hyperesthésie à la peau des pieds et des jambes, principalement chez les absinthiques et les hystériques.

Hypermétropie. — Conformation vicieuse de l'œil, opposée à la myopie. Le globe oculaire est trop court ; l'image des objets éloignés vient se former au-delà de la rétine. Les hypermétropes ne voient nettement les objets que grâce à une accomodation constante ; de là, fatigue de l'œil et nécessité d'adopter de bonne heure des lunettes à verres convexes.

Hypersthénie. — Etat dans lequel la puissance qui coordonne les mouvements nutritifs s'exerce avec trop d'énergie. Cet état seul peut créer une condition morbide, sans qu'il y ait existence de lésion ; ainsi surviennent des troubles nerveux variables, des palpitations de cœur. Alors aussi les sympathies organiques se développent avec force, et un mouvement fébrile s'allume avec facilité.

C'est ainsi qu'Andral définit cette affection ; elle constitue ce que Pinel appelait la fièvre inflammatoire.

Pour Andral, voici ce qu'il dit du traitement.

« Dans cette condition hypersthénique, les lésions organiques existantes sont singulièrement modifiées, et le traitement qu'on leur oppose doit aussi être en rapport avec elle. Tant il est vrai qu'en toutes circonstances l'état général de l'organisme influe sur l'état local. »

Hypertrophie — Accroissement successif d'un organe ou d'une partie d'organe.

L'hypertrophie du cœur n'est pas en elle-même une maladie ; le cœur malade, ou affecté de palpitations nerveuses, s'hypertrophie pour rétablir les fonctions circulatoires, en forçant son fonctionnement normal. Tout organe fatigué s'hypertrophie d'abord, il dégénère ensuite. (*Voir* maladies du cœur.).

Hypnal. — Médicament introduit en 1890 dans la thérapeutique ; il est obtenu par l'action du chloral sur l'antipyrine.

Propriétés : Sédatives et hypnotiques. Employé à la dose de 1 gramme, donne de bons résultats dans les insomnies dues à la toux, n'a ni le goût, ni la causticité du chloral, n'irrite pas l'estomac, est facile à administrer, surtout chez les enfants.

Hypnotisme. — Méthode thérapeutique nouvelle, consistant à endormir plus ou moins complètement le malade en lui faisant regarder fixement des objets brillants (méthode de Braid) ; des miroirs rotateurs, à alouettes (méthode de Luys) ou en employant seulement l'action de la volonté.

On agit d'abord par douceur, par persuasion, ensuite par commandement.

Les maladies sur lesquelles on peut agir, sans d'autre traitement, peuvent être divisés en trois classes.

1er groupe. — Névroses.

Hystérie.

1° Attaques et symptômes qui peuvent persister à la suite des attaques d'hystérie : paralysie, contractions, spasmes, tremblements, anesthésies, amaurose.

2° Dans le cas d'hystérie monosymptomatique : monoplégie, mutisme.

3° Dans les troubles nerveux : Insomnie, anorexie, dyspepsie, constipation, troubles viscéraux et menstruels, névralgies.

4° Dans les troubles mentaux : perversion du sentiment, des sens génésiques, idées fixes, impulsions irrésistibles, hallucinations, mélancolie, agitation maniaque.

2e groupe. — Dans les affections organiques du système nerveux.

3e groupe. — Dans les cas de neurasthénie : troubles névropathiques, hystériques, aphonie, hoquet, vomissements, toux, dyspnée, blépharospasme, dyschromatopsie, chorée rythmée, tic.

Enfin, dans certaines formes d'aliénation mentale.

Lypémanie anxieuse, sitiophobie.

Manie aiguë. Aucun résultat.

Dans les maladies nerveuses des enfants.

L'incontinence nocturne d'urine.

Le blépharospasme.

La chorée.

L'onanisme irrésistible.

Le bégaiement.

Les terreurs nocturnes, les troubles du caractère, de l'instinct, et les habitudes vicieuses.

Hypochondrie. — État dans lequel les malades se croient atteints de maux les plus cruels ou exagèrent leurs moindres souffrances jusqu'au désespoir ; c'est la mélancolie hypochondriaque.

Causes. — Travaux trop prolongés de l'esprit, veille, excès de tout genre.

Mais une des causes les plus favorables à son développement, c'est la suppression subite de l'exercice d'une profession et de l'activité cérébrale.

Elle attaque les hommes riches dont les moindres désirs sont satisfaits aussitôt qu'ils sont conçus: dans ce cas, la maladie survient par absence de besoins et de désirs.

Dans son cours de pathologie interne, Andral a dit :

Les différents âges n'y sont pas également sujets. Elle est très rare avant vingt-cinq ans, excepté chez les jeunes étudiants en médecine, plus rare encore après soixante ans. C'est à l'époque moyenne de la vie qu'elle apparaît avec plus de fréquence.

Les deux sexes ne sont pas atteints avec une égale fréquence. Les hommes y sont plus sujets.

Symptômes. — Quant aux symptômes, l'hypochondrie est loin de ressembler à elle-même dans ses différentes phases. On doit admettre trois périodes :

1º Trouble simple de l'intelligence.

2ᶜ Désordre de l'intelligence influant sur les fonctions ; de là, névroses aussi variées qu'il y a de fonctions.

3º Désordre de l'intelligence, coïncidant non plus avec de simples désordres fonctionnels, mais avec des lésions organiques plus ou moins profondes.

Ces lésions organiques peuvent exister dès le début de la maladie.

Le symptôme caractéristique est la croyance à des maux qui n'existent pas, ou l'exagération de ceux qu'on éprouve. Cette croyance peut prendre différentes formes. Souvent, elle ne s'exerce que sur une maladie, et surtout sur la plus commune, la syphilis. On rencontre des individus qui se tâtent les aînes à tout instant, s'imaginant sentir la présence de bubons. Cette crainte peut venir à ceux qui déjà ont eu des gonorrhées, comme à ceux qui n'ont jamais éprouvé d'accidents vénériens. On en trouve qui s'imaginent être délabrés à cause du mercure qu'ils ont pris.

Dans ces derniers temps, les journaux ayant reproduit les discussions sur la taille et sur la lithotritie, on a vu certains individus, avertis que les malades attaqués de la pierre éprouvent de fréquentes envies d'uriner, s'arrêter à tous les coins des rues pour satisfaire à ce besoin.

Quant au traitement, voici l'opinion des principaux médecins aliénistes.

Traitement. — Il est essentiellement moral. Il est important, au commencement de la maladie, d'entrer dans les idées des malades, de ne point heurter leurs croyances. Il faut avoir l'air de combattre par une médication quelconque les maux dont ils se plaignent.

Les annales de la science fourmillent d'exemples dans lesquels des praticiens habiles ont guéri l'hypochondrie, soit en simulant une opération, soit en administrant certains remèdes.

Enfin, il faut capter la confiance du malade, le distraire de l'état d'esprit dans lequel il se trouve, provoquer des passions, des travaux. On a vu des individus atteints d'hypochondrie guérir à la suite d'une grande catastrophe. On doit principalement conseiller l'exercice, surtout l'exercice qui occupe l'esprit en même temps que le corps, les différents jeux, la gymnastique, les voyages dans les pays que les malades n'ont pas encore visités, etc. On recommandera en même temps un régime doux, et non pas un régime débilitant, car on nuit singulièrement aux malades en cherchant à combattre des inflammations qui n'existent pas : il ne faut pas non plus un régime stimulant quand rien ne l'autorise. Ces préceptes sont relatifs aux cas d'hypochondrie simple. Quand elle se complique de quelque maladie organique, le traitement varie selon la maladie et n'a rien de spécial.

Hypospadias. — Ouverture de l'urèthre au-dessous de la verge.

Hystérie. — Névrose qui se rencontre chez les deux sexes, peut prendre diverses formes, et simuler différentes maladies : paralysies, contractures, aphonie, dyspepsie, etc. Elle s'accompagne souvent de crises épileptiformes.

On distingue deux formes d'hystérie : l'hystérie convulsive, l'hystérie non convulsive.

L'hystérie convulsive présente deux variétés : la petite et la grande hystérie.

Petite hystérie. — L'attaque est annoncée par des palpitations, bâillements, pleurs ou rires sans motifs, constrictions du thorax et du cou (boule hystérique); quand l'attaque commence, la malade tombe, mais ne perd pas connaissance, elle pousse des cris, des vociférations, elle porte violemment la main à son cou, et les convulsions apparaissent, désordonnées ou rythmiques; la figure n'est pas grimaçante, comme dans l'épilepsie. L'attaque se termine par des larmes, ou l'émission d'urines incolores.

Grande hystérie. — Quatre périodes : 1° épileptoïde, simule une attaque d'épilepsie, trois ou quatre minutes de durée; 2° phases des contorsions, la malade s'appuie sur la tête, les pieds, et en arc; 3° phases des attitudes passionnelles.

sous l'empire des hallucinations tristes ou gaies; 4° période terminales, des hallucinations, avec visions effrayantes (rats, vipères, etc.).

L'attaque d'hystérie peut revêtir d'autres formes plus rares : syncope, léthargie, catalepsie.

Hystérie non convulsive. — Formes diverses, paralysies (hémiplégie ou paraplégie surtout), atrophies musculaires, contracture, torticolis, strabisme, hémianesthésie, hyperesthésie, névralgie, aphonie, mutisme ou apoplexie hystérique.

Traitement. — Distractions, voyages, suggestion, hydrothérapie, application d'aimants et de l'électricité, toniques, fer Trouette, suralimentation, poudre de viande Trouette.

Hystérie (forme paralytique). — M. Charcot appelle forme trépidante de l'abasie, le symptôme se manifestant chez quelques hystériques dont les jambes se dérobent passivement sous le poids du corps, ou bien l'abasique ne peut faire que des mouvements maladroits et timides des membres inférieurs, à la façon d'un enfant qui apprend à marcher.

C'est la forme paralytique ou parétique.

D'autres fois, il y a incoordination, plutôt maladresse qu'ataxie; on appelle cependant cette forme ataxique.

Une émotion vive est la cause occasionnelle du début des accidents.

Traitement. — Isolement du malade, douches, bromures.

Hystéro-épilepsie. — Hystérie présentant des crises se rapprochant des crises épileptiques, mais s'en distinguant en ce qu'il n'y a pas perte complète de connaissance et que la crise est suivie d'hallucination.

Hystéroptose. — Chute, descente de matrice. (*Voir* prolapsus utérin).

Ichor. — Pus fétide, humeur sanieuse coulant d'une plaie de mauvais caractère.

Ichtyose. — Maladie de peau qui débute souvent dans la première enfance : elle est caractérisée par la formation incessante, à la surface de la peau, d'écailles épidermiques, sèches, imbriquées. L'ichthyose s'étend surtout sur les parties sèches de la peau. Le visage les aines, les aisselles, la paume des mains, la plante des pieds en sont généralement exempts. La production des squames diminue en été.

Traitement. — Bains alcalins, frictions à la glycérine. Lotions au spécifique Laban, extrait Morel à l'intérieur.

Ictère. — Symptôme qui se rencontre dans une foule de maladies. La peau prend une teinte qui varie du jaune pâle au jaune verdâtre. Il y a deux grandes classes d'ictères : 1° l'ictère hémaphéique ou sanguin : les urines sont jaune ambré ou brun rouge, sans reflet verdâtre, le pouls n'est pas ralenti : 2° l'ictère biliaire : la bile passe dans le sang, les matières fécales sont décolorées, l'urine prend par l'acide nitrique des reflets verdâtres. Cette sorte d'ictère est causée par des calculs biliaires, des tumeurs comprimant le foie, etc.

L'ictère peut être aigu ou chronique. L'ictère est accompagné de troubles intestinaux, de troubles de la peau, urticaire, etc., de troubles de la circulation (pouls plus lent).

L'ictère chronique est souvent l'annonce de lésions graves.

Traitement de l'ictère aigu. — Lavements frais, laxatifs, limonade au citron, diète lactée, Saint-Léger-Fougues.

Traitement de l'ictère chronique. — Diète lactée, eaux de Vichy, (source Grande-Grille), Vals Précieuse, eau de Châtel-Guyon, eau de Carabana.

Dans la convalescence, veiller à la digestion, petit verre à liqueur d'élixir de papaïne Trouette après les repas.

Idiopathie. — Maladie qui existe en elle-même, et est indépendante d'une maladie primitive.

Idiopathiques (maladies). — Maladies qui ne sont liées à aucune autre. Opposées aux sympathiques.

Elles existent par elles-mêmes, elles sont la cause des autres phénomènes morbides et des symptômes.

Idiosyncrasie. — Disposition particulière à chaque individu.

Telle affection en temps d'épidémie frappe l'un et épargne l'autre, cela tient à leur disposition individuelle, à leur tempérament, à leur receptivité ou non receptivité à recevoir la maladie. (*Voir* immunité).

Idiotie. — Forme d'aliénation mentale caractérisée par un arrêt de développement de l'intelligence, arrêt coïncidant avec une conformation vicieuse du cerveau. (*Voir* microcéphalie). Grâce à la craniectomie, on peut obvier à cet arrêt, s'il n'y a pas conformation vicieuse du cerveau. Les idiots sont susceptibles d'une certaine éducation; il y a des écoles d'idiots à Bicêtre et à la Salpêtrière.

Idiotisme. — État d'idiotie.

L'idiotie myxœdémateuse est due à l'absence congénitale de la glande thyroïde; elle peut, parfois, être produite par des lésions de cette glande, lésions survenues dans les premières années de la vie.

Ces lésions pathologiques sont dues à la consanguinité, aux impressions vives éprouvées par la mère durant la grossesse, impressions capables de troubler la nutrition du fœtus; à l'alcoolisme chez les parents, à la tuberculose pulmonaire.

Elle diffère du crétinisme en ce qu'il se développe chez les crétins une *diathèse*, une cachexie, un état constitutionnel anormal, auquel toute l'économie participe.

Les crétins descendent toujours de goitreux.

Les idiots myxœdémateux ne proviennent point de goitreux: ils n'ont pas de glande thyroïde et, par conséquent, pas de goître.

Traitement pédagogique. — Le même que celui donné aux idiots, depuis les exercices destinés à apprendre à se tenir debout et à marcher jusqu'à l'enseignement primaire et professionnel.

Traitements médicaux. —Toniques, fer, quinquina anti-scrofuleux, extrait du Dr Morel, sirop anti-scorbutique, raifort iodé, huile de foie de morue, cachets antiseptiques de naphtol et salicylate et bromure de Trouette, bains salés, gymnastique, hydrothérapie.

Imagination. — L'imagination est souvent la cause des maladies. Mme de Genlis nous dit, dans sa *Nouvelle maison rustique*, qu'on trouve dans les lettres de Lepays, le fait suivant. Il raconte que, mordu par un chien enragé, et il le dit avec la plus grande sincérité, il va partir pour un port de mer. Arrivé là, il conte ce qui suit : il alla voir le médecin qui traitait les hydrophobes, et qui lui dit qu'il allait lui enseigner une manière certaine de connaître, dès le premier bain, s'il devait craindre ou non que le virus eût passé dans son sang. « Quand vous serez plongé dans la mer, poursuivit ce médecin, regardez tout de suite dans l'eau; si la rage doit vous prendre, vous verrez aussitôt au fond de l'eau l'image parfaitement distincte d'un chien furieux, la gueule entr'ouverte; si vous n'avez pas cette vision, vous pouvez être certain que vous n'avez rien à craindre. » Lepays regarda dans l'eau, ne vit point de *chien furieux*, et suivant la savante prédiction du vieux docteur, il n'eut point d'attaque et vécut encore grand nombre d'années. (*Voir* Hydrophobie).

Imbécillité. — Premier degré de l'idiotisme; peut se montrer accidentellement à la suite de fièvre typhoïde chez les jeunes enfants

Immunité. — Propriété que possèdent les organismes animaux de résister à l'invasion des microbes.

L'immunité peut être naturelle : certaines races, certains individus, semblent réfractaires à l'action de certains virus. L'immunité accidentelle est acquise par la vaccination, qui rend l'organisme réfractaire à l'action nuisible des microbes, ou par une première atteinte de la maladie.

Impaludisme (malaria). — Maladie d'origine tellurique, (venant du sol) présente deux sortes de manifestations : fébriles (fièvres intermittentes, rémittentes, pernicieuses) et non fébriles (névralgies, névroses, dyspepsies, etc.).

L'impaludisme peut être aigu ou chronique.

Traitement. — Sulfate de quinine, hydrothérapie, opium, arsenic, etc.

Dans le traitement de la fièvre quarte, le quinquina est particulièrement efficace.

L'impaludisme aigu peut amener des troubles cardiaques, souffle au premier temps et à la pointe, dédoublement du premier temps à la base, il peut coexister avec des adénites, des cystalgies (douleur à la vessie, etc.

Impaludisme (hygiène). — Le seul moyen de se soustraire sûrement à l'action des miasmes est de fuir les contrées marécageuses. Cependant les habitants des pays à marais ne contractant jamais la fièvre quand il gèle, les étrangers peuvent habiter impunément ces localités pendant l'hiver. Mais, si des devoirs rigoureux ou des circonstances impérieuses obligent à demeurer dans un pays à fièvres, ou à y séjourner pendant la mauvaise saison (automne et printemps), on devra choisir son habitation de manière à éviter le vent qui a passé sur les eaux stagnantes, en se mettant sous l'abri d'une montagne, d'un bois, ou simplement de rideaux d'arbres ; à défaut de ces avantages naturels, on y suppléera par des plantations d'arbres et par l'occlusion complète des ouvertures de l'habitation du côté des marais.

On évitera les refroidissements en portant de la flanelle et des vêtements de laine.

On ne sortira pas avant que le soleil ait dissipé les brouillards, et on rentrera sitôt le coucher du soleil.

On allumera souvent du feu dans les appartements.

L'alimentation sera substantielle ; on fera usage de boissons fermentées. Les condiments énergiques tels que les oignons, l'ail, le raifort, la moutarde et tous les végétaux de la famille des crucifères, seront utiles, parce que les huiles sulfurées volatiles qu'ils renferment, en s'éliminant par les poumons, ont la propriété de détruire les miasmes ; les essences et les résines font périr les animalcules et empêchent les fermentations.

On ne devra jamais sortir le matin à jeun.

Si l'on était obligé de faire usage de l'eau de marais, il faudrait la filtrer, et ne la boire que sucrée ou coupée avec du vin, de l'eau-de-vie, de l'absinthe ; l'infusion faible de thé ou de café seraient encore préférable.

Les excès de tout genre devront être rigoureusement proscrits.

Les conditions individuelles qui prédisposent le plus à l'intoxication palustre sont : le jeune âge, l'état de faiblesse, un régime mauvais ou insuffisant.

Empétigo (croûtes de lait). — Éruption de la peau, débutant par l'apparition de plaques rouges, causant une grande démangeaison ; sur ces plaques apparaissent des pustules, dont le contenu s'écoule, se dessèche et forme des croutes adhérentes et épaisses.

L'impétigo peut s'observer sur toutes les parties du corps, il atteint le plus souvent la face et le cuir chevelu.

Traitement. — Faire tomber les croûtes par des cataplasmes, puis application de la pommade suivante :

> Vaseline. . . . . 15 grammes.
> Acide borique 4   —

Lotion avec mélange à parties égales de glycérine et de spécifique Laban, eau de la Bourboule.

Impuissance. — Abolition permanente ou passagère des facultés nécessaires pour accomplir l'acte vénérien.

Traitement. — Nourriture saine et abondante, vin des Montagnards à base de Kola, poudre de viande Trouette, toniques, tonique Rousseau, vin du Dr Cabanes, exercice en plein air, séjour prolongé au lit, certaines préparations phosphorées qu'il ne faut employer que sur les conseils du médecin, médication Brown Sequard.

Brosse magnéto-électrique Fournier, hydrothérapie, séjour au bords de la mer, bains de mer. Comme aliments, poisson frais, mollusques et crustacés.

Inanition. — Épuisement par défaut de nourriture, et perte de poids ; la mort arrive quand la perte égale les 4/10 du poids total de l'individu.

Traitement. — Nourrir le malade par graduation, éviter d'abord de lui donner des aliments solides et d'une digestion difficile, administrer la poudre de viande Trouette.

Eaux minérales, Vichy, Vals et Saint-Léger-Pougues.

Incompatibilité. — Opposition que se font certains médicaments qui par leur mélange où leur rencontre dans l'organisme s'annulent ou deviennent nuisibles. On distingue quatre sortes d'incompatibilité :

1° *Incompatibilité physique* (véhicule employé en quantité insuffisante pour dissoudre un sel) ;

2° *Incompatibilité pharmaceutique* (le camphre ramollit un certain nombre de substances ; ne pas faire argenter de pilules contenant de l'iode, du mercure... etc.) ;

3° *Incompatibilité physiologique* (prescription simultanée des toniques et de l'eau de Vichy ; association de l'opium à un vomitif) ;

4° *Incompatibilité chimique*. (Il ne faut jamais associer des substances qui, par une réaction mutuelle, peuvent donner naissance, à des composés nouveaux), ainsi les ferments solubles, diastase, pepsine, ne doivent pas s'employer en même temps que des acides forts et l'alcool. Le calomel ne doit pas se prendre en même temps que des aliments salés et que l'iodure de potassium, il se convertirait en sublimé corrosif.

Incontinence (nocturne d'urine). — Très commune dans la deuxième enfance entre 3 et 14 ans, souvent héréditaire, quelquefois causée par l'onanisme, le phimosis congénital, la présence d'oxyures (petits vers blancs).

Traitement.—Noix vomique, bromures, antipyrine, Vals-Précieuse, Saint-Léger-Pougues, dragées de fer Trouette.

Relever le bassin de l'enfant par un coussin, pendant le sommeil.

Incubation. — Période qui s'écoule entre l'action de la cause d'une maladie et l'éclosion de la maladie; la durée de cette période n'est pas connue pour un grand nombre de maladies.

Indigestion. — Accident provoqué par un repas trop copieux : on rejette une partie des aliments ingérés.

Les indigestions sont fréquentes chez les enfants à la mamelle, et ont leur cause dans une mauvaise alimentation.

Traitement. — Parties égales d'eau de chaux et d'eau de cannelle données par cuillerées à café toutes les dix minutes, cataplasmes Hamilton chauds sur le ventre.

Thé en infusion, bien chaud, eau de cannelle, eaux de Vichy, Saint-Léger-Pougues ensuite, pour rétablir les fonctions digestives.

Induction (courants d'induction). — Courants produits dans un circuit par la fermeture ou la rupture d'un courant voltaïque placé dans le voisinage.

Induré (chancre). — (*Voir* chancre.)

Inertie. — Inertie d'un organe, état d'un organe qui a perdu sa contractilité et ses fonctions : inertie de l'utérus, l'utérus après ou pendant l'accouchement perd sa contractilité, d'où arrêt de l'accouchement, et hémorrhagie dangereuse.

Ingesta. — Substance introduite dans notre économie animale..

Infarctus. — Mot créé par Laennec, de deux mots latins : *in, en* et *farcire, farcir.*

Taches sanguines de coloration rougeâtre, de volume différent, pénétrant les tissus, souvent consécutives à une lésion vasculaire.

On donne également ce nom aux lésions dues aux hémorrhagies de certains parenchymes, dans l'apoplexie pulmonaire, rénale ou consécutives à certaines tumeurs.

Infection. — Transmission d'une maladie sans contact, par la simple action de miasmes morbides. C'est en altérant l'air ambiant que le malade joue le rôle de foyer d'infection.

Infection putride. Fièvre violente, souvent mortelle chez les individus atteints de plaies en suppuration, chez les nouvelles accouchées, infection causée par la résorption du pus et des microbes contenus dans ce pus. (*Voir* infection purulente).

Traitement. — Quinine, alcool, tonique Rousseau, soins minutieux de propreté, air pur.

Infection (Théorie de l'). — Phénomènes morbides (inflammation, dilatation vasculaire, rougeur, tuméfaction, élévation de température, etc.), se produisant à la suite de l'introduction de microbes dans l'organisme humain.

Ces microbes semblent agir par leurs produits de sécrétion, et principalement par une matière qui, dès qu'elle a pénétré dans la circulation, paralyse les centres vaso-dilatateurs.

Infection purulente, *traumatique, chirurgicale, puerpérale.* — Cette maladie est contagieuse et se communique exclusivement par inoculation au moyen des doigts, des instruments ou des pièces de pansement chargés du principe délétère : elle est donc le fait des personnes qui assistent le patient. Bénigne ou maligne ; et ici encore, abstraction faite de la faiblesse relative du sujet par rapport à l'agent infectieux, et des mauvaises conditions d'existence auxquelles il est exposé de par sa volonté, son métier ou sa position sociale, les moyens d'assistance (hospitalisation mal entendue, promiscuité morbide, confinement et encombrement), conditions qui sont une des causes les plus puissantes de malignité.

Prophylaxie : aération et ventilation ; on peut au besoin parfumer l'air avec des essences agréables ; alimentation convenable ; propreté extrême, poussée jusqu'à la minutie, s'étendant aux personnes et aux choses ; suppression de tout contact ou manipulation inutiles, attention constante à ne pas toucher les parties blessées avec des doigts, des linges ou des instruments souillés ; enfin, pansements méthodiques avec le Sanitor.

Maladie déclarée : les moyens précédents ; et de plus traitement de l'état fébrile. Enfin contre l'état infectieux et putride : potion camphrée et même lavement camphré ; limonade sulfurique.

Inflammation. — État morbide caractérisé par la chaleur, la rougeur, la douleur de la partie dite enflammée.

On l'appelle aussi phlogose.

On désigne sous le nom d'encéphalite, l'inflammation du cerveau.

De pleurésie, celle de la plèvre, membrane qui entoure les poumons.

De péricardite, l'inflammation du péricarde, membrane qui enveloppe le cœur.

D'endocardite, l'inflammation des membranes de l'intérieur du cœur.

Pneumonie, péripneumonie, celle des poumons ; du foie, hépatite ; de la rate, splénite ; des reins, néphrite.

(*Voir* à ces différents mots, la description et le traitement).

Cependant, d'une manière générale, on peut dire que pour le traitement on emploie les antiphlogistiques : sangsues, ventouses, cataplasmes Hamilton.

Infirmité. — État d'une personne qui, de naissance ou à la suite d'un accident, n'a plus ou ne possède que d'une manière irrégulière, imparfaite ou incomplète, telle ou telle fonction sans que la santé générale soit définitivement compromise.

Pour les infirmités exemptant du service militaire. (*Voir* exemptions militaires.)

Les infirmités, au point de vue des assurances contre les accidents, sont divisées en un certain nombre de classes distinctes ; elles donnent droit à diverses pensions. (Perte de la vue ou de deux membres, etc.)

Influence de l'éducation. — Opinions de Jean-Jacques Rousseau et d'Helvétius sur l'influence de l'éducation :

« L'éducation gêne de toute part la nature, efface les grandes qualités de l'âme pour en substituer de petites et d'apparentes qui n'ont nulle réalité ». Ce fait admis, rien de plus dangereux que l'éducation. Cependant, dirai-je à M. Rousseau, si telle est sur nous la force de l'instruction, qu'elle substitue de petites qualités aux grandes que nous tenons de la nature et qu'elle change ainsi nos caractères en mal, pourquoi cette même instruction ne substituerait-elle pas de grandes qualités aux petites que nous aurions reçues de cette même nature, et ne changerait-elle pas ainsi nos caractères en bien ?

Influence de milieux. — Se fait surtout sentir sur

les enfants, les individus faibles et les femmes enceintes. Pour celles-ci, les bonnes conditions d'aération, de salubrité de l'habitation ou du pays, sont nécessaires.

Rubini raconte que des époux piémontais, bien portants, étant venus habiter une chaumière basse au fond de la vallée d'Aost, où l'air est stagnant, ils procréèrent des crétins.

Influenza. — Variété épidémique de l'affection comme ordinairement sous le nom de grippe.

L'influenza revêt trois formes différentes :

1° La forme nerveuse débutant par une prostration complète, une fièvre ardente (la température du corps atteint 40 et même 41°), et une tendance à tomber en syncope. Les symptômes se calment au bout de vingt-quatre heures et une transpiration abondante marque la fin de la crise.

2° La forme catarrhale, qui ne commence pas aussi brusquement. La période d'incubation dure deux jours, c'est à ce moment qu'on doit faire usage des Pilules Livoniennes, si on n'a pas eu la précaution d'en prendre auparavant comme préservatif de la maladie, la température augmente peu à peu et il y a des quintes de toux. Au bout de quarante-huit heures généralement l'état du malade s'améliore et la fièvre cesse.

3° La forme gastrique, caractérisée par des troubles digestifs. Durée égale aux deux autres formes.

L'influenza est surtout redoutable par ses complications : pneumonie, pleurésie, congestion pulmonaire, otite, méningite. Si les malades souffrent déjà d'une diathèse, de lésions des bronches ou du cœur, l'influenza est plus dangereuse.

Traitement. — Garder la chambre jusqu'à cessation complète de l'état maladif, stricte observation des Lois de l'hygiène.

Dans la forme nerveuse, usage circonspect de l'antipyrine ou du chlorhydrate de quinine ; dans la forme gastrique, emploi d'un purgatif ; cachets de naphtol et de salicylate de Trouette ; usage de la poudre absorbante et antiseptique suivante (cuillerée à café par jour) :

<pre>
Magnésie calcinée. . ⎫
Phosphate de chaux. ⎬ aa 5 grammes.
Charbon en poudre.   ⎟
Soufre sublimé. . . ⎭
</pre>

Dans la forme catarrhale ou pulmonaire, appliquer entre les épaules de la teinture d'iode, du coton iodé, ou des ventouses sèches. Pour l'usage interne : le benzoate de soude, 1 à 2 grammes par jour, l'eau de Saint-Léger-Pougues.

L'influenza paraît avoir une origine microbienne.

Quelle que soit la forme, la maladie présente trois périodes caractérisées : la première, par des troubles nerveux ; la seconde par des accidents congestifs, la troisième par de la déchéance organique. A chacune de ces périodes correspondent des troubles oculaires divers.

Dans la première période, les muscles des paupières sont douloureux, la maladie tient les yeux fermés.

Dans la seconde période, il existe des troubles circulatoires de l'œil, qui donnent naissance à des phénomènes lumineux, scintillements, vue de corps flottants, etc.

Dans la troisième période, troubles de l'accommodation, augmentation de l'hypermétropie et de la presbytie.

Pendant la convalescence de l'influenza, il se produit quelquefois de la conjonctivite palpébrale intense.

D'après une communication faite par M. le professeur Verneuil, à l'Académie des sciences, l'influenza a fait de nombreuses victimes dans les services de chirurgie. Chez les opérés atteints d'influenza, les plaies présentent tous les symptômes d'une infection purulente qui se termine par la mort ; l'influenza est une contre indication de toute opération chirurgicale, si petite qu'elle soit.

Dans la convalescence, il importe d'avoir recours surtout aux toniques : phosphate de chaux, pour accélérer la nutrition, élixir de papaïne Trouette après les repas, poudre de viande Trouette, tonique Rousseau, vin du Dr Cabanes.

On peut arriver, pendant les épidémies d'influenza et de grippe en général, à se préserver de toute atteinte de la maladie, en faisant usage de Gouttes Livoniennes de Trouette-Perret ; on attribue cette action des Gouttes à la créosote qui y est contenue, émulsionnée avec le Goudron et le Baume de Tolu. On doit en prendre deux à chaque repas, soit quatre par jour.

Inguinale (Hernie). — (*Voir* hernie).

Inhalation. — Absorption par respiration des vapeurs : éther, chloroforme, etc.

Inhibitoire (action). — Inhibition, arrêt.

M. Brown-Sequard a montré, par de nombreuses expériences, que diverses excitations à la périphérie peuvent, en arrivant aux centres nerveux, exercer sur ceux-ci des phénomènes d'arrêt.

La compression des ovaires, par exemple, peut mettre fin à une attaque d'épilepsie, c'est ce qu'il a appelé action inhibitoire ; la compression au-devant des oreilles arrête la toux.

En terme de droit, inhibition veut dire arrêt, suspension. M. Brown-Sequard a appliqué, en physiologie, ce mot à des phénomènes où les actes, les fonctions sont suspendus. Phénomènes d'inhibition, phénomènes dans lesquels une fonction cesse d'agir.

Injection. — Action d'introduire, avec une seringue ou un instrument quelconque, un liquide dans une cavité du corps : utérus, vagin, vessie, canal de l'urèthre; elles ont l'inconvénient, dans la blennorrhagie, de donner lieu à des rétrécissements, éviter surtout les injections au nitrate d'argent.

Grande précaution dans les injections de l'oreille.

Cependant, nous ne les repoussons pas, quand elles sont données avec soins et précautions. (*Voir* bains partiels.)

Injection hypodermique. — Introduction sous le derme de substances les plus diverses. Les précautions à prendre sont les mêmes, quelle que soit la substance. Liquide stérilisé, propreté parfaite des instruments, aiguille et corps de pompe de la seringue, qui doivent être lavés à l'eau bouillie, puis à une solution de sublimé, laver au savon, puis avec un liquide antiseptique la partie à piquer. Éviter d'introduire l'aiguille dans le derme, la piqûre deviendrait douloureuse, dans des gros vaisseaux ou dans des nerfs, donc, connaître anatomiquement la région qu'on pique. Pousser lentement le piston de la seringue afin de favoriser l'absorption du liquide injecté.

Inoculation. — Se dit de l'introduction artificielle d'un principe virulent dans l'économie : inoculation de la rougeole, de la variole. Employé seul, le mot inoculation s'entend de l'inoculation du virus variolique. C'était le mode employé avant la vaccine.

Le procédé était le même. On introduisait sous la peau le virus variolique, provenant d'une variole bénigne. La vaccine pratiquée de temps immémorial en Afrique et en Asie, fut introduite à Constantinople en 1493, puis à Londres par lady Montague.

Aujourd'hui, on inocule la rage et un grand nombre d'autres maladies virulentes comme moyen thérapeutique, d'après la méthode de M. Pasteur : cette doctrine repose sur des considérations qui sont expliquées aux mots : bactéries, microbes, vibrions.

Inquiétudes. — Douleurs vagues aux jambes donnant de l'impatience et de l'inquiétude et survenant à la suite d'une immobilité prolongée.

Insensibilité. — (*Voir* anesthésie).

Insolation. — Ensemble de phénomènes morbides produits par une chaleur intense.

Le malade éprouve une grande faiblesse, tombe, il souffre de la tête, de l'épigastre, éprouve un sentiment de chaleur excessive à la peau et perd connaissance. La respiration est gênée, une écume mousseuse remplit la bouche, le corps est immobile et raide. La mort peut être presque subite.

Traitement. — Placer le malade dans un endroit frais, lui faire sur tout le corps des lotions avec de l'eau froide ou glacée, lui faire respirer des sels anglais.

En Syrie, les habitants, en cas d'insolation, se font faire une coupure à l'oreille, avec un rasoir, le sang coule, et le malade est guéri.

Insomnie. — Privation de sommeil qui peut être rapportée à diverses causes, dont les plus fréquentes sont : les chagrins, les fatigues exagérées, les troubles digestifs, les maladies du système nerveux.

Traitement. — Opium, chloral, lactate de soude 0,10 à 0,15 centigrammes, hypnal, 50 centigrammes à 1 gramme, cannabis indica, extrait gras, 3 à 6 grammes par jour, bromidia ; si l'insomnie vient de troubles digestifs, papaïne Trouette, après le repas du soir.

Instillation. — Action de verser un liquide goutte à goutte.

Instruments de gymnastique. — Les meilleurs sont les plus simples, et encore peut-on s'en passer, dit Picquart.

Ils ne doivent intervenir que pour régulariser, développer complètement les mouvements naturels. (*Voir* gymnastique).

Instrumentistes. — On croyait autrefois que les instruments à vent étaient fatigants et dangereux pour la santé. L'on sait aujourd'hui que le jeu de ces instruments, comme le chant pratiqué d'une façon normale, est un exercice hygiénique salutaire aux organes respiratoires et à la santé.

Insuffisance (aortique, tricuspide ou mitrale). — (*Voir* maladies de cœur).

Insufflation. — Action de souffler dans un organe ou une cavité, un gaz, un liquide, une substance pulvérulente.

Intercostale (névralgie). (*Voir* névralgie).

Intercurrent. — Maladies intercurrentes, celles qui se montrent en dehors des temps et des conditions qui leur donnent naissance ou qui viennent compliquer des maladies qui existent déjà.

Ce sont des maladies qui courrent à travers les autres.

La fièvre est dite intercurrente, quand elle survient pour compliquer une fièvre épidémique ou annuelle.

Intermittent. — Qui présente des intervalles plus ou moins réguliers; fièvres intermittentes.

On donne souvent le nom de fièvres intermittentes aux fièvres d'origine paludéenne.

Traitement. — Sulfate de quinine, antipyrine.

Intermittente (folie). — Répétition chez un sujet à prédisposition latente, jusque là sain d'esprit, d'accès maniaques ou mélancoliques, dans l'intervalle desquels l'intelligence reste intacte, au moins au début.

Plus tard, avec la répétition et la prolongation des accès, on commence à remarquer la déchéance intellectuelle.

Intertrigo. — Rougeur vive de la peau, souvent accompagnée d'éruption de très petits boutons, qu'on observe pendant les fortes chaleurs chez les personnes et les enfants chargés d'embonpoint.

Traitement. — Applications locales de compresses trempées dans de l'eau de sureau boriquée à 4 pour 100, ou du spécifique Laban.

Saupoudrer de poudre d'amidon les parties enflammées, lorsqu'on sort et qu'on doit marcher longtemps.

Intoxication. — Empoisonnement produit dans l'organisme par des miasmes, des effluves (intoxication paludéenne), ou des substances qui ne sont pas suffisamment éliminées par l'organisme : alcool, plomb, mercure, etc. : intoxication alcoolique, saturnine, mercurielle, etc.

Intoxication par les toxines, les ptomaïnes et les leucomaïnes. (*Voir* ces mots, ainsi que auto-infection).

Le traitement consiste dans l'élimination lente par les diurétiques et les diaphorétiques : digitale, eau de Carabana, bains, etc., etc.

Intubation du larynx. — Introduction d'une canule dans l'ouverture de la glotte, afin d'éviter l'opération de la trachéotomie.

Cette méthode est très employée dans le croup en Amérique et en Angleterre, surtout chez les très jeunes enfants, chez lesquels la trachéotomie est presque toujours suivie de mort.

Inuline. — Substance trouvée dans la racine de l'aunée et qu'on rencontre dans d'autres plantes. Certains chimistes l'appellent Alantine ou Elicampe.

Invagination. — Pénétration d'un segment intestinal par un autre, de telle sorte que la séreuse est adossée à elle-même, et qu'au niveau de la pénétration il existe plusieurs parois. Le calibre de l'intestin est diminué, puis les séreuses peuvent s'enflammer et causer des péritonites. L'invagination est fréquente chez l'enfant, à la suite de purgatifs trop violents, de mouvements désordonnés, etc.

Traitement. — Insufflation d'air par le rectum, lavements gazeux, électricité.

Inversion. — Anomalie des viscères qui sont déviés de leur position normale.

Certaines inversions sont congénitales, d'autres sont accidentelles : inversion de l'utérus, anté-version, rétroversion, etc.

Dans l'inversion, le cœur peut être à droite, par exemple, au lieu d'être à gauche.

Iodisme. — Effets morbides causés dans l'économie par une trop grande ingestion d'iode.

On constate surtout certaines éruptions de nature eczémateuse, qui cessent quand on interrompt le traitement.

Ipéca (ipécacuanha) — Nom donné à plusieurs plantes de la famille des rubiacées dont les racines sont vomitives.

On emploie l'ipéca sous forme de sirop comme expectorant dans la bronchite et le catarrhe, l'asthme, la coqueluche.

Comme vomitif, sous forme de poudre, 1 à 2 grammes pour l'adulte.

On l'emploie encore contre le saignement de nez, l'hémorrhagie pulmonaire, la métrorrhagie, la dysenterie.

Souvent pour abréger on dit seulement ipéca pour ipécacuanha.

Iritis. — Inflammation de l'iris compliquée souvent de kératite et de conjonctivite.

Traitement externe. — Compresse d'eau boriquée chaude sur l'œil malade.

Elle est souvent d'origine syphilitique.

Traitement interne. — Iodure de mercure, iodure de potassium pris à l'intérieur, extrait du Dr Morel.

Irritation. — État d'une partie vivante dont l'excitation naturelle est trop accrue.

Traitement. — Antiphlogistiques ou calmants selon la cause de l'irritation.

Ischiémie. — Ralentissement de la circulation artérielle, par suite d'obstacle au cours du sang.

Traitement. — Café à faible dose, mais donné fréquemment, léger exercice et stimulants de la circulation du sang, caféine, dragées Saint-Marc, tonique Rousseau.

Ischiocèle. — Hernie qui passe à travers l'échancrure ischiatique ; elle apparaît alors en arrière, près de l'anus. (*Voir* hernie).

Ischiurie. — Difficulté d'uriner.

Cette affection peut tenir à bien des causes différentes : rétrécissement du canal, calcul vésical, ou simplement ténesme. (*Voir* ce mot).

Traitement suivant la cause, en général, diurétiques ; Hamamelis Mazza à l'intérieur.

Isolement. — Dans toute maladie contagieuse l'isolement est de rigueur. Il est nécessaire dans toute maladie fébrile, dans toute affection délirante, aiguë ou chronique.

La durée de l'isolement pour les maladies contagieuses doit se prolonger tant que la convalescence n'est pas terminée.

Ivresse. — Pour la prévenir, dans certains cas, 10 à 15 gouttes d'ammoniaque liquide dans un demi verre d'eau sucrée. L'ivresse étant déclarée, le mieux est de conduire le sujet à la maison et de le laisser tranquillement se débarrasser de l'alcool et de ses produits par voie d'excrétion. L'ivresse avec délire exige, en outre, que l'on pare aux accidents qui pourraient résulter de ce désordre des sens et de la pensée ; et l'ivresse comateuse, que l'on veille attentivement à maintenir la respiration.

Ivresse avec indigestion. — Provoquez et favorisez le vomissement ; évacuez même l'estomac au moyen de la pompe et du siphon. Si cette ivresse compliquée est comateuse, placez le malade sur le côté, afin que les matières vomies puissent couler aisément, et ne s'accumulent pas dans la gorge et la bouche, inondant les voies aériennes et tuant par asphyxie, comme il est parfois arrivé dans le décubitus dorsal.

J

Jaborandi. — Nom donné à plusieurs plantes de l'Amérique du Sud, ayant une grande puissance diaphorétique, c'est-à-dire excitant la production de la sueur.

Le véritable jaborandi est fourni par le pilocarpus pinnatus folios, d'où l'on extrait le principe actif connu sous le nom de pilocarpine.

Jambon. — Cuisse ou épaule d'un cochon ou sanglier qui a été salée ou fumée, pour être conservée et mangée ensuite.

Le jambon est très nutritif ; sa préparation demande de grandes précautions pour la destruction des trichines qui peuvent s'y trouver.

Sa digestion est difficile pour certains estomacs.

Jaunisse. — *Voir* ictère.

Javelle (eau de). — Eau chargée d'hypochlorite de potasse ; elle est très microbicide. Son nom de Javelle lui vient de la fabrique de produits chimiques établie à Javelle, entre Grenelle et le Point du Jour.

Jeux. — Quille, mail, palet, boules, paume, ballon, balle, volant, billard, corde, cerceau, crocket, etc., d'une manière générale, ces jeux exercent surtout les parties supérieures du corps et développent le thorax.

On ne saurait trop en recommander l'usage.

Ils ont aussi l'avantage de pouvoir être pratiqués par les femmes ; ils donnent au corps de la rectitude, de la grâce ; au jugement, de la justesse ; à la vue, de la précision.

Joie. — La joie, dit Mackensie, est le soutien de la santé et le contrepoison de la maladie. La gaieté selon Hippocrate est favorable dans toutes les affections. Galien assure avoir vu un grand nombre de malades qui furent redevables de leur guérison, plutôt à leur humeur joyeuse, qu'à l'usage des médicaments. Enfin, Ambroise Paré écrit : « Les joyeux guérissent toujours. » Sanatorius Pechline, Tissot et beaucoup d'autres observateurs citent une foule de cures obtenues dans les fièvres intermittentes par la joie.

Joubarbe. — Plante de la famille des crassulacées ; ses feuilles pilées et en cataplasme combattent les brûlures superficielles.

Jouets (colorés). — Il est imprudent de laisser les enfants porter à leur bouche des jouets colorés avec des sels de plomb ou de cuivre, qui sont vénéneux. La loi défend formellement de colorer les bonbons avec certaines substances, ne faudrait-il pas appliquer cette prescription aux jouets d'enfants ?

Joueurs d'échecs. — Dans un article *les Grandes Mémoires*, résumé d'une enquête sur les joueurs d'échecs, M. Alfred Binet, dit : « L'action de l'hérédité n'a pas encore pu être constatée nettement dans le monde des échecs, on ne connait point de familles de joueurs comparables aux familles de musiciens ou de savants ; les grands joueurs du siècle n'ont point laissé leur talent à leurs descendants. »

Quant aux maladies auxquelles les joueurs sont sujets, elles n'offrent rien de particulier, on n'en cite que deux qui soient devenus fous, Morphy et Neuman. Zukerlof est mort d'une congestion cérébrale.

Journal de la Santé. — Publication hebdomadaire fondée en 1884, ayant pour but de vulgariser les connaissances essentielles de médecine usuelle et d'hygiène publique et privée. Paraît tous les dimanches en 32 pages avec gravures dans le texte. Son prix d'abonnement est de 6 francs par an. (Bureaux, 5, boulevard Montmartre, Paris).

Jusquiame. — Plante de la famille des solanées ; l'action de la jusquiame est la même que celle de la belladone.

On l'emploie à titre de calmant, d'antispasmodique, d'hypnotique indirect : là où l'opium est contre indiqué.

La jusquiame entre dans la composition du *baume tranquille*.

Cette plante, qui sur l'homme produit les effets de la belladone, peut être mangée impunément par les herbivores.

K

Beaucoup des mots qu'on écrivait avec un **K** s'écrivent aujourd'hui avec un **Ch** ou un **Q**.

Kali. — Mot arabe qui avec son article Al a fait Alkali, nous répétons l'article en Français et nous disons l'alcali que nous écrivons avec un c Alcali, alcalin.

Alcali volatil c'est l'ammoniac gazeux qui dissous dans l'eau fait l'ammoniaque.

Kinkina. (*Voir* quinquina.) — Kina, synonyme de quinquina.

Karouba. — Le caroubier *(ceratonia silequa)*, de la famille des légumineuses et de la tribu des cæsalpiniées, est un arbre qui croît principalement sur tout le littoral de la Méditerranée.

Son fruit, le *karouba* a une chair pulpeuse, douce, sucrée et nourrissante. Les enfants et les gens de la classe peu aisée le mangent avec plaisir; et, dans les pays où cet arbre abonde, on nourrit de karoubas les animaux domestiques, dit M. de Payen : les pauvres et les enfants qui, en effet, en font usage, ont tous l'apparence de la bonne santé et sont bien loin de porter sur leurs traits, comme les indigents de nos grandes villes françaises les stigmates si tristement reconnaissables de la privation d'une nourriture suffisante et substantielle. Quant aux bestiaux auxquels on donne des karoubas, ils sont gras, luisants et très recherchés, à cause de leur chair ferme et succulente.

On fait en Égypte, avec les karoubas, une liqueur mucilagineuse qui est prise comme boisson rafraîchissante. On en fait principalement usage au Caire : mais le parti le plus avantageux que l'on tire des karoubas, dans cette contrée, consiste dans la distillation d'une eau-de-vie qui, en raison de son goût très agréable et de sa saveur sucrée, jouit d'une vogue bien plus méritée que la liqueur du Caire.

Le karouba contribue puissamment, par ses propriétés hygiéniques, à entretenir un juste équilibre dans les principales fonctions de la vie, et on doit, par cela même, le conseiller comme un aliment précieux pour les femmes, les enfants, les individus à tempérament très nerveux, les goutteux et les malades qui souffrent des voies urinaires ou qui redoutent, du côté du système cérébral, un surcroît d'activité et un développement de calorique.

Kéloïdes. — *Cancroïdes* — On appelle ainsi des tumeurs en général peu élevées au-dessus du niveau de la peau, aplaties, persistantes, rougeâtres, ridées à leur surface, dures et résistantes, et dont la circonférence envoie des prolongements cylindroïdes ou coniques. Ces tumeurs naissent souvent sur les tissus de cicatrices.

Elles commencent par un point rouge qui va s'élargissant, puis devient proéminent, prend le volume d'une noisette, et se couvrent de rides transversales.

Elles ne sont point incompatibles avec le libre exercice des fonctions.

Traitement. — Exciser et enlever au bistouri.

Kélotomie ou opération de la hernie étranglée.

Quand la réduction est impossible, il faut inciser la peau dans la région de la hernie étranglée, inciser ensuite les feuillets sous-cutanés et le sac de la hernie, et détruire l'étranglement.

Kératite. — Inflammation de la cornée qui offre des altérations et des troubles de nutrition à la suite de l'inflammation des diverses membranes de l'œil (conjonctive, choroïde et iris). Pour les différents types de la kératite (*voir* ophtalmie).

Plusieurs auteurs appellent cette affection cératite ou cornéïte.

Kermès. — Donné comme purgatif à la dose de 20 à 30 centigrammes (4 à 6 grains).

Kermès veut dire en Arabe, teint en rouge ; le kermès animal est une espèce de cochenille, nous n'avons pas à en parler ici.

Le kermès minéral est un oxysulfure d'antimoine. Au commencement du XVIIIe siècle, un chartreux l'employa avec un grand succès pour guérir les moines de son couvent ; ces guérisons firent grand bruit, mirent le kermès en réputation sous le nom *de poudre* des Chartreux.

Kleptomanie. — Manie du vol.

Cette monomanie est difficile à reconnaître et à établir d'une manière certaine.

Mais dans bien des cas, dit Ambroise Tardieu, autour de l'idée dominante se groupent soit des conceptions délirantes soient des dérangements de fonctions affectives qui éclairent sur la nature du désordre partiel de l'intelligence ou des penchants instinctifs.

Kneipp (Méthode). — (*Voir* hygiène par l'eau).

Kola (noix de). — Provient d'une plante dicotylédonée de la famille des malvacées, tribu des sterculiées. La graine d'une espèce, le siphonispis monoïca, est appelée souvent café du Soudan.

La noix de kola est une graine de ces plantes. On sait que la caféine employée avec succès dans un grand nombre d'affections, ne se trouve pas seulement dans le café ; le thé, le maté, la garance en contiennent ; la kola en renferme aussi. Mais, de plus, dans la kola, on trouve d'autres substances plus actives encore, excitant le système nerveux et pouvant permettre de résister à la fatigue. Plusieurs auteurs écrivent kola par un c, cola. La meilleure préparation de Kola connue est le vin des Montagnards, à base de Kola, café et cacao.

Kola (chocolat de). — Chocolat dans lequel on a remplacé le cacao par de la kola.

Voici les proportions :

Kola pulvérisée.	60 gr.
Beurre de cacao.	40 —
Sucre vanillé.	60 —

On divise en soixante pastilles, et chacune, par conséquent, correspond à un gramme de poudre de kola. Le beurre de cacao agit comme corps gras, c'est-à-dire comme aliment respiratoire.

Cette préparation, très agréable, fond dans la bouche.

Elle peut s'emporter facilement en voyage ou en excursion, en course ou même en promenade.

Koumys ou Koumi. — Boisson enivrante que préparent les kalmouks et d'autres peuplades de l'Asie, avec le lait de leurs juments. En France, on le prépare en additionnant du levain au mélange des deux parties de lait d'ânesse pour une partie de lait de vache : deux verres pris en quatre fois entre les repas, aller jusqu'à quatre verres, ne les prendre ni à jeun, ni avant ou après les repas.

Par la distillation le koumys donne l'araka, véritable eau-de-vie.

Kousso. — *Brayera anthelmintica (rosacées).* Ce sont les efflorescences de cet arbre que les Abyssins emploient pour tuer et expulser le ténia.

Le kousso ne détermine ni fièvre, ni colique ; la tête du ténia, qui a la forme d'un fil très mince, terminée par une espèce de ventouse, n'est expulsée en général qu'à la troisième ou quatrième évacuation, le plus souvent, une dose suffit ; mais, au besoin, on peut la réitérer sans inconvénient. *Dose :* 15 à 20 grammes de poudre.

Kystes. — Tumeurs ayant la forme de cavités closes, dont la surface externe se continue avec les tissus voisins, tandis que la surface interne est en contact avec la matière molle ou liquide qu'ils contiennent : leurs dimensions sont des plus variables, énormes, comme celles de certains kystes de l'ovaire, ou très petites.

On divise les kystes en kystes naturels, formés par le développement d'une cavité ou d'un canal préexistant : kystes de l'ovaire, du rein, du corps thyroïde, des glandes sébacées.

En kystes accidentels, dont la paroi s'est formée de toutes pièces : kystes hydatiques, qui se forment autour d'un entozoaire ; tumeurs enkystées, qui se forment autour d'un corps étranger quelconque, balle, calculs, etc.

Traitement. — Ponction, incision, extirpation, par des procédés chirurgicaux divers. (*Voir* ovariotomie.)

Kystes tendineux (synoviens). Injections de quelques gouttes d'éther iodoformé, à l'aide de la seringue de Pravaz.

Labio-glosso-laryngée (paralysie). — Paralysie des lèvres, de la langue et du larynx ; paralysie d'origine bulbaire, résultant d'une atrophie progressive des noyaux du bulbe rachidien ; il y a également trouble dans l'innervation du cœur.

Laboratoire municipal de Paris. — S'occupe des études générales et spéciales à l'hygiène publique et privée. Il se subdivise en laboratoire de chimie où l'on analyse les échantillons de liquides ou autres denrées alimentaires qu'on porte au laboratoire pour les faire analyser. On y constate les falsifications et les sophistications.

On y fait des analyses qualitatives et quantitatives des échantillons déposés par le public.

La seconde subdivision est le laboratoire de toxicologie pour les recherches médico-légales.

Laborde (procédé). — *Voir* langue.

Lactation. — Synonyme d'allaitement.

Il signifie l'alimentation de l'enfant par le lait tiré de la melle par succion,

Lactigène. — Qui engendre le lait : farineux, galega, re etc. (*Voir* galactopoïétique).

Ladrerie. — Maladie spéciale aux porcs, mais pouvant

se transmettre à l'homme ; elle est due au développement d'un grand nombre de vésicules de cysticerques.

Traitement. — Iodure de potassium à haute dose.

Lagostome. — Conformation vicieuse des lèvres, synonyme de bec de lièvre.

Lait. — Le lait doit être regardé comme une émulsion composée :

1° D'une matière grasse, très divisée et suspendue à l'état de globules ; ces globules produisent la crème et par suite le beurre.

2° D'un sérum tenant en dissolution une matière spéciale azotée, spontanément coagulable (la caséine) du sucre de lait (lactose), des sels et un peu de matière grasse. Cette constitution le rapproche du sang avec lequel il a d'ailleurs une certaine analogie de propriétés et d'effets physiologiques. *Voir* diète lactée, hydrogala.

Lait (aliments qui en dérivent). — 1° Crème formée presque exclusivement de globules de graisse nutritive, facilement digérée, se donne comme aliment aux phtisiques, à certains dyspeptiques, dans le cas d'ulcère à l'estomac principalement. 2° Beurre, c'est la graisse qui se digère le plus aisément, à condition que le beurre soit frais et non salé. 3° Fromages, formés de crème et de caséine, très nourrissants, faciles à digérer, quand ils sont frais ; mais de difficile digestion quand ils sont fermentés ou très salés.

Lait d'ânesse. — Le lait d'ânesse, d'après M. Tarnier, doit être préféré au lait de vache, dans l'allaitement artificiel des nouveaux-nés, parce que sa composition se rapproche davantage de celle du lait de femme.

Lait de beurre. — Résidu de la préparation du beurre. C'est du petit lait tenant en suspension des grumeaux de beurre. Même propriété que le petit lait, mais plus nourrissant. S'emploie à la dose de 4 à 5 verres par jour, pour suppléer à la cure de raisin.

Lait concentré. — Lait dont on diminue la quantité d'eau par une ébullition prolongée. La poudre de lait (dessication complète du lait), le lait étant privé de ses éléments liquides, semble préférable au lait concentré.

Lait de femme et lait de vache. — Le lait de vache présente deux fois plus de caséine, six fois plus de chaux, et une acidité trois fois plus grande que le lait de femme.

Quant au défaut de l'excès de caséine, Soxhlet conseille de le corriger par l'addition d'eau à l'exclusion de toute autre matière.

Il n'est pas possible de corriger convenablement l'acidité, ni de diminuer l'excès de sels de chaux du lait de vache.

En outre, le lait de femme contient beaucoup plus de matière grasse que celui de vache.

Pour compenser ce déficit, Soxhlet conseille d'employer le sucre de lait, cet hydrure de carbone étant seul à convenir dans l'alimentation des enfants. 243 parties de sucre de lait sont, du reste, équivalentes à 100 parties de graisse au point de vue calorique.

On emploiera donc, pour l'alimentation artificielle des enfants, un mélange de deux tiers de lait de vache pour un tiers d'une solution aqueuse de sucre de lait à 12 grammes pour 88 grammes d'eau.

Lait humanisé. — Lait dans lequel la quantité de caséine supérieure à la quantité de caséine contenue dans le lait de femme serait enlevée.

Lait (Petit). — Ce qui reste du lait après qu'il s'est coagulé.

C'est un liquide jaune verdâtre, composé d'eau, d'un peu d'albumine et d'acide lactique, de sucre de lait. Il contient presque tous les sels du lait, est rafraîchissant et diurétique, s'emploie à la dose de 1/2 litre à 1 litre par jour.

Lait stérilisé. — Lait soumis en vase clos à une température très élevée. La stérilisation s'effectue en chauffant le lait au bain-marie.

Lanésine. — Produit voisin, par sa composition, de la lanoline.

Langue (Procédé de la). — Imaginé par M. Laborde et applicable dans tous les cas de mort apparente par gaz délétères, syncope, pendaison, asphyxie des nouveau-nés, etc. Le procédé a d'abord été employé contre l'asphyxie des noyés.

Aussitôt que le noyé sera retiré de l'eau :

1. — Après avoir étendu le corps sur le dos en laissant la tête basse, dégager le cou en enlevant ou coupant le col et la cravate, écarter les mâchoires et faire maintenir cet écartement par un aide ; enfin, débarrasser rapidement la gorge des mucosités qui peuvent l'obstruer, *on pratiquera immédiatement le « procédé de la langue »* de la façon suivante :

L'opérateur, saisissant solidement le corps de la langue entre le pouce et l'index, avec un mouchoir ou un linge quelconque et même, au besoin, avec les doigts nus, exerce sur elle, quinze fois par minute, de fortes tractions rythmées, suivies de relâchement.

Il est indispensable qu'il se rende bien compte que ces

tractions agissent sur la racine même de la langue et non pas seulement sur la pointe.

Tout à fait au début, et seulement pendant les deux ou trois premières tractions, il sera utile d'introduire l'index de l'autre main dans l'arrière-gorge, de façon à provoquer le vomissement.

En même temps, deux aides pratiquent la « *respiration artificielle* », en opérant simultanément des pressions énergiques, l'un sur les deux côtés de la poitrine, concentriques ; l'autre sur le ventre, de bas en haut. Ces pressions sont faites 15 fois par minute et suivies, chaque fois, d'un relâchement brusque et simultané.

L'opérateur qui agit sur la langue prononce le commandement : *une*, au moment où il opère la traction, et le commandement : *deux*, lorsqu'il fait rentrer la langue dans la bouche. Les pressions sur la poitrine et le ventre doivent coïncider avec le commandement : *deux*, et leur cessation, avec le commandement : *une*.

Ces soins immédiats doivent être appliqués durant au moins *quinze minutes*, pendant lesquelles on fait, dans la limite des moyens dont on dispose, frictionner et réchauffer le patient.

Il faut ensuite :

II. — Transporter rapidement le noyé au poste de secours ou dans un abri proche et bien aéré ; le déshabiller ; l'essuyer ; l'envelopper avec un peignoir de flanelle et le coucher sur un lit en laissant la tête basse. Si le retour de la respiration ne s'est pas produit, on emploie alors le procédé suivant : « Procédé de Sylvester » pour la respiration artificielle.

Après avoir fait saillir la poitrine en passant sous les reins des vêtements roulés ou un coussin, les mâchoires étant écartées, et la langue maintenue, autant que possible, hors de la bouche par un aide placé à califourchon au niveau du ventre du patient, l'opérateur agenouillé à la tête du noyé, fait ployer les avant-bras, saisit les coudes et les appuie fortement sur les parois de la poitrine (1ᵉʳ temps) ; les en écarte horizontalement, de façon que chacun d'eux forme un angle droit avec le corps (2ᵉ temps) ; les élève verticalement en avant de la tête (3ᵉ temps) ; puis les rabat directement sur les parois de la poitrine (4ᵉ temps). La même manœuvre est de même répétée 15 fois par minutes, pendant dix minutes.

III. — Ensuite on emploiera de nouveau pendant quinze minutes le « Procédé de langue » combiné avec celui de « la Respiration artificielle », ainsi qu'il est dit au § Iᵉʳ. On alternera ainsi les deux méthodes pendant une heure au moins.

IV. — Simultanément, il est utile que d'autres aides soient occupés à rappeler la circulation et la chaleur par les moyens suivants :

Frictions sur tout le corps, la plante des pieds, la paume des mains avec des gants de crin, des frottoirs de laine, des linges chauds, etc.; massage et pétrissage des membres; flagellation avec des paquets d'orties, bassinoire ou cruchons remplis d'eau chaude promenés sur tout le corps, fer à repasser, briques ou cailloux chauffés, en prenant la précaution de ne pas produire de brûlures. Si le noyé fait des efforts pour respirer, passer rapidement sous le nez ou devant la bouche une petite éponge ou un petit linge imbibés d'ammoniaque; s'il a des envies de vômir, introduire le doigt au fond de la gorge. Il ne faut pas lui donner à boire avant qu'il ait repris ses sens, mais on peut, en vue de le ranimer, introduire dans la bouche quelques gouttes d'eau-de-vie, de vinaigre, d'alcool camphré, etc.

On se rappellera qu'il faut toujours secourir un noyé et insister longtemps. Si la submersion n'a duré que cinq minutes, on réussit presque toujours; on a sauvé des noyés après plus d'une demi-heure de submersion.

Si l'opérateur est seul ou ne dispose d'aucun aide convenable, il se bornera exclusivement et avant tout au « procédé de la langue »; pendant au moins quinze minutes. D'une main, il maintiendra l'écartement des mâchoires, de l'autre, il opérera les tractions.

L'aide n° 2 se fatigue rapidement; il devra donc, si cela est possible, être remplacé au bout de cinq minutes. Toutefois, il se fatiguera moins vite et son action sera plus efficace, s'il remplace ses pressions manuelles par l'emploi de la « sangle à 3 chefs » et, à défaut de sangle, par un lien quelconque, formant boucle autour de la poitrine, et sur les extrémités duquel il opère des tractions rythmées en sens inverses (par exemple : une corde de 1ᵐ20, une blouse ou une veste roulée par le milieu des manches étant étendues, etc.).

Lanoline. — Substance grasse provenant du suint de la laine des moutons, excipient servant à faire des pommades.

Larvé, ée. — Masqué, déguisé, maladie qui n'appartient pas franchement à son type et dont les symptômes sont insidieux et irréguliers. (*Voir* fièvres larvées).

Laryngée (phtisie) laryngite ulcéreuse ou tuberculeuse. (*Voir* phtisie.)

Laryngite. — Inflammation de la muqueuse du larynx, elle peut être aiguë ou chronique.

La laryngite aiguë, causée par un refroidissement, débute par un enrouement très fort, puis, survient une toux rauque, revenant par quintes, suivie au bout de quelques jours d'une expectoration assez importante.

La laryngite chronique succède parfois à l'aiguë, elle peut être un signe de tuberculose ou de syphilis.

Traitement de la laryngite aiguë. — Inhalation de goudron, de teinture de benjoin, pilules d'aconitine, Gouttes Livoniennes.

Traitement de la chronique. — Badigeonnage du cou avec de la teinture d'iode.

Pour calmer la douleur, applications sur les cordes vocales d'un collutoire fortement morphinisé, 0.50 de chlorhydrate de morphine, sur 20 de laurier cerise. Gouttes livoniennes, eau de Royat, eau de la Bourboule, Saint-Léger-Pougues.

Laryngite pseudo-membraneuse. — (*Voir* croup et diphtérie.)

Laryngite striduleuse. — (*Voir* faux-croup.)

Laryngite œdémateuse. — Laryngite aiguë, accompagnée d'œdème (enflure); cette variété de laryngite provoque des crises d'étouffement qui nécessitent la trachéotomie.

Lavage (de l'estomac). — Procédé imaginé en 1802 par Casimir Renault contre les empoisonnements, remis en honneur en 1867 en Allemagne ; on se servait alors de la pompe stomacale remplacée depuis par l'appareil Faucher, le lavage consiste à introduire dans l'estomac, un tube flexible fixé à l'extrémité d'un entonnoir en verre. Pour faciliter l'introduction du tube, on badigeonne le pharynx avec une solution au dixième de cocaïne. La quantité de liquide introduite est de un demi litre à 4 litres, suivant la quantité de résidu qui reste dans l'estomac, s'arrêter quand le liquide sort pur de matières, le liquide employé est l'eau de Vichy, de Vals Saint-Jean, de Châtel-Guyon, Saint-Léger-Pougues, les liquides antiseptiques : solution de Naphtol B à 4 0/0. Le lavage de l'estomac est utile dans la dilatation de l'estomac, les crises douloureuses de l'hyperchlorhydrie, le cancer de l'estomac, les hémorrhagies stomacales. Dans ce cas on emploie des solutions de perchlorure de fer.

Lavage de l'intestin. — (Diaclysme) diffère du lavement par la quantité de liquide introduit, 6, 7, 8, et jusqu'à 15 litres, tout le canal intestinal et même l'estomac, sont remplis de ce liquide, de là, nettoyage complet. Solution employée : au tanin 2 0|0, à la créoline, à l'acide lactique etc. S'emploie contre les empoisonnements, les diarrhées, les intoxications, on se sert d'un appareil spécial avec obturateur fermant complètement l'anus pour empêcher le reflux.

Lavement. — Introduction et injection dans le canal intestinal par l'ouverture dé l'anus, et à l'aide d'une seringue ou d'un irrigateur, d'eau pure, ou chargée de substances médicamenteuses.

Lavements émollients. — Amidon, guimauve, graine de lin.

Lavements laxatifs. — Glycérine, huile d'olive, huile de ricin, gros miel.

Purgatifs : Aloès, 0,10 à 0,20 cent.; séné, 2 à 5 gr.; sulfate de soude, 15 à 20 grammes

Lavements narcotiques. — Pavot, opium.

Antispasmodiques.

Assa fœtida.

Vermifuge, semen-contra ; contre les oxyures, lavements à la glycérine ou à l'huile de foie de morue.

Enfin, on peut nourrir le malade par la voie rectale, ces lavements portent le nom de *lavements analeptiques*; bouillon, jus de viande, jaunes d'œufs, etc.

Lavements toniques et suggestifs de Brown-Séquard. — Ce savant en donne la description dans les archives de physiologie.

Testicules de cobaye avec le cordon spermatique et le canal éjaculateur, lavés dans de l'eau distillée, puis, coupés et broyés dans un mortier.

Répéter les lavements tous les deux ou trois jours. (*Voir* macrobiotique.)

Laudanum. — (*Voir* opium).

Laxatifs. — Médicaments qui purge doucement sans irriter : manne, casse, miel, soufre lavé, tisane Dussolin, etc.

Lazaret. — Edifice isolé établi dans certains ports de mer, et dans lequel séjournent, pour y être désinfectés, les hommes et tous les objets provenant du lieu où règne une maladie épidémique contagieuse; choléra, peste, typhus, fièvre jaune.

C'est au lazaret que se fait la *quarantaine*, qui est le séjour que les voyageurs, ainsi que les effets et marchandises, qui arrivent d'un pays où règne une maladie contagieuse, sont obligés de faire dans le lazaret ou à bord du vaisseau, avant de communiquer avec les habitants du pays ou du port où ils veulent entrer.

La quarantaine rigoureuse est de quarante jours.

Légumes. — Les botanistes donnent le nom de légume ou de gousse à l'espèce de fruit particulier à la grande famille des légumineuses.

En hygiène, on comprend sous cette dénomination, toutes les plantes ou herbes cultivées dans les potagers.

Les légumes féculents sont appelés ainsi de leur base, qui est de la fécule amylacée, l'amidon ; la fécule la plus pure est celle que donne la pomme de terre.

Leigh (Mme). — Méthode contre le bégaiement. En 1827, Malebouche avait demandé à l'Académie des Sciences la formation d'une commission scientifique pour juger une méthode offrant selon lui un moyen certain de guérir les bègues. L'Académie nomma une commission composée de Duméril et Magendie, rapporteur. Le 11 mars 1828 Magendie lisait le rapport d'où nous tirons les renseignements qui vont suivre. Il nous apprend tout d'abord que la découverte en question est, non pas de Malebouche, mais d'une dame américaine, Mme Leigh, de New-York. Devenue veuve à l'âge de 36 ans, Mme Leigh aurait été accueillie avec bonté dans la famille du docteur Yates. Une des filles de ce médecin était bègue. L'observant avec persévérance, Mme Leigh serait arrivée à imaginer « un système d'exercice des organes de la parole, au moyen duquel elle obtint sa guérison radicale. » Dès lors, Mme Leigh ouvrit à New-York une institution spéciale : depuis l'année 1825, plus de cent cinquante bègues en seraient sortis guéris. Cette guérison aurait été obtenue en un laps de temps qui n'aurait pas excédé jamais six semaines. Encore serait-il très ordinaire de voir des traitements terminés au bout de quelques heures. Mme Leigh confia ou plutôt vendit son secret à un sieur Malebouche, frère de celui qui est l'objet de ce rapport. La méthode fut d'abord transportée en Belgique. Une commission prise dans le sein de l'Académie des sciences de Bruxelles fut nommée par le roi pour l'examiner. Cette commission confia aux frères Malebouche un certain nombre de bègues. Ils auraient été presque tous guéris.

Enfin, Magendie conclut que l'on peut parvenir à guérir le bégaiement, au moins dans la plupart des cas, par l'application de la méthode Leigh. Il regrette seulement que Malebouche n'ait pas cru devoir se conformer à l'honorable usage de rendre publiques les découvertes profitables à l'humanité.

Nous voici donc devant un fait qui parait considérable, mais qui se dissimule derrière le secret.

Ce secret, bientôt ébruité, ne devait toutefois être officiellement révélé que deux ans plus tard (1830) par Magendie. Il nous apprend que la base unique de la méthode Leigh repose sur cette simple observation : dans le moment où les bègues s'efforcent de prononcer sans y réussir, leur langue séjourne sur le plancher de la bouche et que, dans l'instant où ils surmontent la difficulté, la langue se rapproche du palais. De là, pratiquement, cette recommandation de relever la pointe de la langue et de l'appliquer au palais. Il est vrai, ajoute Magendie, que, dans cette position, la prononciation est empâtée, mais enfin, appliquer la pointe de la langue au palais est un moyen de s'opposer au bégaiement.

Enregistrons soigneusement ce précepte, tout empirique, mais qui a une très réelle importance, en le rapportant à qui de droit, à Mme Leigh. Malebouche, il est vrai, a essayé de mettre du sien dans la méthode. Il se tourne lui-même contre elle en lui reprochant de donner des résultats qui ne se maintiennent pas, et de ne pas être applicable à tous les cas.

Sous prétexte d'en rendre l'emploi plus scientifique, il a créé une division du bégaiement en neuf espèces, division au milieu de laquelle Magend e déclare lui-même qu'il `lui a été impossible de se reconnaître. Au fond, toute la différence de traitement consiste en ce que, au lieu de faire élever uniquement la pointe de la langue, Malebouche recommande d'appliquer contre la voûte palatine « la totalité de l'organe avec autant de rétraction que possible. »

Là, je le répète, est toute la différence, et, ainsi formulée, elle équivaut tout simplement à une impossibilité anatomique.

Notons, toutefois, cet autre conseil. jeté en passant sans que l'on voit absolument par quoi il est amené, de retirer les lèvres en arrière de manière à ce que la bouche paraisse agrandie ; de faire que cette position soit dominante entre celles que doivent prendre les lèvres durant la parole, puis dès que l'émission du son a cessé de les replacer en arrière u squ'à la prochaine articulation.

J'ai dit que l'on ne voit pas sur quoi repose ce dernier conseil. Pour Malebouche, en effet, toutes les articulations dépendent de la langue. Les autres parties ne jouent dans la prononciation qu'un rôle complètement secondaire. Et, en fait, Malebouche paraît tenir si peu à la rétraction des lèvres, qu'il ne nous en dit pas un seul mot dans les deux opuscules où il devait plus tard exposer lui-même ses idées.

Lénitif. — Qui adoucit. Le miel est un bon lénitif.

Lentigo. — (*Voir* taches de rousseur).

Lèpre. — Maladie de la peau, s'annonçant par de petites élevures solides, entourées de taches luisantes, circulaires ; ces élevures se couvrent d'écailles qui tombent et se remplacent par d'autres. La maladie s'étend peu à peu.

La lèpre commence au-dessous du coude et du genou et gagne tout le corps.

On a aussi donné le nom de lèpre à l'éléphantiasis tuberculeux ou des Grecs.

Traitement. — Isolement du malade, lotions stimulantes, arsenic à l'intérieur.

La lèpre est une maladie rare aujourd'hui en Europe ou du moins ne sévissant épidémiquemement que dans certaines contrées. Au nord, Islande, Norwège, au sud, le littoral de la Méditerranée.

La découverte du bacille de la lèpre, a simplifié le problème de l'étiologie de la maladie. On croit que ce bacille pénètre dans l'organisme, soit par contagion directe, soit par l'intermédiaire de l'air ambiant.

Mais il paraît évident que ni la contagion, ni l'hérédité ne prennent une part importante à la diffusion de la lèpre. Les Européens qui sont devenus lépreux peuvent retourner chez eux et vivre au milieu de leurs amis sans risquer de leur donner la maladie. D'autre part, les Européens qui, sans soupçon possible d'hérédité, vont résider dans des pays à lèpre, peuvent devenir lépreux sans s'être exposé à la contagion.

Il est dès lors probable que dans presque tous les cas, c'est par les aliments que le bacille de la lèpre est introduit dans notre organisme. Le seul aliment suspect, dans toutes les régions où la lèpre est endémique, c'est le *poisson*. L'avenir démontrera que tous les arguments opposés à cette hypothèse, sont dus à des erreurs d'observation.

Leptes. — Animaux parasites de l'ordre des acarides.

Le lepte automnal, vulgairement appelé Rouget ou Vendangeron, s'insinue dans la peau, s'attache aux poils et détermine de vives démangeaisons.

Traitement. — Lavage avec de l'eau vinaigrée pour se débarrasser de cet insecte.

Leptothrix. — Espèce d'algues, ayant la forme de filaments ou de bâtonnets, et qui se trouvent en quantité considérable dans les matières accumulées dans l'interstice des dents, dans certains liquides vomis ou rendus par les individus atteints de diarrhée, etc.

Léthargie. — Anéantissement profond que ne peut dissiper, même pour un instant, les plus fortes excitations ; anéantissement simulant la mort.

Leucémie, ly phadénie ou leucocythémie.— Exubérance du tissu des glandes qui se multiplie non seulement dans les organes ou il existe normalement, comme la rate, les ganglions, mais qui apparaît encore dans les organes qui sont dépourvus de ce tissu : foie, reins, séreuses, etc.

Les symptômes sont les mêmes que dans l'anémie, faiblesse, pâleur, essoufflement, la rate prend un volume énorme, ou bien les ganglions s'hypertrophient, le malade arrive à la cachexie et à la mort.

Leucomaïnes. — Alcaloïdes présentant les réactions des alcaloïdes végétaux et apparaissant pendant la vie dans les tissus animaux. M. Armand Gautier les a ainsi désignées pour l s distinguer des ptomaïnes découvertes par Selini, qui sont des alcaloïdes naissant dans les matières organiques en putréfaction. Ptoma en grec veut dire cadavre en décomposition.

On compte parmi les leucomaïnes : la bétaïne, la carnine, l'adénine, la guanine, la sarcine ou hypoxanthine, la xanthine, la pseudoxanthine, la créatinine, la cruso-créatinine. Si ces leucomaïnes ne sont point éliminées par l'organisme, il y a auto-infection ou infection de l'individu par des substances venant de l'individu lui-même.

L'exercice, la transpiration, la diurèse, la diaphorèse, chassent ces substances de l'économie.

Leucorrhée (flueurs blanches).— Ecoulement muqueux ou muco-purulent venant des parties génitales de la femme ; s'observe à tous les âges et se rattache à des causes très diverses, les unes locales : métrites, lésions de l'utérus, cancer, tumeurs ; les autres générales : leucorrhée d'origine scrofuleuse, etc.

Traitement local.— Injections très chaudes, astringentes, mélangées de spécifique du Dr Laban ou du Coaltar saponiné Le Beuf.

Traitement général. — Médication tonique, poudre de viande Trouette, exercice, etc. Vin du Dr Cabanes, tonique Rousseau. eau de la Bourboule.

Lichen. — Eruption cutanée de papules, petites, agglomérées, ayant la couleur de la peau, avec prurit, chaleur, éruption suivies de desquamation.

Traitement. — Bains d'amidon, lotions alcalines, lotions vinaigrées, glycérolé de goudron, douches tièdes.

Lientérie. — Diarrhée caractérisée par la présence d'aliments non digérés dans les selles.

Traitement. — Elixir de papaïne Trouette après les repas, sirop de papaïne si le malade est un jeune enfant.

Lieux (hygiène des). — Lieux près desquels il ne faut pas loger ; éviter le voisinage des fumiers, chenils, poulaillers, pigeonniers, trous où l'on élève des lapins, le voisinage des mines, des étables, des écuries et des marais.

Lieux à la turque. — Défendus par les conseils d'hygiène. C'est tout simplement une ouverture à ras d'un plancher, et recouverte de dalles : ces lieux sont malsains à cause des infiltrations qui se produisent souvent entre les dalles ou dans les fissures des pierres ; de plus, rien ne fermant l'ouverture de la latrine, il en émane continuellement des gaz délétères. Ces lieux sont formellement interdits dans les écoles, où autrefois il y en avait beaucoup, à cause d'une certaine commodité de nettoyage.

Limite du pouvoir des désinfectants chimiques. — La réaction acide est favorable à l'action bactéricide. La réaction alcaline est défavorable.

Les matières albuminoïdes : gélatine, mucine, recueillent aisément des détritus riches en microbes, les condensent et les rendent difficilement pénétrables par les antiseptiques.

Les corps gras constituent ordinairement une barrière infranchissable aux microbes.

Cela explique les avantages qu'on tirait surtout autrefois des pommades, des onguents.

Dans notre lutte contre les microbes pathogènes, nous avons une alliée dans la propriété de nos tissus et de nos humeurs.

Nous voulons parler des propriétés antibactéridiennes de nos tissus et de nos humeurs, propriétés fondées sur la phagocytose. (*Voir* ce mot).

Limon Juice (jus de citron). — Dans les épidémies de scorbut, c'est un excellent prophylactique contre cette affection. (*Voir* citron).

Lipome. — Tumeur bénigne formée par le développement anormal et circonscrit du tissu graisseux. Le lipome est une tumeur indolente, pâteuse, sans changement de couleur à la peau ; elle est lobulée, se développe lentement, et atteint parfois un volume énorme.

Traitement. — Extirpation au bistouri.

Lipothymie. — Perte de connaissance. (*Voir* syncope.)

Lithiase. — Formation dans différentes parties de l'économie : rein, foie, peau, vessie, de concrétions pierreuses : lithiase rénale, biliaire, urinaire, etc.

La présence de ces calculs plus ou moins volumineux, cause divers phénomènes morbides : coliques néphrétiques, hépatiques, etc.

La lithiase vésicale prend le nom de pierre.

Traitement : dans la lithiase biliaire, salicylate de soude, alcalins en bains et boissons, éviter les acides dans le régime, ainsi que les œufs, les graisses, les tomates.

Lithopédion. — Fœtus mort dans l'utérus ou dans l'abdomen, s'incrustant de sel calcaire et prenant l'apparence d'une masse pierreuse.

Lithotritie. — Méthode qui consiste à briser, à broyer la pierre et les calculs de la vessie, de manière à les réduire en fragments assez petits pour être entraînés, chassés et éliminés par l'urine et les lavages.

L'instrument qui sert à cette opération a reçu, à notre connaissance, plus de deux cents formes différentes : mais il peut toujours se ramener à un petit cylindre de métal creux, dans lequel glisse une tige qui, en sortant de ce cylindre, forme pince. Entre les branches de la pince se trouve une pointe qui perce la pierre, laquelle est broyée ensuite par la pince qui la retenait.

On introduit l'instrument par le canal de l'urèthre dans la vessie, on pousse la tige, on saisit la pierre et on la brise.

L'opération est suivie de lavages abondants de la vessie.

Lochies. — Écoulement, pendant trois ou quatre semaines après l'accouchement, d'un liquide sanguin, puralo-sanguin, puis muco-purulent par les parties génitales de la nouvelle accouchée.

Injections vaginales antiseptiques quotidiennes tant que durent les lochies, avec eau boriquée, phéniquée, etc.

Longévité humaine. — La longévité humaine peut-elle dépendre de la volonté du régime ; on a espéré pouvoir faire une réponse fondée sur des données expérimentales en organisant un congrès de vieillards auquel seront admises à prendre part toutes les personnes âgées de cent ans. Le comité étudiera dans les plus grands détails la vie et l'existence des sujets, et des documents recueillis il en déduira l'ensemble des règles précises pour prolonger la vie humaine.

Ce congrès se tiendra à Paris, au Pavillon de la Ville, aux Champs-Élysées.

On prendra les plus grandes précautions pour éviter aux congressistes des deux sexes les plus légères fatigues, soit pendant leur voyage, soit durant le congrès même.

Buffon avait dit :

« L'homme qui ne meurt pas de maladies accidentelles vit partout quatre-vingt-dix ou cent ans. Cette durée de la vie est dans tous les animaux proportionnée à la durée de leur accroissement.

« L'homme qui est 14 ans à croître, peut vivre 6 ou 7 fois autant, c'est-à-dire 90 ou 100 ans. »

Flourens est du même avis et dit :

« On me reproche d'avoir trop étendu la durée de la vie de l'homme, mais, ai-je besoin de dire qu'en assignant à la vie de l'homme une durée de cent ans, je n'ai entendu que poser une limite à un terme, la limite expérimentale et normale de cette durée. »

Les Russes désignent l'homme par le mot *cholecich*, qui signifie littéralement *qui vit jusqu'à cent ans*.

D'abord, commençons par dire que, grâce à l'hygiène publique, nous avons gagné huit à quinze années sur la moyenne de la vie humaine d'autrefois.

Nos aïeux ne s'occupaient ni de l'air respirable, ni de la question des eaux, ni même de la propreté.

Les villes étaient malsaines par manque d'irrigation et surtout par l'absence de ces grands égouts qui suppriment autant que possible les odeurs miasmatiques des cours, des rues et des maisons.

L'école de Salerne a donné des préceptes longtemps célèbres, mais les observations faites de nos jours, basées sur l'exemple de ceux qui ont vécu très vieux, nous montrent que, pour arriver à l'âge de M. Chevreul, il faut éviter les boissons froides et glacées, renoncer aux poêles, la cheminée ayant le précieux avantage d'établir un léger courant d'air qui balaie les miasmes de nos appartements.

Surmonter les chagrins.

Manger à des heures réglées.

Dormir huit heures.

Certaines personnes dorment fort peu, M. Thiers entre autres ; mais il dormait quatre ou cinq fois par jour ; pendant vingt minutes, il faisait un somme dans son fauteuil, et frais et dispos après son réveil, il se remettait au travail avec toute sa lucidité.

Nous mangeons trop en général, éviter l'usage des liqueurs. M. Chevreul buvait de la bière coupée d'eau.

Soigner son estomac et ses poumons. Être gai et de bonne composition.

Il y a une trentaine d'années, une personne conseilla, pour vivre longtemps, de se coucher dans un lit placé du Nord au Sud afin d'être dans la direction du courant magnétique terrestre.

Les observations recueillies dans les couvents, maisons de retraite, hospices, n'ont point confirmé la vérité de cette assertion.

Looch. — Potion épaisse, non transparente, renfermant généralement un mucilage et ayant pour base une émulsion naturelle ou artificielle permettant de tenir en suspension dans l'eau, des huiles, des résines et divers médicaments actifs.

Lordose. — Courbure de la colonne vertébrale dans le sens postérieur (convexité antérieure, généralement dans la région lombaire), le corps se penche en arrière.

Louche. — Individu regardant de travers d'un œil ou des deux ; la vision peut n'être point viciée ; c'est la manière de regarder qui est défectueuse. (*Voir* strabisme).

Loupe. — Tumeur placée sous la peau, indolente et mobile, contenant une matière blanc jaunâtre plus ou moins dure. Cette tumeur peut acquérir un volume considérable. Ces loupes sont communes sous le cuir chevelu.

Traitement. — Vider la tumeur au moyen d'une petite incision ; mais si le contenu se renouvelle, on l'enlève entièrement au moyen du bistouri.

Lumbago. — Douleur névralgique dans la région lombaire, sans gonflement, rougeur, ni chaleur locale. La douleur est souvent assez vive pour forcer le malade à se courber en avant et pour déterminer de la fièvre.

La maladie dure huit à dix jours.

Traitement. — Application de ventouses scarifiées, frictions, application de cataplasmes sinapisés, liniments chloroformés, massage, bains de vapeur, injections hypodermiques de morphine ou d'éther.

Dans les cas chroniques, brosse électrique Foarnier et hydrothérapie.

Lumière (différentes couleurs de la). — La lumière réfléchie est une cause de maladie des yeux, mais il faut tenir compte de la surface de réflexion.

13

Le bleu et le vert sont facilement supportés; le jaune, l'orangé, et le rouge ne jouissent pas du même avantage pour nous.

C'est le blanc qui exerce les plus mauvaises influences sur l'appareil visuel.

Lumière artificielle. — Les moyens d'éclairage les plus usités sont :

1° La *chandelle*, à peu près abandonnée; lumière faible, viciant l'atmosphère par le gaz qu'elle dégage;

2° La *bougie*, lumière faible, mais pure et fixe, donnant peu de vapeur;

3° Les *lampes à huile* à flamme éclatante sans excès, dégageant peu d'odeur;

4° Les *lampes à pétrole et à essence*, pas d'émanations malsaines, mais développant en brûlant beaucoup de chaleur; lumière très éclatante devant être masquée par des globes dépolis ou des abat-jour;

5° *Gaz*, lumière trop vive pour le travail, à moins d'être placée à une grande distance des yeux, dégagement de gaz méphitique.

6° *Lumière électrique.* — On en distingue deux sortes : l'*arc voltaïque* et la *lampe à incandescence*.

L'arc voltaïque est l'étincelle qui jaillit entre deux corps chargés d'électricité de nom contraire, ordinairement deux pointes de charbon; c'est la lumière qui se rapproche le plus de celle du soleil, mais elle est trop chargée de rayons violets trop intense, trop intermittente; elle supprime la pénombre et donne aux objets un aspect étrange qui nous étonne.

La lampe à incandescence, plus riche en rayons jaunes, se rapproche des lumières artificielles ordinaires, mais a sur elles l'avantage de ne dégager ni chaleur, ni gaz d'aucune sorte.

La lumière artificielle trop éclatante est funeste à l'œil, trop faible elle conduit à la cécité. (*Voir* vue).

Lumière naturelle. — La lumière du soleil est accompagnée de chaleur, dont le maximum d'action est à l'extrémité rouge du spectre solaire (la lumière étant décomposée par un prisme). Elle est accompagnée en outre de rayons chimiques, ayant leur maximum d'action à l'extrémité violette.

A l'absence de lumière sont dues des difformités de tout genre, la scrofule et le rachitisme. Plus la lumière pénétrera dans nos habitations, plus elles seront saines; les appartements bien éclairées sont surtout nécessaires pour les personnes faibles, les vieillards, les enfants délicats. Les personnes qui passent leur vie dans des lieux obscurs sont pâles blafardes, décolorées, c'est à la lumière bien plus qu'à la chaleur que la peau doit ses différentes colorations.

On a attribué à l'absence de la lumière l'aggravation de symptômes qui se produit le soir chez les malades.

L'air qui reçoit l'influence de la lumière est plus propre à la respiration que celui qui en est privé.

La lumière agit de même sur le système nerveux. l'abattement, l'irritabilité sont plus marqués la nuit.

Enfin, l'exposition du corps aux rayons du soleil régularise la nutrition, elle assure la régularité du développement et l'heureuse proportion des organes.

Lune rousse. — On donne généralement ce nom à la lune qui, commençant en avril, devient pleine, soit à la fin de ce mois, soit plus ordinairement dans le courant de mai.

En 1893, la lune rousse a commencé le 16 avril et a fini le 15 mai.

Son action sur l'état de la santé est fort discutable.

Lunettes. — Appareils destinés soit à corriger les défectuosités de l'appareil visuel, soit à garantir l'œil des lumières trop vives, des gaz, des poussières, etc.

Les individus dont l'œil est anormalement conformé, est amétrope (voir amétropie) ; ont besoin de corriger ce défaut de conformation. On distingue quatre défauts principaux de la vision : myopie, presbytie, astygmatisme, hypermétropie. (Voir ces mots). Le verre des lunettes est considéré comme le segment d'une sphère de rayon plus ou moins grand : plus le rayon est court, plus la convexité ou la concavité du segment sera considérable c'est la longueur de ce rayon qui sert à graduer les verres des lunettes. Il se compte en pouces : un verre concave du N° 20 par exemple, est supposé faire partie d'une sphère de 20 pouces de rayon. Plus le N° sera faible plus le vice de conformation sera donc prononcé. Les myopes se servent de verres concaves, les presbytes de verres convexes, les astigmates de verres sphériques, etc.

On doit commencer par les N°s les plus forts, c'est à dire par les verres de plus faible courbure.

En Angleterre et en Amérique les N°s sont de convention. le N° 1 répond à notre 48 ; 2, à notre 36, etc.

Voir myopie et presbytie (hygiène).

Les lunettes servant à garantir l'œil sont dites *conserves*. Le verre en est plan et coloré ou fumé. Ces verres colorés doivent être de grande dimension et de forme ronde, afin d'éviter les anneaux de couleur complémentaire qui se forment autour du verre, rouge pour le vert, jaune pour le bleu, anneau dont la couleur fatiguerait la vue s'ils se formaient trop près de l'œil. Les conserves conviennent aux boulangers, aux verriers, aux fondeurs de métaux, à ceux qui habitent les pays où la neige séjourne longtemps, et à ceux également qui habitent les lieux où la lumière du soleil est très intense et où le sol est très réfléchissant ; elles sont indispensables aux ouvriers qui taillent les pierres dures, comme le granit ou la meulière ; à ceux qui tournent l'ivoire, qui burinent le fer, le bronze, etc. Elles sont encore très utiles à tous ceux qui ont la vue faible, facile à fatiguer, par suite d'altérations diverses et chroniques de la choroïde ou de la rétine, à certains opérés de la cataracte.

Elles sont en verre blanc, bleu, vert fumé, etc. ; le choix de ces diverses couleurs ne saurait être indifférent et doit avoir lieu d'après l'avis d'un médecin spécialiste. (*Voir* vues.

Lupus. — Affection de la peau, de nature tuberculeuse, souvent observée chez les scrofuleux. Elle présente deux formes principales : 1° la forme ulcéreuse ; 2° la forme hypertrophique plus commune, caractérisée par de petites tumeurs saillantes qui s'étendent et peuvent couvrir toute la face, les lèvres qui se gonflent, et les narines. Cette forme persiste parfois toute la vie.

Traitement général. — Celui de la scrofule.

Traitement local. — Eau de la Bourboule, frictions avec la teinture d'iode, application de pommade d'iodure de soufre, compresse de sublimé au 1/1.000.

Luxation. — Changement dans les rapports des surfaces articulaires. La luxation est caractérisée par la déformation de l'articulation et la perte de ses mouvements.

Traitement. — Rétablir les rapports des surfaces luxées (réduire la luxation), massages et bains chauds.

Lycanthropie. — Manie dans laquelle le malade, atteint d'aliénation mentale, se croit transformé en loup.

Cette maladie a frappé Nabuchodonosor ; mais elle a régné aussi épidémiquement dans certaines contrées, dans des couvents. (*Voir* aloyeurs).

Lymphangite. — Inflammation des vaisseaux et des ganglions lymphatiques se manifestant par des traînées rougeâtres, de la douleur à la pression. Les ganglions et les tissus voisins sont tuméfiés ou enflammés

La lymphangite survient à la suite de solution de continuité de la peau, d'introduction dans les tissus de principes septiques, etc.

Traitement. — Cataplasmes, bains d'eau phéniquée chaude longtemps prolongés.

Lymphorrhagie. — Écoulement persistant de la lymphe après la blessure d'un vaisseau lymphatique.

Lypémanie. — Tristesse avec stupeur, le malade ne parle plus, refuse de manger, et souvent on est forcé de le nourrir avec la sonde œsophagienne pour l'empêcher de mourir de faim. (*Voir* folie).

[.]

Macération. — Action de soumettre à froid un solide à l'action plus ou moins prolongée d'un liquide.

Macrobiotique. — Art de prolonger la vie. (De longévité.) Nous ne pouvons ici indiquer toutes les méthodes qui ont été proposées, mais la découverte de M. Brown Sequard a fait tant de bruit dans ces derniers temps, que nous croirions être incomplets si nous ne l'exposions pas à nos lecteurs.

L'épuisement des forces de l'organisme n'est pas toujours irréparable. Le muscle fatigué par un long exercice, la glande épuisée par l'abondance de secrétions, les sens émoussés par une excitation continue, le cerveau lui-même affaibli par un travail soutenu retrouvent leur puissance d'action par l'alimentation et le repos.

La provision d'énergie créatrice déposée en nous ne saurait être renouvelée ni par l'énergie potentielle des aliments, ni par aucune autre force. La fécondation seule donne à d'autres êtres une impulsion première qui se ralentit à mesure que ces êtres avancent en âge et qui, cessant dans la vieillesse, amène la mort. Les pertes étant plus grandes que les réparations, l'organisme s'affaiblit, à mesure que l'énergie s'éteint.

Mais cette énergie de l'embryon, ce mouvement initial, cette provision de force créatrice, peut-elle être transmise à l'homme adulte, au vieillard, peut-on remettre en mouvement le balancier qui va s'arrêter? Oui, selon M. Brown-Sequard.

On sait que la substance des noyaux cellulaires ovariques et testiculaires joue un rôle très important dans le phénomène de la création de vies nouvelles.

L'injection de ces noyaux enlevés à des animaux jeunes et vigoureux, à des cobayes d'ordinaire, peut, d'après Brown-Sequard rendre à l'homme la force créatrice. Le liquide Brown-Sequard s'administre sous deux formes, injections hypodermiques et lavements. *Voir* injections hypodermiques, lavements.

Macrobiotique Science. — Traité des règles pour conserver la santé et allonger la vie.

On l'a divisé en :

1° Hygiostatique qui étudie les conditions statiques et individuelles et donne pour chacune de leurs formes des règles. Comprend l'hygiène du sexe, de l'âge, du tempérament, de la constitution, de l'idiosyncrasie.

2° Hygiodynamique qui étudie le dynamisme organique et donne les règles pour la conservation du fonctionnement de chacun de nos organes.

Magnétisme animal (*Traitement* par le.. — Nous ne pouvons ici établir une discussion sur le traitement par le magnétisme animal.

Plus on remonte dans le passé, plus on rencontre de faits remarquables de guérison, surtout de paralysies, par des moyens curieux qui se rapprochent plus ou moins du magnétisme. Dans un livre imprimé au XVIII° siècle, l'auteur a consigné tous les faits de guérisons extraordinaires de paralysies.

Carré de Montgeron, *La vérité des miracles opérés par l'intercession du diacre Pâris*, 1737-1741. 3 vol. in-4.

Nous n'en citerons qu'un :

Une demoiselle, Louise Hardouin était paralytique depuis fort longtemps. En 1723, quatre médecins constatent sa paralysie, et la déclarent incurable. À cette époque, se passaient les célèbres miracles du diacre Pâris. La malade voulut faire un pèlerinage à son tombeau, et avant d'y aller, elle fit constater le fait de la paralysie par des témoins dont le principal était un M. Parent, juge à la cour des comptes. Cette demoiselle ne pouvait même pas marcher avec des béquilles; on la roulait dans un fauteuil. Placée sur le tombeau du diacre Pâris, elle se sentit guérie, sortit de l'église Saint-Médard, sans aide, alla jusque chez elle, rue Geoffroy-Lasnier, et put monter au second étage.

Ceci semblerait montrer que le trouble fonctionnel n'est pas toujours en rapport avec une lésion organique, et que la maladie peut être produite par une lésion autre que celle qui est appréciable par le scalpel et le microscope.

Les expériences d'hypnotisme et la guérison par ce procédé montrent avec la dernière évidence ce que nous venons d'avancer. *(Voir* hypnotisme).

Maigreur. — État des tissus qui ne sont pas chargés de graisse; compatible avec une santé parfaite. Se traite par le repos, le sommeil prolongé, des bains tièdes, une nourriture surtout végétale, azotée, chocolat, lentilles, fèves, etc.

Mains. — Pour empêcher leur transpiration on peut suivre le conseil d'Edgerly.

> Eau de Cologne. . . . . 90 grammes.
> Teinture de belladone. . 15 —

Frottez-vous les mains 2 ou 3 fois par jour avec une demi-caillerée de cette mixture.

Maïs. — Maladie causée par le maïs. *(Voir* Pellagre).

Mal *D'aventure.* *(Voir* panaris).

— *Caduc.* — *(Voir* épilepsie).

— *De dents.* anisine Marc.

— *D'estomac.* *(Voir* dyspepsie, gastrite, gastralgie). Vals-Saint-Jean.

— *De gorge.* *(Voir* angine.)

Traitement. — Solution de papaïne Trouette en gargarisme et badigeonnages.

— *De mer,* nausées avec vomissement éprouvées par certaines personnes qui voyagent en mer, et, par extension, qui se trouvent placées dans un milieu où l'équilibre des corps devient instable. *(Voir* nautalgie.)

Traitement. — Alcool, solution d'antipyrine Trouette.

— *De montagne,* ensemble de phénomènes se produisant dans l'ascension des hautes montagnes : vertiges, dyspnée, palpitation, soif, etc.

— *Du Pays.* *(Voir* nostalgie).

— *Perforant,* formation à la plante du pied d'un ulcère qui se creuse et finit par attaquer l'os.

— *De Pott,* maladie d'une ou de plusieurs vertèbres appelée ainsi du nom du chirurgien anglais qui l'a le premier étudiée.

Le corps des vertèbres attaquées s'affaissant, il se produit de la gibbosité, des abcès à distance, etc.

Cause : Tuberculose, scrofule, choc et blessure.

Traitement. — Immobilisation et traitement anti-scrofuleux.

— *De tête. (Voir* céphalalgie.)

Malacia. — Dépravation de l'appétit, désir de manger des substances qui ne sont pas ordinairement des aliments. Se produit souvent dans la grossesse. (*Voir* pica grossesse.)

Traitement. — Élixir de papaïne Trouette après les repas.

Maladie. — Perturbation survenant dans une ou plusieurs parties du corps.

Maladie (Hygiène de la). — Chambre isolée, bien ventilée, température de la chambre 27 à 28 degrés, on obtiendra la moiteur et l'aseptie de l'air par la vaporisation de décoction de feuilles d'eucalyptus placée sur un réchaud.

L'idéal est une chambre aux parois lisses, peintes à l'huile, dépourvues de tentures, privée d'angles rentrants, au plancher bien jointoyé et facilement nettoyable en y passant, chaque jour, un linge imbibé d'une solution antiseptique.

Le *lit* sera en fer et, autant que possible, facile à désinfecter et dépourvu de rideaux. En ville, il vaudra mieux employer deux lits, l'un pour le jour, l'autre pour la nuit, et en exposer quotidiennement les garnitures au grand air pendant plusieurs heures.

Les *objets à l'usage du malade*, surtout les récipients destinés à recevoir les urines, les matières fécales et les crachats seront stérilisés par l'eau chaude, le chlorure de zinc ou l'acide sulfurique. De plus, *antisepsie des gardes-malades et des infirmiers :* port de vêtements aisément désinfectables ; lavages des mains, soins de propreté, etc., etc.

Enfin, on n'aura pas encore assez fait en observant ces précautions. On pratiquera l'antisepsie du malade : *antisepsie quotidienne du tégument externe* par des liquides appropriés, vinaigre, eau boriquée, pansement anti-septique des plaies ou écorchures ; *antisepsie buccale* par des irrigations ou, si l'âge du malade le permet, par des gargarismes boriqués, ou mieux encore par des lavages préparés en additionnant un litre d'eau chaude de deux grandes cuillerées de solution alcoolique saturée de salol.

Au besoin on complétera l'antisepsie buccale par la *désinfection du pharynx* au moyen de pansements avec des collutoires à la glycérine boriquée, phéniquée ou salolée, et par la *désinfection nasale* à l'aide d'irrigations, d'insufflations ou d'onctions sur les narines avec des topiques antiseptiques. Tout cela — inutile de le répéter — dans l'espérance louable d'atténuer la virulence des microbes pathogènes habitant le vestibule des voies aériennes et le danger des auto-infections secondaires.

Autre indication : *l'antisepsie de l'intestin*. On préviendra donc la stagnation fécale par l'administration du calomel ou bien d'un purgatif doux comme le suivant :

Huile de ricin. . . . . } à parties égales.
Huile d'amandes douces. . . }

Dose : une ou deux cuillerées à café par jour.

On pourra encore mieux faire usage de Tisane Dusselin et de Cachets de Trouette au naphtol et salicylate de bismuth.

Régime. — Emploi des toniques, tonique Rousseau, vin du Dr Cabanes. Soutenir et augmenter les forces pendant toute la durée de la maladie, voilà le mot d'ordre.

Il faut ménager l'estomac et l'intestin : en cas de faiblesse de l'estomac, prendre à chaque repas un verre à liqueur d'Élixir de papaïne de Trouette-Perret ; on évitera l'abus des potions de saveur désagréable et toujours mal acceptées.

Pour *régime alimentaire* suivant l'âge : diète lactée, lait pur ou additionné de jaunes d'œufs, ou coupé d'une petite quantité d'eau Saint-Léger-Pougues ; le bouillon bien dégraissé, des potages légers, des gelées ou des jus de viandes, la poudre de viande Trouette, la viande crue même, mais toujours le lait de préférence au bouillon.

Comme *boissons* : l'eau vineuse, le vin de quinquina coupé d'eau, de préférence aux potions à l'extrait de quinquina. S'il y a indication à donner ce tonique : les grogs — 10 grammes (Archambault à 20 grammes, Simon) d'eau-de-vie par jour, enfant d'un an ; 30 à 40 grammes, enfant de deux ans ; — le sirop de punch additionné d'eau ; les vins de liqueurs : porto, malaga, madère, mélangés à trois ou quatre fois leur poids d'eau et par cuillerées à café, toutes les heures ou toutes les demi-heures.

Maladie d'Addison. — Maladie bronzée, caractérisée par la coloration bronzée de la peau et des symptômes d'anémie profonde, elle se termine par la mort.

Maladie bleue, cyanose, mauvaise conformation congénitale du cœur ; la peau et les muqueuses ont une teinte violacée, la peau est visqueuse et froide.

De Bright. (*Voir* néphrite.)

Contagieuse, maladies qui se transmettent par le contact.

Endémique. Voir endémies.

Épidémique. (Voir épidémie).
D'estomac. (Voir estomac).
Imaginaire. (Voir névroses).
Secrètes. (Voir syphilis et blennorrhagie).
Simulées. (Voir simulation).
Vénérienne. (Voir syphilis et blennorrhagie).

Maladie de Basedow. — (*Voir* goître exophtalmique).

Maladies dues aux céréales altérées. — l'Ergotisme (feu de Saint-Antoine), convulsion cérébrale, acrodynie (douleurs à l'extrémité des membres. Ces maladies sont épidémiques ou endémiques. (*Voir* Pellagre).

Maladies (du cœur). — Les signes locaux des maladies du cœur sont fournis surtout par la palpation et l'auscultation.

Signes fournis par la palpation : 1° Changement de siège de la pointe ; si le cœur est hypertrophié, la pointe bat au 5e, 6e ou 7e espace intercostal, au lieu de battre au 4e en dedans du mamelon ; 2° changement dans la force des contractions ; le cœur hypertrophié frappe la main comme le ferait un coup de marteau ; 3° sensation de frottement ou de frémissement, dans l'endocardite, ou quand les valvules sont incrustées de sels calcaires.

Signes fournis par l'auscultation : 1° les bruits sont irréguliers et intermittents, ce qui indique souvent une altération organique du cœur ; 2° les bruits du cœur peuvent devenir anormaux, ces bruits anormaux peuvent se passer, en dehors du cœur (bruit de frottement), ils indiquent alors une péricardite sèche avec fausses membranes, ou dans les cavités même du cœur (bruits de souffle ; ce bruit de souffle présente de nombreuses variétés relatives : 1° à son siège, le bruit se fait entendre, soit à la pointe, soit à la base, il coïncide avec le premier ou avec le deuxième bruit normal, ou avec les deux ; 2° à sa durée, le bruit du souffle est court ou prolongé : 3° à son intensité, il est doux ou soufflant, rude ou musical.

On peut diviser en trois groupes les maladies du cœur produisant du bruit du souffle ; 1° les lésions organiques du cœur, *l'endocardite chronique,* qui épaissit les valvules, la dilatation des orifices ou leur rétrécissement : 2° les altérations du sang : chloro-anémie, hémorrhagie, cachexie, grossesse ; 3° névroses, (hypochondriaques, gens atteints de palpitations simples).

Le bruit de souffle reconnu se rattache-t-il à une lésion organique du cœur ou à un souffle anémique ? 1° les souffles organiques sont rudes, les souffles anémiques sont très doux : 2° les souffles organiques peuvent se rencontrer aux premier et deuxième temps, à la pointe et à la base ; les souffles inorganiques se font entendre surtout au premier temps et à la base : 3° les souffles organiques, une fois établis, durent des mois et des années et deviennent de plus en plus rudes : les seconds sont intermittents, passagers, restent doux : 4° les premiers s'entendent chez des gens ayant d'autres signes de maladies du cœur (frémissement, hyperthrophie du cœur, œdème chez des rhumatisants ; les souffles inorganiques existent chez des anémiques).

Le souffle étant reconnu de nature organique, s'il existe à la pointe et au premier temps, il indique une insuffisance de l'orifice mitral, à la pointe au deuxième temps ou après le deuxième temps, rétrécissement mitral. Bruits de souffle à la base, premier temps, rétrécissement aortique : à la base et au deuxième temps, insuffisance aortique. Les maladies du cœur droit sont rares ; cependant la valvule tricuspide qui sépare l'aureillette droite du ventricule droit peut être atteinte aussi d'insuffisance et de rétrécissement.

Les conséquences vitales des lésions cardiaques sont des désordres de la circulation qui se traduisent par de l'œdème, de l'ascite, des congestions viscérales, cérébrales, des cirrhoses, de l'ascite, du catharrhe chronique des bronches, de l'apoplexie, des congestions du poumon, etc.

Traitement. — Hygiène, se lever de bonne heure, hydrothérapie tiède, puis froide, étuve sèche, peu de tabac, peu d'émotions, exercice modéré, altitude moyenne, air marin, pas de bains de mer, cure de petit lait et de raisin.

Traitement médical. — Digitale, granules de digitaline de Trouette, bromure de potassium, caféine, dragées Saint-Marc, dans les complications digestives, eau de Carabana ; diète lactée et diurétiques dans les hydropisies.

Maladies du foie (principales). — 1° *Hépatite aiguë*, maladie des pays chauds, survenant parfois après la dysenterie. (*Voir* hépatite).

2° *Hépatite chronique*, douleurs au foie, troubles digestifs, ascite, hémorrhoïdes, épistaxis.

Traitement. — Frictions mercurielles, vésicatoires sur la région du foie, toniques, eau de Vichy, Vals, Carlsbad, Néris, Saint-Léger-Pougues.

3° *Cirrhose. Voir* ce mot. 4° *kystes hydatiques.* (*Voir*

ce mot.) 5° *cancer du foie* et des voies biliaires, avec troubles fonctionnels variables selon le siège ; 6° *calculs bilaires*. (*Voir* coliques hépatiques). 7° *ictère*. (*Voir* ce mot.)

Maladies héréditaires. — Les moyens que l'on indique pour prévenir les maladies héréditaires peuvent se rattacher à trois grandes divisions :

1° Le mariage.

2° Les arts et les professions.

3° La gymnastique.

Croisement par le mariage. — Éviter la consanguinité. ou plutôt n'unir que des êtres n'ayant point chacun une tare de même nature.

Les professions. — Le cordonnier taciturne et froid n'a pas le caractère babillard du coiffeur.

Chaque occupation exige l'action d'un organe : chez le penseur, c'est le cerveau ; chez le chanteur, les poumons disposition qui les assujettit aux maladies de ces organes, et devient par là même susceptible d'être transmise par la génération.

Pour préserver de ce vice les enfants, il faut les soumettre à un genre de vie opposé et rendre ainsi leur prédisposition négative.

Il ne suffit pas de neutraliser pour ainsi dire l'action de certaines parties, il faut encore favoriser le développement de quelques autres, par un exercice convenable.

Maladie de Menière. — *Symptômes* : Bourdonnement d'oreille, demi-surdité, tintements, titubations, nausées, vertiges, prenant sous forme d'accès.

Ces accès sont précédés ou non d'hallucinations étranges, quelquefois de perte de connaissance.

On admet quatre formes de cette maladie :

1° Forme apoplectiforme ; 2° forme épileptiforme : 3° forme stomacale ; 4° forme simple dans laquelle le vertige est le principal phénomène. Traiter par le sulfate de quinine longtemps continué.

Maladies mentales. — Thérapeutique des maladies :

Pour combattre l'insomnie, *Chloral* (hydraté) 1 à 2 gr., *hyoscine*.

L'iodhydrate d'hyoscine est le sel qu'on doit préférer.

Administrée par la bouche, l'hyoscine agit moins rapidement que lorsqu'elle est employée en injection hypodermique :

mais dans le premier cas, elle ne détermine pas aussi facilement des symptômes toxiques.

Pour l'insomnie, la donner à l'intérieur.

Pour agir rapidement sur un état d'excitation intense, injection hypodermique.

Ne jamais dépasser la dose de 3 milligrammes par jour.

Action nulle chez les mélancoliques.

L'hyoscine ne doit jamais être donnée au début parce qu'alors elle pourrait produire des hallucinatons.

Il ne faut pas que le malade ait de lésions du côté du cœur.

Acétophénone. — Hypnotique abaissant la sensibilité et provoquant le sommeil.

Accélérant les battements de cœur.

À haute dose, il abaisse la pression du sang en agissant sur les vaso moteurs et sur le cœur dont il paralyse l'action.

Des doses fortes et moyennes abaissent l'irritabilité ; des doses faibles produisent le même effet sur le moelle.

Formes dépressives. — Stimulants.

Formes d'excitation. — Voir l'état intestinal.

S'il y a constipation, eau de Carabana.

Maladies de la rate. — 1° *Inflammation de la rate, splénite aiguë,* douleur à l'hypochondre gauche, quelquefois formation d'abcès ; 2° *splénite chronique,* hypertrophie de la rate, complique les cirrhoses, les maladies de cœur, l'impaludisme, etc. (*Voir* ces mots).

Maladies transmissibles. — Lorsque les parents auront été affectés de maladies facilement transmissibles ou seulement réputées telles, (car un excès de précaution ne peut pas nuire), il faudra se soumettre à un genre de vie convenable. Il est évident que ce genre de vie devra varier selon l'espèce de mal qu'on devra redouter. Celui qui naîtra avec des dispositions à la phthisie pulmonaire ne devra pas être soumis aveuglément au régime de celui qui sera né avec des dispositions à l'apoplexie ou à l'aliénation mentale ; mais nous ne saurions entrer dans les détails néces saires à chaque maladie, et la thérapeutique a soin d'indiquer le traitement prophylactique qui convient à chacune d'elles. Nous devons nous borner à dire ici, d'une manière générale, que tout individu qui naît avec les dispositions dont nous avons parlé, **doit être soustrait dès sa naissance aux influences auxquelles les auteurs de ses jours étaient soumis. (***Voir* maladie héréditaire.)

Maladrerie. — Hôpital de lépreux, dit aussi léproserie.

« Ce mot, dit Littré, a pour étymologie le mot malade, maladrerie dérivé de malade s'est, dans certaines provinces, transformé en maladière.

Les hôpitaux nommés léproseries étaient déjà très nombreux sous Charlemagne, et le testament de Louis VIII lègue cent sous à chacune des deux mille léproseries de son royaume.

Malandrie. — Espèce d'éléphantiasis, de lèpre.

Malaria. — (*Voir* impaludisme, fièvre intermittente, marais).

Mal de mer. — Moyen de le prévenir.

Causes : les mouvements du vaisseau, les odeurs de graisses de la machine, etc.

Pour éviter ces causes, se coucher, fermer les yeux, et choisir, si on le peut, une cabine loin de la machine à vapeur. Il y a, du reste, avantage sous tous les autres rapports, on entend moins le bruit et la chaleur est moins forte.

Ne pas manger d'aliments gras, huileux.

J'ai vu des personnes n'avoir le mal de mer que lorsqu'elles avaient mangé des graisses qu'elles ne pouvaient pas digérer.

Maintenir le thorax immobile par une très longue bande de flanelle enroulée autour du tronc.

Nous conseillons la solution d'antipyrine de Troŭette. (*Voir* nautalgie.)

Mancenilier vénéneux. — Des voyageurs ont avancé que l'homme qui s'endormait à l'ombre de cet arbre ne se réveillait plus. C'est une erreur au dire des naturalistes qui ont étudié à fond la question.

Maniaques. — *Moyens hygiéniques de traitement.* — La plupart des maniaques sont remarquables par une mobilité extrême et par une sorte d'exubérance de mouvements qui les portent à gesticuler, à marcher, à courir, à s'agiter sans cesse. Il faut les laisser errer dans un jardin spacieux, hors du sein tumultueux des villes, où l'air soit pur et frais, tant que, par leurs gestes et leurs actions ils ne soient pas susceptibles de nuire. L'exercice leur est très nécessaire, mais il faut qu'il soit dirigé de telle sorte qu'il tempère leur trop grande activité musculaire par une continuité régulière, et qu'il les occupe assez, soit par l'attention, soit par la fatigue, pour rompre la série vicieuse de leurs idées extravagantes ; tels sont les travaux manuels, les jeux, les exercices du corps, le jardinage, la culture de la terre.

Manie. — Forme d'aliénation mentale caractérisée par de l'agitation, de l'irascibilité. La manie peut prendre divers caractères : manies religieuse, ambitieuse, érotique, etc.

Traitement. — Lavement avec 125 grammes d'eau fraîche, 4 grammes d'éther sulfurique. A l'intérieur, une cuillerée à café quatre fois par jour dans une infusion de feuilles d'oranges fraîches, de la solution suivante :

Vinaigre . . . . 120 gr.

Camphre pur . . . . 16 »

Maniguette. — Nom donné aux graines de paradis ou poivre de Guinée ; on s'en sert pour falsifier le poivre qu'il rend moins actif mais ne produit pas d'inconvénients.

Maquereau. — Poisson dont la chair un peu huileuse n'est pas supportée par tous les estomacs : c'est cependant un excellent aliment.

On trouve sur les marchés plusieurs variétés de maquereau peu différentes du maquereau ordinaire.

Le Sansonnet ou Roblot, qui n'est pas plus grand qu'un hareng.

Le maquereau jaspé ou Bréan, dont la chair est plus abondante que celle du maquereau ordinaire.

Marais. — Tout le monde sait que les effluves des marais en suspension dans l'air, en altèrent la qualité, et portent le trouble dans l'économie à la manière des poisons.

Ces effluves ne produisent pas les mêmes maladies, c'est que leur composition varie : gaz des marais, gaz hydrogène, acide carbonique, principes carbonés, bacilles de natures diverses, bacille de Laveran, cause de la fièvre.

Ces émanations, d'après Lancisi, sont plus redoutables pendant la nuit :

1° Parce qu'alors l'absorption est plus active ;

2° Parce que ces émanations marécageuses contiennent des effluves plus redoutables. L'action est presque nulle dans la journée.

Pour assainir le pays : plantations d'eucalyptus globulus, plantations en général, écoulement des eaux, desséchement du sol.

Comme préservatifs des fièvres des marais, usage des boissons fermentées, assaisonnement de haut goût, épices à haute dose, usage journalier de la choucroute, du cresson, de l'ail, de tout aliment capable de fortifier les tissus, d'exciter l'énergie du système sanguin.

Les régions marécageuses de la France sont : La Rochelle, les marais salants de l'Aunis ; le département de la Moselle, Marsal dans celui de la Meurthe, les tourbières de la Somme, les marais de la basse Bresse, de la Sologne. cette dernière bien assainie depuis quelques années. Aigues-Mortes, dans le département du Gard, la Camargue, dans les Bouches-du-Rhône, certaines parties du Morbihan, les environs de Lorient.

Marasme. — État de débilité, de maigreur excessive qui se produit dans les maladies longues et chroniques.

Marches militaires. — Mesures sanitaires à observer pour l'exécution des marches militaires pendant la période des chaleurs.

Ces prescriptions sont du 1er août 1890. La note est insérée au bulletin officiel du ministère de la guerre, partie réglementaire 1890, page 116, cabinet du ministre.

Toutefois, les dates indiquées pour la mise en vigueur des dispositions arrêtées suivant les régions correspondent à une année très chaude et peuvent être exceptionnellement modifiées. Ainsi, l'année 1893 paraissant devoir être une année à chaleurs précoces, une note ministérielle du 21 mai 1893, disait qu'il appartiendrait à MM. les gouverneurs militaires de Paris et de Lyon, et les généraux commandant les corps d'armée de déterminer, en tenant compte des circonstances atmosphériques et locales, les époques pendant lesquelles les troupes ne doivent pas être mises en mouvement en dehors des heures fixées par la note du 1er août 1890 précitée.

Cette mesure laisse une certaine initiative aux commandants de corps d'armée, qui consulteront certainement le corps de santé pour savoir la décision qu'ils doivent prendre.

Marron. — Le marron n'est qu'une variété de la châtaigne commune. Grillé, il est d'une digestion difficile. On peut le manger en purée, ou bouilli dans l'eau.

Massage. — Différents modes : Effleurage, friction. pétrissement et tapotement des chairs. Il donne de bons résultats en agissant sur les vaso moteurs. Le massage est employé dans le traitement des fractures diaphysaires de l'avant-bras et de la jambe, les maladies de l'utérus.

Le massage facilite les fonctions de sécrétion et d'excrétion cutanée, augmente la contractilité musculaire, prévient ainsi l'atrophie, rend les mouvements plus aisés et favorise les phénomènes d'endosmose, évite les raideurs, active les fonctions digestives et d'assimilation, produit des effets anesthésiques par des attouchements légers appelés passes ou magnétisme animal.

Il imprime une activité plus grande à la circulation profonde, musculaire et viscérale.

Il s'emploie dans le traitement des contusions, des entorses, de certaines fractures ; contre l'embonpoint exagéré et la constipation.

Massage japonais (auto-massage) contre la constipation et le lumbago. Mettez-vous à genoux, joignez les mains, puis faites des mouvements de va-et-vient comme les brasses d'un nageur, à la hauteur du thorax trois à cinq fois pour calmer la fièvre du foie. Flexion et extension du thorax sur le tronc, puis massage ascendant

(Le patient, couché sur le dos, fait opérer des mouvements de flexion aux membres inférieurs ; les cuisses viennent s'appliquer sur l'abdomen, et masser la paroi abdominale antérieure.

Pour guérir la douleur au cœur (*sic*), serrez les poings et étendez précipitamment et vigoureusement vos bras de gauche à droite, alternativement. (C'est un mouvement analogue à celui qu'emploient les cochers de Paris pour se réchauffer en hiver. Chaque bras vient frapper la poitrine alternativement.)

Pour faire disparaître la fièvre qui se serait accumulée (*sic*) dans le ventre et guérir les indigestions et les douleurs de toutes sortes, croisez les mains, appuyez un des pieds dans vos mains jointes ainsi et donnez six secousses en avant, puis fermez les yeux, avalez votre salive et respirez fortement, en sifflant entre les dents au moment des expirations (c'est-à-dire en retenant l'air dans les poumons aussi longtemps que possible).

Pour chassez la faiblesse que l'on sentirait aux poumons (*sic*), asseyez-vous (à la japonaise, c'est-à-dire sur les talons), appuyez-vous les bras par terre et ramenez le tronc en arrière. (Exercice consistant, une fois assis, à se coucher sur le dos et à se relever, en faisant agir les muscles de la masse dorso-lombaire et les pectoraux.)

Pour guérir l'inflammation qui existerait dans les poumons et dans la poitrine, asseyez-vous et frappez-vous le dos de trois à cinq fois avec vos poings, les bras ramenés en arrière. (*Après quoi, fermez les yeux et faites claquer les dents* (*sic ??*).

Pour chassez l'indisposition qui résiderait dans les organes génitaux urinaires (vessie, etc.), saisissez un de vos pieds et agitez-le vingt ou trente fois à gauche et à droite.

Pour faire disparaître la fièvre qui existerait dans l'estomac et pour exciter l'appétit, asseyez-vous, puis étendez et repliez alternativement vos jambes ; joignez vos mains derrière le dos et frappez-vous le dos cinq à six fois..

Comme l'auteur japonais prend soin de nous le dire, ce petit manuel d'*auto-massage* est destiné aux personnes qui, habitant loin des villes, sont privées de masseurs de profession.

Massage des organes digestifs. — Il est applicable à l'estomac et aux intestins. C'est un moyen d'excitation puissant. La main du masseur doit être douce, chaude ou chauffée. Massage gastrique : Excitez l'estomac d'une main légère, de façon à réveiller, soutenir, accroître ses mouvements.

Effets : le cardia se ferme, l'estomac se contracte et se relâche successivement de gauche à droite, sorte de reptation sur place entre deux points fixes, le pylore s'entrouvre. Le massage sera court et superficiel au début et dans le courant de la chymification ; plus profond, plus prolongé vers la fin et lorsqu'il s'agit de transmettre le bol alimentaire de l'estomac au duodénum.

Masque. — Teinte particulière que prend le visage des femmes enceintes dans les derniers temps de la grossesse, teinte qui persiste quelquefois après l'accouchement.

Traitement. — Lotions quotidiennes avec mélange à parties égales d'eau de son et de liqueur de Van Swieten, pommade à l'oxyde de zinc.

Mastic dentaire. — Mastic en larmes 20 ; éther officinal 10. F. S. A. On en imbibe un peu de coton qu'on introduit dans la cavité de la dent. L'éther évaporé, il reste une masse ferme qui oblitère provisoirement l'excavation.

Mastic dentaire au benjoin : On le prépare comme le précédent et on l'emploie de la même manière.

Mastite. — Inflammation des mamelles. Traiter par un pansement ouaté. (*Voir* mastodynie).

Mastodynie. — Douleur aiguë à la mamelle.

Traitement. — Application de baume tranquille, d'emplâtre de ciguë belladonée, de pommade à la cocaïne.

Maturatifs. — Topiques pour hâter la formation du pus dans les abcès : fomentation chaude, cataplasmes Hamilton, etc.

Mayer (marteau de). — Ses bouts sont plans et convenablement arrondis. On le plonge dans l'eau bouillante et on l'applique sur le lieu que l'on veut cautériser ; l'épiderme se soulève et des phlyctènes se forment en quelques minutes. Appliqué sur l'épigastre, c'est un puissant excitant dans les cas de mort apparente. Un gros marteau ordinaire peut remplir l'office du marteau de Mayor.

Médicaments dangereux ou difficiles à manier chez les enfants

Nous citerons en premier lieu l'opium et ses dérivés : le laudanum, les alcaloïdes de l'opium, exemple : la codéine et particulièrement la morphine.

Le danger de l'opium chez les enfants est connu depuis bien longtemps. Trousseau a signalé la possibilité de l'empoisonnement d'un nouveau-né par une seule goutte de laudanum. Depuis, beaucoup d'autres faits semblables ont été publiés.

Différents auteurs attribuent la mortalité par convulsions chez les nourrissons en Angleterre, à l'abus de la tisane de pavot, fort en usage chez les gardeuses et les bonnes d'enfants d'enfants de ce pays. On pourrait faire le même reproche aux nourrices de certaines parties de la France.

On ne doit pas administrer d'opiacés à un enfant avant l'âge de deux ans, sauf en cas de nécessité absolue et par ordre d'un médecin.

Le chloral peut remplacer avantageusement l'opium comme hypnotique ; ce médicament est très bien supporté par les petits enfants à la dose de 5 centigrammes, répétée jusqu'à l'effet voulu.

Dans le cas de diarrhée, 1° l'acide lactique en potion, 2° l'eau de chaux mélangée avec le sirop de coings, remplacent l'opium avec avantage.

Ce que nous venons de dire pour l'opium et ses composés s'applique à la plupart des toxiques. *Le poison doit, en général, être exclu de la thérapeutique des enfants.*

Nous parlerons ensuite de l'acide phénique. Cet agent est d'un emploi *très dangereux pour les petits enfants.*

Il suffit d'applications externes sur la peau d'une solution phéniquée pour provoquer chez un nouveau-né des accidents mortels. Lucas-Championnière en a rapporté un exemple. L'ouate phéniquée, une solution à 1/500 est même dangereuse.

Inutile de dire qu'on devra s'abstenir de donner l'acide phénique à l'intérieur soit par la bouche, soit en lavements ou en injections.

La plupart des cas d'empoisonnement phéniqué ont été signalés chez des enfants au-dessous de deux ans. Mais Billroth en *a observé chez des enfants de trois ans et même six ans et demi.* On agira donc sagement en proscrivant cet agent de la chirurgie infantile et en le remplaçant par des solutions d'acide borique ou d'acide salicylique.

Pour terminer, nous dirons que le chlorate de potasse, ournellement prescrit pour la plupart des affections de la gorge et de la bouche, n'est pas aussi inoffensif qu'on le croyait.

Marchand et Jacobi ont, les premiers, signalé l'intoxication par le chlorate de potasse employé à la dose relativement peu élevée de 3 à 5 grammes, et absorbée dans les vingt-quatre heures. Parfois, ces accidents ont été suivis de mort. On voit qu'il faudra user de ce médicament avec prudence.

Pour se servir des médicaments dangereux, on devra employer les médicaments dosés suivant la méthode duodécimale de Trouette, procédé approuvé en 1892 par l'Académie de Médecine de Paris. (*Voir* méthode duodécimale).

Médulite. — Inflammation de la moelle des os. (*Voir* ostéomyélite).

Mégalomanie. — Sorte de folie où tout paraît grand.

Mégaloscopie. — Moyen de regarder dans l'estomac, dans la vessie et de voir une assez large surface de ces organes.

Cette méthode rend possible certaines opérations, telles que le cathétérisme chez la femme, la dilatation des uretères soit par des moyens mécaniques, soit par l'électrolyse.

Mélæna. — Présence du sang dans les selles qui prennent une couleur de marc de café.

Symptôme dans l'ulcère de l'estomac, le cancer de l'estomac, etc.

Mélancolie. — Forme de maladie mentale caractérisée par de la tristesse sans causes déterminées.

Traitement. — Occuper le malade, le forcer à l'effort intellectuel et physique, tonique Rousseau, poudre de viande Trouette, eau de Carabana.

Mélaniennes (taches). — Taches de la peau résultant d'une accumulation locale de pigment cutané.

Mélanisme. — Excès de coloration de la peau ou des poils.

Melon. — Le melon est d'une alimentation froide, douce et peu réparatrice ; il est doué d'une action spéciale sur les reins et la vessie, c'est pour cela qu'on le conseille aux graveleux ; il rafraîchit, il tempère, il relâche : il soulage dans les constipations et les hémorrhoïdes.

L'abus du melon affaiblit les facultés digestives, provoque la fièvre, la dyssenterie, et même le choléra : il est surtout nuisible aux vieillards ; aux personnes délicates d'un tempérament froid, lymphatique.

On mange le melon avant ou après la soupe, ou bien en entremets.

Le melon réclame une longue mastication, sa chair compacte et lourde exige toujours un bon estomac. Il vaut mieux manger le melon en même temps que la grosse viande qui rendra sa digestion plus facile.

Quelques personnes le saupoudrent de sel, de sucre et même de poivre : ces condiments ne gâtent rien, mais le meilleur moyen pour éviter qu'il occasionne des pesanteurs d'estomac, c'est de l'arroser, aussitôt avalé, d'un verre de vin vieux et chaud. Il est nécessaire de n'en manger dans un seul repas qu'une quantité modérée.

Les melons cueillis jeunes, ceux que l'on supprime comme surabondants ou mal formés, peuvent être confits comme les cornichons ou mangés cuits ; ils présentent alors un mets fort délicat, surtout si on les assaisonne à la manière des jeunes fruits.

Méningite. — Inflammation des méninges cérébro-spinales, membranes enveloppant le cerveau et la moelle.

Affection fréquente chez les enfants, quelquefois à forme tuberculeuse.

Cette maladie peut avoir un caractère épidémique, des régiments l'ont souvent transportée de garnison en garnison.

A l'autopsie on trouve une suppuration intense des méninges, suppuration ayant l'aspect d'une couche de beurre. On a trouvé dans ce pus des micrococques, ce sont des bactéries ronds disposés souvent en diplocoques.

Traitement. — Couper les cheveux très court, appliquer des sangsues derrière les oreilles, purgatif au calomel, vésicatoire volant sur la tête ; sulfate de quinine et iodure de potassium à l'intérieur.

Méningocèle. — Tumeur du crâne formée par les méninges et le liquide arachnoïdien, tumeur faisant saillie à l'extérieur par une ouverture de la boîte crânienne.

Méningo-encéphalite diffuse. — Lésions constatées à l'autopsie des personnes mortes de paralysie générale, ce mot est donc synonyme de cette affection.

Ménoblastique. — Qui a une segmentation partielle Mot nouvellement employé en embryogénie.

Ménopause. — Vulgairement âge critique, disparition de la menstruation.

Hygiène. — Exercice, eau de Carabana, hydrothérapie, occupation intellectuelle. (*Voir* hygiène des sexes).

Ménorrhagie. — Ecoulement menstruel trop abondant

et constituant par cette abondance même un état maladif. (*Voir* métrorrhagie.)

Menstruation. — Retour périodique chez les femmes d'une évacuation sanguine.

Si les menstruations sont douloureuses ou difficiles à établir chez les jeunes filles, on devra faire usage de toniques. Tonique Rousseau, dragées de fer Trouette, vin du D' Cabanès.

Menstruation difficile. — Dragées de fer Trouette et tonique Rousseau au moment des règles. (*Voir* dysménorrhée).

Mentagre. — Affection parasitaire des poils de la barbe analogue à la teigne tonsurante du cuir chevelu. Le parasite est le même, c'est le tricophyton tonsurant.

Traitement. — Le même que pour la teigne tonsurante.

Menthol — Camphre de l'essence de menthe. On en fait des crayons antinévralgiques qui, frottés sur le front, peuvent calmer momentanément certaines névralgies superficielles.

Antiseptique, il est employé dans les caries dentaires et dans la tuberculose pulmonaire.

Méphitisme. — *Voir* air vicié.

Mer. — Le séjour au bord de la mer est une espèce de médication très utile aux citadins fatigués par le travail, le plaisir ou les excès. Les bains de mer conviennent aux enfants de complexion molle et torpide, qu'ils soient ou ne soient pas atteints de rachitisme et de scrofule. Conseillés encore dans la chlorose, les troubles de la menstruation, la stérilité, les engorgements des viscères chroniques, non fébriles, etc. N'oubliez pas que le bain de mer irrite et surexcite vivement les personnes sèches et nerveuses. — L'eau de mer a une saveur salée saumâtre et provoque, lorsqu'on en boit un litre à un litre et demi des nausées, quelquefois des vomissements et une diarrhée plus ou moins abondante : c'était le purgatif favori d'Asclépiade. Ses principes actifs les plus importants sont le chlorure de sodium, les chlorures de potassium et de magnésium enfin le bromure de sodium et le sulfate de magnésie.

Mer (air de la). — Sur les bords de la mer l'air est humide, lourd, mais très pur et la température est presque constante. L'air de la mer est tonique, augmente la vitalité et excite la nutrition.

Les herpétiques, les épileptiques, les gens excessivement nerveux doivent éviter l'air de la mer trop stimulant pour eux. Les lymphatiques, les anémiques, les scrofuleux, les rachitiques doivent en rechercher l'influence.

Mercure (Métal liquide d'un blanc d'argent). — Le mercure irrite les surfaces qui supportent son contact : il y produit une éruption vésiculeuse : il anime les plaies, déterge, fait suppurer les ulcères en les poussant à la cicatrisation. Absorbé, il se fixe dans l'organisme et n'est éliminé qu'à la longue. Il produit une cachexie particulière et provoque la salivation et la diarrhée. C'est un poison universel et très actif et d'autant plus dangereux que les êtres sont moins fortement organisés : il est plus délétère aux néoplasmes qu'aux tissus sains. Remède spécifique de la syphilis et des dartres invétérées et antiparasitaire. C'est, sans doute, par cette dernière action qu'il est si utile dans la plupart des maladies de la peau avec effraction de l'épiderme.

Pommade mercurielle à parties égales; onguent mercuriel double, onguent napolitain : mercure 500 ; axonge benzoïné 460 ; cire blanche 40 Fr. S. A. composition mercurielle, en quelque sorte fondamentale la plus ancienne et la plus usitée. En frictions, contre la syphilis, jusqu'à ce que survienne la salivation, ou que les manifestations de la maladie disparaissent sans qu'il y ait de salivation

On a donné à cette dernière méthode le nom de *traitement par extinction*, parce qu'on supposait que le virus y était détruit, ou sa force éteinte, sans qu'il fût nécessaire de le chasser au dehors.

On l'appelait aussi *Méthode de Montpellier* par allusion au lieu où elle avait été inventée et où elle était plus spécialement appliquée.

L'onguent napolitain sert à confectionner les compositions suivantes : *Cérat mercuriel :* onguent napolitain et cérat de Gallien, àà 100. F. S. A. Pour le pansement des ulcères syphilitiques. *Onguent digestif mercuriel :* onguent digestif simple et onguent mercuriel àà 100 F. S. A. Mêmes usages que le précédent.

On s'en sert surtout pour le pansement des chancres. *Pommade mercurielle, faible, onguent gris :* onguent napolitain 100 ; axonge benzoïné 300. F. S. A. Pour tuer les poux et principalement ceux du pubis. *Pilules mercurielles savonneuses ; pilules de Sédillot ;* onguent napolitain récent 30 ; savon médicinal 10 ; poudre de réglisse 10, F. S. A. une masse qu'on divise en pilules de 0.20. Chaque pilule contient 0,05 de mercure. Contre la syphilis.

Une à cinq et plus, par jour, jusqu'à ce que survienne la

salivation, ou que s'effacent, sans salivation, les manifestations syphilitiques.

Pilules mercurielles simples ; pilules bleues ; mercure purifié 20 ; conserve de rose 30, poudre de réglisse 10, F. S. A. 100 pilules dont chacune contient 0,05 de mercure. Même dose, même usage, que les pilules mercurielles savonneuses. — *Pilules mercurielles purgatives ; pilules de Belioste ;* mercure purifié, miel blanc, poudre d'aloès du Cap, àà 60, poudre de poivre noir 10, poudre de rhubarbe 30, poudre de scammonée 20. F. S. A. Des pilules de 0,20 dont chacune contient 0,05 de mercure, autant d'aloès et 0,017 de scammonée. Mêmes usages que les précédentes. Quant au nombre, il est borné, soit par une diarrhée trop forte, soit par la salivation à l'extérieur. Le mercure s'emploie en emplâtre de Vigo pour les tumeurs.

Mercure (hygiène professionnelle). — Ramazzini a tracé un tableau lamentable des ouvriers qui exploitent les mines de mercure. Tremblements, paralysie, vertige, enflure des pieds, ulcères des gencives, chute des dents ; au bout de quatre mois se manifestent les premiers symptômes et ils ne peuvent travailler au-delà de trois ans.

Mérocéle. — (*Voir* hernie crurale).

Mérycisme. — Nom donné à la rumination chez l'homme. Il est exceptionnel dans l'espèce humaine. Les aliments, après un séjour plus ou moins long dans l'estomac, peuvent être ramenés à la bouche et mastiqués de nouveau.

Mésentérite. — Inflammation du mésentère. (*Voir* péritonite.)

Mésologie. — Partie de l'hygiène qui traite des agents cosmiques et de leur action sur l'organisme sain. M. Bertillon, qui a créé le mot, la définit :

« Science des milieux ou science qui a pour objet la connaissance des rapports qui relient les êtres vivants aux milieux dans lesquels ils sont plongés. »

Métallothérapie. — Traitement des maladies par l'application de plaques métalliques à l'extérieur et de préparation minérales à l'intérieur.

Métastase. — Changement dans le siège et la forme d'une maladie.

Météore. — Gaz intestinaux. (*Voir* ballonnement, pneumatose, tympanite).

Météorisme. — Distension de l'abdomen due à la présence de gaz dans le tube intestinal : c'est un symptôme de dyspepsie. (*Voir* pneumatose)..

Traitement. — Infusions chaudes, thé, menthe poivrée, élixir de papaïne Trouette après les repas.

Méthode duodécimale. — Méthode de dosage des médicaments dangereux ou difficiles à manier, approuvée par l'Académie de Médecine de Paris, en 1892. Cette méthode consiste à diviser en douze parties égales la dose maximum (de chaque médicament) qui peut être donnée à un adulte en 24 heures; que ce médicament s'emploie sous une forme quelconque: capsules, pilules, granules, cachets, pastilles, etc.

De cette façon on voit de suite comment employer tel ou tel médicament; comment en régler l'absorption dans les 24 heures, soit qu'on veuille lui faire produire son effet maximum, demi effet ou quart d'effet, ou bien que ce médicament soit destiné à un adulte, un adolescent ou un enfant. Par conséquent, les erreurs et les empoisonnements sont absolument impossibles, même s'il s'agit des médicaments les plus toxiques.

La méthode duodécimale a été inventée par E. Trouette, pharmacien des plus connus.

Tous les médicaments duodécimaux sont préparés par lui et portent son nom.

Métrite. — Inflammation de la muqueuse et du tissu de l'utérus survenant généralement à la suite d'accouchement et de fausses couches, et caractérisée par des troubles de la menstruation, des fleurs blanches, des douleurs et pesanteurs à la matrice, des troubles de la digestion, etc.

Traitement : Injections chaudes, bains fréquents, repos horizontal à l'époque des règles, poudre de viande Trouette, tonique Rousseau, vin du Dr Chaaacs.

Métrorrhagie. — Les femmes, de la puberté à la ménopause, ont des pertes sanguines, survenant périodiquement tous les vingt-sept ou vingt-huit jours; ce sont les règles.

Mais, outre ces pertes normales, il se produit parfois des pertes anormales, *les métrorrhagies.*

Lorsque ces hémorrhagies anormales se produisent dans l'intervalle des règles, on les appelle plus spécialement *métrorrhagies* : quand elles accompagnent les règles dont elles augmentent l'abondance et la durée, on les nomme *ménorrhagies.*

Les symptômes de l'hémorrhagie utérine sont variables, le plus constant est la sortie de caillots, quelquefois volumineux, durs et noirâtres, dont l'expulsion provoque des contractions de la matrice (coliques utérines).

La métrorrhagie prolongée cause une anémie spéciale. La

malade a un teint blanc jaunâtre, il n'y a pas d'amaigrisse-sement, il se produit de l'inappétence, de la constipation, de la faiblesse générale ; c'est l'anémie utérine.

Une métrorrhagie persistante est presque toujours l'indice d'une lésion des organes génitaux internes de la femme.

Les salpingites, surtout les salpingites d'origine blennor-rhagique, sont fréquemment accompagnées de ménorrhagies, puis surviennent des règles supplémentaires. Les kystes de de l'ovaire, les amputations du sein, même, peuvent causer des hémorrhagies utérines.

Les fibromes utérins, les sarcomes, les épithéliomas de l'utérus s'accompagnent de métrorrhagie.

Les pertes sanguines, persistent très souvent un an ou dix-huit mois après une fausse-couche, ce cas est très fréquent dans les grandes villes.

Dans la métrite chronique, il y a des pertes sanguines abondantes, précédées ou suivies de l'écoulement d'un liquide muco-purulent.

Avant 27 ou 30 ans, une femme qui a des pertes n'a pas de corps fibreux.

Traitement des métrorrhagies. — Repos horizontal le bassin légèrement élevé, le tronc un peu en contre-bas. Injec-tion d'eau chaude à 50° faite lentement, tamponnement avec de la gaze iodoformée, hamamelis Mazza.

Lavements laudanisés.

Pour empêcher l'hémorrhagie de se produire, traitement général : douches, frictions sèches sur tout le corps, bains d'eau salée.

Bains de soleil, la malade s'étend sur une chaise longue, en plein soleil, vêtue d'une robe noire, la tête protégée par un parasol.

Soigner l'alimentation, poudre de viande Trouette, fer Trouette, eau Saint-Léger-Pougues.

Métrorrhée. — Écoulement muqueux peu abondant se produisant parfois chez les femmes enceintes.

Traitement. — Repos horizontal pendant quelques jours.

Miasme. — Émanations qui se répandent dans l'air et exercent sur l'organisme une action plus ou moins perni-cieuse.

Préservation. — Lavage des appartements, écuries, cabi-nets d'aisances, au Crésyl-Jeyes.

Microbes. — *Voir* Bacilles, Bactéries, Schyzomicètes, Vibrions.

Le mot microbe, d'origine récente et répété sans cesse

aujourd'hui, a été employé pour la première fois par Sédillot
On avait les microzoaires, les microphytes, les micro-organismes. M. Sédillot a dit :

« Les organismes vivants amènent des complications graves ; ces germes ont reçu tant de noms différents que l'on
finit par s'y perdre :

Schizophytes, schizomycètes, micrococci, chrococci, microsphères, monobactéries, bactéries, bacilles, ptothrix, clodothrix,
beggiaton, microorganismes, microdinies, aérobies, anaérobies,
monades, bacilles, vibrions.

» J'ai cru utile de remplacer toutes ces dénominations par
un nom générique : *microbe*. »

Les microbes sont donc de petits êtres vivant dans notre
économie, et plusieurs maladies sont dues à leur présence.

Chaque espèce serait la cause d'une maladie, ou plutôt
chaque affection serait déterminée par un microbe spécial.

Pour faciliter l'étiologie sans s'occuper de l'animal, au
point de vue zoologique, on dit le microbe de telle maladie :
microbe de la fièvre typhoïde, microbe de la pneumonie,
microbe du choléra, etc., etc.

Les plus dangereux sont certains champignons inférieurs
qui se présentent sous forme de bâtonnets allongés et portent
le nom de Bacilles, Bactéries ; plus petits que les cellules
de notre économie, ils élisent domicile dans ces cellules, s'y
reproduisent et ébranlent la santé, soit mécaniquement par
leur présence, soit par la substance qu'ils secrètent.

De là l'importance de la Bactériologie. *(Voir* Microbiologie.)

Microbe du Béri Béri. — Microcoque qui se rencontre dans la moelle lombaire des animaux, plus tard il se
répand dans toute l'économie et on le trouve dans le sang
quand la mort est imminente ; c'est le même animal que le
quebrabou qui détruit des quantités innombrables de chevaux.

Microbicide (qui tue les microbes). — Il est un grand
nombre de microbicides, le Sanitor, par exemple (*voir* antiseptiques).

Microbiologie. — Etude des microbes, souvent désignée sous le nom de bactériologie, elle comprend :

L'étude des microbes. Leur classification.

Les conditions dans lesquelles ils vivent.

Les applications médicales qui résultent de leur connaissance.

Microbiologiques (cultures). — Elles ont pour but

d'isoler les diverses espèces de microbes, de les différencier, de les multiplier pour pouvoir expérimenter.

L'on fait également par les cultures l'étude des substances sécrétées par les microbes.

Microcéphale. — Individu dont le crâne est trop petit ; les os du crâne trop tôt soudés arrêtent le développement du cerveau.

Micrococcus. — Ce nom veut dire petite graine, il indique la forme de petits êtres qu'on peut faire entrer dans la classe des *microbes*.

L'un d'eux, le micrococcus cyaneus produit le pus bleu des hôpitaux.

Migraine (hémicrânie).— Douleur vive, lacinante, occupant un des côtés de la tête, surtout aux régions temporales et orbitaires, et sujette à des retours réguliers.

La migraine s'accompagne de troubles du côté de la digestion : nausées, vomissements, etc.

Traitement. — Bromure de potassium, eau de Chatel-Guyon, eau de Carabana, anisine Marc, solution d'antipyrine de Trouette, brosse électro-magnétique Fournier.

Miliaire. — La miliaire est une fièvre caractérisée par le développement de petites vésicules, dont la plus grosse ne dépasse pas le volume d'un grain de millet. Cette éruption n'est souvent qu'un phénomène apparaissant dans le cours d'une maladie plus grave ; aussi, tantôt est-elle un symptôme très important dans la marche de la maladie, comme dans la fièvre miliaire épidémique, tantôt n'est-elle qu'un phénomène très variable ; telles sont les vésicules de miliaire vers la fin de la fièvre typhoïde, celles qui précèdent quelquefois l'éruption de la variole, de la rougeole. Ces éruptions vésiculeuses portent plus particulièrement le nom de *sudamina*, et l'on a réservé la désignation de *miliaire, fièvre* ou *suette miliaire* à la maladie essentielle, caractérisée par l'éruption d'un grand nombre de petites vésicules. (*Voir* suette).

Misère physiologique. — La misère physiologique est en réalité une maladie, ou plutôt ce que les pathologistes appellent une imminence morbide. Le corps est amaigri, les appareils de la nutrition sont amoindris, dilatation incomplète des poumons, surtout au sommet, peau sèche, froide, aride, système nerveux excitable, alternatives d'exaltation et d'oppression, menstruation irrégulière, aménorrhée, diminution continue dans la production de l'acide carbonique et d'urée éliminée dans les vingt-quatre heures.

C'est donc une vie incomplète qui résulte d'une vie antérieure dans des conditions non hygiéniques sous le rapport de l'alimentation ou de l'exercice.

Bouchardat parlait souvent dans son cours d'hygiène de la misère physiologique. Elle peut arriver d'une façon rapide et atteindre son terme extrême dans un temps limité, par inanition, disette, famine; c'est la forme aiguë.

Il y a les causes qui agissent lentement et qui ne manifestent leurs effets que par la continuité, la misère ordinaire ou par privation, et, en deuxième ligne le défaut d'exercice, ou, ce qui revient au même, une dépense insuffisante en égard aux besoins de l'organisation.

Pour prévenir la misère physiologique, chaque jour exercice régulier de tous les muscles en rapport avec les forces est indispensable.

Pour la réparation, il faut se guider d'après l'intensité de la dépense. Faire usage de toniques : tonique Rousseau, vin du D⁰ Cabanes, dragées de fer Trouette, poudre de viande Trouette.

Moelle. — Les maladies de la moelle, étudiées dans ces derniers temps avec un très grand soin par l'école de la Salpêtrière, à cause du choix des dénominations employées dans la nosographie, offrent une grande confusion : aussi croyons-nous utile, pour mettre un peu de clarté dans ces matières de publier le tableau ci-après (Voir à la page suivante).

Moiteur. — (Voir sueur, mains).

Môle. — Faux germe, masse qui se forme dans l'utérus à la suite d'une fécondation imparfaite et vicieuse.

On les divise en deux groupes :

1° Môle charnu, masse présentant une apparence de chair.

2° Môle hydatique, formé de vésicules remplies de sérosités disposées en grappes.

Molluscum. — Tumeurs de la peau, molles, grisâtres, demi transparentes s'ulcérant souvent.

Traitement. — Lotion avec Crésyl Jeyes 2 0/0 ou spécifique Laban pur.

Monomanie. — Folie ou délire portant sur un seul objet.

Monomanie des grandeurs. — Pauvre, le malade se croit riche; sans influence, il se croit puissant ; quelquefois même il s'imagine être roi, empereur.

S'il y a dans les lèvres un léger frémissement, lorsque le malade parle, redouter la paralysie générale.

Monorchidie. — Présence d'un seul testicule dans le

scrotum, celui du côté opposé restant enfermé dans la cavité abdominale, le canal inguinal ou crural.

Une opération chirurgicale est quelquefois nécessaire.

Monstruosités. — (*Voir* tératologie).

Montagne air de la . — L'air de la montagne est sec, léger, pur. La température y est variable. L'air de la montagne est stimulant, à cause de sa légèreté et de sa richesse en ozone : il convient généralement dans le cas de maladies nerveuses et de maladies des voies respiratoires.

Moral et physique. — Hygiène du moral dans ses rapports avec le physique, et du physique dans ses rapports avec le moral.

De tout temps on a constaté des rapports entre le moral et le physique, et entre le physique et le moral.

Cabanis, dans son ouvrage célèbre sur les rapports entre le physique et le moral, et Alibert, dans son traité des passions, ne sont pas les premiers qui aient cité des faits et

---

Comme classification primaire :

Ataxie.
- 1. Affections spinales.
- 2. Affections des nerfs périphériques.
- 3. Névroses.

ATAXIE OU TABES

A. Affections tabétiques.
- 1. Moelle.
  - Tabes vrais ou ataxie de Duchenne de Boulogne.
  - Tabes héréditaire ou maladie de Friedreich.
  - Tabes combinés.
  - Phénomènes tabétiques de la syringo myélite.
- 2. Nerfs.
  - Pseudo-tabes.
    - A. toxiques.
      - Alcoolique.
      - Arsenical.
      - Saturnin.
      - Diabétique.
    - B. Infectieux : Beriberi.
- 3. Névroses.
  - Névro-Tabes.
  - Pseudo-tabes neurasthéniques.
  - Tabes hystériques.

B. Affections mimetotabétiques.
- Abasie.
- Paramyoclonas multiplex.
- Maladie de Thomson.
- Ataxie cérébelleuse.
  - Néoplastique de Mexico (sclérose en plaques)

des preuves nombreuses de ce rapport que personne ne nie, du reste, et que chacun de nous a constaté sur lui ou sur les autres.

La psychologie ou la physiologie ne sont pas assez avancées pour savoir comment ce rapport se fait. L'hygiène doit chercher à empêcher le contre-coup du moral sur le physique ou du physique sur le moral.

A la suite de la colère, il y a d'abord excitation, circulation plus active qui devient presque gênante, après se manifestent des stases sanguines qui déterminent des congestions et des compressions.

On sait aujourd'hui que les tissus sont traversés par des vaisseaux sanguins qu'on appelle vasomoteurs. Ces mêmes vaisseaux se dilatent ou se contractent sous l'influence de nerfs de deux ordres, les vaso dilatateurs et les vaso constricteurs.

Ces nerfs partent de la moelle; lorsque leur point de départ est excité, il y a dilatation ou contraction.

De là, excitation ou dépression de l'économie. de plus une une série de nerfs qu'on appelle réflexes, vont de la périphérie du corps ou des organes à la moelle, peuvent l'exciter à l'origine des nerfs dilatateurs ou contricteurs sous l'influence de ces réflexes; selon que la stase sanguine se fait de tel ou tel point, il peut y avoir excitation ou dépression.

La dépression suit toujours l'excitation dans un temps plus ou moins long, ce sont les contre coups des grandes émotions qui finissent par vous abattre.

De là, nécessité dans la période dépressive de légers stimulants, distractions, occupations, sommeil si l'on peut.

L'action sur le moral est souvent produite par l'état stomacal et digestif; s'il y a diarrhée, l'homme est faible, sans caractère, dans la constipation, il est maussade et mécontent. l'indication est facile à suivre contre la diarrhée ; stimuler légèrement la personne : dans le second cas, un laxatif ou un purgatif pourra faire disparaître l'état qui rend si maussade.

Soignez le physique si vous voulez avoir un bon équilibre moral, évitez les émotions, les vices et les passions si vous voulez avoir un physique sain.

Le sommeil est le grand réparateur des troubles nerveux, aussi l'a-t-on compris dans les maisons d'aliénés : on force à travailler la terre, à faire de grandes courses. la fatigue physique fait dormir les malades, et souvent les idées délirantes disparaissent chez eux. Quand il y a constipation, eau de Carabana, de Chatel-Guyon ; quand il y a dépression, un peu de vin et même de l'eau-de-vie, on cherche ainsi à établir l'équilibre ; c'est chez les aliénés qu'on a encore le mieux étudié les rapports entre le physique et le moral, et dans la paralysie générale le rapport entre le moral et le physique.

Il faut varier les occupations et se soustraire, autant qu'on le peut, à une trop grande activité cérébrale, ou une trop grande inactivité cérébrale ; il faut tout équilibrer et rester dans un juste milieu, c'est encore le meilleur conseil hygiénique à ce sujet, lorsque l'individu n'est pas encore malade. On soignera la dépression ou l'excitation comme nous l'avons dit plus haut.

Moralité de l'hygiène. — M. Michel Lévy termine son traité d'hygiène publique par ces mots sur le côté moral de l'hygiène :

« L'hygiène privée repose sur le principe de la perfectibilité physique et morale de l'homme, et elle en fournit la démonstration par l'accroissement de la durée moyenne de la vie en France ; le rapprochement de ces deux faits équivant à une démonstration de la loi du progrès, l'hygiène publique qui est l'auxiliaire du progrès en est aussi la vivification. »

L'hygiène ou plutôt la civilisation dont elle est une face, se résume en deux mots : moralité, aisance.

Morille. — On connaît 25 espèces de morilles. Certaines espèces sont très recherchées à cause de leur qualité comestible ; aucune espèce n'est vénéneuse, mais il ne faut pas les confondre avec les Gyromitia dont les espèces sont suspectes.

Morphinomanie. — Manie de se faire des piqûres par injections hypodermiques de morphine.

Le malade est souvent dans un état d'hébètement.

Traitement. — Isoler le malade, le surveiller, supprimer brusquement la morphine, remplacer les injections de morphine par des injections de bromhydrate de quinine, café noir fort par cuillerée à soupe tous les quarts d'heure.

Toniques. — Poudre de viande Trouette, fer Trouette, tonique Rousseau, vin du Dr Cabanes.

Morpions. — Nom vulgaire des poux du pubis, pediculus pubis, qui produit de vives démangeaisons.

Traitement. — Quelques frictions mercurielles : onguent gris, onguent napolitain, les frictions suivies de bains et de lotions savonneuses suffisent pour les faire disparaître en peu de jours.

Morsure. — (*Voir* rage, vipère, etc.)

Traitement. — Laver les morsures avec le Crésyl Jeyes 5 0/0, coaltar saponiné Le Bœuf.

Mort réelle. — (Constatation par le thermomètre.) (*Voir* thermomètre).

Mortalité des nouveaux-nés. — La mortalité des garçons l'emporte toujours sensiblement sur celle des filles : à aucun âge, la différence entre la mortalité des deux sexes n'est aussi forte qu'à cet âge où le sexe paraît chose insignifiante.

Simpson, le célèbre accoucheur d'Édimbourg, disait que si les garçons sont plus souvent morts-nés que les filles, c'est qu'ils ont la tête plus grosse et que leur accouchement est plus laborieux.

Les travaux de Budin et de Ribemont ont montré qu'il n'est pas exact que la tête des garçons soit plus grosse que celle des filles.

Morue. — Poisson dont la chair fraîche, séchée ou salée, sert à l'alimentation et est d'une grande ressource pour les peuples du Nord.

La morue salée est, avec avantage, préparée avec des pommes de terre ; elle a perdu alors une des parties des inconvénients des salaisons, qui lorsqu'elles ne sont point mangées avec des légumes, peuvent donner le scorbut.

Morue. — Huile de foie de morue (alcaloïdes).

Ces alcaloïdes sont au nombre de cinq, sans compter l'acide morrhuinique.

Propriétés médicales de l'huile de foie de morue :

Augmentation de l'appétit, des sécrétions rénales, sudorales et intestinales, assimilation rapide des principes phosphorés présentés à l'état de lécithine, réparation puissante des réserves de calorique, grâce à l'absorption facile des corps gras associés à des matériaux d'origine biliaire qui, en provoquent aisément l'émulsion, la saponification et l'arrivée dans le sang ; enfin spécificité de l'iode et du brome que ces huiles contiennent.

L'huile de foie de morue agit sur l'économie débilitée par la scrofule, la phtisie, la goutte, l'arthritisme.

Le meilleur succédané de l'huile de foie de morue est le vin du Dr Cabanès, qui est très facile et très agréable à prendre, même pour les enfants.

Morve. — Maladie virulente, contagieuse, commune chez les chevaux et pouvant passer du cheval à l'homme.

Elle est caractérisée par des ulcérations, des abcès

sous cutanés, des pustules gangréneuses au larynx et aux poumons.

La morve, chez l'homme, est souvent mortelle.

Traitement. — Cautérisation des ulcérations au fer rouge, alimentation substantielle tonique.

Mouches. — Les mouches servent de véhicules à un grand nombre de maladies : tuberculose, rougeole, scarlatine, anthrax, charbon, tœnia, trichine ; il faut absolument les détruire. L'odeur d'une solution phéniquée forte suffit d'ordinaire à les chasser.

Mouches de Milan. — Poix blanche, cire jaune, cantharides en poudre très fine, aa 50 ; térébenthine du mélèze, 10 ; huile volatile de lavande et de thym, aa 1, F. S. A. Cette masse est délivrée en petites boules aplaties, d'un gramme environ, enveloppées dans un morceau de taffetas noir de six centimètres de diamètre et replié sur lui-même.

Pour faire la mouche, on ouvre le taffetas et on étend sur lui la masse emplastique en laissant un rebord suffisant. Appliquez sur la peau, maintenez au moyen de compresses et de bandes, et n'enlevez la mouche que lorsqu'elle tombera d'elle-même ou cessera de couler. Remède populaire des maux d'yeux, des maux d'oreilles, des douleurs à la tête et des névralgies. On entretient les mouches au moyen d'*épispatiques*. (*Voir* pommades épispatiques.)

Mouches virulentes. — Il y a des mouches qui déterminent des maladies redoutables.

La mouche piquante de notre pays, qui ressemble beaucoup à notre mouche domestique, communique le charbon en le transportant d'une viande charbonneuse sur la personne qu'elle pique.

Des voiles de mousseline portés sur la figure, des gants, sont les seuls préservatifs qu'on connaisse, et M. Brongniart disait, dans une leçon faite au Muséum : « Je ne saurais trop recommander à tous les médecins militaires de porter leur attention sur ce point, car ils rendraient un immense service en amenant à trouver une méthode prophylactique de la maladie causée par la tseté. »

Il est donc de toute utilité de ne pas laisser traîner dans les habitations des morceaux ou des débris de viande, d'enterrer les cadavres des animaux morts et de ne point les laisser pourrir en plein air ; c'est une mesure hygiénique très importante sous bien des rapports, mais dans ce cas pour empêcher la propagation du charbon.

Mouffettes. — Émanations volcaniques.

Les volcans ne sont pas seulement terribles par les cendres et les matières en fusion qu'ils lancent, mais aussi par les gaz délétères qu'ils dégagent. Les mouffettes sont de petits nuages qui se trouvent dans leur voisinage. Lorsqu'on est sur le passage d'une de ces mouffettes, on peut être asphyxié comme le fut Pline l'ancien à l'époque de l'éruption du Vésuve, en 79 de l'ère chrétienne.

Il faut donc éviter d'aller au cratère du volcan ; ce voyage n'est jamais sans danger, la lave coule assez lentement pour qu'on puisse se soustraire à son passage, mais les mouffettes sont perfides.

Moules. — Les moules déterminent, de mai à septembre, des embarras gastro-intestinaux chez ceux qui en mangent à cette époque. On n'en conseillera jamais l'usage à des malades et, même chez les gens en santé, elles provoquent parfois un malaise accompagné de mal de tête, de douleurs de ventre, de nausées, de vomissements, et suivi d'une éruption d'urticaire avec fièvre. Parfois même, les symptômes généraux sont plus graves. Cette indisposition dure de quelques heures à quelques jours. Il y a eu des cas de mort ; on en a observé en Allemagne et en Autriche. Il y a même dans le port de Wilhemshaven un point où toutes les moules sont vénéneuses. Au mois d'octobre 1885, on y a relaté l'empoisonnement de dix-neuf personnes dont quatre succombèrent. Le principe toxique, d'après les recherches de Wolf, siège exclusivement dans le foie.

Ce principe toxique est un alcaloïde. C'est un alcaloïde de la nature des *leucomaïnes* découvertes par M. Armand Gautier. Il a été isolé à l'état de pureté par Brieger, qui lui a donné le nom de *mytilotoxine*. Virchow l'a expérimenté sur les animaux et a déterminé les mêmes phénomènes que chez les victimes de l'accident de Wilhemshaven. Ce poison n'est pas exclusif aux moules, car les étoiles de mer, pêchées dans le même point, sont également vénéneuses. Jamais on n'a rien vu de pareil en France et les troubles sans gravité que l'ingestion des moules occasionne parfois s'observent en toute saison.

Les accidents légers causés en France seraient donc dus au cuivre des vaisseaux auxquels s'attachent des moules.

Traitement. — Purgatifs répétés,

Muguet. — Inflammation de la muqueuse buccale avec production de fausses membranes. Il est contagieux chez les enfants faibles et mal nourris. Il est primitif ou secondaire.

Dans certaines maladies, en effet, apparaissent dans la

bouche des plaques plus ou moins étendues occupant le dos de la langue, la face interne des joues ; d'autre fois on observe un semis de points blancs séparés les uns des autres à la surface des muqueuses comme dans le muguet typhique.

Ces états sont dus à des accumulations de spores.

Traitement. — Combattre l'acidité favorable au développement des spores par des badigeonnages avec des lotions alcalines : eau de Vichy, eau oxygénée, etc., etc.

Mulle. — Poisson très estimé des anciens Romains ; on en connaît surtout deux espèces qu'on mange.

M. Surmeleta ou Surmulet, répandu dans l'Océan, et M. Barbatos ou Rouget, qui habite la Méditerranée ; c'est celui qui a joui d'une si grande réputation chez les Romains à cause de la délicatesse de sa chair.

Souvent on donne à d'autres poissons le nom de Rouget, mais il faut bien se garder de les confondre avec lui ; ainsi on appelle dans bien d'endroits le Trigle ou Grondin, mais bien à tort, Rouget.

Musée d'hygiène. — Le Musée d'hygiène de la Faculté de médecine est situé place de l'Ecole de Médecine.

On y voit tous les appareils qui se rapportent à l'hygiène publique et privée : travaux d'égout, de canalisation pour les eaux, pour l'assainissement des fosses, hydrothérapie, hygiène scolaire, salles d'école, bancs, etc., objets se rapportant au laboratoire municipal, analyse des eaux.

On y remarque, dans des cases, un état comparatif des eaux de la Vanne, de la Dhuys, de la Seine, de l'Ourcq, de la Vigne et de la Deule. Musée très intéressant et très utile à visiter.

Appareils à désinfection, étuves, appareils frigorifiques.

C'est tout le côté matériel de l'hygiène qui y est représenté ; il y a aussi des tableaux et des statistiques sur les épidémies, la mortalité et la natalité, selon les conditions climatériques et les différentes régions et localités.

Musicothérapie. — Tout hôpital qui se respecte possède des services d'hydrothérapie, d'électrothérapie, de massage, voire d'appareils vibratoires. Cela n'est pas encore suffisant aux yeux du Dr Blackmann, de Portsmouth. Il est nécessaire d'installer aussi pour le traitement des malades, dont le système nerveux est déséquilibré, un service de *musicothérapie* vocale et instrumentale.

Ce service, pour donner tous les résultats désirables, doit être composé d'artistes musiciens et chanteurs de première marque. Le choix des instruments et des voix est loin d'être indifférent. Les violons doivent être nombreux de préférence, car ils possèdent la plus haute puissance thérapeutique. La harpe et l'harmonium ne viennent qu'au second rang. Pour les malades femmes, on fera chanter des ténors, et pour les malades hommes, des soprani. Les basses et les contraltos n'ont qu'une vertu médiocre.

Les indications de Blackmann sur ce nouveau genre de traitement s'arrêtent là. Il ne dit pas quelle musique convient le mieux, en général et en particulier, quels compositeurs il faut préférer. Ce sont là des lacunes regrettables qui, nous le craignons, retarderont beaucoup l'adoption de ce moyen thérapeutique.

Musique. — *Son action sur la santé.* — La musique doit entrer dans un plan bien fait d'hygiène. Elle pénètre en nous par plusieurs sens à la fois, et aucune partie de nous-mêmes, depuis la fibre osseuse jusqu'aux émanations les plus subtiles de nos humeurs n'échappe à son influence, dit Étienne Sainte-Marie, dans la préface de la traduction du *Traité des effets de la musique sur le corps humain*, *1805*.

Dans l'antiquité, Pythagore, Hippocrate, Théophraste parlaient de l'influence de la musique sur la santé. Celse, Cælius Aurélianus, Galien, Élien s'occupaient surtout de ses effets sur l'âme.

Mais de nos jours on fait des expériences plus précises, ayant un véritable caractère physiologique : par l'analyse, on est arrivé à voir les effets de la musique sur les différentes fonctions.

D'après les expériences de Dogiel, on constate que le nombre de pulsations augmente sous l'influence de la musique.

La pression du sang augmente et varie sous l'influence de la hauteur et de l'intensité du son. Elle peut même atteindre le double de la pression normale.

La respiration est aussi influencée.

La pression du sang augmente et diminue alternativement. Accélération des contractions du cœur.

Mydriase. — Dilatation de la pupille. C'est un symptôme attribuable à des causes très diverses : amaurose, maladie nerveuse, paralysie; à certains médicaments; belladone, etc.

Myélite. — Inflammation de la moelle épinière, produisant, suivant les différentes parties attaquées des convulsions, des spasmes, des paralysies plus ou moins étendues.

Traitement. — Ventouses, pointes de feu le long de la colonne vertébrale, douches froides, électricité, iodure de potassium à l'intérieur.

Myitis. — Inflammation localisée des muscles, douleur, induration, parfois formation d'abcès.

Cause : grands efforts, fatigue, syphilis.

Traitement. — Repos, cataplasme Hamilton, emplâtre de Vigo.

Myocardite. — Inflammation du tissu même du cœur, du muscle cardiaque.

Elle peut être aiguë ou chronique.

Myocardite segmentaire. — Ramollissement du tissu qui unit bout à bout les cellules musculaires cardiaques. L'ensemble de ces cellules soudées et arborisées dans tous les plans, forme un véritable filet de mailles. La myocardite à l'état aigu a été observée à la suite de la fièvre typhoïde.

A l'état chronique, elle complique souvent les affections orificielles et l'artério-sclérose.

Il y a une forme propre aux vieillards.

Symptômes. — Arythmie, symptôme vrai, multiforme, effacement du choc précordial, matité rectangulaire et souffle medio-cardiaque.

Traitement. — Myocardite aiguë, ventouses sèches, régime lacté exclusif, potion à l'iodure de potassium. M.-chronique, éviter les exercices exagérés et le travail cérébral excessif, soigner la dyspepsie, la constipation. Digitale et kola.

Myocèle. — Tumeur qui se forme dans les muscles et à leurs dépens.

Myome. — Tumeurs d'aspect fibreux. Myomes utérins, tumeurs fibreuses qui se développent dans la matrice, et sont constituées par une hypertrophie de son tissu.

Le myome utérin cause des désordres dans la menstruation et de l'anémie.

Traitement. — Ceinture, pessaire, régime tonique ou extraction par divers procédés chirurgicaux.

Myopie. — Vue courte. Les objets éloignés ne viennent pas se peindre sur la rétine.

Traitement. — Récemment on a trouvé un traitement chirurgical de la myopie, l'extraction du cristallin.

Myopie des écoliers. — On s'étonne du nombre de myopes qu'on rencontre aujourd'hui, on en connaît la cause mais il faudrait la prévenir.

Pour faire disparaître les difficultés d'adaptation de la vue, il faut tout d'abord, pour l'éclairage diurne, établir les ouvertures de manière à disposer d'un jour abondant et clair, provenant de deux côtés ou d'un seul, et qui éclaire toutes les places, et non plus, comme cela a lieu trop souvent, quelques-unes seulement. On recommande de rejeter l'emploi des verres dépolis, de vitrer les portes pleines quand cette disposition peut augmenter la clarté des salles d'étude. Le soir, la lumière artificielle, de quelque source qu'elle provienne, doit se distribuer et se répandre d'une manière telle qu'il n'y ait pour ainsi dire production d'aucune ombre.

Au point de vue de la source d'éclairage, le docteur Motais préconise la lumière électrique, la plus hygiénique pour les yeux à cause de sa blancheur et de sa fixité.

Il y a une réserve à faire (*Voir* à éclairage électrique le danger des rayons ultra violets).

Il y a également lieu d'insister pour l'adoption des caractères d'imprimerie un peu forts, neufs, bien nets, imprimés sur papier teinté de jaune ; pour les interruptions plus fréquentes des séances d'étude et l'inspection souvent renouvelée, par un médecin, de la vue des élèves, afin de remédier, alors qu'il en est temps encore, à la myopie pouvant provenir de causes autre que des vices organiques ou d'hérédité.

On sait combien est restreint aujourd'hui le nombre de jeunes gens et de jeunes filles qui se présentent aux concours d'entrée ou aux examens de sortie des établissements d'instruction spéciale jouissant d'une vue normale.

Myosis. — Rétrécissement de la pupille.

Symptôme qui apparaît dans un grand nombre d'affections des yeux ou par l'ingestion de certaines substances.

C'est l'opposé de mydriase.

Myosite. — Inflammation du tissu musculaire, survenant à la suite d'efforts, de contusion, de rupture, de grande fatigue.

Elle se traduit par une douleur fixe et assez vive aux muscles enflammés.

Traitement. — Bains tièdes prolongés, onctions d'onguent mercuriel.

Myringite. — Inflammation de la membrane du tympan, survenant à la suite de refroidissement, bain froid, etc., elle est caractérisée par une violente douleur au fond de l'oreille, avec bourdonnements et pulsations très pénibles, elle se termine ordinairement par suppuration au bout de sept à huit jours.

Traitement — Instillations calmantes dans l'oreille : baume tranquille, huile chloroformée, etc.

Myosthéniques. — Agents excitants qui raniment et soutiennent l'action des parties automotrices. Tels sont la noix vomique et ses alcaloïdes, l'ergot de seigle, les courants induits, l'exercice.

Myrte–Myrtol. — Comme l'Eucalyptus, est excellent dans les soins hygiéniques qu'on doit donner aux plaies fétides.

Myxome. — Tumeur formée par une substance ayant un aspect gélatineux.

N

Na-au-san. — Traitement très populaire de la diphtérie aux Indes, où cette affection est très fréquente, il a été publié il y a plus de trois cents ans par le Pen-Tsau-Kroug-Mou (Codex chinois), mais il est resté la propriété des médecins chinois qui cherchent à conserver le secret.

Composition.

Poudre à insuffler, contenant : borax, borméol, cinabre, acétate de cuivre, charbon de pulpe, espèce de poivre, poudre de perles, racine de coptis teeta, bézoard de bœuf.

Nanisme. — Anomalie de la taille, petitesse anormale. L'exiguité de la taille dépendant, dans ce cas, de la diminution de volume de toutes les parties du corps.

Le nanisme se rencontre souvent chez les syphilitiques héréditaires.

Narcotiques (poisons). — *Voir* empoisonnement.

Nausée. — Mal de cœur, sensation désagréable, mouvements spasmodiques précédant le vomissement.

L'élixir de papaïne Trouette prévient les vomissements.

Nautalgie (mal de mer).

Traitement. — Admettant avec tous les auteurs que

les symptômes de la rantalgie sont ceux de l'anémie cérébrale, M. Richet rejette les calmants, les stupéfiants, les anesthésiques, et s'adresse aux excitants, mais surtout il engage à chercher dans les mouvements volontaires une compensation aux contractions réflexes qui se produisent.

Rex avait dit :

« Allez et venez et ne restez pas immobiles, il faut, avant tout, chercher à conserver son équilibre.

« Tout le secret, dit Fonssagrives, réside dans ces deux mots : continuer à faire de l'exercice, s'alimenter dans l'intervalle des vomissements. (*Voir* mal de mer.)

Nécrose. — État d'un tissu privé de vie ; la portion nécrosée dans l'os prend le nom de *séquestre*.

Neige. — Eaux de neige et de glace récemment fondue sont généralement insalubres ; elles sont chargées de sulfate et de carbonate de chaux.

Nématoïdes. — Classe de vers arrondis, renfermant un grand nombre d'espèces qui se trouvent dans l'intestin de l'homme : ascarides, strongles, filaires, etc.

Néoplasme. — Nom général donné aux tissus de nouvelle formation, constituant les tumeurs.

Néphélion. — Taie de la cornée survenant généralement à la suite d'ophtalmies chroniques.

Traitement. — Collyres astringents au sulfate de zinc.

Néphrétique (colique). — Douleur violente ayant pour cause la présence de calculs dans les reins. Ces douleurs prennent par crises et cessent lors de l'expulsion du ou des calculs par la voie urinaire.

Traitement. — Bains, injections sous-cutanées de morphine, boissons fraîches, diurétiques, eau de Châtel-Guyon, Vichy, Vals, eau de Carabana.

Néphrite. — Inflammation du rein, aiguë ou chronique.

La néphrite aiguë, souvent causée par un refroidissement, est caractérisée par des douleurs vives à la région lombaire, une diminution dans la quantité d'urine.

Traitement. — Diète lactée, bains, ventouses et sangsues dans la région lombaire, bains de vapeur.

La néphrite chronique, suivant la partie du tissu du rein affectée, est dite parenchymateuse ou interstitielle. (Voir maladie du bright et régime alimentaire.)

Traitement de la néphrite chronique parenchymateuse : diète lactée, iodure de potassium, eau de Carabana.

Néphrite chronique interstitielle, même traitement, insister sur les diurétiques, scille, etc.

Dans la goutte, il peut y avoir des néphrites, Sydenham admettait même une néphrite goutteuse. Dans ce cas, faire usage du sirop antigoutteux de Boubée.

Traitement. — Eau de Vichy, Vals, Précieuse alimentation végétale et abstinence de substances azotées.

Néphrotomie. — Opération qui consiste en une incision pratiquée sur le rein, nous l'avons trouvée déjà conseillée par Hippocrate.

Par extension, on a donné, de nos jours, ce nom à l'extirpation du rein appelée par certains auteurs néphratomie, pour éviter une confusion dans le sens des mots.

Nervosisme. — Sous le nom de nervosisme, si souvent et si fréquemment employé aujourd'hui, on a rassemblé les principaux symptômes des diverses maladies nerveuses. On les a réunis en un seul faisceau pour constituer une entité morbide.

Dans toute maladie nerveuse, il y a un ou plusieurs symptômes dominants autour desquels viennent se ranger une foule de phénomènes variables, c'est comme un centre vers lequel ils convergent tous.

Avant de traiter une névrose, il faut chercher à découvrir si elle est primitive, essentielle ou bien si elle dépend d'un autre état morbide : elle est alors secondaire ou symptômatique. Dans ce dernier cas, le traitement, pour être efficace, doit s'adresser à l'affection, à la modification vitale particulière qui se cache sous le masque de la névropathie.

Comme l'a enseigné Jaumet à Montpellier, on combattra la douleur, le spasme, l'hyperesthésie par les narcotiques, les calmants, les antispasmodiques ; l'anesthésie par les excitants ; on opposera les toniques à la faiblesse ; et les débilitants, les relâchants à l'état contraire.

Pendant que ces moyens seront mis en usage, on veillera avec le plus grand soin à ce que les organes importants de l'économie, et, en particulier le cerveau, ne soient pas les aboutissants d'un mouvement fluxionnaire qui altèrerait leur texture, ou compromettrait leurs fonctions et même les jours du sujet. Pour éviter cette complication, les révulsifs ou les dérivatifs selon les cas, sont mis en usage. On donne le nom de spécifiques antinévrosiques aux médicaments suivants : la valériane, l'oxyde de zinc, les gommes résines, etc.

Nervosité ; *néurasthénie* ; *hypochondrie* ; *vapeurs* ;

maux de nerfs. — Barthez reconnaît deux causes élémentaires de l'état nerveux : l'altération de la sensibilité en excès ou en défaut ; et son influence vicieuse sur les forces motrices. En conséquence il propose la médication suivante : Le régime tempérant, les bains tièdes, les boissons adoucissantes, les calmants (entre lesquels l'opium doit être donné avec beaucoup de réserve), sont indiqués dans les cas où les forces sensitives sont altérées en excès : le régime analeptique et les excitants le sont dans les cas où les forces souffrent un défaut d'activité.

L'influence vicieuse de la sensibilité sur les mouvements des divers organes, indique deux sortes de remèdes, les toniques névrosthéniques tels que le quinquina et le fer, fer l'rouette et les excitants céphaliques, sensoriels, que l'expérience a fait connaître comme spécialement efficaces contre le mode inconnu d'influence vicieuse que les forces sensitives exercent sur les motrices : tels sont la racine de valériane sauvage, l'asa fœtida, le chloral bromuré qui ont pris de là le nom d'antispasmodiques ou de nervins.

Ainsi, la cure radicale de l'état nerveux, demande essentiellement qu'on y combine ou alterne ces remèdes névrosthéniques et nervins comme spécifiques avec les excitants ou les sédatifs de la sensibilité altérée, selon les degrés différents de dominance respective, suivant lesquels sont combinées dans chaque malade les indications que peuvent remplir ces divers remèdes. Mais il est communément nécessaire, pour assurer cette cure radicale, de la modifier par des moyens relatifs et au traitement des symptômes de la maladie nerveuse, et à celui des maladies d'un autre genre ou des affections de la constitution qui peuvent s'y compliquer dans les diverses maladies et contribuer plus ou moins à perpétuer l'état nerveux.

Les causes les plus ordinaires de ces complications sont une affection goutteuse ou rhumatique, les hémorrhoïdes, des lésions antérieures et essentielles de la matrice ou des organes digestifs, etc. On doit aussi modifier constamment le régime qui est indiqué par la nature de l'état nerveux de manière qu'il soit approprié contre les vices sensibles de la constitution, lorsque ces vices y dominent.

Ainsi, dans la complexion sèche, on doit faire à proportion plus d'usage des boissons délayantes et des longues humectations par les bains tièdes ; et dans la complexion molle, on doit insister davantage sur l'exercice à cheval ou en voiture, sur les frictions sèches, ou avec des linges imprégnés de fumées aromatiques, etc. Il ne faut point négliger de combattre par des médicaments appropriées les différents symptômes; dyspepsie, par la papaïne Trouette, lourdeur à l'estomac par le tonique Rousseau anémie par la suralimentation, poudre de viande Trouette. (*Voir* Neurasthénie.)

Nettoiement. — Les divers moyens de nettoyer les parties extérieures, superficielles ou profondes, se rapportent aux deux modes suivants : nous lavons les parties ou nous excitons des mouvements de déjection. Nous lavons la peau, les muqueuses oculaire, auriculaire et nasale, la muqueuse de la bouche et du pharynx, du vagin et de la vessie; nous lavons encore la muqueuse de l'estomac et des parties rectales de l'intestin; nous excitons les mouvements de déjection dans toutes les parties des organes digestifs, des voies urinaires et aériennes. Le nettoiement des voies urinaires est direct lorsqu'on lave la muqueuse vésicale au moyen de la sonde : il est indirect lorsqu'on fait boire des masses d'eau. Dans ce dernier cas, l'action est complexe : l'eau, en effet, affluant par les reins, non seulement dégorge et lave les canaux, mais de plus elle provoque la miction. Les organes digestifs rejettent spontanément les matières qui les souillent ou les encombrent, soit par défécation qui comprend l'émission des gaz par l'anus, soit par le vomissement auquel il faut joindre l'éructation. Ils les font disparaître aussi par absorption. Nous provoquons artificiellement, ou nous reproduisons ces sortes d'actions organiques, lorsque les voies digestives sont décidément incapables de se nettoyer. Le nettoiement de ces voies comprend enfin des soins de la cavité buccale.

Nettoiement et irrigation des fosses nasales. — Introduisez dans une des narines la canule d'un irrigateur rempli d'eau. Penchez la tête en avant sur une cuvette et faites aller l'appareil. L'eau pénètre dans le nez, traverse l'arrière cavité des fosses nasales, sans tomber dans le pharynx à cause du voile du palais qui se soulève, et revient par l'autre narine.

Nettoiement de l'estomac. — Lorsqu'il ne s'effectue pas spontanément, procéder artificiellement à ce nettoyage soit par le vomissement, soit par le lavage au moyen d'une sonde gastrique, munie d'une pompe (*Kussmaul*), formant siphon (*Faucher*) ; ou mieux encore au moyen de la sonde gastrique à double courant. (*Voir* lavage.)

On provoque le vomissement, pour débarrasser l'estomac, dans le cas d'empoisonnement, d'indigestion, d'accumulation de matières humorales et alimentaires dont l'organe, lésé d'ailleurs, ne peut pas se débarrasser. On vide l'estomac au moyen de la pompe gastrique dans les cas d'empoisonnement *Boerhaave*, et dans les cas d'indigestion par gloutonnerie et intempérance, lorsque le malade plongé dans la stupeur, étouffe et ne peut vomir. On vide et on lave enfin l'estomac dilaté *Kussmaul*, ou plutôt, l'estomac inerte, dilaté ou non, mais formant cloaque ; au moyen du siphon lorsqu'on n'a pas sous la main la sonde gastrique à double courant, ou en attendant qu'on puisse se la procurer.

Neurasthénie. — La neurasthénie est un épuisement nerveux.

Elle peut être physiologique à la fin de la vie, lorsque la mort survient dans un grand âge sans maladie ; c'est la fin naturelle, malheureusement trop rare.

La neurasthénie morbide est produite par un épuisement des forces nerveuses ne permettant plus au système nerveux de se recharger de forces nouvelles suffisantes pour les dépenses journalières de la vie.

C'est le sommeil qui la préviendra car sans sommeil on ne peut transformer ses aliments en force disponible ; le système nerveux est comparable à un condensateur qui ne se peut charger ou à un accumulateur où l'on ne peut plus accumuler de force ; ce qu'il y a à redouter ce n'est pas la dépense de force, c'est l'impossibilité d'en refaire de nouvelle.

Les diverses énergies peuvent être atteintes et donner des formes spéciales.

Le sommeil est le grand moyen hygiénique et préventif et même curatif.

On emploie contre la neurasthénie aujourd'hui cinq liquides d'origine organique pour la transfusion de la force nerveuse ; le suc testiculaire de Brown-Séquard, le suc thyroïdien de Bouchard, le suc de parenchyme rénal de Dieulafoy, l'extrait de substance grise et le sérum artificiel dique le Chéron.

Nous n'avons pas ici à parler de leurs propriétés diverses ; mais ce qui est vrai dans tous les cas, c'est que ce qui reparaît d'abord après les injections, c'est le sommeil, la méthode hygiénique est donc indiquée. (*Voir* nervosité, Séguin, névrose.)

Neurasthénie (classification des). — Neurasthénie cérébro-spinale.

Neurasthénie à prédominance spinale.

Neurasthénie génitale musculaire.

Neurasthénie génitale de jeunes filles, c'est un retard, un arrêt ou une inhibition de la fonction génitale.

Neurasthénie de la ménopause.

Neurasthénie chez les hystériques.

Neurasthénie de la croissance.

Neurasthénie à prédominance gastrique.

Neurasthénie sénile ; Neurasthénie hypochondriaque ; voir hypochondrie sous le rapport hygiénique.

Neurasthénie mélancolique, avec mélancolie.

Névralgie. — Douleur vive, intermittente sur le trajet d'un nerf, sans rougeur, chaleur, ni gonflement. La névralgie prend différents noms, suivant le nerf affecté : névralgie faciale, lombaire, intercostale, etc.

Traitement. — A l'intérieur sulfate de quinine, solution d'antipyrine de Trouette, aconit, opium. Extérieurement badigeonnages à l'anisine Marc, injections sous cutanées de morphine, etc.

Névralgie intercostale. (*Voir* pleurodynie.) Même traitement que la névralgie et la névrite.

Névrite. — Inflammation du tissu des nerfs, produisant des douleurs analogues à la névralgie et plus tard l'atrophie des muscles inervés par le nerf enflammé.

Traitement. — Onction mercurielle belladonée, piqûres de morphine, électrisation du nerf avec la brosse électro-magnétique Fourni r.

Névrome. — Tumeur sous-cutané très douloureuse, plus ou moins volumineuse qui se développe dans les nerfs.

Traitement. — Extraction quand il est possible d'atteindre la tumeur.

Névrose. — Nom générique donné aux maladies qu'on suppose avoir leur siège dans le système nerveux, et qui ne produisent pas de lésions sensibles des parties ; ces maladies sont longues et difficilement curables.

Telles sont les convulsions, l'hystérie, l'épilepsie, etc.

Traitement général. — Hydrothérapie, eau de Royat, bromure de potassium, valériane, opium, électricité

Névrosthéniques (substances). — Substances capables d'augmenter la force nerveuse, elles nourrissent les centres nerveux qui perdent leur excitabilité, du moment qu'ils cessent de recevoir du sang artériel, car la vie est due à une impression du sang artériel sur le cerveau et la moelle épinière, la prolongation de la vie dépend du renouvellement continuel de cette impression. A peu près, dit Legallois, comme un corps mu en vertu d'une première impulsion, ne peut continuer de se mouvoir indéfiniment, qu'autant que la même impulsion est répétée par intervalles. C'est cette impression qui, sous le nom de puissance nerveuse et par l'intermédiaire des nerfs, anime tout le reste du corps et procède à toutes les fonctions. Les *nécrosthéniques* sont des excitants toniques tels que l'exercice, un air pur et frais, le vin, le quinquina, la noix vomique qui rétablissent immédiatement ou très promptement, dans toutes les parties de l'organisme, la stabilité d'énergie.

Nez (lavage du). — Canule spéciale du Dr Madeuf.

Nitreuses (émanations). — Après le choléra de 1832, on constata que les ouvriers en minerais de cuivre qui se servaient de l'acide nitrique, acide azotique, eau-forte, avaient été préservés du choléra. On attribuait cette préservation à l'action des vapeurs nitreuses.

Les émanations nitreuses ne sont point saines pour cela : elles peuvent être antiseptiques, mais elles irritent les yeux et les muqueuses des voies respiratoires.

Nizere. — *Essence de roses.* — On l'emploie aussi à fabriquer une essence de table, le rosalia blanc.

Nœvus. — Vulgairement tache de vin. On est parvenu, par l'application de couches de collodion, à les faire disparaître, du moins à les atténuer, à obtenir une grande amélioration et à rendre inutile toute opération. Nœvus, au pluriel nœvi.

Traitement. — Compression, cautérisation, action de l'électricité, application de couche légère de perchlorure de fer ou de collodion.

Noli me tangere (ne me touchez pas). — Nom vulgaire de l'épithélioma. (*Voir* ce mot.)

Symptômes. — Saillie en forme de verrue à la peau, démangeaison, puis ulcération à surface inégale, granuleuse, saignante, peut, par exception, rester stationnaire.

Traitement local. — Caustiques, pâte de cainquoin, fer rouge, ablation, application de chlorate de potasse ou de soude en solution concentrée.

Noma. — Gangrène de la bouche, à la suite de la rougeole, assez commune chez les enfants chétifs.

Elle s'annonce par une petite ulcération qui siège à la face interne de la joue, ulcération qui gagne en surface en quelques jours. La bouche est le siège d'une salivation abondante ; la salive est accompagnée de lambeaux gangrenés ; l'haleine est horriblement fétide.

Traitement. — Cautérisation au fer rouge de la partie gangrenée, lotions avec le coaltar saponiné le Beuf. Cette maladie est le plus souvent mortelle.

Nona. — Nom donné à une affection épidémique dans laquelle le malade s'endort pour ne plus s'éveiller.

L'existence de cette maladie est mise en doute. Tous ses symptômes nerveux, d'un caractère délirant ou léthargique, se rapporteraient à l'influenza et dans d'autres cas à la fièvre typhoïde.

L'imagination aurait inventé des histoires propres à faire sensation, et les récits varient selon ceux qui les font.

Les malades, disent les uns, après une période de torpeur comateuse, reviennent à la santé et à la conscience ; d'autres, pour rendre leurs récits plus saisissants, font de la nona une maladie au sombre pronostic, à laquelle les patients succombent après trois ou quatre jours de léthargie. Observée à Vienne, la nona est caractérisée par une sorte d'insuffisance du pouvoir de réaction des malades contre l'intense prostration que détermine la grippe. Sous l'influence de ce défaut de force se produit la somnolence prolongée du coma final.

Ces symptômes surviennent chez ceux qui ont repris des travaux pénibles avant d'être entièrement rétablis de leur grippe.

D'où vient le nom ? nona, en italien, veut dire grand-mère, mais dans le sens de vieille femme, de sorcière : ce serait une sorcière qui vous endormirait.

Nosocomial. — Qui est relatif aux hôpitaux : édifices nosocomiaux, typhus nosocomial, fièvre nosocomiale. Maladies propres aux hôpitaux où ne règnent point les règles de l'hygiène.

Grâce aux progrès de cette science, le typhus des hôpitaux, la pourriture d'hôpital ne sont presque plus aujourd'hui que des maladies historiques.

Nosos. — Veut dire maladie : nosologie, étude et classification des maladies ; cadre nosologique.

Nostalgie. — Haspel définit ce mot de la manière suivante : regret exagéré que cause l'éloignement des milieux dans lesquels nous avons vécu un certain temps avec le désir irrésistible d'y retourner. C'est ce qu'on appelle vulgairement le mal du pays.

B. de la Grandière a donné un traitement prophylactique :

Distraction littéraire et scientifique, enseignement des devoirs et des sacrifices que la patrie est en droit d'imposer au malade ; il faut enseigner la géographie qui nous enseigne l'industrie, les mœurs des diverses nations. Tout cela est fort juste, mais la plupart du temps le soldat est illettré, et ce n'est pas au régiment qu'on va le préparer au baccalauréat.

Une fois enrôlés dans l'armée pour concourir à la défense de la patrie, les jeunes gens devront trouver dans leurs chefs et dans leurs médecins des guides capables de les préserver des atteintes de la nostalgie. Un grand bien est résulté, à ce point de vue, de la loi qui a supprimé le recrutement des régiments dans une même région et assuré tous les avantages qu'on est en droit d'attendre de l'institution du service obligatoire.

Le rôle de l'officier n'a pas moins d'importance que celui du législateur. C'est à l'officier de veiller à ce que le soldat, après des exercices fatigants et monotones, ne se livre pas à l'oisiveté, mère des sombres réflexions et des regrets amers du passé.

Il faudrait que le soldat, à l'exemple du matelot, trouvât dans les casernes des moyens d'instruction propres à le distraire et à permettre à l'homme le plus illettré de savoir lire et écrire au sortir du régiment. La création de bibliothèques dans les corps de troupe, l'enseignement de la gymnastique, de l'escrime et de la musique, voilà des moyens précieux pour relever l'énergie morale et physique du soldat, pour réaliser avec le mélange des hommes le mélange des caractères, pour noyer dans un flot d'idées nouvelles l'aspiration vers le passé.

Notalgie. — Douleur à la région dorsale, coïncide souvent avec la gastralgie ; elle se produit la nuit pendant la digestion du repas du soir.

Traitement. — Application de topiques chauds, boire de l'eau de Vichy, Vals-Précieuse, Saint-Léger-Pougues, boissons éthérées.

Noué. — Synonime de rachitique. (*Voir* rachitisme.

Nourrice (choix d'une). — La nourrice doit être jeune, 25 à 35 ans, saine, exempte de toute maladie constitutionnelle ou acquise, de défauts trop marqués de caractères et de vices. Elle doit être vigoureuse, soigneuse, l'organe de la lactation doit être normalement constitué ; le lait doit être récent. Il est essentiel de faire examiner la nourrice par un médecin.

Nourrice. — Loi sur les nourrices ; précautions hygiéniques à observer ; rapport fait sur la question.

Des documents irrécusables établissent qu'au milieu de notre civilisation, la mortalité des enfants nouveaux-nés, dont la proportion normale ne dépasse pas pendant la première année de la vie la moyenne de 10 pour 100, s'élève à 40 pour cent pour les enfants mis en nourrice et que, dans les localités où l'allaitement mercenaire est pratiqué en grand comme industrie, elle atteint les proportions de 60, 80, et jusqu'à 90 pour 100 pour certaines catégories d'enfant.

Faisons connaître, d'après les mêmes documents, les faits principaux de la situation anormale qui a rendu jusqu'ici le premier âge, la période la plus meurtrière de la vie de nos enfants.

L'industrie des nourrices a toujours donné lieu à des abus, et elle avait pris de nos jours, malgré les progrès du bien-être et l'amélioration générale des conditions de la vie, ses développements les plus malfaisants.

Dans un rapport adressé en 1861 au préfet de la Nièvre, un praticien du Morvan, le docteur Monot, signalait les faits suivants : « Tout le monde sait, disait-il, la réputation dont jouissent les nourrices du Morvan. Il y a vingt-cinq ans, c'est à peine si deux ou trois, et des plus pauvres, par commune, se rendaient à Paris pour y *nourrir sur lieux*. Aujourd'hui toutes, même dans les familles aisées, veulent aller à Paris ». M. Monot notait que, sous l'impulsion d'une avidité croissante, sur 2 884 femmes accouchées durant une période de sept ans, dans le canton de Montsauche, comptant dix communes et 14.000 habitants, 1897, c'est-à-dire les deux tiers, étaient parties pour aller nourrir sur lieux à Paris.

Il y a vingt ans, dit M. Monot, la nourrice qui voulait aller à Paris attendait que son enfant eût sept ou huit mois avant d'entreprendre le voyage. Lorsqu'elle était placée, une nourrice qui devait continuer l'allaitement allait chercher le nourrisson à Paris. Aujourd'hui, à peine une femme est-elle relevée qu'elle se dispose à partir, et fait faire le voyage à son enfant, sans se préoccuper de sa faiblesse.

M. Monot suit les nourrices morvandiotes dans les établissements connus sous le nom de bureaux de nourrices, « où elles présentent toujours, dit-il, comme échantillons de leur lait, des nourrissons frais et dodus. A-t-elle un enfant maladif? une voisine lui prête le sien, moyennant salaire. Il arrive souvent que le même enfant fait le voyage de Paris deux et même trois fois. Le prix de location varie entre 30 et 40 francs.

Une fois la nourrice placée, il faut que son enfant retourne au village. Ce retour s'opère le plus souvent par une meneuse qui, après avoir amené à Paris un convoi de nourrices, repart pour faire de nouvelles recrues. Quelquefois il s'effectue par une nourrice qui retourne chez elle, après sa nourriture terminée. Le prix du voyage est d'ordinaire de 40 à 45 francs. Souvent, pour doubler ou tripler leur profit, ces femmes ramènent deux et même trois de ces petits êtres brusquement séparés du sein maternel. « Alors, quelques-unes, pour faire cesser leurs cris, leur administrent des boissons narcotiques, leur procurant ainsi un sommeil factice, quelquefois le sommeil de la mort. » D'assez fréquentes substitutions d'enfants par suite d'erreurs, sont encore la conséquence de ces voyages.

Mais ce n'est là qu'un côté et le plus petit de la question. Les observations sur le sort des enfants appartenant aux classes industrielles, commerçantes et ouvrières des villes, et envoyés en nourrice à la campagne, n'ont pas offert des résultats moins lugubres. Partout, dans les dix départements où l'industrie des nourrices semble parquée, autour de Paris, ces résultats ont été concordants ; partout, dans les meilleures conditions de climat, de bien-être et d'aisance relative des populations, on a découvert, en Normandie comme en Bourgogne, l'allaitement mercenaire prélevant sur la vie des nouveaux-nés un tribut monstrueux. Partout les résultats se sont présentés à peu près les mêmes, et les tableaux si sombres que le docteur Brochard retraçait en 1866 pour l'arrondissement de Nogent-le-Rotrou s'éloignent peu de ceux qu'offre la suite du mémoire du docteur Monot pour l'arrondissement de Château-Chinon.

D'une autre part le docteur Brochard dit en 1873 : « Il y a vingt ans, je rencontrais à chaque instant sur les routes du Perche de longues voitures dans lesquelles étaient entassés pêle-mêle nourrices et nourrissons revenant de Paris. Ces nourrissons étaient couchés sur la paille. Malgré le froid et la neige, un meneur les colportait le jour, la nuit, dans les hameaux, dans les villages voisins, chez leurs nourrices respectives. Quel était le sort réservé à ces pauvres enfants ? Il est facile à deviner. La voiture du meneur dans le Perche s'appelle le *purgatoire*. Cela veut dire que tous les enfants qui en sortent vont dans le ciel, c'est-à-dire qu'ils meurent ! Que de fois il m'est arrivé, sur ces mêmes routes, d'entendre la cloche d'un village tinter un glas funèbre ! Que de fois m'a-t-on dit : — Ce n'est rien, c'est un petit parisien qui est mort ! — Que de fois, entendant un cri plaintif s'échapper d'une chaumière, j'ai demandé s'il y avait là un enfant malade : — Ce n'est rien, me répondait une nourrice, c'est mon petit Parisien qui crie : la mort le tourmente. — Le malheureux n'avait pas d'autre oraison funèbre.

Voici maintenant les conditions pour avoir des enfants en sevrage ou en garde.

Pour pouvoir se procurer un nourrisson ou un ou plusieurs

enfants en sevrage ou en garde, il faut être muni des certificats exigés par les règlements ; toute nourrice sur lieu doit être également pourvue d'un certificat du maire de sa résidence indiquant si son dernier enfant est vivant et constatant qu'il est âgé de sept mois révolus ou, s'il n'a pas atteint cet âge, qu'il est nourri par une autre femme remplissant les conditions déterminées.

Toute personne qui a reçu chez elle un nourrisson ou un enfant en sevrage ou en garde doit, dans les trois jours, en faire la déclaration à la mairie de sa commune, et la renouveler à la mairie de sa nouvelle résidence, si elle change de lieu. Elle doit déclarer également dans le même délai le retrait de l'enfant par ses parents ou sa remise à une autre personne, et, dans les vingt-quatre heures, son décès, s'il meurt. Ces déclarations seront reçues sur un registre *ad hoc*, et le maire doit en donner avis dans un délai de trois jours.

Enfin nul ne peut ouvrir ou diriger un bureau de nourrices ni exercer la profession d'intermédiaire pour le placement des enfants en nourrice, en sevrage ou en garde, et le louage des nourrices, sans en avoir obtenu l'autorisation préalable du préfet de police dans le département de la Seine, ou du préfet dans les autres départements.

Tout enfant âgé de moins de deux ans, qui est placé, moyennant salaire, en nourrice, en sevrage ou en garde hors du domicile de ses parents, devient par ce fait l'objet d'une surveillance de l'autorité publique, ayant pour but de protéger sa vie et sa santé. Cette surveillance est confiée, dans le département de la Seine, au préfet de police, et, dans les autres départements, aux préfets, assistés d'un comité ayant pour mission d'étudier et de propager les mesures à prendre.

Un comité supérieur de protection est de plus institué près le ministère de l'intérieur. Ce comité est chargé de réunir et de coordonner les documents transmis par les comités départementaux, et d'adresser chaque année au ministre un rapport sur les travaux de ces comités, sur la mortalité des enfants, et sur les mesures les plus propres à assurer et étendre les bienfaits de la loi. Enfin chaque année doit être publiée, par les soins du ministre de l'intérieur, une statistique détaillée de la mortalité des enfants du premier âge et spécialement des enfants placés en nourrice, en sevrage ou en garde.

Sont soumis à la surveillance instituée par cette loi : 1° toute personne ayant un nourrisson ou un ou plusieurs enfants en sevrage ou en garde, placés chez elle moyennant salaire ; 2° les bureaux de placement et tous les intermédiaires qui s'emploient au placement des enfants en nourrice, en sevrage ou en garde. Le refus de recevoir la visite des personnes déléguées ou autorisées est puni d'une amende de 5 à 15 francs, et, s'il y a injures ou violences, de un à cinq jours de prison.

Toute personne qui place à titre onéreux un enfant en nourrice, en sevrage ou en garde, est tenue d'en faire la déclaration à la mairie de la commune où a été faite la déclaration de naissance, où à la mairie de la résidence actuelle du déclarant, en indiquant dans ce cas le lieu de naissance de l'enfant, et de remettre à la nourrice ou à la gardeuse un bulletin contenant un extrait de l'acte de naissance de l'enfant qui lui est confié.

Nouveau-né. — Le nouveau-né, à terme et bien portant, doit présenter les caractères suivants : Tête ovale, fontanelle postérieure très petite, antérieure plus grande de forme carrée; diamètres : occipito-mentonnier 13 à 14 cent., occipito-frontal 11 à 12 cent.; diamètre bipariétal et sous-occipito-bregmatique 9 à 10 cent.

Poids moyen 3.000 à 3.500 gr.; minimum 2.500, maximum 6.500.

L'enfant nourri par la mère perd le 1er jour 100 gr., le 2 jour 50 gr., le 3 jour il a perdu en tout 220 gr.

Les enfants nourris par une femme en pleine lactation perdent moins, quelquefois pas du tout, s'ils tètent bien.

Les enfants nourris avec du lait de vache perdent un peu plus les deux premiers jours; le 1er jour 130, le 2e, 70, au 3e jour, ils ont perdu comme les enfants nourris par leur mère, 220 gr.

En général le poids initial est retrouvé le 7e jour, un peu plus tard chez l'enfant né avant terme.

La longueur du corps est en rapport avec le poids :

      De 2.500 à 3.000 gr. 47 à 49 centim.
      De 3.000 à 3.500 gr. 49 à 51   —
      Au-dessus   51 à 53   —

Les garçons sont un peu plus lourds et un peu plus longs que les filles.

Pouls : minimum 88, maximum 163, moyenne 120 à 130.

Avant la naissance le minimum est 112, le maximum 160, moyenne, 135 à 140.

Respiration 35 à 40; température rectale 37.7; urine neutre, environ 300 gr. par jour renfermant 1 gr. d'urée en tout pour la journée (Depaul).

Noyé. — Individu asphyxié par submersion.

Secours à donner aux noyés. — Placer le malade dans un lit chaud sur le côté droit ; débarrasser le nez et la bouche des mucosités ; faire respirer par le nez de l'acide sulfureux, de l'ammoniaque, frictions sèches, briques chaudes, fers chauds, lavements irritants, salés ou vinaigrés (125 grammes de sel ou de vinaigre pour un lavement). Quand la respiration est rétablie, vins généreux, potions éthérées ou alcoolisées ; s'il y a des nausées, un vomitif.

Le procédé Laborde réussit très bien dans l'asphyxie des noyés. (*Voir* langue).

Nuit (Sommeil pendant la). — Le sommeil pendant la nuit est plus réparateur que celui du jour.

Sinclair raconte que deux officiers avaient eu entre eux une discussion pour savoir s'il convenait mieux dans une longue marche au milieu de l'été de se reposer la nuit ou le jour.

Comme c'était une question d'hygiène ils obtinrent la permission d'en faire l'essai.

Ils partirent l'un et l'autre chacun à la tête de son escadron et firent deux cents lieues.

Celui dont l'escadron marchait le jour et se reposait la nuit arriva à sa destination, sans perte d'homme ni de chevaux, tandis que celui qui avait cru préférable de marcher la nuit et de se reposer le jour avait perdu un certain nombre d'hommes et avait beaucoup de malades dans son escadron.

Nutrition. — Fonction par laquelle, en prenant des substances qu'ils élaborent, les êtres organisés en extraient des éléments qu'ils s'approprient et qui leur servent à s'accroître et à réparer leurs pertes pendant la vie. C'est l'équilibre entre le mouvement de composition et de décomposition des tissus dont sont composés nos organes.

C'est le résultat final de la digestion, de la respiration et de la circulation, toute partie meurt si l'on empêche le sang de lui arriver. Toute partie s'amoindrit lorsque diminue la quantité du sang qu'elle a coutume de recevoir.

L'action des vasomoteurs joue un grand rôle dans les phénomènes de nutrition. (*Voir* vasomoteur).

Nyctalopie. — Faculté de distinguer les objets à une faible lumière ou pendant la nuit, avec impossibilité de supporter le grand jour. Elle tient à la dilatation exagérée ou au resserrement de la pupille, à des taies sur la cornée, à des opacités du cristallin, à un défaut de pigment de la choroïde, etc.

Nymphomanie. — Névrose génitale chez la femme.

Elle est caractérisée par l'exaltation de l'appétit vénérien, une sensation d'étranglement, une sécrétion plus ou moins abondante, d'urines claires et de mucosités vaginales.

Traitement. — Hydrothérapie, applications de sangsues sur les parties génitales, affusions froides.

(*Voir* fureur utérine).

Traitement suivant la cause.

Nystagmus. — Oscillation latérale de l'œil, continue ou momentanée, avec difficulté de regarder fixement les objets; c'est un symptôme commun dans certaines altérations du système nerveux.

O

Obésité. — Excès d'embonpoint qui ne cède qu'à un régime sévère et suivi, des laxatifs, eau de Châtel-Guyon, eau de Carabana, etc., veiller à obtenir une digestion parfaite. Vichy Célestin, élixir de papaïne Trouette après chaque repas, tisane Dussolin (*Voir* régime des obèses.)

Obscurité. — Si la trop grande lumière fatigue la vue, l'obscurité, ou la demi-obscurité, est mauvaise pour lire, écrire ou faire des travaux à l'aiguille.

Il faut que la lumière arrive de côté et en quantité suffisante pour éclairer ; il ne faut point passer brusquement d'une lumière trop vive dans l'obscurité et réciproquement.

Obsidional. — Adjectif qui veut dire de ville assiégée. Régime obsidional, maladie obsidionale. Hygiène obsidionale : pendant le siège de Paris par les Allemands en 1870-1871, M. Bouchardat fit à l'école de Médecine de Paris un cours d'hygiène obsidionale. Il conseillait de dormir plus qu'en temps ordinaire, pour moins dépenser de forces et résister plus facilement à une alimentation insuffisante, mais combien peu de personnes pouvaient profiter de ce conseil : tous les hommes valides étaient sous les armes ; il conseillait aussi de perdre cette habitude de dormir, lorsque l'alimentation serait redevenue suffisante.

Obstétrique. — Art des accouchements.

Occasionnelle (cause). — Cause à l'occasion de laquelle une maladie fait invasion dans l'organisme.

Occlusion intestinale. — Il y a occlusion intestinale lorsqu'il existe un empêchement à ce que les matières et les gaz suivent leur cours dans leur direction naturelle.

L'invagination, surtout chez les enfants, cause cet état ; alors, dans l'intestin invaginé, l'occlusion se produit, il y a congestion, tuméfaction, inflammation, péritonite.

L'invagination peut être causée par un purgatif violent, des efforts, de la péritonite ancienne.

Plus l'obstruction siége haut dans le canal intestinal, plus les symptômes sont graves.

Tous les cas d'occlusion intestinale peuvent être traités par la laparatomie précoce (ouvrir l'abdomen pour mettre à découvert le siége de l'occlusion).

Si l'intestin est très distendu, on l'incise et on vide son contenu.

Si la partie de l'intestin obstruée est gangrenée, on la supprime et on suture les deux extrémités de l'intestin réséqué.

L'occlusion peut être traitée médicalement par les lavements abondants à l'eau chaude, les lavements gazeux, l'électricité qui excitent les contractions intestinales.

Ode. — Fluide hypothétique, dont l'existence n'est pas encore démontrée. Depuis le commencement de ce siècle, on parle beaucoup du magnétisme animal, d'une force psychique avec laquelle on produirait des phénomènes extraordinaires.

L'ode serait un fluide indispensable à la vie, et de même que lorsqu'une personne, par un temps très froid et de gelée, venant du dehors et entrant dans une pièce chaude, refroidit les gens qui s'y trouvent en leur enlevant de la chaleur ; il y aurait des personnes qui vous enlèveraient votre ode. Tout cela ne semble point avoir un caractère bien scientifique.

Cette perte d'ode serait un affaiblissement chez celui auquel on l'a pris et l'hygiène recommanderait de ne pas se laisser enlever son ode.

Tout cela semble appartenir à la science de la cabale et de la magie du moyen âge.

Mais voici qu'aujourd'hui, M. Baraduc expérimentalement a démontré l'existence d'un fluide qu'il appelle vital ; il a construit un instrument à l'aide duquel il prouve qu'une force émane du corps humain, force différant de toutes les autres forces physiques et qu'on ne peut pas confondre avec l'électricité, la chaleur, l'attraction.

Cet instrument est une aiguille de cuivre suspendue en son milieu, par un fil, d'un cocon de ver-à-soie, aiguille mobile sur un cadran, le tout renfermé dans une cloche de verre.

Si l'on approche la main de cette cloche, sans la toucher, au niveau de l'aiguille, on voit celle-ci subir une attraction ou une répulsion dont on peut lire l'amplitude sur un cadran.

L'écart du mouvement de l'aiguille varie suivant l'état moral de l'individu, et Baraduc classe les individus selon qu'ils ont un excès ou un défaut de ce fluide vital.

Les états maladifs, les émotions se traduisent par de perturbations dans les réactions normales.

Perturbations dont il est ainsi possible de mesurer le sens et l'intensité.

Certaines personnes n'ayant point une quantité suffisante d'ode, le prendraient aux personnes de leur voisinage.

Tout cela, nous ne saurions trop le répéter, a un caractère occultiste, mystique. Y a-t-il quelque chose de vrai ? L'astronomie a commencé par l'astrologie, la chimie par l'alchimie, l'odisme deviendra-t-elle une science ?

Les anciens hygiénistes, traitent des actions cosmiques, et avant eux on parlait de l'action des astres, de la lune. Le mot lunatique est même encore employé. Le soleil a bien une action sur nous par sa lumière et sa chaleur, et le vent n'est pas sans influence sur la santé ; les animaux agissent sur nous. Pourquoi l'homme n'aurait-il pas une action sur l'homme. Tout cela est encore vague et manque de précision, le temps seul nous montrera ce qu'il y a vrai dans ces conceptions.

Odontalgie. — Douleur violente accompagnant la carie dentaire.

Traitement. — Cautérisation de la carie au nitrate d'argent, au chlorure de zinc, etc.

Il peut y avoir mal de dents sans carie dentaire, on confond souvent une simple névralgie faciale avec un mal de dents.

Traitement. — Sulfate de quinine, aconit. Dans le cas d'inflammation des gencives, mâcher de la racine de pyrèthre, des feuilles de cochléaria, des racines de guimauve. Cautérisation à l'acide chromique de la partie cariée.

Odontome. — Tumeur d'apparence osseuse, faisant saillie au bord externe de l'os maxillaire et provenant d'un arrêt de développement de la dent.

Traitement. — Ouvrir la tumeur et en extraire la partie dure.

Odorat. — L'odorat a pour siège le nez et réside dans une membrane particulière qui tapisse toutes les fosses nasales et q l'on appelle membrane pituitaire; dans cette membrane viennent s'épanouir les rameaux du nerf olfactif.

Les odeurs ont une grande puissance sur le système nerveux et peuvent amener des spasmes, des évanouissements, si elles sont trop fortes et habituelles.

Of meat. — De viande, viandes conservées dans le froid, par un appareil frigorifique et transportées d'Amérique en Europe.

Comme toutes les conserves, cette viande n'a pas la saveur des viandes fraiches.

Œdème. — Gonflement sans chaleur ni douleur: cédant à la pression du doigt et en conservant quelques instants l'empreinte.

L'œdème est un symptôme qui se produit dans un grand nombre de maladies : chlorose, anémie, maladie de cœur, etc.

Œdème circonscrit de la peau. (*Voir* urticaire œdémateuse.)

Œil (hygiène de l'). — Varier les positions pendant le travail, éviter le sommeil exagéré et les veilles immodérées, éviter l'exposition brusque au grand air, l'abus des alcooliques, l'irrégularité dans les selles.

Une lumière excessive, éblouissante comme celle du soleil, insuffisante ou mal réglée, peut être l'origine d'affections sérieuses des yeux.

La privation absolue de lumière est nuisible à l'œil. On cite un cas de cécité par suite d'un long séjour dans les cachots des prisons, et chez des mineurs privés d'aliments enfermés plusieurs jours dans une galerie obscure.

La lumière trop intense, la lumière trop continue, peut produire de l'héméralopie, de la diplopie, de l'hémiopie et de l'amaurose.

La lumière trop continue est l'origine d'ophtalmies qu'on observe chez les verriers, les cuisinières et chez toutes les personnes dont les yeux sont impressionnés par une lumière trop vive. (*Voir* vue.)

Œil artificiel. — Un œil artificiel est une coquille d'émail blanc sur lequel on a peint une pupille et un iris.

Il ne faut pas en porter quand l'œil a augmenté de volume, à la suite d'un staphylome par exemple ou si les paupières sont trop irritables, car alors l'œil artificiel, jouant le rôle de corps étranger, provoquerait une inflammation redoutable.

Lorsque l'œil est complètement atrophié pour appliquer l'œil artificiel, on le trempe dans l'eau et on le glisse sous la paupière supérieure qu'on a d'abord relevée; on abaisse ensuite la paupière inférieure.

Pour retirer l'œil de verre, on abaisse la paupière inférieure et on glisse la tête d'une épingle, ou bien encore l'ongle du pouce derrière l'œil artificiel qui tombe immédiatement dans la main.

On fait cette opération au-dessus d'un petit coussin, la tête penchée pour éviter que l'œil ne se casse s'il venait à s'échapper.

On le retire de la cavité orbiculaire tous les soirs, on le nettoie et on le met dans un verre d'eau.

Il est toujours prudent d'avoir un œil artificiel de rechange en cas d'accident.

Œil de perdrix. — Variété de durillon aux orteils.

Traitement. — Coricide russe.

Œsophagite. — Inflammation de l'œsophage se produisant par l'ingestion de liquides trop chauds ou de substances corrosives : acides, iode, etc.

Contre les acides, lavages à l'eau alcaline. Bicarbonate de soude. Cataplasmes sinapisés sur la gorge.

Omphalocèle. — (*Voir* Hernie ombilicale).

Onanisme. — Ce mot vient d'*Onan*, dont l'histoire est racontée au chapitre XXXVIII de la Genèse.

Au XVIIIe siècle, Tissot, médecin de Lausanne, a publié un ouvrage célèbre et très souvent réimprimé *l'onanisme*.

Aujourd'hui époque de précision et d'analyse, on a voulu distinguer ce mot de ceux de chiromanie, de masturbation. (*Voir* ces mots).

Onglade, onyxis, ongle incarné. — L'ongle du gros orteil semble rentrer dans la chair, qui forme un bourrelet enflammé sur le bord de l'ongle.

Traitement. — Ablation de l'ongle par divers procédés, cautérisation au nitrate d'argent, au perchlorure de fer, compresses au Crésyl-Jeyes à 5 0/0.

Onyxis syphilitique.

Traitement local. — Lavage avec du vin chargé de tannin ou de la liqueur de Van Swieten.

Traitement général. — Iodure de potassium, 1 à 2 gr. par jour. Tisane Dussolin.

Onglée. — Engourdissement des doigts causé par le grand froid : friction avec de la neige ou de l'eau froide.

Onguent. — Médicament de consistance molle, destiné à l'usage externe et formé par des mélanges intimes de corps gras ou de substances résineuses avec des sels, des poudres. Les onguents diffèrent des pommades en ce qu'ils ont plus de consistance.

Onguent gris, napolitain, synonyme d'onguent mercuriel.

Onychose. — Déformation avec inflammation de la matrice de l'ongle.

Traitement. — Friction avec du jus de citron.

Onyxis. — (*Voir* onglade).

Œufs. — L'œuf comprend la coquille, le blanc et le jaune. La coquille contient une matière albuminoïde, des carbonates de chaux et de magnésie, du phosphate de chaux. Le blanc de l'œuf contient surtout de l'albumine soluble dans de l'eau froide ou tiède. Le jaune contient surtout des matières grasses, de la cholestérine, des matières colorantes et des sels.

Le blanc d'œuf sert à composer *l'eau albumineuse* (2 blancs d'œuf par un litre d'eau), qui s'emploie contre la dysenterie 4 ou 5 litres par jour.

Moyen de distinguer les œufs frais. — Moyens de les conserver par la chaux. — Voici les procédés indiqués par M. Delarue pour distinguer si les œufs sont frais : il faut faire dissoudre 120 grammes de sel de cuisine (blanc) dans un litre d'eau pure, et y plonger l'œuf : s'il est du jour, il tombe au fond ; s'il est de la veille, il n'atteint pas le fond ; s'il a trois jours, il flotte : s'il a plus de cinq jours il surnage, et la coque ressort du liquide d'autant plus qu'il est plus âgé.

La chaux fournit un bon moyen de conserver les œufs et de les isoler de l'action de l'atmosphère et de l'humidité.

Pour conserver deux cents œufs, prenez 100 grammes de chaux ; mêlez avec cette chaux, aussi intimement que possible, 10 grammes de sucre en poudre ; délayez le tout dans assez d'eau pour que les œufs y soient plongés.

Quinze jours après l'effet est produit, et l'on commence à retirer les œufs selon le besoin.

Oignon. — Tumeurs dures douloureuses apparaissant au voisinage des articulations des orteils.

Traitement. — Coricide russe.

Oléogrammètre. — Instrument qui sert à reconnaître la falsification du beurre par les huiles animales.

On chauffe au bain d'huile à 148 — 5 centimètres cubes de beurre préalablement fondu et filtré, et placé dans une capsule de 7 centimètres de diamètre. Lorsque la matière atteint 139 degrés, on y ajoute une pincée de poudre de pierre ponce polie, et 8 gouttes d'acide nitrique, formant un mélange, et l'on chauffe pendant 12 minutes environ ; cela fait, on met à refroidir dans une pièce à 21 degrés ; au bout d'une heure, on procède à l'essai avec l'oléogrammètre.

Cet instrument est une tige verticale qui, d'après des poids placés sur un plateau, s'enfonce dans le beurre.

Si l'échantillon est un beurre pur, l'enfoncement s'obtient avec une charge de 250 grammes ; s'il y avait de la margarine, il faudrait 500 grammes. Les chiffres intermédiaires permettent d'évaluer avec précision la proportion d'un mélange de margarine et de beurre. Un poids de 900 à 1000 gr. par exemple, correspond à un beurre margariné à 10 0/0. — Procédé Raoul Bralli.

Olfactif. — Adjectif, qui a rapport à l'odorat.

Olfaction. — Exercice actif du sens de l'odorat.

Olla podrida. — Veut dire en espagnol pot pourri. C'est le nom d'un mets national consistant en un mélange de plusieurs viandes. Depuis on a employé ce mot au figuré pour désigner toutes sortes de mélanges sans liaison. On dit aussi une macédoine pour un mélange de toutes sortes de choses diverses. Une macédoine de légumes, de viande, etc.

Ophtalmie. — On comprend sous ce nom toutes les maladies des yeux : Kératite, choroïdite, rétinite, iritis et surtout conjonctivite. On distingue différents types de conjonctivite :

1° Conjonctivite aiguë. Traitement : Repos des yeux, collyre au sulfate de zinc 1 pour 30, compresse d'eau boriquée 4 0/0 à la fin collyre au tannin 2 0/0.

2° Conjonctivite chronique : lotion avec le spécifique Laban pur, traitement anti-scrofuleux.

3° Conjonctivite purulente des nouveaux nés, cause fréquente de cécité ; cautériser l'intérieur des paupières au pinceau avec solution de nitrate d'argent 2 à 3 0/0, collyre au tannin, veiller à la contagion.

4° Conjonctivite blennorrhagique, accompagne souvent a blennorrhagie, se contracte en portant aux yeux les doigts porteurs de parcelle de pus blennorrhagique, cautérisation à la solution de nitrate d'argent 4 ou 5 0/0.

5° Ophtalmie purulente épidémique, même traitement.

6° Ophtalmie diphtérique : collyre astringent au tannin, instillation de jus de citron.

Ophtalmie. — Inflammation du globe de l'œil et de la conjonctive.

On en distingue un grand nombre : l'ophtalmie peut être aiguë, chronique, purulente, diphtérique (avec formation de fausses membranes sur le globe de l'œil), blennorrhagique.

Traitement. — Collyre au sulfate de zinc, 10 centigr. pour 30 gr. d'eau, compresses d'eau boriquée très chaude, collyre au tannin, 2 0/0.

Du reste, le traitement varie suivant la cause.

Chez les anciens auteurs, ce mot comprenait toutes les maladies de l'œil et des paupières, plus tard on l'a seulement appliqué aux lésions inflammatoires de l'organe de la vision, quelquefois on l'emploie dans le sens spécial de conjonctivite.

Ophtalmie (hygiène). — Les ophtalmies, l'amaurose sont souvent produites par des réverbérations de la neige, du sable, de maisons blanches. Xénophon, dans sa retraite des Dix mille nous parle des ravages qu'elles ont fait dans son armée. Les médecins militaires du premier Empire, Larrey, Desgenettes, Percy, nous racontent les maux qu'elles ont causé en Égypte, par la réverbération des sables, en Russie, par celle des neiges.

Pour les prévenir, on met des voiles noirs, on emploie des lunettes aux verres teintés de noir de fumée ou de bleu, mais les soldats de notre armée ne peuvent point toujours suivre ces précautions hygiéniques.

Ophryte. — Inflammation des paupières avec suppuration partielle ou totale. (*Voir* ophtalmie).

Opiat. — Médicament à consistance de pâte molle, composé de poudres délayées dans un sirop formé de sucre ou de miel.

Opium. — Suc épaissi provenant des incisions faites aux capsules du *papaver somniferum*. L'opium officinal est celui d'Anatolie qu'on nomme *opium de Smyrne*. Il est en masses ordinairement arrondies et de volume variable, enveloppées de feuilles et de fruits de *Rumex* et formées de larmes agglutinées, visibles en déchirant le pain quand la substance est molle. Son odeur est toute spéciale, vireuse ; sa saveur amère : il produit sur la langue un sentiment de cuisson. Séché à 100°, il doit contenir au moins 10 à 12 p. 100 de morphine et donner environ la moitié de son poids d'extrait. Les principes actifs de l'opium, les plus importants après la morphine, sont la narcotine, la narcéine, la papavérine et la codéine. L'opium engourdit, enivre, assoupit et jette dans le coma vigil, les rêves et le délire; en élevant les doses on arrive à provoquer le coma somnolentum et le carus. Dans les empoisonnements graves, on observe finalement un état apoplectique, la réfrigération et la mort. L'opium supprime le sentiment de la douleur. Il accélère le pouls, le rend plus ample avec une certaine souplesse, en même temps qu'il échauffe la peau qui se couvre, si le corps est abrité, d'une légère moiteur. Il restreint l'excrétion intestinale jusqu'à laisser, à sa suite, une constipation opiniâtre. Les urines sont diminuées et il y a un léger ténesme vésical. Le sujet affecté par l'opium étant revenu à lui, se sent abruti, la tête lourde, la bouche sèche, la langue épaisse. Il n'est pas rare, enfin, d'observer des nausées, des vomissements et une agitation convulsive. L'opium est le plus ancien et le plus puissant, le plus universel et le meilleur des parégoriques; on l'emploie contre toutes les affections pénibles, douloureuses, l'insomnie opiniâtre.

Il soutient l'action du cœur et des petits vaisseaux et peut être considéré de ce chef comme un excellent cordial. L'assoupissement et le coma de l'opium sont des phénomènes toxiques qui n'ont rien de commun avec le sommeil naturel; mais il attire le sommeil, qui apparaît après épuisement de l'action de l'opium. Donné à midi, par exemple, il épuise son action toxique dans l'après-diner et facilite le sommeil qui devient alors plus profond au moment habituel. Donné le soir au coucher, s'il y a insomnie, il provoque un assoupissement qui tient lieu de sommeil; mais s'il n'y a pas insomnie, il empêche réellement de dormir, et provoque, au lever du jour, un sommeil de plomb. — *Poudre :* Q. V. par prises de 0,01 à 0,05, suivant l'âge, en pilules, jusqu'à ce qu'on ait provoqué le degré d'assoupissement désiré. Pour l'adulte 0,05 et 0,10 sont des doses ordinaires. On peut aller progressivement jusqu'à 0,40 et 0,50 par jour. L'accoutumance est vite obtenue; et il est très utile de l'éviter. Les principes actifs de l'opium s'échappant par le lait agissent sur le nourrisson. Abstenez-vous, autant que faire se pourra, de donner de l'opium aux jeunes enfants.

L'opium s'emploie en poudre, 5 à 10 cent., en extrait, 1 à 5 cent., en sirop, sirop thébaïque, 10 à 30 grammes de sirop ; sirop diacode 20 à 50 grammes. L'opium entre dans un grand nombre de préparations : diascordium, thériaque, laudanum, etc.

Oppression. — Difficulté de respirer.

Traitement. — Respirator Maxim et solution d'antipyrine Trouette. (*Voir* asthme, maladies de cœur.)

Orages — En temps d'orage, les appareils se chargent d'électricité ; il faut les mettre en contact avec la terre pour éviter des décharges subites et quelquefois mortelles.

Il ne faut point trancher un fil de paratonnerre ni même séjourner en temps d'orage à l'abri des arbres élevés ou dans le voisinage de masses métalliques, comme l'a démontré pour ce dernier cas M. W. de Fonvielle à une séance de l'Académie des sciences.

Oranger amer ou *Bigaradier*. — La feuille usitée sous le nom de *feuille d'oranger* ; la fleur nommée *fleur d'oranger* ; les fruits verts et non mûrs sont appelés *orangette* ou *petit grain* pour *pois à cautères* : s'ils sont bruns ; le fruit mûr est l'*orange amère* ou la *bigarade* ; l'épicarpe du fruit vert desséchée est connue sous le nom d'*écorce d'orange amère* ou de *curaçao*. Tous ces produits du bigaradier sont parégoriques, nervins, antispasmodiques, par l'huile essentielle qu'ils renferment ; et excitants toniques stomachiques par le principe amer. — *Poudre de feuilles* : Q. V. Par prises de 0,50, contre les affections convulsives. — *Tisane de feuilles* : une pincée par tasse d'eau bouillante. Pour calmer l'état vaporeux et réjouir. — *Eau distillée de fleurs* : pour aromatiser l'eau sucrée et les potions. Un petit verre de cette eau, sucrée, contre l'état vaporeux et la défaillance morale. Elle est excellente, en collyre, dans l'irritation légère de la conjonctive. — *Huile volatile de fleurs* : quelques gouttes sur un morceau de sucre. — *Sirop de fleurs* : pour édulcorer potions et tisanes. — *Sirop d'écorce* : pour édulcorer les tisanes, les potions et les sirops. — *Teinture d'écorce* : une cuillerée à café dans un verre d'eau sucrée ; comme stomachique, au dessert. — *Tisane d'écorce* : une pincée d'écorce finement incisée par tasse d'eau bouillante. Excellent stomachique antispasmodique.

Orchite. — Inflammation des testicules : elle accompagne la blennorrhagie ou les maladies infectieuses : scarlatine, variole, oreillons, etc.

Elle est caractérisée par une rougeur, une chaleur, une douleur très vive aux testicules.

Traitement. — Suivant la cause.

Porter un suspensoir avec coton iodé, teinture d'anémone pulsatile, 30 gouttes par jour pour supprimer la douleur. Salicylate de soude, 2 à 3 gr. par jour.

Oreilles. — Les transitions atmosphériques paraissent exercer une impression fâcheuse sur l'ouïe et ses maladies sont fréquentes dans les pays dont la température a une grande mobilité.

Il faut se nettoyer les oreilles pour empêcher le cérumen de s'y amasser ; que de surdités produites par des bouchons de cérumen qui obstruent le conduit auditif !.

Se curer l'oreille avec soin, c'est une opération délicate, il ne faut pas enfoncer des plumes, des crayons dans les oreilles, il faut agir avec prudence pour ne pas atteindre la membrane du tympan qu'on pourrait déchirer ou même toucher seulement, ce qui produirait certains désordres auditifs.

Comme précautions hygiéniques, recommandons dans le premier cas, de se boucher les oreilles, c'est une idée qui viendra à l'esprit de tout le monde ; dans le second qui se rapporte aux impressions cérébrales l'usage du café, des préparations aromatiques ou boissons alcooliques, une alimentation abondante ne pourrait qu'altérer plus ou moins profondément la faculté d'entendre chez les personnes dont la tête est fort excitable.

Il existe un long et étroit canal nommé trompe d'Eustache, qui sert au renouvellement de l'air dans l'intérieur de la caisse et qui établit une communication directe entre elle et l'arrière-bouche.

Il est très important que cette communication se fasse, sans cela il y aurait surdité complète ; comme soins hygiéniques, il faut éviter les engorgements de cette trompe — engorgements qui arrivent surtout à la suite de coryza ou rhume de cerveau.

Oreillons. — Gonflement et inflammation de la glande parotide et du tissu cellulaire ambiant, gonflement qui se produit ordinairement d'un seul côté du cou qui grossit et devient très douloureux.

Cette maladie s'accompagne souvent de fièvre épidémique, elle dure sept à huit jours.

Traitement. — Entretenir la chaleur, cataplasmes émollients Hamilton sur le cou.

Organes. Influence des organes les uns sur les autres.— Pour se bien porter, la première règle ou plutôt loi hygiénique, est l'harmonie entre les organes ; ils agissent tous les uns sur les autres, tout en ayant leur vie spéciale.

Tous nos organes se font, s'influencent réciproquement. Aucune action n'est parfaitement localisée. L'estomac digère, le cerveau pense, le poumon respire : mais la solidarité de tous ces actes est telle que si l'estomac digère mal, le cerveau pensera péniblement : que si la circulation est troublée, l'action gastrique le sera également. L'exercice normal de toutes les fonctions irradie ses bons effets sur chacun de nos actes extérieurs : de là vient qu'on trouve en soi-même de si grandes différences dans des situations et en des temps divers. La moindre douleur, une colique, une constipation opiniâtre troublent l'intelligence, gênent la pensée, inspirent de la tristesse et de la colère. Mais ce n'est pas une raison pour ne point reconnaître à chaque fonction un siège particulier : et de ce que tous les organes influencent tous les actes organiques, il n'en résulte pas que la cause de chacun de ces actes soit partout.

Il y a donc une hygiène spéciale de chaque organe.

Dans l'intérêt bien entendu de la santé, un organe ne devrait jamais être exercé de manière à mettre les autres en souffrance. C'est ce qui ne manque pas d'arriver lorsque le cerveau devient le siège d'un travail trop actif. Les excès de ce viscère exercent la plus fâcheuse influence sur l'économie. Sa prédominance seule sur les autres organes est une prédisposition morbide. Les animaux sont d'autant plus maladifs qu'ils ont un cerveau plus développé : c'est tout simple, chaque degré de perfectionnement étant une cause de plus pour le trouble des autres fonctions, à cause de la solidarité qui les lie. L'homme des villes est plus maladif que celui des campagnes, parce qu'il éprouve beaucoup plus d'impressions morales. L'exercice trop fréquent de la pensée développe une constitution particulière. Le système nerveux acquiert une sensibilité fâcheuse.

Organicisme. — Doctrine de Rostan dans laquelle on admet que tous nos organes peuvent être primitivement malades indépendamment les uns des autres, et qu'il est impossible qu'un seul et même traitement convienne dans toutes les circonstances et qu'il doit, non seulement varier, mais quelquefois être opposé à lui-même.

Orge. — Séparé simplement des écailles florales, c'est l'*orge mondé*. L'*orge perlé* est la graine privée de son tégument propre et réduite à l'endosperme amylacé. L'orge mondé, moulu grossièrement et séché au four s'appelle *gruau d'orge*.

Ce gruau servait à confectionner la *ptisane* des médecins de l'antiquité, pour l'alimentation dans les maladies fébriles aiguës (*Hippocrate*). — *Tisane* ou *eau d'orge* : orge perlé lavé à l'eau froide. 20. Faites bouillir dans une quantité suffisante d'eau jusqu'à ce qu'il soit bien crevé et que le liquide soit réduit à un litre. Passez à travers un linge fin. Par tasses dans les fièvres.

Orgeolet. — Petit furoncle du bord libre des paupières, avec boursouflement de la paupière et sécrétion purulente.

Traitement. — Cataplasme Hamilton : si l'orgeolet est chronique, pommade à l'iodure de potassium.

Origan. — Genre de labiées dont les fleurs ressemblent à celles du thym.

On en connaît 25 espèces dans la région méditerranéenne et les Canaries : l'O vulgaire de nos bois est aromatique. l'O dictamne est le dictamne de Crète.

Le dictamne de Crète est un des plus célèbres remèdes de l'antiquité : on en trouve les témoignages dans un grand nombre d'auteurs grecs et latins. Aristote, Dioscoride, Pline en parlent longuement ; il est cité par les poètes. Vénus s'en sert au douzième livre de l'*Énéide* pour cicatriser la blessure d'Énée.

Réveille l'appétit, la digestion, dissipe les douleurs d'estomac et, suivant Tournefort, on s'en sert encore dans l'île de Candie pour se préserver des fièvres paludéennes.

Comme moyen hygiénique il facilitait les accouchements, la sortie du placenta, produisait la menstruation.

Dans le midi, à Avignon, on fait une liqueur hygiénique et digestive qu'on appelle l'Origan du Comtat Venaissin.

Orographie. — Description des montagnes.

On a fait l'adjectif orographique qui n'est pas dans le dictionnaire de l'Académie, dernière édition (7e, 1878. Le mot orographique est souvent employé par les médecins hygiénistes : les conditions orographiques, de hauteur, d'altitude, de séjour dans les montagnes ou sur les montagnes.

Oseille. — En latin *oxalis*. C'est le rumex des botanistes, forme dans la famille des polygonées un grand genre composé de 130 espèces.

En hygiène on l'emploie comme rafraîchissante et antiscorbutique, on la défend aux calculeux. L'espèce qu'on emploie en cuisine est l'oseille commune, *rumex acetosa*.

Par extension, on donne encore vulgairement le nom d'oseille à diverses plantes qui appartiennent à d'autres familles.

Osmazone. — Principe soluble, sapide et tonique, contenu dans la chair des animaux adultes, la cervelle, les champignons. Il entre pour un huitième dans la composition du bouillon de bœuf qui lui doit son odeur et sa saveur. Les bouillons de veau, de poulet et de grenouilles en sont privés.

Ostéite. -- Inflammation du tissu osseux, inflammation se produisant chez les sujets jeunes et scrofuleux pour une cause même très légère : choc, coup, croissance, et pouvant amener des abcès des os, de la nécrose, de la carie, de l'hypertrophie du tissu osseux.

Traitement. — Repos absolu, immobilisation du membre malade, badigeonnages de teinture d'iode, etc.

Ostéocopes (douleurs). - Douleurs qui semblent avoir leur siège dans les os même et sont plus vives la nuit.

Sont souvent d'origine syphilitique.

Traitement. — Iodure de potassium ; éviter de se placer trop près du feu, surtout de celui des cheminées.

Ostéomalacie. — Maladie des os, surtout des os longs, qui deviennent mous, spongieux, se courbent, se déforment.

Les urines sont troubles et chargées de sels de chaux, les douleurs sont vives dans le squelette.

La maladie est mortelle à plus ou moins longue échéance et à peu près sans remède. On a conseillé chez les femmes l'ablation des ovaires.

Traitement. — Cependant on peut dans certains cas obtenir de bons résultats en faisant boire du lait de chienne, à cause du phosphate de chaux qu'il contient.

Ostéome. — Tumeur osseuse qui se forme plus généralement sur les os, mais quelquefois apparaît dans les autres tissus.

Régime. — Éviter les aliments contenant trop de phosphate de chaux. Iodure de potassium et mercure, quand la tumeur est d'origine syphilitique.

Ostéomyélite. — Inflammation de la moelle des os. (*Voir* périostite et ostéite).

Ostéoplastie. (*Voir* résection).

Otalgie. — Douleur aiguë à l'oreille, douleur d'origine nerveuse.

Le plus grand nombre des faits qu'on a décrits comme des otalgies appartenaient à de véritables otites : cependant il est quelques cas rares où la douleur seule constitue toute la maladie, mais alors celle-ci n'est presque jamais bornée à l'oreille : le plus souvent on trouve d'autres points douloureux, surtout sur le trajet du nerf occipital, en sorte que l'otalgie n'est presque jamais une maladie distincte, mais le symptôme d'une autre névralgie, dit Andral, dans son cours de pathologie interne.

Traitement. — Liniment au chloroforme dans l'oreille, huile éthérée, etc.

Otique. — Médicaments et phénomènes qui se rapportent à l'oreille.

Otite. — Inflammation de la membrane muqueuse de l'oreille. L'otite est externe quand elle ne dépasse pas la membrane du tympan ; l'otite interne a son siège dans la caisse et dans la trompe d'Eustache. L'otite peut être aiguë ou chronique. L'otite aiguë, très douloureuse, amène des maux de tête, des élancements et se termine par un écoulement de pus ; l'otite chronique, peu douloureuse, est souvent liée à la scrofule ou à une autre maladie générale.

Traitement. — Otite aiguë, injection de Crésyl-Jeyes à 2 pour 100 dans l'oreille, instillation de cocaïne, etc.

Otite chronique : traitement suivant la cause.

Otorrhée. — Écoulement qui se produit par l'oreille dans l'otite chronique. Se guérit par une propreté rigoureuse à l'aide de la canule du Dr Marteuf, cautérisation et grattage.

Ouïe. — Certains bruits sans être violents, affectent l'ouïe d'une manière extrêmement désagréable et suffisent quelquefois pour déterminer des accidents assez graves.

Le frottement du verre par un corps dur, de la lime sur les métaux, sur une scie, pour quelques personnes le déchirement d'une feuille de papier, et pour les musiciens les tons faux ; lorsque l'oreille a été longtemps exposée à un bruit même adouci, mais désagréable, elle continue à percevoir la sensation lorsque l'action n'existe déjà plus.

Toutes les impressions cérébrales très vives altèrent l'ouïe, les substances qui exercent une action particulière sur le système nerveux influencent l'organe de l'ouïe.

Il faut écarter tous les obstacles à l'exercice du sens de l'ouïe : accumulation du cérumen, corps étrangers, renouvellement de l'air. Le cérumen accumulé forme un bouchon adossé à la membrane du tympan et se prolongeant dans le conduit auditif, il en résulte une démangeaison, un embarras au fond de l'oreille et un affaiblissement de l'ouïe qui peut aller jusqu'à la surdité.

On extrait le bouchon avec un cure-oreille, et quand la résistance est trop grande on le ramollit à l'aide d'injection d'eau tiède.

Ourles. — (*Voir* oreillons).

Ovaire. — Organe chez la femme d'où sort l'ovule ou œuf. Pour les anciens, c'était un testicule qui sécrétait une liqueur fécondante, analogue au sperme du mâle, ce fut l'opinion d'Hippocrate, de Galien, mais, dès 1651, Harvey établit que tout être vivant vient d'un œuf, et que tout œuf vient primitivement d'un ovaire.

Buffon partage l'erreur de Galien : Stenon a reconnu le premier dans le prétendu testicule de la femme, l'ovaire : Graaf découvrit la vésicule qui, en se rompant, laisse sortir l'œuf, vésicule de Graaf. Enfin en 1845, Raciborski démontra l'ovulation spontanée de la femme accompagnée ordinairement du phénomène des règles.

Ce que certaines personnes prennent pour du sperme chez la femme est un autre liquide qui n'a aucun rapport avec l'ovaire : c'est un liquide lubrifiant sécrété par les glandes vulvo-vaginales ou de Bartholin.

Pour les maladies de l'ovaire : (*Voir* ovarite, ovariotomie, ovario-salpingite, péri-métrite, salpingite.

Ovariotomie. — Opération qui consiste à faire à l'abdomen une ouverture plus ou moins considérable, afin d'enlever un ovaire malade.

Cette opération est surtout usitée dans les kystes de l'ovaire.

Ne pas confondre l'ovariotomie avec la castration (*Voir* ce mot).

Ovarite. — Inflammation aiguë de l'ovaire, fréquente à la suite des accouchements, s'annonçant par une douleur plus ou moins vive dans l'excavation du bassin, douleur s'exagérant à l'époque des règles. Si la trompe est enflammée en même temps que l'ovaire, la maladie prend le nom d'ovario-salpingite.

Traitement. — Onction mercurielle sur le côté malade, vésicatoires volants ; s'il se forme un abcès, l'ouvrir ou y injecter de la teinture d'iode. (*Voir* ovario-salpingite, salpingite, péri-métro salpingite).

Oxalique (acide). — Sel d'oseille ; acide extrait de l'oseille, mais qui se trouve dans un grand nombre de plantes de diverses espèces. Il peut s'accumuler dans l'économie dans de telles proportions qu'il finit par déterminer des accidents mortels. (*Voir* gravelle et oxalurie.)

De là inconvénient à manger avec excès de certaines plantes, Oseille et tomates si l'on veut éviter la formation de calculs d'oxalate de chaux.

Oxalurie. — Dépôt d'oxalate de chaux dans l'urine, gravelle blanche.

Traitement. - Usage des eaux minérales alcalines, Vichy, Saint-Léger-Pougues.

Régime. — Éviter de manger de l'oseille et des tomates

Oxycrat. — C'est un mélange de vinaigre blanc et d'eau : 30 gr. de vinaigre pour 1000 gr. d'eau, sucré avec 100 gr. de sirop de sucre. Boisson usitée dans les fièvres.

Oxydation. — Résultat de la combinaison des corps avec l'oxygène. C'est le résultat d'une combustion lente ou rapide. Le fer qui se rouille s'oxyde lentement. C'est une combustion lente ; il en est de même des matériaux de notre économie qui doivent être oxydés et rejetés à l'extérieur sous diverses formes. Quand les oxydations se font mal, la vie est chétive et abolie.

Les oxydations minérales sont très nombreuses : l'oxygène se combinant avec tous les autres corps simples, excepté le fluor, d'où il résulte que l'oxygène fait partie constituante de près de la moitié des minéraux qui constituent la croûte de notre globe terrestre.

Oxyde de carbone. — L'oxygène forme plusieurs combinaisons avec le carbone, mais il y en a deux qui nous intéressent au point de vue de la santé.

Lorsqu'il a une combustion incomplète, lorsqu'il n'y a pas assez d'air dans le foyer, le charbon se combine en faible proportion avec l'oxygène, il forme l'oxyde de carbone, auquel on donnait autrefois le nom de vapeur de charbon. Ce gaz est celui qui brûle avec une petite flamme bleue ; il est très toxique, attaque les globules sanguins et s'y substitue à l'oxygène.

Il est donc très dangereux de se tenir la tête penchée sur les fourneaux quand on commence à faire le feu. Ce gaz est perfide, car aucune odeur ne signale sa présence.

Pour le combattre, aérer pour activer le feu, et alors il se forme de acide carbonique.

La deuxième combinaison de l'oxygène avec le carbone est l'acide carbonique, impropre à la respiration et à la combustion, mais nuisible surtout parce qu'il prend la place de l'oxygène, comme l'a démontré Claude Bernard. C'est ce gaz qui est en dissolution dans l'eau de seltz ; il se produit dans les fermentations : c'est lui qui fait sauter le bouchon de la bouteille de cidre ou de champagne.

L'acide carbonique se produit dans la fermentation du

raisin quand on fait le vin, et, comme il est impropre à la respiration, il peut asphyxier.

Oxygène. — Principe actif de l'air atmosphérique ; on le retire du bioxyde de maganèse, par l'intermédiaire du chlorate de potasse. On l'emploie en inhalation contre les vomissements, l'anémie ; dans ce dernier cas, on donne en même temps du fer.

Oxymel. — Sirop de vinaigre blanc.

Oxyure. — Ver rond de l'ordre des nématoïdes ; son corps est cylindrique et de couleur blanche ; le mâle est long de 2 millimètres 1/2 ; la femelle est beaucoup plus longue, elle a de 9 à 10 millimètres.

Les oxyures se développent souvent chez les enfants en nombre très considérable ; ils habitent le gros intestin, particulièrement le rectum ; il sortent par l'anus, surtout le soir ; ils causent en général de vives démangeaisons et peuvent déterminer des affections nerveuses : éclampsie, épilepsie, chorée.

Traitement. — Lavement à l'eau froide, avec une cuillerée à bouche de glycérine, eaux sulfureuses en boissons prises d'une façon continue, extraire chaque soir du rectum les oxyures qui s'y trouvent.

Ozène. — Odeur fétide exhalée par les fosses nasales.

Symptôme. — L'ozène complique souvent le coryza chronique d'origine scrofuleuse.

Traitement. — Lavage du nez avec de l'eau tiède contenant 2 0/0 de Crésyl-Jeyes, canule spéciale du D' Madeuf, enlevant toute odeur. (*Voir* punaisie).

Ozone. — C'est le gaz oxygène dans lequel on a fait dégager un grand nombre d'étincelles électriques.

Il prend naissance dans d'autres circonstances assez nombreuses.

Il présente des propriétés désinfectantes et germicides.

L'ozone fait défaut dans les contrées à Malaria et à fièvres périodiques. Cette opinion n'est pas admise par tout le monde. La question n'est pas encore assez élucidée pour que nous puissions donner notre opinion.

P

Pachyményngite. -- Épaississement des enveloppes du cerveau, les méninges, à la suite d'hémorrhagie, de méningite.

Pædiatrie. — Partie de la médecine qui s'occupe des maladies des enfants.

Pain. — Le pain est un aliment complet, c'est-à-dire que par sa composition c'imique il est suscepti le à lui seul de soutenir l'existence. Mais il faudrait en manger de très grandes quantités, parce que, quoique tous les principes alimentaires indispensables a la vi s'y trouvent, il y en a qui n'y sont qu'en faible proportion.

Le pain de seigle contient moins d'amidon, mais plus de matière grasse, est excellent dans la constipation, quoiqu'il soit d'une digestion plus difficile.

Il faut éviter de manger le pain, quelle que soit sa forme ou sa nature, lorsqu'il sort du four et qu'il est encore chaud. Quelques personnes même ne peuvent pas digérer le pain frais.

Le pain rassis passe pour être plus économique, mais ce n'est qu'une apparence ; on mange moins de pain rassis parce qu'il est moins agréable, mais à la condition d'augmenter les autres aliments. si on veut obtenir le même résultat de nutrition.

Voici à peu près la composition du pain :

Eau 38.30 0/0
Matières azotées insolubles . . 6.24
  Id. solubles . . 1.86
Matières non azotées solubles 4.04
Amidon 47.84
Matières grasses 0.81
Matières minérales 0.91

Pain rouge. — Le pain envahi par l'oïdium aurontiacum devient rouge. L'invasion du pain de munition par l'oïdium aurontiacum s'est manifestée à la manutention du quai de Billy en 1843 et en 1871. On prescrivit les mesures suivantes : diminuer d'un dixième environ la proportion d'eau engagée dans le pain, augmenter la dose de sel en la portant de 200 à 400 grammes par quintal métrique de pâte. Enfin distribuer le pain huit ou douze heures après sa sortie du four, au lieu d'attendre vingt-quatre heures, comme on le faisait alors.

Pain moisi des campagnes. — Le pain moisi des campagnes qui est souvent envahi par le penicillion glaucum ou d'autres mucidinées vertes, est désagréable au goût, mais n'est pas dangereux.

Pâles couleurs. — (*Voir* chlorose).

Palpitation. — Battement désordonné du cœur, sorte de spasme douloureux du cœur, quelquefois sans changement dans la force, le rythme des battements. Les palpitations sont le plus souvent d'origine nerveuse.

Traitement. — Granules de digitaline de Trouette, applications froides sur la région précordiale, dragées Saint-Marc, tonique Rousseau, vin du Dr Cabanes.

Paludéen. — Qui se rapporte aux marais. Fièvres paludéennes, fièvres dues aux émanations marécageuses. *Voir* impaludisme, fièvre, quinine.

Pambotano. — Arbrisseau du Mexique, de la famille des légumineuses mimosées dont l'écorce est employée contre la fièvre intermittente et les accidents paludéens, dans les cas où la quinine est impuissante.

Panaris. — Tumeur phlegmoneuse, sorte d'abcès qui se développe dans un point quelconque des doigts ou des orteils.

Traitement. — Au début, cataplasme Hamilton, onguent mercuriel, enduit de collodion, lotions au Crésyl-Jeyes à 5 0/0 ; maintenir la main levée et appuyée sur l'épaule opposée, ensuite incision profonde de la tumeur.

Pannus. — Maladie de la cornée qui se recouvre d'une sorte de voile vasculaire.

Traitement. — Repos complet de l'œil, lotions chaudes à l'eau boriquée.

Pansement. — Appareil de protection et d'isolement pour les plaies ; il doit les tenir à une température constante.

Pansement simple. — Cérat simple, de Galien, cold-cream, etc. ; linge fenêtré, compresse fine de charpie, plaque d'ouate bien souple et épaisse ; bandes. Ne le défaites que rarement.

Pansement modificatif. — Il joint aux qualités du pansement simple la propriété d'assainir, de donner une tournure plus favorable aux plaies et de les pousser à la cicatrisation. Voyez *digestifs,* etc.

Pansement aseptique, antiseptique. — Destiné à prévenir le développement de l'infection purulente. Éloignez les blessés les uns des autres ou évitez l'encombrement. Large aération, propreté extrême du malade, des choses à son usage, de l'habitation, des personnes qui le soignent. Ce pansement est *simple :* eau phéniquée ou boriquée Crésyl-Jeyes 5 0/0. Imbibez de la charpie ou des compresses fines, appliquez directement sur la plaie et recouvrez avec taffetas ciré, ouate et bande. Pommade et glycéré de phénol ou d'iodoforme, en applications comme le cérat simple. Ce pansement est *rigoureux :* il joint le caractère aseptique ou antiseptique aux avantages des pansements rares, par occlusion ou à température constante, *pansement ouaté* d'A. Guérin, *pansement phéniqué* de Lister. On associe à ces pansements les lotions phéniquées, le lavage des instruments et des mains avec de l'eau phéniquée, enfin la fumigation avec des vapeurs chargées de phénol.

Papier antiseptique. — Papier non collé ou hydrophyle qui devient la base ou l'excipient de toute une série de pansements.

Les papiers à l'iodoforme, au sublimé, à l'acide phénique, à l'acide borique, sont employés en guise de compresses, de bandelettes sous formes pleines, scarifiées ou fenestrées à l'emporte-pièce.

Papilloma. — Variété de cancer de la peau ou des muqueuses caractérisée par l'augmentation de volume, l'induration, l'épaississement des papilles de la peau ou des muqueuses. (*Voir* noli me tangere et épithélioma).

Papule. — Petite élevure cutanée solide ne contenant ni pus ni sérosité.

Paracentèse. — Ponction que l'on fait à l'abdomen ou au thorax pour évacuer le liquide qui s'y est accumulé dans l'ascite, la pleurésie, etc.

Paracousie. — Bourdonnement ou tintement d'oreilles, précède souvent la surdité.

Paralysie. — Abolition ou diminution des mouvements volontaires ou involontaires, ou de la sensibilité.

La paralysie est appelée hémiplégie, quand elle attaque seulement une moitié du corps ; paraplégie quand elle affecte la moitié inférieure, etc.

Traitement. — Friction avec la brosse électro-magnétique Fournier, massage, électricité, eau de Carabana.

Paralysie essentielle. Ce mot *essentielle* signifie, que la paralysie est *d'ordre médical* et capable de guérir, en tout ou partie, soit spontanément, soit par le secours de l'art. C'est l'impuissance motrice, absolue ou relative, qui ne reconnaît pas pour cause immédiate, une lésion irrémédiable ayant détruit les organes automoteurs ou ayant intercepté définitivement les communications spéciales de la partie affectée avec le reste de son système.

Les paralysies essentielles, dont la cause actuellement présente est curable, doivent être traitées d'abord dans leur cause même ; et l'on ne doit remédier à l'inertie des forces sensitives que si la paralysie vient à persister après leur suppression. Ainsi, les *paralysies chlorotique, anémique, des convalescents*, guérissent par le moyen des analeptiques et des ferrugineux ; la *paralysie fluxionnaire, inflammatoire, fébrile*, par la médication antiphlogistique ; la *paralysie nerveuse*, par toutes sortes de moyens et de pratiques empiriques affectant le *sensorium commune*, suggestion, électricité, etc. ; la *paralysie rhumatismale*, due à une sorte de frigidité organique, par tous les moyens qui rétablissent et forcent la calorification vitale : chaleur artificielle et douches d'eau chaude et de vapeur, étuve, eaux minérales naturelles thermales, l'infinie variété des frictions, le massage, les vésicatoires et les cautérisations, la sinapisation, etc. ; la *paralysie syphilitique*, par le traitement approprié ; la *toxique*, quel qu'en soit d'ailleurs le genre et l'espèce, exogène ou autogène, par l'élimination du poison. Enfin, je ne fais qu'indiquer la paralysie due à des compressions et tiraillements, etc., par tumeurs, luxations, enfoncement des os du crâne, qui guérissent par les opérations de la chirurgie.

La paralysie essentielle, uniquement entretenue par l'inertie des forces sensitives, guérit par l'application des divers moyens excitants, les sensoriels, les myosthéniques, tels que la noix vomique et ses principes actifs, l'ergot de seigle, les frictions, le massage, la gymnastique graduée, les douches de toutes espèces, l'électricité, en même temps qu'on applique la médication analeptique.

Paralysie générale. — Nom donné à une maladie qui est un affaiblissement lent et graduel de toute l'économie, maladie qui est souvent précédée d'une excitation du cerveau ou de la moelle. Il y a des périodes d'arrêt et de suspension fort longues dans cette maladie ; le malade finit par s'affaiblir, s'épaissir et tomber dans un marasme précurseur de la mort. Cette affection est précédée ou accompagnée d'aliénation mentale, de monomanie des grandeurs et très rarement de délire des persécutions ; la durée totale de la maladie peut être d'une quinzaine d'années.

Traitement. — Électricité, sulfate et arséniate de strychnine 4 à 5 granules d'un 1/2 milligramme en 24 heures, brucine, friction de teinture de benjoin sur la colonne vertébrale.

Causes suivant l'ordre de fréquence : 1° alcoolisme, 2° hérédité, 3° surmenage, 4° syphilis et traumatisme.

Paralysie de la langue. *du voile du palais, de l'œsophage.* — Introduisez les aliments dans l'estomac avec la sonde œsophagienne, dès que la déglutition volontaire cesse d'être possible.

Paralysie de la vessie. — Si elle produit la rétention d'urine, videz régulièrement la vessie au moyen de la sonde ; si elle détermine l'incontinence, usez des appareils propres à recueillir l'urine.

Paramétrite. — Phlegmon du ligament large. Frissons, douleur locale, fièvre, empâtement général des culs-de-sac ; l'utérus est repoussé vers le côté sain en latéro-version.

Traitement. — (*Voir* métrite).

Paraphimosis. — Étranglement du gland par l'ouverture trop étroite du prépuce. (*Voir* phimosis).

Paraplégie. — Paralysie attaquant seulement les membres inférieurs. (*Voir* paralysie essentielle).

Parasite. — Animal qui vit aux dépens de la substance d'un autre.

Parasitaires (maladies). — (*Voir* contagion, microbes).

Parasiticides. — (*Voir* antiseptique, microbicides).

Parégorique. — Qui calme, qui adoucit.

Parotidite. — (*Voir* oreillons).

Passions immodérées. — Leurs actions sur la santé.

Les passions immodérées exercent la plus fâcheuse influence sur l'économie en général. L'amour, l'ambition, la jalousie arrêtent l'action gastrique, troublent le sommeil, ôtent l'usage de la raison, déterminent les maladies du cœur. Jamais ces dernières affections n'ont été plus fréquentes que pendant la période active de la Révolution, qui, par son importance, ses dangers, son action sur la société tout entière a mis tant de passions en présence.

La joie, lorsqu'elle est modérée, ne peut avoir que des effets avantageux. Le sentiment qu'elle fait éprouver est un état d'aise et de satisfaction, qui ne fait qu'activer l'exercice de nos organes. Lorsque ses atteintes au même degré de modération sont constantes, elles impriment à la physionomie une expression générale d'hilarité. C'est ce qu'on voit sur les visages d'un grand nombre d'hommes chez lesquels des habitudes simples excitent peu d'inquiétudes. Ces figures épanouies se rencontrent bien plus fréquemment dans les campagnes qu'au milieu des grandes villes. La joie immodérée est loin de produire les mêmes résultats. Ses vives atteintes émeuvent trop fortement pour ne point produire de désordres, surtout chez les personnes d'une constitution très irritable, et qui sont peu familiarisées avec de fortes impressions. La digestion s'arrête, la circulation est troublée, la respiration entrecoupée, des larmes s'échappent des yeux, tout le corps est tremblant, la voix ne se fait plus entendre, quelquefois l'action cérébrale se suspend.

Il faut donc préparer à la joie comme à la douleur. C'est une règle hygiénique : il ne faut pas exposer certaines personnes à l'action d'une joie immodérée, mais leur en présenter insensiblement les atteintes, de manière à ne causer aucune surprise.

Il est un art qui demande à la fois une grande réserve et une grande habileté, c'est celui de calmer les passions en les opposant les unes aux autres.

On ne tue une passion qu'en la remplaçant par une autre moins nuisible.

Voyages, distraction, étude, lecture, beaux-arts, peinture et musique peuvent détourner des passions dont nous parlions tout-à-l'heure, mais il faut toujours une activité. L'homme, comme le dit Voltaire, ne vit que dans les convulsions de l'inquiétude ou dans la léthargie de l'ennui.

Le manque d'action conduit à la morosité et au spleen, au dégoût de toutes choses, et une certaine activité, sans surmenage, une certaine activité morale, intellectuelle et physique sont indispensables à l'accomplissement des fonctions physiologiques et, par suite, à la consécration et à l'entretien de la santé.

Pasteur (Institut. méthode de). — M. Pasteur reconnaît que dans la fermentation la levure augmente de poids et de volume, parce qu'elle emprunte de la matière à la substance sur laquelle elle agit.

Il démontre ensuite que le ferment est un ensemble d'êtres organisés et vivants. Ces êtres décomposent, dédoublent, transforment la matière en d'autres corps : de là, formation d'alcool, de sucre, d'acide carbonique ou de produits toxiques : ptomaïnes, leucomaïnes, toxines.

Quel est le rôle que ces micro-organismes jouent dans les corps vivants ?

Les rapports entre les inflammations et les fermentations avaient frappé depuis longtemps.

Il fallait découvrir dans les liquides les agents animés, causes des maladies inflammatoires.

Pasteur trouva la bactéridie charbonneuse, le vibrion septique du choléra des poules. (*Voir* microbes, bactérie, bactériologie, vibrion).

La méthode de M. Pasteur a fait entrer la médecine dans une voie tout à fait nouvelle. Nous allons en peu de mots exposer les bases sur lesquelles elle repose.

Conduit par une observation de Mitscherlich à étudier les lois de la composition moléculaire, il trouva la ligne de démarcation entre la chimie de la nature morte, entre la *chimie minérale*, et la chimie de la nature organique vivante, la *chimie organique*, et cette constatation le conduisit à l'étude des fermentations.

M. Pasteur s'aperçut que la virulence de ces micro-organismes va en décroissant, mais on peut la hâter, cette décroissance, par la chaleur, la lumière solaire, les antiseptiques. De plus on sait que la plupart des maladies infectieuses ne se contractent qu'une fois. (*Voir* immunité).

En inoculant un virus à un faible degré de virulence, on donne une maladie artificielle à symptômes bénins, qui rend l'individu inoculé réfractaire à une nouvelle invasion de cette maladie.

Une des applications les plus célèbres de la théorie pastorienne est le traitement de la rage.

M. Pasteur injecte une portion de l'organe dans lequel se cantonne de préférence le virus rabique, la moelle épinière (cette moelle est enlevée à un animal auquel on a inoculé la rage, puis on injecte la préparation dans le corps de la personne qui a été mordue par un chien enragé. Ces inoculations antirabiques, d'après des expériences récentes, auraient une heureuse influence contre l'épilepsie.

9,257 inoculations ont été faites en France et à l'étranger, et la mortalité par morsure de chiens enragés, qui s'élevait auparavant à 15,90 pour 100 en moyenne, dépasse à peine 1 pour 100 aujourd'hui.

Pathie. — Terminaison d'un grand nombre de mots et signifiant souffrance. Névropathie, souffrance des nerfs, etc.

Pathognomonique. — Indicateur, se dit des signes caractéristiques d'une maladie.

Peackle. — Conserves de cornichons, de haricots verts, d'oignons, de poivre long, dans du vinaigre très fort, condiment très épicé, il est dangereux d'en faire un usage continuel.

Peau. — La peau demande de très grands soins de propreté ; c'est un organe de sécrétion, d'excrétion, d'absorption et de respiration.

La peau dégage plus de substances que les reins, que les poumons, et il faut en nettoyer la superficie par les lotions, les bains, l'hydrothérapie.

Le moyen le plus énergique de nettoiement est le bain de vapeurs, mais il ne faut pas en abuser. (*Voir* hygiène par l'eau.

Pectoriloquie. — Changement de timbre de la voix à l'auscultation. La voix semble sortir à travers les parois du thorax. C'est souvent un indice de cavernes dans les poumons.

Ce mot a été créé par Laennec pour caractériser une modification particulière de la voix thoracique qui semble à l'auscultateur sortir directement de la poitrine à travers le tube du stéthoscope.

Barth et Roger ont démontré que si le phénomène existe réellement, il est loin d'avoir de valeur séméiologique et de signification précise.

Pédiculaire (maladie). — (*Voir* phtiriase).

Pédiluve. — (*Voir* bains partiels).

Pelade. — Affection peut-être contagieuse de la peau, appelée aussi Alopécie, caractérisée par une chute très rapide des cheveux et des poils. Cette affection règne souvent, d'une manière épidémique, dans les casernes et dans les maisons d'instruction.

Mesures pour empêcher la propagation :

Les péladiques seront séparés pendant les classes et isolés pendant les récréations.

Pour préserver les sujets sains, les contacts immédiats seront évités en obligeant les péladiques à maintenir leur tête couverte.

L'échange de coiffures, cause fréquente de transmission, sera sévèrement interdit. Les objets de toilette du malade lui seront exclusivement réservés, ainsi que sa literie, spécialement les oreillers et les traversins.

Les parties malades seront lavées tous les matins, avec soin, à l'eau chaude. (Décision ministérielle, avril 1890).

Traitement individuel. — Raser le cuir chevelu, frictionner les parties malades avec une décoction chaude de Crésyl-Jeyes 5 0/0, pratiquer des frictions de baume de Fioraventi additionné de teinture de cantharide, de teinture de noix vomique, onction avec le Topique Lagente.

Pellagre. — Érythème se montrant au printemps avec troubles digestifs et nerveux ; diminution des forces, à la suite de diarrhées, la folie se déclare et le malade succombe après des accidents cachectiques.

Cette maladie ne règne que dans une zone géographique limitée, chez les populations qui mangent du maïs avancé, où il s'est produit un alcaloïde toxique : la pellagrazéine.

On ne l'a jamais observée dans les autres régions et dans les autres pays en dehors de cette zone.

Pellagre (Moyen hygiénique de la prévenir). — Le maïs est la cause de cette affection. Avoir bien soin de ne manger que du maïs bien sain.

La pellagre est souvent confondue avec la lèpre. Il existe une forme pellagreuse de la lèpre, ainsi que l'a observé M. Zambaco sur des sujets qui n'ont jamais mangé de maïs.

La lèpre est, comme on sait, la maladie polymorphique par excellence.

Mais quelles que soient ses formes, l'hygiène peut la prévenir ou au moins l'atténuer.

On a trouvé le bacille de cette affection.

La maladie, grâce aux soins hygiéniques, décroît de telle sorte dans notre pays qu'il est permis de prévoir sa disparition prochaine.

Pelletiérine (Tannate de). — La pelletiérine est un alcaloïde extrait de l'écorce de racine de grenadier (Tanret) dont il possède les propriétés ténifuges. La dose pour adulte est de 0,50 qu'on met en suspension dans 25 d'eau distillée ;

et l'on ajoute goutte à goutte, en agitant constamment une solution d'acide tartrique jusqu'à dissolution complète du tannate. En une prise, dans une tasse d'infusion aromatique; et deux heures après, 30 d'huile de ricin.

Pelvipéritonite. — Inflammation du péritoine et du bassin. (*Voir* péritonite).

Pemphigus. — Bulles volumineuses, jaunâtres, transparentes, suivies d'ulcérations plus ou moins profondes et se montrant à la plante des pieds, surtout chez les enfants nouveaux-nés.

C'est un signe de syphilis héréditaire ou de cachexie.

Traitement. — Bains, eau de Carabana, aspersion de poudre d'amidon.

Pendaison. --- Suspension du corps qui est abandonné à son propre poids et retenu par un lien noué autour du cou.

La mort peut survenir facilement à la suite de suspension incomplète, les pieds et une partie du corps touchant le sol.

Traitement. — Le même que dans l'asphyxie.

Pepsine. — Principe contenu dans le suc gastrique et qui lui donne ses propriétés digestives. Est avantageusement remplacée par la papaïne Tronette-Perret, sous forme d'élixir, sirop, cachets, qui sont plus fidèles et plus constants dans leur action.

Peptone. — Les corps albuminoïdes, fibrine, albumine coagulée introduits dans l'estomac subissent une transformation qui les rend solubles et propres à être absorbés.

Les produits de cette transformation s'appellent peptones.

Percussion. — Procédé d'exploration clinique, consistant à frapper la surface d'une région du corps pour y déterminer un son qui permette de connaître l'état physiologique ou pathologique des organes qui sont au-dessous de cette région et qui fait apprécier les lésions matérielles dont ils peuvent être atteints.

Perforation. — Ouverture accidentelle se produisant dans la continuité des tissus par suite de lésions externes ou internes : ex. : perforation de l'intestin, etc.

La perforation intestinale est une des complications mortelles de la fièvre typhoïde.

Péricardite. — Inflammation de l'enveloppe séreuse du cœur, le péricarde.

Les signes locaux de la péricardite sont : 1° une douleur plus ou moins vive au-dessous du mamelon, douleur augmentant par la pression la toux, la respiration : 2° un changement dans le timbre et le rythme des battements du cœur.

Traitement. — Vésicatoire sur la région du cœur, calomel à doses fractionnées, opium, toniques.

Péri-métro-salpingite. — Inflammation des tissus entourant l'utérus, de l'utérus lui-même, de la trompe.

Cette inflammation a pris différents noms : péri-métrite, para-métrite, pelvi péritonite, phlegmon du ligament large, adéno phlegmon juxta pubien, abcès pelvien, cellulite pelvienne. (*Voir* salpingite et les mots cités.)

Le traitement de la péri-métro-salpingite, est le même que celui de la salpingite.

Injections prolongées d'eau chaude ; révulsifs, électricité.

Si l'abcès proémine vers le vagin, Simpson et Teneson conseillent la ponction avec le trocart.

Périnéorraphie. — Suture du périnée à la suite de déchirure, dans l'accouchement trop rapide ou laborieux. (*Voir* déchirure du périnée).

Périodicité. — Aptitude de certains phénomènes à se produire à des époques régulières et fixes.

Périostite. — Inflammation du périoste, cette couche blanche, fibreuse, qui enveloppe l'os de toutes parts. (*Voir* ostéite).

Traitement. — Repos complet, badigeonnage à la teinture d'iode, à l'onguent napolitain.

Péritonite. — Inflammation du péritoine.

La péritonite éclate parfois dans le cours de maladies aiguës : scarlatine, fièvre typhoïde ; à la suite de coups sur l'abdomen, d'indigestion, de refroidissement et de couches.

Symptômes. — La péritonite débute par une douleur abdominale, très vive, limitée au début et qui se généralise ensuite à tout l'abdomen. Les vomissements, la constipation et le tympanisme apparaissent ensuite.

Traitement. — Laxatifs légers, onctions mercurielles sur le ventre, opium à la dose de 15 à 20 milligrammes, toutes les heures.

Dans la péritonite généralisée et la péritonite tuberculeuse on a recours aujourd'hui à la laparatomie, c'est-à-dire à l'incision étendue de la paroi abdominale et au lavage du péritoine à l'aide de liquides antiseptiques.

Pérityphlite. — Inflammation du tissu qui entoure le cæcum. La pérityphlite est commune chez les petits garçons et provoque souvent des abcès à l'aine droite.

Traitement. — Purgatifs doux : 15 à 20 grammes d'huile de ricin, diète, tisane d'orge, lavement avec décoction de guimauve, sangsues sur l'endroit douloureux, cataplasmes Hamilton.

Pernicieuse (fièvre). — Forme grave de la fièvre paludéenne, elle peut prendre divers caractères, être comateuse, syncopale, à forme typhoïde, etc., elle est toujours grave ; le malade ne vit guère au-delà du troisième accès.

Traitement. — Sulfate de quinine à haute dose.

Péroxyde de fer. — Combinaison de fer et d'oxygène, augmente la vitalité des cellules et jouit de propriétés germicides.

Perte. — Signifie vulgairement un écoulement quelconque. La perte utérine est une hémorrhagie utérine ; les pertes blanches sont synonymes de leucorrhée.

Pour les pertes séminales. (*Voir* spermatorrhée.)

Perversion. — Passage de l'état normal à l'état anormal.

Il y a perversion de l'appétit, des sens, etc. (*Voir* malacia, pica.)

Peste. — Maladie épidémique et contagieuse, endémique dans certains pays et caractérisée par des boutons et des anthrax. La fièvre est intense, la mort est rapide.

La dernière épidémie de peste en Europe régna dans le milieu du XVe siècle ; elle vint d'Asie et ravagea l'Europe et l'Afrique.

Pétéchie. — Petites taches rouges dues à un épanchement sanguin et qui se montre souvent à la peau dans le cours des maladies graves.

Petit-lait. — (*Voir* lait.)

Petite vérole. — (*Voir* variole.)

Pétrole brut. — Employé contre le croup. Badigeonnages et gargarismes pratiqués toutes les deux heures ; durée du traitement, 8 à 18 jours.

Les principales substances qu'on retire du pétrole brut sont :

L'éther de pétrole ;

L'essence ;

L'huile de pétrole ;

Les huiles lourdes ;

La vaseline ;

La paraffine.

Les pétroles russes du Caucase sont constitués par des carbures éthyléniques et aromatiques. Leur constitution est donc très différente et il semble impossible d'assimiler ces deux produits en fait d'applications thérapeutiques.

Le pétrole américain est le mieux connu. Plus facile à vérifier et à définir chimiquement, il se prête mieux aux usages thérapeutiques. Sans être purifié, il ne doit pas être livré dans les pharmacies ; un mélange total analogue au pétrole brut est facile à obtenir en réunissant les produits préalablement isolés par la purification.

Peur. — Au siège de la ville de Sienne, un boulet qui passa près du marquis de Marignac lui donna tant d'effroi qu'il en perdit la goutte dont il était tourmenté.

Morbius rapporte l'histoire d'un goutteux également guéri par la peur, ce qui arriva, ajoute Hoffmann, parce que le spasme que cause cette passion aux extrémités en repoussa la matière goutteuse, de la même manière que font les cataplasmes astringents, mais avec moins de succès que dans ce cas.

Un homme goutteux, dont parle Marc-Antoine Petit, vit sa maladie disparaître également en apprenant que son fils avait été fusillé.

Van Swieten cite un fait analogue.

On a vu aussi les attaques de cette singulière maladie se dissiper comme par enchantement lorsque le patient arrivait à détourner fortement son attention de la pensée de son mal. On cite, entre autres faits, ce joueur passionné qu'une partie d'échecs guérissait mieux que les meilleurs remèdes du monde.

Votre fils vient de se casser la jambe, dit-on à un goutteux que le plus violent accès retenait immobile. Il se lève, il vole à son secours, sans appui, et ne s'aperçoit de son effort que quand il a vu son fils à l'abri du danger.

La violente et brusque secousse que la peur fait éprouver à tout le système nerveux, peut changer l'ordre actuel des fonctions.

La peur, comme toute impression vive, peut guérir certaines névroses : paralysie hystérique, contracture, etc., etc. ; peut aussi, chez les enfants surtout, en provoquer l'apparition. La peur est souvent la cause occasionnelle de l'épilepsie, de la chorée, de l'aphonie, des convulsions, etc.

L'homme, par la raison, peut lutter contre la peur, d'autant plus que l'imagination joue un rôle important dans la production de la peur. L'imagination peut même, à elle seule, déterminer l'explosion de la peur et amener les mêmes conséquences sur l'organisme sans que la moindre cause extérieure soit intervenue.

L'état de faiblesse rend l'homme plus accessible à la peur.

« Avec trois jours de diète je rendrais un homme poltron »,
disait César.

M. le docteur César Jacquard, dans sa thèse sur la peur et
ses effets sur l'organisme, dit, dans sa conclusion :

« Au point de vue hygiénique ou prophylactique, le rôle du
médecin est tout tracé : il s'étudiera à éloigner de ses malades
tout ce qui pourrait être pour eux un sujet de frayeur ; il recommandera, à ceux qui les entourent, d'éviter les cris subits,
une lumière vive ou brusque ; s'ils sont naturellement pusil-
lanimes, une garde-malade restera constamment près d'eux,
surtout la nuit, et cherchera à distraire leur attention des
idées lugubres dont leur imagination a de la tendance à se
repaître et à s'effrayer.

« Nous avons déjà eu l'occasion de faire remarquer combien
la maladie et la faiblesse qui s'ensuit disposaient à l'action de
la peur. Quelques maladies sont accompagnées de cauchemars
affreux, dont l'effet impressionne vivement les malades et
affecte même leur esprit après leur réveil ; c'est au médecin
à combattre les fâcheux effets de ces songes, en démontrant
qu'ils ne sont qu'un effet de l'imagination troublée, en même
temps qu'il s'efforcera d'en éviter le retour en recommandant
aux gardes-malades d'éveiller les malades plusieurs fois pendant la nuit. Il rassurera aussi les malades sur le résultat de
leur maladie, et leur promettra une guérison certaine ; s'ils
paraissent tourmentés par des terreurs religieuses qui assiègent quelquefois les malades, ce sera aussi de son devoir de
faire disparaître ces fâcheuses impressions.

Phagocytose. — C'est la propriété qu'ont nos cellules,
lorsqu'elles sont fortes et bien vivantes, de lutter contre l'invasion des microbes, de les détruire.

L'hygiène, bien comprise par une vie active et régulière,
donne ou conserve cette propriété aux cellules, les rend
plus résistantes ; mais, cependant, il faut éviter les contacts
impurs et désinfecter les objets douteux.

Les stimulants, les toniques augmentent la puissance de la
phagocytose en activant la circulation et, par suite, la nutrition
des tissus.

Phagédéniques (ulcères). — Ulcères qui s'étendent et
gagnent les parties voisines ; ils ont souvent pour point de
départ un chancre et se cicatrisent difficilement.

Traitement. — Cautérisation au fer rouge, pansement à
la poudre d'iodoforme.

Pharyngite. — Inflammation de la muqueuse du pharynx (*Voir* angine).

Phimosis. — Resserrement de l'ouverture du prépuce au devant de l'extrémité de la verge.

Le phimosis est souvent congénital : il est bon de remédier de bonne heure à ce vice de conformation par l'opération dite du phimosis qui consiste à exciser un morceau du prépuce, de façon à obtenir une ouverture suffisante pour que le gland puisse être découvert.

Phlébite. — La phlébite peut frapper tous les points du système veineux ; mais elle atteint surtout les veines de la moitié sous-ombilicale du corps et particulièrement les veines des jambes.

Les phlébites ont pour causes ordinaires : les plaies, les fractures, les varices et aussi des lésions externes, l'épithélioma, l'accouchement et les néoplasmes malins.

Dans quelques cas, la phlébite a reçu le nom de phlegmatia alba dolens.

Les veines de la moitié inférieure du corps sont superficielles ou profondes, les unes cachées dans la cavité du bassin, les autres logées dans l'interstice des muscles de la cuisse ou de la jambe ; d'autres rampent dans l'épaisseur de ces mêmes muscles.

La phlébite n'atteint presque jamais la totalité de ces veines et surtout ne les envahit pas en même temps.

Les conséquences de la phlébite des membres inférieurs sont des accidents infectieux : œdème, suppuration, douleurs violentes, arthrites variées, accidents causés à distance par un caillot transporté par le courant circulatoire dans une autre région du corps et allant obstruer un vaisseau ; ce dernier accident est l'embolie.

La phlébite, comme vient de le montrer M. Verneuil, peut aussi déterminer des difformités du pied ou des orteils qu'on doit rapporter à deux formes de pied bot, l'équin et le varus.

Traitement. — Repos horizontal, onction au baume tranquille, au spécifique du Dr Laban, compression ouatée méthodique, Hamamelis-Mazza à l'intérieur.

Phlébolithe. — Incrustations calcaires qui se rencontrent parfois dans les veines variqueuses.

Phlegmasie. — État inflammatoire accompagné de fièvre, s'applique surtout à l'inflammation des organes intérieurs.

Phlegmatia alba dolens. — Gonflement aigu et douloureux des membres inférieurs dont les femmes sont quelquefois atteintes à la suite de couches. (*Voir* Phlébite.)

Rarement à la suite d'anémie ou de *chlorose*.

Traitement. — Laxatifs doux, membre horizontal avec cerceau, cataplasmes arrosés de baume tranquille, frictions douces à l'onguent napolitain.

Phlegme. — Synonyme d'humeur ; ce mot n'est plus employé.

Phlegmon. — Inflammation du tissu cellulaire. Le phlegmon peut être superficiel ou profond, simple quand il est limité comme étendue, diffus quand il tend à gagner les parties environnantes.

Le phlegmon est caractérisé par de la rougeur, de la chaleur, de la douleur à la partie attaquée, de l'œdème des parties environnantes. Il se termine généralement par la suppuration.

Traitement. — Saignée, sangsues, bains locaux, cataplasmes Hamilton, onctions à l'onguent mercuriel. Quand le pus apparaît, incisions multiples, aider à la sortie du pus et panser comme une plaie ordinaire.

Phlyctène. — Petites vésicules formées par l'épiderme soulevé, remplies de sérosités et ressemblant comme aspect aux ampoules.

Traitement. — Recouvrir de vaseline boriquée.

Phocomélie. — État produit par un arrêt de développement des membres, les bras ou les jambes, ou bien encore les uns et les autres, très courts, ressemblent à ces organes chez les phoques.

Phosphate de chaux. — *Phosphate tricalcique ; Basique ; Sous-phosphate de chaux ; Phosphate des os.* — Poudre blanche, insipide, insoluble dans l'eau, soluble en totalité et sans effervescence dans l'acide chlorydrique, probablement soluble aussi dans le suc gastrique.

Vanté comme aliment minéral, dans toutes les affections où les phosphates sont désassimilés en excès : rachitis, ostéomalacie, scrofule, tuberculose ; et pour favoriser la formation du cal. Il faut le prendre alors au repas.

A dose élevée, il n'est point dissous et absorbé, et est alors rejeté avec les matières fécales qu'il durcit. Jusqu'à 10 gr. et plus, comme antiacide antidiarrhéique.

Le phosphate de chaux s'administre en bols, entre deux tranches de soupe, ou enveloppé dans du pain à chanter, ou bien délayé dans de l'eau, du lait ; ou suspendu dans le julep gommeux, lorsqu'on doit le prendre en dehors des repas.

Phosphène. — Image lumineuse qui se produit quand le globe de l'œil est comprimé, ou reçoit un choc.

Phosphore. — Il n'y a point de pensée sans phosphore, disait Moleschot, et sans le fer qui est un élément constitutif du sang.

M. Linet, s'appuyant sur cette opinion, a cherché à établir que pour une bonne hygiène de l'esprit, il fallait plutôt manger des végétaux que de la viande.

Et il a donné les tableaux suivants :

Acide phosphorique dans 100 parties.

Chair de porc	0.50
— hareng	0.50
— veau	0.45
— mouton	0.44
— poule	0.40
— canard	0.40
— bœuf gras	0.15
Graine de fèves	1.15
Pois	1.60
Seigle	0.34
Froment	0.32
Haricots	0.52
Fleur de farine	0.15

Oxydes de fer

Sang de bœuf	0.31
— porc	0.38
Chair de bœuf	0.09
— veau	0.02
Froment	8.68
Seigle	0.31
Pois	1.08
Lentilles	2.00

Phosphore (empoisonnement par le). — Faire ingérer un cinquième à un tiers de litre d'une solution de permanganate de potasse à 2 pour 100. Il se forme de l'acide orthophosphorique qui n'est pas nuisible.

Photophobie. — Horreur pour la lumière. C'est un symptôme qui se présente dans toutes les affections de nature inflammatoire de l'œil.

Phthiriase. — Développement d'une grande quantité de poux sur une région ou la surface du corps. (*Voir* poux, morpions).

Phthisie. — Le dictionnaire de l'Académie, dans sa dernière édition 1878, écrit Phtisie, Phtisique.

Ce terme de phtisie, en général, veut dire sécheresse des

tissus, langueur, amaigrissement, épuisement, consomption ;
on l'a longtemps appliqué à l'atrophie, à l'hétisie, au tabes.
(*Voir* tabes dorsalis, phtisie dorsale.)

Aujourd'hui phtisie pulmonaire ou simplement phtisie, est
le nom qui correspond au mot vulgaire de maladie de poitrine, de tuberculose pulmonaire.

Médicalement, le mot phtisie a donc le sens de consomption à la période finale de la tuberculose pulmonaire.
(*Voir* ce mot), c'est une affection de longue durée dont la
marche est fort lente.

Symptômes. — Toux, crachats sanguinolents, troubles de
l'estomac.

Le traitement est celui de la diathèse tuberculeuse. Contre
la toux, préparations d'opium, de belladone, de ciguë, de
lichen, gouttes livoniennes, emplâtres simples ou irritants,
vésicatoires appliqués sur la poitrine, contre la diarrhée, dias-
cordum, régime légèrement tonique, eaux naturelles de Vichy ; les acidités d'estomac, le muguet, seront combattus par
les remèdes indiqués à ces mots. (*Voir* Hôpitaux marins,
Tuberculose).

On est sur le point de découvrir des antiseptiques assez
puissants, en même temps qu'assez inoffensifs pour détruire
le microbe de la tuberculose pulmonaire, dont la dernière
période est la consomption générale.

La lumière solaire a une action destructive sur les bacilles
de la tuberculose, la lumière diffuse a aussi une action, mais
plus lente.

Jusqu'ici, le traitement de la tuberculose a été surtout
hygiénique, on s'efforce d'améliorer l'état général du malade,
et d'augmenter ses forces par le régime et l'hygiène. Climat
doux et sec, séjour dans les montagnes, les bords de la mer
sont très favorables, mais faute de ces conditions, l'air pur
jour et nuit, une nourriture convenable, un exercice modéré
et gradué peuvent donner d'excellents résultats.

Traitement médical. — Poudre de viande Trouette,
Gouttes Livonniennes, capsules de créosote ou de gaïacol de
Trouette. Poudre de viande et chocolat Rousseau. Poudre
de viande Trouette, papaïne Trouette, vin du Dr Cabanès,
pastilles et sirop du Dr Cabanès, eau de la Bourboule.

Le traitement hygiénique de la phtisie comporte deux
termes principaux, qui sont d'une part, l'augmentation des
recettes en aliments et un air pur, c'est l'objet de la suralimentation et de la cure d'air ; de l'autre, la diminution des
dépenses, qui est obtenue par le repos. Ces éléments du tra-

tement sont inséparables : ils doivent être mis simultanément en œuvre sous peine d'échec. A côté d'eux, l'hygiène met à notre disposition quelques autres moyens qui ont leur utilité, mais dont l'importance est secondaire.

1°. *Alimentation et suralimentation.* — Tant qu'un phtisique mange bien, il vit et a chance de guérir ; inversement, tout phtisique qui cesse de manger dépérit et, si l'anorexie persiste, est perdu à brève échéance. La vérité de ces deux propositions est confirmé chaque jour par les faits. Mais il ne suffit pas qu'un phtisique mange s'il veut guérir, il doit manger beaucoup. Il ne suffit pas de l'alimenter, il faut le suralimenter. Pour remonter son organisme affaibli, un tuberculeux doit manger plus qu'un homme bien portant.

Si, par bonheur, il accuse un bon appétit et n'éprouve aucun trouble gastrique, il arrive aisément au résultat qu'on exige : par un entraînement progressif, il s'accoutume à ingérer une grande quantité de nourriture : il devient un gros mangeur. Si l'on a soin de ne pas fatiguer son estomac par l'administration simultanée de médicaments, si l'on fait choix pour lui d'aliments facilement assimilables et très nourrissants sous un petit volume de façon à éviter l'ingestion d'une masse exagérée de substances alimentaires, ce malade est à peu près assuré de sa guérison.

Lorsque le phtisique ressent du dégoût pour les aliments, le résultat est plus long et plus difficile à atteindre. Il faut alors s'ingénier tout d'abord à trouver un ou deux aliments que le malade prenne volontiers, fût-ce en très petite quantité ; en usant de patience, en s'aidant de la persuasion, on en fera augmenter peu à peu la dose. A mesure qu'il prendra plus de nourriture, il sentira s'accuser en lui le besoin de manger ; la cure à l'air hâtera, de son côté, le retour de l'appétit. Si cet effet se fait attendre, on a recours à la méthode du gavage, préconisée par M. Debove. C'est un excellent moyen, non seulement de suralimenter le malade, mais encore d'amorcer l'appétit. Il n'y a pas à craindre que le tube digestif se révolte sous l'influence de cette introduction forcée d'aliments. Il n'y a pas de relation entre les facultés digestives et l'appétit des phtisiques : qu'ils mangent de gré ou de force, ils digèrent parfaitement toutes les substances qu'ils ingèrent.

Les aliments ne doivent pas seulement être abondants, il convient qu'ils soient variés ; car il faut éviter d'amener le dégoût par l'usage constant d'une seule et même substance ; il faut aussi satisfaire à la nécessité, reconnue par tous les physiologistes, d'une alimentation mixte.

Aux substances azotées revient la première place dans l'alimentation des phtisiques : parmi elles, la préférence doit être accordée à la viande et aux œufs qui, à volume égal, contiennent le plus d'azote. Les chairs de bœuf, de veau, de mouton, de porc, de volaille, de poisson, sont également bonnes. Leur mode de préparation est indifférent : il ne faut pas se croire obligé de s'en tenir aux viandes rôties ou grillées que certaines familles imposent, pendant de longs mois, à leurs malades. Pour faciliter la suralimentation, on a imaginé diverses préparations de viande offrant l'avantage d'être très nourrissantes sous un volume plus petit que la viande naturelle : telles sont la pulpe et la poudre de viande. (Poudre de viande Trouette.)

La *pulpe de viande* s'obtient en râclant de la chair musculaire avec un couteau ; on sépare ainsi les parties nutritives des parties conjonctives, fibreuses et aponévrotiques. On peut ensuite piler cette pulpe dans un mortier, puis la tamiser. Plus elle est divisée finement, plus elle est digérée et assimilée aisément. Au début, il n'est pas rare que les malades éprouvent une certaine répugnance à prendre cette viande crue : ils s'y habituent rapidement. Il est bon, d'ailleurs, d'en masquer la couleur, l'odeur et la saveur par divers artifices : les uns la mélangent à des confitures, des œufs brouillés, des purées, du bouillon, du cognac ; les autres la roulent en boulettes qu'ils saupoudrent de sucre et qu'ils avalent sans les mâcher. On commence par des doses minimes de 40 à 60 grammes de pulpe, pour arriver le plus rapidement possible aux doses de 150 à 300 grammes par jour. Cette quantité sera prise en plusieurs fois et aux heures qui auront la préférence du malade.

Un certain nombre de phtisiques ont une aversion insurmontable pour les viandes crues : ils doivent alors recourir à la *poudre de viande*. Cette excellente préparation, perfectionnée par M. Trouette est encore plus avantageuse que la pulpe de viande, car elle représente cinq fois son poids de viande crue. Elle n'a pas l'inconvénient de donner le ténia, comme cette dernière, et on peut ajouter que la poudre de viande de Trouette est très facile à prendre, sans odeur et sans mauvais goût. Pour l'obtenir, on dessèche à 65 degrés, puis on stérilise à 115 degrés de la chair musculaire, privée de graisse et de tendon. On vend, dans le commerce, diverses poudres de viande mélangées, au su ou parfois à l'insu de l'acheteur, de farine de maïs, de châtaigne, etc. Ces préparations n'ont naturellement pas la valeur nutritive de la poudre de viande naturelle, qui ne contient, à l'examen microscopique, que des fibres musculaires striées. Comme elle a toujours une odeur désagréable, quel qu'ait été le soin apporté à sa fabrication, il est bon de ne pas la soumettre de trop près à l'examen du malade. Le meilleur procédé pour l'administrer consiste à la délayer dans un peu d'eau, de façon à en faire une pâte épaisse ; on y ajoute alors une certaine quantité de sucre en poudre, vanillé de préférence, et une ou deux cuillerées de rhum ; puis on mélange ; en dernier lieu, on ajoute la quantité d'eau suffisante pour que le mélange puisse être facilement ingéré. De cette façon, on arrive à faire prendre à un tuberculeux de 100 à 200 grammes de poudre de viande par vingt-quatre heures en deux ou trois fois. En général, il n'est pas nécessaire de dépasser, sinon momentanément, la dose de 100 grammes par jour, quantité équivalant à 400 grammes de viande musculaire. Les moments de la journée que l'on doit préférer pour faire prendre cette poudre sont le matin, au réveil, et le soir, avant le sommeil. Par ce moyen, le malade n'est nullement gêné pour prendre dans la journée ses repas habituels ; cette précaution est indispensable, car c'est à ces repas que seront ingérés, avec une ration normale de substances azotées, des graisses et des hydrocarbures, sans lesquelles l'alimentation carnée ne produit pas ses bons effets, toute alimentation exclusive amenant le dépérissement de l'individu.

Loin de calmer l'appétit, comme on pourrait le supposer d'une substance aussi nourrissante, la poudre de viande a plutôt la propriété de l'exciter. Qu'elle soit ingérée spontanément ou qu'elle soit introduite dans l'estomac par la sonde, sous son influence les phtisiques anorexiques recouvrent souvent l'appétit et se remettent à manger. Inversement, certains malades, accoutumés à la poudre de viande, perdent l'appétit le jour où ils essaient d'en supprimer l'usage.

Les effets de la suralimentation carnée sont ordinairement rapides : le taux de l'urée s'élève promptement et l'amaigrissement cesse ; puis le poids du corps augmente dans des proportions parfois surprenantes, les forces renaissent : les lésions ne font plus de progrès et commencent bientôt à se réparer.

Le jus de viande et le thé de bœuf sont peu nourrissants. Les extraits de viande sont de mauvaises préparations, susceptibles de provoquer des troubles digestifs et de la diarrhée. Les peptones sont loin d'avoir la valeur de la pulpe ou de la poudre de viande ; on a même soutenu qu'elles ne sont pas assimilées par les phtisiques.

La graisse est, après la viande, l'aliment le plus nécessaire au tuberculeux : non seulement elle l'aide à réparer ses pertes en carbone et en corps gras, elle ralentit encore le mouvement de désassimilation des substances albuminoïdes. C'est ainsi que, dans certaines conditions, son absorption accroît le poids du corps dans une proportion qui dépasse celle de la graisse ingérée. Dans tous les cas, il a été établi, par MM. Debove et Flamant, que, lorsqu'on ajoute à la ration d'entretien d'un homme une certaine quantité de graisse, la presque totalité de la graisse donnée en supplément de la ration d'entretien s'emmagasine dans l'économie. Les graisses liquides étant les plus absorbables ont l'action la plus rapide. Aussi conçoit-on les bons effets de l'*huile de foie de morue*, employée dans le traitement de la tuberculose depuis un siècle. Cette huile ne doit pas être considérée comme un médicament ; c'est un aliment dont la digestion et l'assimilation sont rendues faciles par les principes biliaires qu'il renferme. L'action des composés phosphorés et iodiques, ainsi que les alcaloïdes contenus dans cette huile, est incertaine, on leur accorde cependant la propriété d'exciter le système nerveux et d'augmenter l'appétit. L'huile jaune est préférable à l'huile blanche, qui ne renferme ni éléments biliaires, ni alcaloïdes. Elle doit être prescrite à la dose minima de quatre cuillerées à soupe par jour ; certains malades en prennent, avec avantage, deux ou trois fois plus. Cette ration sera ingérée en une ou deux fois dans un verre, car les doses fractionnées sont souvent mal supportées et amènent plus aisément le dégoût. Pour éviter celui-ci, les malades usent de divers subterfuges qu'ils imaginent ordinairement eux-mêmes : lavage de la bouche, avant et après l'ingestion, avec du jus de citron, du cognac, de l'essence de menthe, de l'eau de laurier-cerise, etc. On peut aussi aromatiser l'huile elle-même avec de l'essence d'eucalyptus (6 grammes pour un litre). Aux malades qui éprouvent une répulsion insurmontable pour l'huile de foie de morue, on recommande le beurre, le lard, la cervelle, les jaunes d'œufs, le foie gras, les œufs et les laitances de poisson. La suralimentation par les graisses est particulièrement favorable aux tuberculeux diabétiques ; elle trouve encore une indication toute spéciale chez les goutteux, à qui l'alimentation carnée est nuisible. Mais, pour être utiles, les graisses doivent être convenablement digérées ; il faut donc en suspendre l'usage si elles provoquent de la diarrhée, et en diminuer les doses si l'examen des matières alvines y fait constater la présence d'un excès de matières grasses.

Les substances hydrocarbonées, telles que l'amidon et le sucre, renfermées dans les végétaux, tout en n'étant pas inutiles aux phtisiques, doivent occuper une place secondaire dans leur alimentation. Les légumes verts, et les fruits en particulier, contiennent très peu de substance assimilable en égard à leur volume ; les purées de haricots, de pois, de châtaignes, de pommes de terre, de lentilles, etc., prises en petite quantité, sont utiles pour varier l'alimentation ; mais elles ne sont pas d'une digestion facile. Pour obvier à cet inconvénient, M. Debove a administré avec succès, à des phtisiques, de la fécule soluble préparée en chauffant de la fécule de pommes de terre à 180 degrés, pendant trois heures et demie.

Le *lait* renferme à la fois des substances azotées, des graisses et des matières hydrocarbonées ; c'est un aliment complet auquel on doit réserver une place dans l'alimentation des phtisiques. On a vanté tour à tour le lait de chèvre, d'ânesse et même de femme ; ces différents laits n'offrent pas d'avantage sur celui de vache. Le koumys et le képhir qui ne sont que des laits fermentés, sont des boissons agréables et nourrissantes, qui trouvent leur indication chez les tuberculeux dyspeptiques ou anorexiques.

Comme boisson, les phtisiques peuvent user indifféremment du vin ou de la bière. De petites doses d'*alcool* pris à la fin des repas ou mélangé aux aliments leur sont favorables. Comme la graisse, l'alcool diminuerait l'usure des matières albuminoïdes ; il est donc surtout utile aux malades qui digèrent mal les corps gras. La glycérine, dont on a voulu à tort faire un succédané de l'huile de foie de morue, est un alcool polyatomique ; comme l'alcool éthylique, elle s'administre aux doses de 30 à 50 grammes par jour, soit pure, soit mélangée à du vin blanc coupé d'eau gazeuse. Son action sur la nutrition se traduit par une augmentation de poids du corps (Bouchard).

Les cures de petit lait et celles de raisin, qui ont eu jadis une grande vogue, ont parfois un effet favorable qu'elles doivent aux conditions dans lesquelles elles s'exécutent : elles se font au grand air. Or, l'air pur est nécessaire au phtisique pour bien digérer et bien assimiler ; l'aération est le complément indispensable de la suralimentation.

Phymatose. — Affection tuberculeuse. (*Voir* tuberculose.)

Pian. — Maladie des régions tropicales des deux continents dans lequel le corps se recouvre d'excroissances d'une nature spéciale.

Pica. — Perversion de l'appétit : appétence pour des substances non alimentaires : synonyme de malacia.

C'est souvent aussi un symptôme de grossesse qu'on rencontre aussi dans a chlorose.

Traitement. — Surveiller la digestion, alcalins. eau de Vichy. papaïne Trouette après les repas.

Picotement. — Sensation de piqûre légère. Lotion de spécifique Laban pur.

Pied bot. — Déformation permanente du pied par suite de luxations congénitales, de rétraction des tendons, de paralysie et d'atrophie des muscles. Suivant les muscles rétractés, on distingue quatre sortes de pieds-bots : 1° *varus*. le pied dans la marche s'appuie sur son bord externe : 2° *équin*. le pied s'appuie sur la pointe des orteils qui se recourbent quelquefois : ces deux sortes de pieds-bots sont généralement combinés : 3° *valgus*. le pied repose sur son bord interne : 4° *talus*. le pied s'appuie sur son talon : ces deux derniers genres se combinent aussi.

Traitement. — Quand l'enfant est très jeune. on essaie de faire disparaître la déformation au moyen d'un appareil plâtré : sinon on est obligé d'avoir recours à la section des tendons.

Pied plat. — Aplatissement de la surface plantaire : le bord interne du pied appuie plus fortement sur le sol que le bord externe d'où impossibilité de faire de grandes marches.

Pierre (maladie de la). — (*Voir* gravelle. calculs. taille).

Pierre d'évier. — Que certaines personnes appellent pierre à laver. et d'autres, dalles : sont souvent une cause d'infection : il faut les tenir toujours très propres, les nettoyer au savon noir et, au besoin. les désinfecter avec un antiseptique. l'eau de Javelle. le Crésil-Jeyes.

Pierre infernale. — Synonyme de nitrate d'argent. d'azotate d'argent. Le crayon fait de cette substance sert à cautériser superficiellement : on mouille légèrement la pointe. et on frotte la partie qu'on veut brûler et détruire.

Pilocarpine. — Alcaloïde, extrait des feuilles de Jaborandi. employé comme sudorifique et sialagogue.

Pinguicula. — Petite tumeur arrondie, dure, de la grosseur d'un grain de chenevis. qui se développe sur la con-

Piqûre. — Lésion de la peau produite par un aiguillon et suivie de l'introduction de venin dans les tissus sous-cutanées : piqûres d'abeilles, de mouches, de guêpes, etc..

Traitement — Badigeonnage au Crésyl-Jeyes, à 10 0/0. jonctive oculaire, ordinairement entre le grand angle de l'œil et la cornée.

Elle disparaît seule.

Pituite. — Vomissement peu abondant, blanc, jaunâtre ou verdâtre, se produisant généralement le matin à jeun.

Symptôme d'alcoolisme.

Pityriasis. — Affection de la peau, connue sous le nom de dartre volante, et caractérisée par de petites taches rosées ou jaunâtres suivies de desquamation.

Traitement. — Lotions de liqueur de Van Swieten, d'eau blanche, savon au Crésyl-Jeyes, bains alcalins.

Pytyriasis capitis. Pytiriasis sur la tête, dans la chevelure.

Légère exfoliation farineuse, desquamation, pellicules blanchâtres qui tombent, peut amener une alopécie passagère, parce que le bulbe est intact et que le cheveu repousse plus tard.

Les pytiriasis rubra, nigra, versicolor doivent leurs noms à leurs diverses colorations.

Traitement. — Dans le pytiriasis de la tête, boissons amères, eau de Carabana, lotions émollientes, lotions alcalines du cuir chevelu.

Nettoyer la tête avec une brosse douce et s'abstenir de l'usage d'un peigne fin, pour enlever les squames.

Pour les autres pityriasis (*Voir* le traitement indiqué plus haut, auquel on peut ajouter les bains sulfureux.)

Plaie. — Solution de continuité des parties molles. On divise les plaies en : 1° piqûres, plaies produites par un instrument pointu ; 2° coupures, plaies produites par des instruments tranchants ; 3° plaies contuses, produites par un instrument contondant : massue, balle, etc.

Traitement. — Arrêter l'hémorragie si elle est trop abondante, compresses trempées dans un liquide antiseptique : eau boriquée, solution de sublimé, etc., appliquées sur la plaie ; on recouvre d'un taffetas gommé, d'ouate, on maintient par une longue bande.

Pléthore — Surabondance du sang dans les vaisseaux ; elle se traduit par des phénomènes congestifs.

Traitement. — Saignée, diurétiques, etc.

Pléthoriques (hygiène des). — Ce que les anciens appelaient *pléthore sanguine*, diathèse congestive, et que nous appellerons simplement « disposition aux congestions », est un état général consistant essentiellement dans la tendance à la réplétion circulatoire, au ralentissement et à la stagnation du liquide sanguin dans les vaisseaux. L'atonie ou l'altération des parois vasculaires et la diminution de la force impulsive du cœur, sont les causes les plus générales de l'état congestif. Quant à ses effets, ils sont extrêmement variés, suivant les organes atteints : lorsque c'est un viscère important (foie, cerveau) qui est frappé de congestion, on conçoit que le pronostic soit autrement sérieux que s'il s'agit d'une petite articulation (goutte), ou d'une portion limitée du tégument externe (eczéma arthritique).

Nos lecteurs savent que nous leur épargnons toujours les discussions doctrinales. Les pléthoriques (ainsi qu'Hippocrate l'a remarqué le premier) résistent ordinairement aux actions médicamenteuses. Il faut tirer de ce fait l'indication fréquente de désobstruer ces diathésiques par les saignées, les vomitifs, les purgatifs et particulièrement l'eau de Chatel-Guyon, qu'ils tolèrent, du reste, merveilleusement.

C'est surtout au repas du soir que les congestifs doivent éviter de se charger l'estomac. Dans leur régime, ils rechercheront surtout les aliments peu réparateurs, acidulés, qui restreignent la sanguification non seulement en rendant le processus nutritif moins intense, mais encore en poussant aux sueurs et aux urines.

Le régime relâchant, rafraîchissant, qui convient le mieux aux congestifs consiste dans le lait et les aliments mucilagineux. En diminuant l'énergie digestive et en humectant la muqueuse gastro-intestinale, ces aliments recèlent une activité doublement laxative. Les décoctions gélatineuses très légères (bouillon de veau, de poulet, de grenouille), les infusions émollientes d'orge, de riz, les émulsions d'amandes, les tisanes de gomme, etc., ne tardent pas à fluidifier les humeurs et à diminuer, dans la composition du sang, la prédominance aux inflammations et aux congestions.

Les pléthoriques devront faire usage, pour se purger doucement et éviter les congestions, de tisane Dussolin.

Pleurésie. — Inflammation de la plèvre, caractérisée par un point de côté s'exagérant dans l'inspiration, de la fièvre et certaines modifications de la respiration qui sont reconnues à l'auscultation.

Traitement. — Diurétiques, scille, digitale, ouverture du thorax pour l'écoulement du liquide (thoracenthèse).

Pleurodynie. — Point de côté causé par une névralgie intercostale.

Traitement. — Sinapismes, application de teinture d'iode sur le point affecté.

Plique. — Maladie dans laquelle les cheveux s'épaississent, deviennent gras, onctueux et rendent, quand on les coupe, une matière huileuse, et même du sang, selon certains auteurs ; mais le fait est douteux.

Cette maladie règne surtout en Pologne.

Plomb (métal). — Tant que le plomb reste à l'état métallique, il n'est point toxique ; mais dès qu'il forme un oxyde ou un sel, il devient vénéneux ; il produit un empoisonnement lent et des affections saturnines, des paralysies, des névroses etc. (*Voir* colique saturnine.)

Pour se soustraire à son action nocive les ouvriers et les personnes qui manient ce métal, feront usage de boissons légèrement acidulées par l'acide sulfurique.

L'acide sulfurique fait passer à l'état insoluble, c'est-à-dire inerte, l'oxyde de plomb introduit dans l'organisme. Elles doivent, de plus, prendre des bains fréquents. (*Voir* hygiène des typographes.)

Les blancs faits de sels de plomb sont très toxiques au point de vue hygiénique, il faut donc se servir de blancs de zinc afin d'éviter les accidents saturnins. (*Voir* blanc.)

Il semble démontré que si les eaux de rivière et de source n'attaquent pas le plomb, il n'en est pas de même des eaux de pluie ; pour la conduite de ces eaux, il faut donc ne pas employer des tuyaux de plomb.

Plomb. — Nom donné à une sorte d'asphyxie et d'empoisonnement qui frappe les personnes qui descendent dans les fosses, les puits, les égouts pour les curer. (*V.* Asphyxie.)

Pluies. — Les pluies ont une influence remarquable sur l'organisation. Celles qui tombent au printemps et durant l'été sont très utiles ; elles lavent l'atmosphère.

Les pluies d'automne sont très nuisibles et insalubres. L'évaporation étant presque nulle, et l'équilibre n'étant pas établi, il y a un surcroît d'eau qui répand une humidité plus ou moins pénétrante dans toutes les habitations et notamment dans celles qui sont plus basses que le sol ou à son niveau.

Pluviales (eaux). — Les eaux pluviales sont aussi pures et aussi bonnes qu'on peut le désirer, surtout lorsqu'elles n'ont pas été recueillies dès les premiers moments de leur chute.

Pneumatocèle scrotale. — Tuméfaction diffuse ou

circonscrite du scrotum, due à la présence de gaz infiltrés, c'est l'emphysème des bourses et de la tunique vaginale. Deux formes : 1re aériforme, simplement gazeuse, bénigne ; 2e bactérienne, très grave.

Pneumatose. - Accumulation de gaz dans une cavité du corps et plus particulièrement dans les intestins.

Pneumatose-gastro-intestinale. — La pneumatose-gastro-intestinale, ou amas de gaz, de vents, semble résister à tous les moyens thérapeutiques.

L'hygiène réussit seule à la prévenir, par le choix, la proportion des aliments, la distribution des repas adaptée aux conditions individuelles, manger peu, soumettre longtemps les aliments à la mastication, conserver au ventre et aux pieds une bonne chaleur pendant la digestion, rompre les habitudes de vie sédentaire et de concentration intellectuelle, fortifier le système musculaire par l'exercice au grand air, cordiaux, après les repas, tonique Rousseau ou digestif, élixir de papaïne Trouette. (*Voir* tympanite.)

Pneumonie. - Inflammation des poumons. Cette maladie débute par un frisson unique, un point de côté, exagéré par la toux, des crachats ambrés, puis sanglants.

Traitement. - Vésicatoire, sulfate de quinine, digitale, caféine.

Pneumothorax. - Épanchement d'air dans la plèvre, survenant généralement à la suite de lésion des poumons et des bronches qui laissent passer l'air qu'ils contiennent dans l'enveloppe du poumon, la plèvre.

Podagre. — Goutte occupant les pieds.

Pædiatrie. — Étude de la partie de la médecine et de la chirurgie ayant rapport aux enfants, mot nouveau. Au Congrès des médecins à Berlin, il y avait une section de pædiatrie.

Poêles hygiène. — La fenêtre de la pièce dans laquelle se trouve un poêle doit être toujours entrebaillée, ce qui n'ôte pas beaucoup de la chaleur. Ne pas bouger le poêle, pas de poêle mobile. Le poêle ne doit pas avoir de bouches de chaleur. Les poêles sont faits pour travailler en petite marche, la clef à peu près fermée, parce qu'à grande marche, avec un tuyau de deux mètres de hauteur, le tirage force le développement d'oxyde de carbone, 7,20 sur 100 volumes du gaz résultant de la combustion ; en petite marche, il se produit seulement 0,55 de gaz.

Il faut faire tomber la cendre, toutes les heures. Cette

dernière précaution étant impraticable la nuit, on met le poêle à grande marche, l'accumulation des cendres modérant alors l'action de l'air sur le combustible et la formation d'oxyde de carbone.

Poison. — Substance toxique qui, introduite en quantité suffisante dans l'économie par la respiration, l'ingestion ou l'absorption cutanée, provoque la mort.

Traitement. — Vomitif, purgatif, puis contre-poison suivant la substance. (*Voir* empoisonnement.)

Poisons de l'air. — Acide carbonique, oxyde de carbone. L'acide carbonique tue par l'asphyxie ; l'oxyde de carbone est un véritable poison.

Poitrinaire. — (*Voir* phtisie et tuberculose.)

Pollution. — Émission de la liqueur séminale en dehors du coït. La pollution est diurne ou nocturne ; souvent répétée, elle affaiblit beaucoup l'individu.

Traitement. — Hydrothérapie, bains de mer, toniques, tonique Rousseau, amers, ferrugineux, opiacés, fer Tronette.

Poltronnerie des enfants. — On habituera les enfants à s'approcher de ce qui cause habituellement leur frayeur et à se rendre compte par eux-mêmes qu'il n'y a pas de danger. Jean-Jacques Rousseau dans son « Émile » a consacré tout un chapitre à cette question. On sortira la nuit avec eux, on fortifiera leur tempérament par l'exercice et une nourriture fortifiante. Il ne faut pas oublier que la force physique et la force morale sont les meilleurs remparts contre les atteintes et les effets de la peur.

Polypes. — Animaux à corps mou, spongieux ; par analogie, on a donné ce nom à certaines tumeurs bénignes, végétantes, de volume variable et présentant une apparence de polype.

Polypes du nez. — Procédé employé par le Dr Madeuf, extraction sans hémorrhagie ni douleur.

Polysarcie. — Accumulation de graisses dans les tissus, embonpoint exagéré.

Polyurie. — Augmentation anormale dans la sécrétion de l'urine.

C'est un symptôme qui accompagne certaines néphrites, le diabète, etc.

Pommades épispatiques. — Pour exciter et entretenir les plaies des vésicatoires ;

Pommade épispastique jaune : cantharides en poudre grossière 60 ; axonge 840 ; cire jaune 120 ; curcuma pour colorer et huile volatile de citron, aa 4. F. S. A. 32 contiennent un de cantharides. — *Pommade épispastique verte*: cantharides en poudre fine 10; onguent populéum 280; cire blanche, 40. F. S. A. 32 contiennent 2 de cantharides.

Pomme de terre *ou Parmentière. (Fécule de)*. Émollient très usité sous forme de cataplasme pour remédier à l'irritation inflammatoire. — *Cataplasme*: fécule 100; eau 1000. Mettez les huit dixièmes de l'eau sur le feu, dans un poêlon couvert; et, aussitôt qu'elle entrera en ébullition, versez-y la fécule que vous aurez délayée dans le reste de l'eau froide. Faites bouillir quelques instants et retirez du feu en continuant à agiter la masse. Achevez la préparation comme pour le cataplasme de farine de lin.

Ponction. — Action de plonger un trocart dans une cavité naturelle ou accidentelle pour évacuer le liquide qui y est contenu.

Porrigo. — (*Voir* pityriases).

Pott (mal de). — Maladie d'une ou de plusieurs vertèbres, appelée ainsi du nom du chirurgien qui l'étudia le premier. C'est une ostéite vertébrale, souvent d'origine tuberculeuse.

Cette maladie est caractérisée par de la douleur à la colonne vertébrale; au point attaqué, une déformation anguleuse détermine l'attitude particulière du malade; la colonne vertébrale s'immobilise.

Traitement. — Repos horizontal, régime antiscrofuleux; on a conseillé l'extension, un appareil plâtré, etc.

Poudres gazogènes. — Elles sont destinées à préparer immédiatement des eaux médicinales gazeuses. — *Poudre gazogène alcaline: soda powders des Anglais:* bicarbonate de soude pulvérisé 20, divisez en dix paquets bleus; acide tartrique pulvérisé 13, divisez en 10 paquets blancs. Faites dissoudre une des doses d'acide tartrique dans un grand verre plein d'eau jusqu'au tiers de sa capacité; jetez-y le contenu d'un des paquets de bicarbonate et buvez aussitôt. La liqueur paraît acide quand on la boit, mais il reste, en définitive, 0,60 de bicarbonate non décomposé, ce qui rapproche le liquide des eaux alcalines gazeuses. Contre l'acidité des voies digestives, la gravelle. — *Poudre gazogène ferrugineuse*: bicarbonate de soude 60; acide tartrique 80; sucre pulvérisé 200; sulfate de fer 3. F. S. A. Prenez une bouteille d'un litre presque entièrement remplie d'eau bien clarifiée, on y introduit d'un seul coup 20 de poudre, on bouche aussitôt et l'on agite. Il en résulte une eau acidulée, transparente, ferrugineuse et d'un goût très supportable. Par verres. — *Poudre gazogène laxative ; sedlitz powders des Anglais* : bicarbonate de soude pulvérisé 20 ; tartrate de potasse et de soude pulvérisé 60. Mêlez et divisez en dix paquets bleus. Acide tartrique pulvérisé 20. Divisez en dix paquets blancs. Même mode d'administration que la poudre gazogène alcaline. — *Poudre gazogène neutre ; poudre de seltz* : bicarbonate de soude pulvérisé 20, divisez en dix paquets bleus ; acide tartrique pulvérisé 20. Divisez en 10 paquets blancs. Même mode d'administration que la poudre gazogène alcaline. Contre la pyrosis. La liqueur est acide au moment où on la boit, mais elle est neutre lorsque la décomposition du carbonate est complète et l'acide carbonique totalement éliminé.

Pougues (Source Saint-Léger. (Nièvre). — Eau minérale naturelle alcaline, lithinée, ferrugineuse, reconstituante. La plus ancienne des stations thermales connues en France. Ses incontestables propriétés thérapeutiques lui valurent de tout temps d'être distinguée par les grands de la terre, et c'est à elle que Henri II, Catherine de Médicis, Henri III, Henri IV, Louis XIII, le cardinal de Retz, le duc de la Vallière, Monsieur, duc de Mayenne, et frère du roi Louis XIII, Marie de Gonzague, le prince de Conti, etc., vinrent chercher remède à leurs maux. L'eau de Pougues, source Saint-Léger, est peut-être la seule qui jouisse de ce double privilège d'être admise sur la table de gourmets, qui lui trouvent une saveur agréable, et d'être indispensable à ceux qui payent leur tribut de souffrances aux multiples maladies de l'estomac, du foie, de la vessie, des voies urinaires, etc. Depuis quatre siècles, Pougues n'a cessé de recevoir des visiteurs et de nombreux malades, et chaque année voit en accroître le nombre. La saison va du 1er juin au 1er octobre.

Pourriture (d'hôpital). — Gangrène qui se produit dans les plaies et les ulcères quand l'air est vicié dans les hôpitaux.

Traitement. — Cautérisation au fer rouge. A l'intérieur, alcool, toniques.

Poux de la tête. — Couper les cheveux, savonner la tête, friction légère avec de l'onguent napolitain. — Poux du corps : bain sulfureux ou de sublimé. — Poux du pubis : onguent napolitain, bain et lotions de sublimé. Les lotions et bains alcalins, les pommades camphrées, soufrées, la poudre de staphisaigre sont aussi employées.

Premier âge (alimentation du). — Le jour de sa naissance, l'enfant est mis au sein de sa mère quatre à six heures après l'accouchement : la sécrétion lactée n'étant pas encore établie, l'enfant diminue ordinairement de poids pendant les deux premiers jours : cela n'a pas grand inconvénient si l'enfant est robuste. MM. Budin et Chavannes ont montré expérimentalement que l'estomac de l'enfant était, dès sa naissance, apte à digérer le lait, et, dès le premier jour, ils lui font prendre systématiquement, toutes les deux heures, 10, 15, ou 20 grammes de lait. Ils suppriment ainsi, ou diminuent beaucoup, la perte de poids initiale.

Lorsque l'allaitement artificiel doit être pratiqué, Auvard fixe ainsi la quantité de lait à mettre dans le biberon : 50 gr. par jour dans la première semaine, 100 grammes dans le premier trimestre, 150 grammes à partir du quatrième mois. Le plus souvent, l'enfant fixe lui-même la quantité de lait, en s'endormant dès que son estomac est plein.

Dans l'allaitement au sein, la tétée dure ordinairement quinze minutes. Si l'enfant ne s'endort pas au bout de ce temps, on doit en conclure que le sein ne lui fournit pas assez de lait ou que celui-ci n'a que peu de vertus nutritives : c'est le cas de recourir à l'allaitement mixte.

Lorsqu'on est obligé de recourir à l'allaitement artificiel, total ou mixte, le nombre et la valeur des tétées restent les mêmes ; mais quelques recommandations spéciales sont à faire au sujet du biberon et du lait.

Le biberon doit être le plus simple possible, sans tuyau de verre faisant siphon et sans conduit de caoutchouc. Ces systèmes obligent à une forte succion ; ils sont difficiles à nettoyer ; le lait qui stagne dans les tubes s'aigrit et gâte celui qu'on ajoute ensuite ; le caoutchouc donne mauvais goût au lait, et certains caoutchoucs sont blanchis avec des sels de plomb. L'embout sera en os, ivoire ramolli ou tétine de vache ; il doit s'adapter directement au goulot de la bouteille, que la nourrice tiendra penchée pendant la tétée. Après chaque tétée, le biberon sera vidé, lavé et soigneusement débarrassé des dernières gouttes de lait ; puis, on le plongera dans l'eau bouillie jusqu'à la tétée suivante. Il en sera de même de l'embout.

La question la plus délicate est celle du lait à donner à l'enfant. Le lait qui se rapproche le plus, comme composition chimique, du lait de femme, est incontestablement le lait d'ânesse ; c'est le seul que supportent les enfants délicats ou nés avant terme. Mais, dans la très grande majorité des cas, c'est le lait de vache que l'on emploiera ; on le fera tiédir au moment de l'emploi, de façon à lui donner une température de 35 degrés ; les enfants bien constitués le supportent ordinairement bien, malgré sa richesse en caséine et la compacité de son caillot. Si toutefois les premières tétées de lait de vache occasionnent une légère diarrhée ou quelques vomissements, il est bon de couper ce lait avec un dixième d'eau bouillie, ce qui ramène les proportions des matériaux qui le constituent aux taux qu'elles ont dans le lait de femme. En tout cas, on coupera seulement avec de l'eau bouillie, et jamais avec des infusions de gruau, d'orge, ou de guimauve, qui sont encore si souvent employées, malgré leurs funestes effets. Lorsque l'enfant sera bien habitué au lait de vache, on diminuera peu à peu la proportion d'eau de coupage, jusqu'à la supprimer tout à fait.

De récentes études microbiologiques, ainsi que l'observation clinique, ont prouvé que le lait de vache non bouilli pouvait être le véhicule de microbes pathogènes. On l'a accusé, notamment, de pouvoir transmettre la scarlatine, la diphtérie, la fièvre typhoïde, les diarrhées infantiles. Pour ce qui est de la tuberculose, la contagion doit être bien exceptionnelle : la tuberculose se rencontre seulement une fois sur cent vaches abattues, et, en particulier, la tuberculose mammaire est, chez la vache, une rareté. Toutefois, il suffirait de la possibilité du fait pour renoncer à l'emploi du lait cru, si le lait bouilli ou stérilisé n'était pas, d'autre part, sans avoir ses inconvénients. La chaleur précipite, dans le lait, les albumines autres que la caséine, ce qui enlève environ le dixième des principes nutritifs azotés du lait, et l'ébullition provoque, en outre, une perte d'eau qui change la composition chimique du lait et le rend indigeste : de là, des troubles digestifs qui peuvent altérer gravement la santé du nourrisson.

Ce dernier reproche, toutefois, s'applique surtout au lait bouilli ; mais il est possible de stériliser le lait sans le porter à l'ébullition, grâce au système du bain-marie, basé sur ce fait que le lait bout, non à 100 degrés comme l'eau, mais à 101 degrés 5. Dans ce but, M. Budin conseille aux accouchées qui quittent son service le procédé suivant : « Dans une marmite ordinaire, contenant un tiers d'eau, au fond de laquelle on met un peu de paille, on répartit la provision de la journée dans des fioles qu'on remplit aux deux tiers et dont chacune contient environ 100 grammes de lait ; puis, on porte à l'ébullition, pendant trois quarts d'heure ; au bout de ce temps, on retire du feu le bain-marie, et on applique sur chaque fiole un bouchon de liège préalablement lavé à l'eau bouillante. » Ce système, très simple, est préférable à l'emploi du lait stérilisé industriellement, dont on ne peut vérifier la provenance, et que son prix interdit, au reste, à certaines mères.

Le régime lacté doit être absolument intégral dans les six premiers mois. Les troubles digestifs de la première enfance reconnaissent très souvent pour cause une alimentation féculente ou carnée prématurée. En cas de troubles digestifs, on devra donner à l'enfant, après chaque biberon, ou immédiatement avant, une cuillerée à café de sirop de papaïne de Trouette. De cette façon pas d'indigestions, ni de diarrhées à craindre.

C'est seulement à partir du septième mois, et si l'enfant est robuste, qu'on pourra commencer à lui donner quelques potages au lait. Les plus recommandés sont le tapioca au lait très léger, ou la panade au lait très peu épaisse, faite avec des biscottes ou de la croûte de pain bien cuit et rassis.

Chaque potage remplace une tétée, et un intervalle de trois heures au moins doit s'écouler entre chacun des repas ou tétées. On donne, d'abord, un seul potage par jour, puis plusieurs, qui remplacent autant de tétées, et on arrivera à sevrer progressivement l'enfant et sans secousses. Le sevrage peut être complet vers le douzième ou le quatorzième mois.

Dès le huitième ou le dixième mois, on peut ajouter au lait un œuf cru que l'on y délaie. Mais il faut attendre la fin de la première année pour donner à l'enfant des aliments d'origine carnée : bouillon gras, jus ou pulpe de viande. On lui accordera plus facilement de manger du pain, des biscuits, des gâteaux secs, quelques fruits. La viande elle-même ne sera donnée que tard (dix-huit mois à deux ans), et toujours en petite quantité et avec beaucoup de ménagements. On choisira des viandes blanches (poulet, veau), ou rouges bien tendres et saignantes ; on les débarrassera soigneusement du gras et des parties fibreuses, et on les coupera très finement.

Préparations dangereuses. — Mélanges explosifs : hypophosphite de soude, lactate de fer et chlorate de potasse ; acide chromique et glycérine ; chlorate de potasse, glycérine et perchlorure de fer ; teinture d'iode et ammoniaque.

Presbytie. — Conformation de l'œil pour voir de loin ; se corrige par des verres convexes.

Printemps. — La digestion est presque aussi active au printemps qu'en hiver ; les fonctions assimilatrices, l'hématose, s'accomplissent avec la plus grande facilité.

Cependant il faut éviter les refroidissements et ne pas se

se dévêtir trop tôt. Souvent cette saison, par les alternatives de chaud et de froid, produit des phlegmasies de la gorge, de la poitrine et des fièvres inflammatoires. On voit chaque année, au printemps, des maladies qui, pendant l'automne et l'hiver avaient résisté à tous les traitements les plus rationnels, cesser spontanément.

A cette époque, il faut s'abstenir de boissons alcooliques et d'aliments excitants.

Priapisme. — Tension forte et douloureuse au pénis.

Traitement. — Lotions froides, bains frais, camphre, belladone à l'intérieur.

Procidence. — Chute d'une partie, rectum, vagin, etc., etc.

Procidence, en accouchement, signifie la présentation à la vulve, d'une partie du fœtus qui ne devait pas s'y présenter : bras, main, pied, etc.

Prodrome. — Symptôme avant-coureur d'une maladie, état intermédiaire entre la santé et la maladie.

Prolapsus. — Relâchement d'une partie quelconque : matrice, vagin, luette, etc. (*Voir* chute)

Pronostic. — Jugement que porte le médecin sur la durée et la terminaison de la maladie.

Prophylaxie, ou moyens de se soustraire aux maladies. — Bien faire fonctionner l'économie est le but de l'hygiène : elle est fondée sur l'étude de la physiologie qui est la connaissance du jeu des organes, et de la connaissance des milieux où leur travail se fait le mieux.

La prophylaxie s'occupe de la manière de préserver des maladies. Quoique chaque organe ait sa prophylaxie spéciale, il y a une prophylaxie générale. Nous ne répéterons pas ici ce que nous avons dit à propos des aliments, du chaud, du froid et des vents.

Depuis les travaux de Pasteur, on sait que l'atmosphère, l'air, les eaux, transportent des germes de microorganismes, qui, introduits, dans l'économie, donnent naissance à des microbes : ils se nourrissent de nos tissus, secrétant des produits toxiques, causes d'infections ; les empêcher de s'introduire dans notre économie, les détruire, serait de la prophylaxie. Combattre les effets qu'ils ont produit, c'est de la médecine. Nous sommes obligés de renvoyer aux mots *antisepsie, asepsie, aseptiques, septicémie, désinfection*.

Nous empruntons sans cesse au monde extérieur l'oxygène de l'air dans la respiration, les aliments, dans la digestion. Mais nous lui rendons des substances par les sécrétions et les excrétions. Lorsqu'une partie ne vit plus de notre vie générale, elle peut s'altérer sous l'influence des ferments : elle se corrompt, se décompose, se dédouble, et produit des leucomaïnes et des ptomaïnes.

C'est en faisant cuire nos aliments, bouillir notre eau, c'est par la propreté et le lavage antiseptiques que nous détruisons les germes nuisibles qui veulent entrer dans notre économie. Nous éviterons certains contacts, même le baiser dans certains cas. Dans les circonstances douteuses, nous laverons les parties touchées avec de l'eau alcoolisée.

Nous brûlerons les vieux chiffons, nous désinfecterons les objets suspects. Les fortifiants, les stimulants, les toniques, nous donneront plus de force pour résister. (*Voir* phagocytose).

Si tous les microbes avaient la même action, on pourrait avoir un moyen général pour les détruire ; mais il n'en est pas ainsi. De plus, nous ne pouvons pas employer des substances qui seraient toxiques pour nous mêmes.

L'hygiène publique fait de nobles efforts pour l'assainissement des villes et l'empêchement de la propagation des maladies. Mais c'est aussi à chacun de nous à chercher à nous préserver par des soins de propreté et la désinfection des objets contaminés. Nous ajouterons qu'il peut y avoir d'autres causes de maladie, refroidissement subit, insolation, et toutes les causes de troubles de fonctions physiologiques. Mais nous devons nous occuper du milieu dans lequel nous vivons, chercher à l'assainir par les moyens que nous avons proposés.

Prostatite. — Inflammation de la prostate, plus souvent aiguë que chronique.

Cause : blennorrhagie chronique, rétrécissement, âge avancé.

Traitement. — Lotions chaudes et lavements chauds, détruire le rétrécissement ; on a même proposé l'excision de la prostate. A l'ordinaire eau minérale, comme boisson : Vichy, Vals, Châtel-Guyon, eau de Carabana.

Protozoaire. — Terme employé pour désigner des animaux de structure très simple ; à la limite inférieure, l'animal se confond avec la plante.

On a donné souvent aux protozoaires le nom de zoophytes.

Prurigo. — Eruption cutanée, consistant dans l'éruption des papules très peu saillantes, et présentant la même couleur que la peau, mais ayant comme caractère principa de produire une démangeaison intolérable. Elle récidive facilement.

Traitement. — Emplâtre d'huile de foie de morue, frictions avec du savon au Crésyl-Jeyes.

Prurit. — Démangeaison incommode accompagnant certaines affections de la peau, et même se produisant en dehors de toute éruption.

Traitement. — Lotion chaude au sublimé au 1 000, onction avec de la vaseline, de la lanoline, pommade au menthol 5 0 0, etc.

A l'intérieur, antipyrine à la dose de 0 50 à 1 gr par jour, salicylate de soude, 2 à 3 grammes.

Pseudarthrose. — Fausse articulation qui se forme entre les fragments d'os fracturés, qui ne sont pas réunis.

Psoïtis. — Inflammation du muscle psoas se terminant souvent par un abcès à l'aine. *Voir* phlegmon.

Psoriasis. — Éruption cutanée d'origine parasitaire.

C'est une maladie chronique ; elle se présente sous la forme de plaques plus ou moins étendues, formées d'élévures solides, souvent recouvertes de sortes d'écailles qui tombent et sont remplacées par d'autres.

Traitement. — Onction avec le glycérolé d'amidon, eau de la Bourboule, frictions au savon Crésyl-Jeyes, bains sulfureux, lotions au spécifique Cabaa pur.

Arsenic à l'intérieur.

Psychiatrie. — Traitement des maladies mentales. Depuis peu, ce mot est souvent détourné de ce sens primitif et s'applique à toutes les maladies soignées et guéries par l'hypnotisme et la suggestion.

Ptérygion. — Repli triangulaire formé par la conjonctive, et s'avançant vers la cornée, dont il couvre une partie plus ou moins grande.

Traitement. — Excision du lambeau avec cautérisation de la plaie produite.

Ptomaïnes. — Substances toxiques d'origine microbiennes, sécrétées par les microbes, et qu'on croyait des alcaloïdes animaux, analogues aux alcaloïdes végétaux, tels que l'atropine ou l'hyoscianine.

D'autres chimistes ont assimilé ces produits de sécrétion à l'albumine du sérum, d'où le nom de *toxalbumine* qu'ils ont donné à cette série de corps albuminoïdes.

Cette assimilation avec l'albumine du sérum a été repoussée par des chimistes allemands qui ont donné à ces produits le nom de *toxalbuminose*.

On voit que l'entente n'est pas faite sur la nature des produits microbiens. (*Voir* leucomaïnes.)

Ptosis. — Chute de la paupière, provenant à la suite de paralysie du nerf releveur de la paupière.

Traitement. — Electrisation.

Ptyalisme. — Emission exagérée de salive, crachotement continuel.

C'est un symptôme qui se produit souvent dans les deux premiers mois de la grossesse.

Traitement. — Gargarismes astringents avec une solution de tanin et de miel rosat.

Puberté (hygiène de la). — Favoriser l'achèvement organique et le fonctionnement de chaque partie par un exercice régulier, diriger l'activité du corps et de l'esprit sans surmenage vers un but, une profession en rapport avec les aptitudes. (*Voir* hygiène des sexes).

Puériculture. — Science de l'élevage des enfants ; mot nouvellement introduit dans certains ouvrages d'hygiène et dans plusieurs traités de pédagogie.

Puerpéral. — Qui a rapport à l'accouchement et à ses suites.

Fièvre puerpérale, fièvre qui se déclare avec l'accouchement, débute par un frisson violent. La température devient haute, le ventre est douloureux, les symptômes diffèrent suivant les malades.

Traitement. — Sulfate de quinine, alcool, café, toniques, extrême propreté, lavages fréquents de l'utérus au moyen de liquides antiseptiques : coaltar saponiné Le Beuf étendu, eau boriquée, etc.

Punaise. — Comme les mouches, les puces, les punaises peuvent transmettre par leurs piqûres les maladies contagieuses : tuberculose, etc., dont elles ont contracté le germe en piquant des malades atteints de ces diverses maladies. La trop grande quantité de punaises peut devenir une cause de résiliation de bail.

Pour éviter les punaises se servir de lit de fer, isolés des murailles et pouvant être désinfectés et flambés.

Le pétrole, la benzine, les solutions phéniquées fortes, la poudre de pyrèthre sont employés contre les punaises.

L'acide sulfureux qui s'exhale de la combustion du soufre tue aussi très bien les punaises.

Punaisie. — Nom vulgaire de l'ozène.

Puanteur venant du nez et souvent consécutive à un coryza scrofuleux, ou à une mauvaise conformation du nez.

Traitement. — Lavage à l'eau phéniquée, insufflations d'acide borique, de camphre, etc.

Pupille (Maladies de la). — La pupille est l'ouverture centrale par laquelle entrent et passent les rayons lumineux qui vont peindre sur la rétine l'image des objets extérieurs. Elle peut se dilater ou se contracter, et selon ses états, elle éclaire le médecin dans le diagnostic de certaines maladies. (*Voir* mydriase et myosis).

Elle est sujette à un grand nombre d'affections. Elle peut être détruite par des suppurations répétés : alors on fait une pupille artificielle. On peut faire également une pupille artificielle aux personnes qui ont perdu la vue par suite de cicatrices ou de taies.

Pupitre Mauchain. — Table de travail, à tablette mobile, permettant de varier les positions pendant le travail, évitant par cela même les déformations de la colonne vertébrale, si fréquente chez les écoliers, et le surmenage musculaire, cause commune de neurasthénie chez les individus à profession sédentaire. Deux modèles :

1° *Modèle simple*, destiné aux écoles.

2° *Modèle de luxe*, destiné aux gens du monde.

Le mécanisme, très simple, est le même dans les deux modèles. Il rend facile la possibilité d'écrire, de lire, de dessiner alternativement assis ou debout et de faire varier les inclinaisons de la table afin de modifier les positions du travailleur de façon à lui éviter toute fatigue ou déformation.

Purgatifs. — *Apozème* : tamarins 30 ; sel de Seignette (tartrate de potasse de soude) 25 ; eau bouillante 1000. Délayer les tamarins dans l'eau bouillante. Laissez en contact pendant une heure en agitant de temps à autre. Passez à travers une étamine. Faites dissoudre le sel. Se prend par verres après entier refroidissement. Préparez de même les apozèmes avec la crème de tartre soluble, le tartrate de potasse ou sel végétal. Le meilleur opozème purgatif connu est la Tisane Dussolin. *Biscuit* pour les enfants. Les plus usités sont à la résine de scammonée ou de jalap. On en donne la moitié ou un entier suivant l'âge, trempé dans du vin sucré ou du lait. — Avaler de la poudre de jalap et de magnésie blanche de chaque à 0,60 ; huile volatile de girofle 2 gouttes (*Etmull*). Mêlez la poudre dans un petit mortier, ajoutez huile volatile et mêlez très exactement. Divisez le produit en trois parties égales, dont vous ferez trois bols au moyen de disques de pain à chanter. Donnez soit immédiatement l'un après l'autre, soit en trois temps séparés par un intervalle de 15 à vingt minutes. *Lavements :* feuilles de séné 15 ; sulfate de soude 15 ; eau bouillante 500. F. S. A. La malade doit le conserver le plus longtemps possible au moins vingt minutes.

Purgative (Eau minérale). — Les laxatifs, les cathartiques, les drastiques jouent le principal rôle dans la médication, l'hygiène, la conservation de l'équilibre vital. C'est se prémunir contre toutes sortes d'affections que d'avoir recours aux propriétés dépuratives de ces médicaments. Parmi ces purgatifs, il faut savoir choisir ceux qui sont naturels, par exemple les eaux minérales. Mais toutes les eaux purgatives ne sont pas de même valeur, ni de mêmes propriétés ; il en est, en effet, qui ne sont pas exempts de sophistication industrielle. Seule, *l'eau de Carabana* soigneusement analysée et approuvée par les Académies de Médecine de Paris et de Madrid, offre tous les avantages réunis des laxatifs, des cathartiques et des drastiques. Cette eau est rénovatrice des globules sanguins, elle est stimulante du système nerveux dépurative des humeurs. La source de Carabana est l'unique source purgative jaillissante et l'abondance du débit des eaux en garantit la pureté et non falsification.

Purpura. — Hémorrhagie sous-cutanée présentant divers aspects : taches rouges rosées, noirâtres, ecchymoses, etc.

C'est un symptôme qui apparaît dans différentes maladies : ictère, scorbut, etc., à la suite d'émotions morales vives, de décomposition du sang, dans la chlorose, etc.

Traitement. — Suivant la cause.

Pus. — Humeur formée de sérum, tenant en suspension des globules blancs (leucocytes). Le pus se forme à la fin de la période d'inflammation dans les plaies, abcès, ulcères, etc.

Il peut y avoir du pus dans l'urine.

Traitement. — Diète lactée, bains de vapeur térébenthinée.

Pustule. — Éruption cutanée, caractérisée par un petit bouton qui suppure au sommet.

Pustule maligne, charbon — maladie observée chez l'homme et provenant du contact de la peau ou des muqueuses avec le sang, la chair, la peau, les déjections d'animaux atteints de maladie charbonneuse (sang de rate).

Au point affecté se forme d'abord une tache rouge qui devient pustuleuse, avec sommet noirâtre ; les tissus se tuméfient et s'indurent autour de la pustule, et la mort survient par empoisonnement du malade si on laisse la maladie évoluer. (*Voir* charbon).

Traitement. — Injection de teinture d'iode, d'eau phéniquée forte dans l s tissus indurés. Incis'on cruciale et cautérisation avec le fer rouge ou les caustiques.

Putride (fièvre). — Nom donné autrefois à la fièvre typhoïde.

Pyélite. — Maladie des reins, inflammation de la muqueuse qui tapisse la partie interne du rein.

Traitement. — Eau de Vichy (Vals, eau de Charel-Guyon, eau de Carabana.

Pyoctanine. — Matière colorante tirée de la houille. Deux variétés : pyoctanine jaune, employée en oculistique ; pyoctanine violette (méthyl violet) employée dans le traitement des cancers.

Pyohémie. — Altération du sang, présence de pus dans les vaisseaux sanguins.

Pyréxie. — Élévation de la température causée par la fièvre.

La fièvre est difficile à définir, ce qui la caractérise particulièrement c'est une exagération dans la formation du calorique, exagération provenant d'une altération des produits chimiques et de dédoublements organiques.

Les fièvres usent, brûlent, pour ainsi dire, les éléments organiques.

Traitement. — Refroidir la périphérie du corps par des lotions tièdes ou froides, des bains ; à l'intérieur, la quinine, l'acide phénique, l'acide salicylique, la thalline, l'antipyrine, etc., diminuant la température et la fréquence du pouls.

Pyropuncture. — Piqûres de feu employées comme révulsifs, à la peau, dans un grand nombre de maladies, et faites au moyen d'un instrument nommé thermo et galvanocautère.

Pyrosis. — Sensation brûlante ressentie à l'estomac et à la gorge, sensation souvent accompagnée de nausées, de renvois, de faim excessive et de vomissements aqueux.

Le pyrosis a pour cause l'acidité des voies digestives (fermentation lactique et butyrique des aliments).

Chez les nourrissons, l'acidité est due au mauvais lait ou à une alimentation sans rapport avec l'âge.

Traitement. — Bon lait. Allaitement naturel, coupez le lait avec de l'eau de chaux, ou quelque eau minérale alcaline, Vichy, Vals. Quand les matières alvines sont très acides, on

recommande le lavement d'amidon additionné d'un cinquième
à un tiers d'eau de chaux.

Chez l'adulte, diminuer le vin ou le supprimer. Eaux minérales alcalines, Vichy, Vals. Eau alcaline gazeuse. Eau de
Saint-Léger-Pougues. Eau magnésienne. Poudre gazeuse alcaline, neutre, poudre de magnésie blanche, tablettes de
bicarbonate de soude, tablettes de magnésie. Poudre de craie,
etc. Le sentiment de brûlure ou d'ardeur à l'épigastre survenant à la fin de la digestion stomacale est souvent occasionné
par la sécrétion insuffisante du suc duodénal et par la non-
saturation d'une partie de l'acide gastrique lorsque le bol
franchit le pylore. Donnez des stomachiques, tels que rhubarbe, aloès, etc., avant le repas ; et les anti-acides vers la
fin de la chymification. La cure de Vichy est souveraine.

Q

Quarantaine. — Opposition au passage des personnes qui viennent des régions où sévit une maladie contagieuse.

Par ces mesures hygiéniques, on empêche les épidémies d'entrer dans les pays non encore contaminés.

Ces mesures ne sont appliquées qu'à la circonscription territoriale infectée et non au pays tout entier dans lequel se trouve cette circonscription.

Les seuls objets ou marchandises susceptibles de prohibition sont :

1° Linges, hardes, vêtements portés, literies ayant servi ;

2° Chiffons de ville ; exception pour certains chiffons qui ont subi des manipulations particulières.

Pour les bagages, la désinfection sera obligatoire ; pour le linge sali, les hardes, vêtements et objets provenant d'une circonscription contaminée, et que l'autorité sanitaire locale considérera comme dangereuse.

Quarte (fièvre). — Une des formes de la fièvre paludéenne. Les accès reviennent tous les quatre jours, laissant entre eux deux jours d'intervalle, sans fièvre. C'est la forme la plus tenace de la fièvre intermittente.

Traitement. — Sulfate de quinine et quinquina.

Quassia amara. — Plante du groupe des simaroubées et de la famille des ratacées (dicotylédonées) dont le principe actif est la quassine qui s'emploie en macération, 10 grammes par litre, ou en poudre, 1 à 2 grammes par jour.

Quilles. — Le mail, le palet, les boules, les quilles, la paume, le ballon, la balle, le volant, le billard, le jeu de corde, le cerceau, le crocket sont des jeux où les extrémités supérieures sont plus exercées que les inférieures, ce qui les rend très propres à développer le thorax et les organes qu'il renferme.

Quinetum. — Produit résultant du mélange naturel d'alcaloïdes extraits du quinquina rouge des Indes.

Quinicine. — Modification isomérique de la quinine. Propriété fébrifuge.

Quinidine. — La quinoïdine du commerce renferme, outre la quinine et la cinchonine, une base, la quinidine.

Propriétés fébrifuges et antipériodiques.

Quinine. — Découverte en 1820 par Pelletier et Caventou.

Sels de quinine les plus employés : bromhydrate, acétate, arséniate, chlorhydrate, lactate, phosphate, sulfate, tannate, tartrate, valérianate.

Des préparations de quinine peuvent prévenir le retour des convulsions hystériques et hystéro-épileptiques quand les accès se répètent dans une certaine période.

Le sulfate de quinine est le plus ordinairement prescrit. Il a sur le quinquina l'avantage de pouvoir être introduit par un plus grand nombre de voies : son absorption est plus prompte, plus assurée, son action plus rapide, enfin, et, à un moment donné, plus intense, est par conséquent plus efficace.

Mais, tandis que le quinquina est inoffensif, le sulfate de quinine devient un poison redoutable entre des mains peu habiles ou peu mesurées. On peut dire qu'il a fait autant, si ce n'est plus, de ravages que la Mal'aria. Ne le donnez jamais au delà de deux grammes par jour et cessez-en promptement l'usage.

Dans ces conditions, son élimination étant facile et rapide, on peut l'assimiler sans crainte, pour en obtenir des effets puissants, dans un espace de temps limité.

Voulez-vous, par exemple, produire vers la huitième heure, l'effet maximum d'une dose. Divisez cette dose en quatre prises, que vous donnerez de deux en deux heures, à partir de la première, et l'effet apparaitra à l'heure indiquée.

On a fait de ce remède un abus criard. Encore actuellement, il est prescrit mal à propos neuf fois sur dix. Il n'est vraiment indiqué que dans la périodicité fébrile essentielle et vraiment intermittente, surtout dans les fièvres palustres tierces et doubles tierces et dans les manifestations de cette intoxication, douloureuses et fluxionnaires, qui affectent ce même type.

Il peut être utile encore dans les névralgies faciales rhumatiques réellement intermittentes.

On l'administre, le plus souvent, en nature, par prises de 0,25 à 0,50, enveloppées dans du pain à chanter, et l'on boit par dessus un peu de limonade ordinaire. Des doses trop fortes, un usage trop longtemps prolongé, amènent de l'irritation d'estomac, des vomissements, de la diarrhée et un état d'anéantissement et de stupeur qu'il ne faudrait pas prendre pour l'effet de la maladie q l'on cherche à combattre.

Il ne provoque pas l'avortement. Les médecins des pays à Mal'aria l'ont proposé pour parer à l'inertie de l'utérus : cette inertie serait-elle, dans certains cas, une forme pernicieuse de l'impaludisme? On a pensé que la surdité ou plutôt l'anesthésie du système auditif qu'il provoque, pourrait avoir quelque utilité dans le vertige auriculaire. (*Voir* maladie de Ménière).

Injection hypodermique : sulfate de quinine, 3 ; acide tartrique, 1 ; eau distillée, 12. F. S. A. Un centimètre cube représente 0,25 de sel de quinine. Elle est irritante et provoque aisément des indurations et des abcès.

Injection rectale : sulfate de quinine et acide sulfurique dilué, aa 1 ; eau distillée : 60. F. S. A. Ajoutez au besoin une certaine quantité de laudanum. Utile dans les cas pernicieux où les malades sont plongés dans la léthargie, et encore chez ceux dont l'estomac ne peut rien tolérer.

Pilules : sulfate de quinine, 1 ; miel blanc Q. S. pour dix pilules.

Sirop : sulfate de quinine et acide sulfurique dilué, aa 0,50 ; eau distillée, 4 ; sirop de sucre, 95. F. S. A. Par cuillerées. Pour les enfants.

Quinquina. — Genre de plantes dicotylédonées de la famille des rubiacées, de la division des cinchonées, croît au Pérou dans les forêts vierges.

Le quinquina a été introduit dans la thérapeutique dans la première moitié du dix-septième siècle, par la comtesse El. Cinchon, qui le fit connaître sous le nom de poudre de la comtesse.

Plus tard les jésuites en augmentèrent la vogue, et on l'appela poudre des jésuites.

Les écorces des quinquinas ont été divisées en quinquinas gris, contenant beaucoup de cinchonine et peu de quinine, ils sont astringents.

En quinquinas rouges, en quinquinas jaunes, en quinquinas blancs, ces derniers sont presque inertes.

Faux quinquina. — (*Voir* cascarille).

La découverte du quinquina est une des plus importantes de la thérapeutique.

Son emploi est journalier dans la cachexie, l'anémie, la chlorose, l'aménorrhée, la goutte, les hémorrhagies, les névroses, les névralgies, les fièvres continues, le typhus, les fièvres paludéennes.

Vin de quinquina. Médicament tonique, 20 grammes de quinquina jaune par litre de vin, extrait de quinquina, 0,20 c. à 2 grammes ; teinture, 5 à 20 grammes ; poudre, 15 à 20 grammes.

Quintane (fièvre). — Les accès reviennent tous les cinq jours. (*Voir* fièvre intermittente).

R

Rachialgie. — Douleur vive le long de la colonne vertébrale, tel est le coup de barre qui précède la fièvre jaune.

Mot employé encore pour désigner la douleur qui occupe un point quelconque de la région rachidienne.

C'est donc un symptôme correspondant à un nombre très varié d'états morbides.

Rachitisme. — Maladie propre à l'enfance et caractérisée par le ramollissement du tissu osseux. Le rachitisme est précédé de troubles de la digestion, diarrhée, vomissement, perte d'appétit. Ensuite période de déformation des os : genoux, colonne dorsale, etc. Les fontanelles du crâne ne s'ossifient pas, la pousse des dents est tardive. — *Traitement :* allaitement prolongé, repas réguliers, exposition au grand air et au soleil ; huile de foie de morue, extrait Morel, digestifs, vin du Dr Cabanes, élixir de papaïne Trouette-Perret, eau de la Bourboule Saint-Léger-Pougues, eau de Royat.

Radezyge. — Maladie ayant éclaté en Norwège au commencement du XVIIIe siècle, avec tous les caractères d'une maladie endémo-épidémique.

Les soldats de Charles XII la propagèrent.

Dans le Holstein, elle prit le nom de Maisksydom. C'est une syphilis, se communiquant, non par le chancre, mais par les accidents secondaires, surtout par les tubercules muqueux.

Rage. — Maladie nerveuse communiquée par la morsure des animaux à l'homme.

La rage présente trois périodes : 1re période d'excitation; 2° période de perversion avec hallucination, délire, etc.; 3° période d'affaissement, le malade succombe dans le coma.

Traitement. — Faire saigner la plaie, la sucer, la cautériser; pendant l'incubation, inoculations de Pasteur. Au moment de l'invasion, hydrate de chloral à haute dose jusqu'à 25 gr. par jour. (*Voir* Pasteur, hydrophobie.)

Certains cas d'hydrophobie rapportés par des auteurs dignes de foi, paraissent avoir été causés par les effets d'une imagination frappée de terreur.

Rage (Statistique de la). — Le nombre des chiens mordus dont on a pu avoir connaissance s'élève à 1,868 :

Sur 785, 527 ont été abattus; des 258 qui restent, on ne connaît le sort que de 25 seulement qui ont été séquestrés, sur ces 25, 13 ont contracté la rage.

Influence de l'âge et du siège des morsures sur la durée de l'incubation.

Pour l'homme :

Au-dessous de 5 ans, moyenne. .	26	jours.
— de 20 ans, — . .	41	—
Au-dessus de 20 ans, — . .	67	—

La rage s'étant attaquée à un chien d'une meute d'un grand propriétaire anglais, on prit les dispositions pour séquestrer séparément quarante-deux couples de ces animaux. Six d'entre eux devinrent enragés et voici quelle a été pour chacun d'eux la période d'incubation.

1	22	jours.
2	56	—
3	87	—
4	88	—
5	155	—
6	183	—

Tableau qui comprend 144 cas, où la durée d'incubation a été précisée par Renault, l'ancien directeur de l'école vétérinaire d'Alfort.

Périodes d'incubations :

De	5 à	10 jours. . .	3 chiens.
De	10 à	15 — . .	8 —
De	15 à	20 — . . .	13 —
De	20 à	25 — . . .	25 —
De	35 à	40 — . . .	6 —
De	40 à	45 — . . .	11 —
De	45 à	50 — . .	9 —
De	55 à	60 — . . .	2 —
De	65 à	70 — . . .	1 —
De	70 à	75 — . . .	5 —
De	80 à	90 — . . .	7 —
De	100 à	120 — . . .	4 —
De	365 jours.		1 —
		Total. . . .	144 chiens.

Ribes, *Journal de Physiologie*, 1827, incubation de neuf mois.

Bourrel, *Traité complet de la rage chez le Chien et le chat*, Paris, 1874.

La durée de la période d'incubation de la rage chevaline est susceptible de varier comme pour celle du chien, entre les limites très extrêmes de deux à trois semaines et de 12 à 15 mois.

Raisin (Cure de). — Contre l'anémie, la scrofule, les maladie du foie, des intestins, de l'estomac.

Elle doit durer de 4 à 8 semaines. La quantité à manger par jour est de 3 à 8 livres.

Le raisin contient 70 à 80 pour 100 d'eau. une petite quantité d'albumine, des acides libres et des sels minéraux. Le raisin se rapproche beaucoup du lait et, surtout quant à ses propriétés acides. du lait de beurre.

La cure du raisin ne doit pas être ordonnée aux diabétiques.

Les stations médicinales les plus en vogue pour la cure des raisins sont Meran, Montreux, Vevey.

Râle. — Bruit produit par l'air traversant les mucosités accumulées dans le larynx ou les poumons.

Ce sont des bruits anormaux qui voilent le murmure respiratoire ou le remplacent. Le râle prend divers caractères : râle muqueux, crépitant, sibilant, etc.

Ramollissement. — Diminution de la cohésion d'un organe.

Le rammollissement cérébral est une affection du cerveau

et de la moelle, venant à la suite de troubles de la circulation.

Le sujet est frappé de paralysie, l'intelligence et le mouvement s'affaiblissent graduellement.

Raphanie. — Synonyme d'ergotisme ou feu de Saint-Antoine.

Rash. — Éruption qui, dans la variole, précède la véritable éruption des pustules varioleuses.

Le rash a deux formes : 1° la forme érysipélateuse ; 2° la forme hémorrhagique ou scarlatiniforme.

Rasorisme. — Du nom de Rasori, médecin italien du XIXe siècle ; doctrine du contre-stimulisme, dans laquelle on admet que la santé est le résultat de deux forces également actives, mais opposées, s'équilibrant : le stimulus et le contre-stimulus. Dans toute maladie, il y a excès ou défaut : dans le premier cas, il faut un contre-stimulant, dans le second un stimulant. (*Voir* contre stimulus).

Rate (hypertrophie de la). — Dans les accès de fièvre paludéenne, l'impaludisme chronique, la leucocythémie. (*Voir* ces mots et maladies de la rate).

Réactif. — Tout corps servant à faire ressortir les caractères du corps avec lequel on le mélange.

Les réactifs de l'urine les plus employés sont : l'acide azotique et l'acide acétique qui servent à reconnaître la présence de l'albumine ; la liqueur de Fehling qui sert à reconnaître la présence du sucre, etc.

Rechute. — Réapparition de la maladie quand la convalescence est mal dirigée. (*Voir* maladie).

Récriminations hygiéniques. — « On s'étonne quelquefois que les paysans qui vivent au milieu d'un air pur et tonique contractent encore souvent des affections contagieuses. C'est que jamais on n'a poussé plus loin qu'au village le mépris de lois les plus élémentaires de l'hygiène. Par exemple : voici la cour plantée d'arbres ; à côté le fumier et le purin ; à quelques mètres, le puits où toute la maison va puiser son eau de consommation journalière. Et l'on s'étonne que la fièvre typhoïde, la cholérine, etc., fassent des ravages ! Les microbes s'en vont tranquillement à l'eau du puits et c'est ce bouillon de culture qu'ingèrent les paysans. Le campagnard conquiert souvent une sorte d'immunité contre le mal ; mais le jour où la virulence du microbe s'accentue trop ou si d'aventure passe par là un microbe franchement pathogène, la maladie éclate grave et souvent foudroyante.

Le campagnard a de l'air exquis à sa disposition, mais il a de l'eau généralement détestable. Il devient malade par l'eau, même quand il s'en sert comme c'est le cas le plus général avec une discrétion absolue. Il a de l'air exquis à sa disposition, ai-je dit. Ce n'est pas tout à fait exact. De l'air excellent dehors, dans les champs, hors de chez lui. Oui. Mais à la maison ? Dans la chaumière ? A la ville, nous ouvrons portes et fenêtres tant que nous pouvons ; au village, on dirait qu'on a peur de l'air. On ferme tout ; il est rare qu'un paysan laisse ses fenêtres grandes ouvertes. Puis, des rideaux gigantesques au lit ; puis, dans les coins, des amas de détritus, du lait qui se caille, des aliments qui se putréfient, de la poussière par brouettées, des animaux de basse-cour qui vont et viennent en perdant souvent du poids... L'air des chaumières est détestable. Si bien que l'air des locaux de campagne ne vaut pas beaucoup mieux que l'air de nos appartements. Il faut ajouter aussi qu'il est souvent très humide, humide par suite des vices de construction, humide par l'abus des arbres ou du voisinage des bois. La chaumière peut devenir ainsi et devient souvent une boîte à rhumatismes.

Ce n'est pas tout encore. Et les soins de propreté ? Et le lessivage du linge ? On retrouve dans beaucoup de villages la mare classique. La mare, c'est-à-dire un amas d'eau boueuse où coassent les grenouilles, où se prélassent les sangsues, où s'étalent des myriades de végétaux inférieurs, saupoudrés d'animalcules de tout genre, et de monades, et de bactéries et de microbes, etc. La mare est alimentée par l'eau du ciel. Le sol est argileux, la terre saturée d'eau, et l'imperméabilité produite par une sorte de tissu membraneux et gélatineux analogue à celui qui recouvre nos filtres après quelques mois d'usage. Les bestiaux seuls vont boire à la mare ; mais les villageoises, par contre, y vont laver leur linge toutes ensemble ou les unes après les autres. On pressent combien cette promiscuité doit être rassurante, surtout en temps d'épidémie. Les linges des malheureux morts d'affections contagieuses vont à la mare, et la mare devient ainsi une grande bassine où se développent à l'air tous les microbes pathogènes. A la campagne, le linge sèche au soleil, heureusement, et la pleine lumière est un agent très efficace de désinfection. La lumière est l'antiseptique du pauvre ; on peut s'expliquer par son influence que les maladies n'éclatent pas plus souvent. Mais n'importe, cette façon de laver son linge sale en famille dans l'eau qui n'est guère renouvelée est véritablement un crime contre l'hygiène.

Fort bien, dira-t-on, mais où voulez-vous qu'on lave son linge à la campagne? Eh bien, c'est toujours là la grave affaire. Ayez de l'eau. La vie humaine vaut bien quelques sacrifices et si les conseillers municipaux des villages ne disposent pas de grosses sommes, on pourrait cependant trouver des combinaisons qui leur permettraient de forer des puits salubres ou de capter de bonnes sources. Là est l'effort à faire, et il en vaut la peine.

L'eau, l'eau avant tout à la campagne; on fera plus tard des écoles luxueuses.

Comment s'étonner de voir tant de malades à la campagne, après une apathie et une indifférence aussi étonnantes vis-à-vis des précautions les plus simples. Les pneumonies ne sont pas rares et les cas mortels encore fréquents. Paysans, faites de l'hygiène; pensez à l'hygiène, et n'abusez pas du trois-six, des eaux-de-vie de marc et autres liqueurs intensives aux jolis noms de terroir. Ce sont là tous élixirs qui coûtent des années d'existence. »

Rectum (chute du).

Symptômes. — À l'anus, tumeur rougeâtre, mollasse, sanguinolente, indolente, pourvue au centre d'une ouverture par où passent les matières fécales.

Ne pas confondre avec les hémorrhoïdes et les polypes.

La chute du rectum est surtout commune chez les enfants et les vieillards.

Traitement. — Lotions froides, astringentes, avec la décoction de quinquina ou d'écorce de chêne, des solutions de tannin et d'alun; réduire l'intestin hernié, en conduisant les doigts d'un corps gras et en refoulant les parties, en commençant par les plus externes.

Traitement chirurgical. — Excision au ciseau des plis de l'anus.

Récurrente. — *Voir* fièvre.

Réduction. — Opération qui consiste à remettre à leur place les fragments des os brisés, les os luxés ou les hernies. (*Voir* hernie.)

Réflexes (mouvements). — Se dit de certains mouvements automatiques et involontaires qui succèdent à certaines excitations.

On nomme phénomène réflexe celui par lequel une excitation faite sur un point du corps est transmise par un nerf sensitif à la moelle qui, à son tour, agit sur un autre nerf, partant de la moelle, se rendant en un autre point de l'économie, et dilatant ou contractant les vaisseaux sanguins. (*Voir* vaso-moteurs, vaso-constricteurs, vaso-dilatateurs.)

Refroidissement. — Abaissement de la température du corps. (*Voir* hiver, courbature).

Régimes alimentaires. — Dans les néphrites chroniques (Dujardin-Beaumetz).

Aliments défendus : Viandes en général, surtout le gibier, la charcuterie, les salaisons, les poissons, les mollusques, les fromages avancés, les choux, l'alcool qui irrite le rein.

Aliments permis : laitage, œufs, féculents, légumes verts, fruits, quelques viandes gélatineuses et très cuites, tête de veau, pied de porc, poulet, bœuf à la mode, etc.

Régime animal. — Le régime animal ne doit pas plus que le régime végétal, être employé exclusivement.

Il est trop échauffant, augmente la soif, prédispose à la maigreur (voir entraînement), il est utile à tous ceux qui ont un labeur pénible exigeant une grande déperdition de forces et qui ont besoin d'abondants matériaux de réparation.

Il convient cependant aux lymphatiques.

Régime mixte. — Le meilleur régime alimentaire est le régime mixte, c'est-à-dire celui où on fait usage de matières végétales et animales. (*Voir* diètes.)

Régime des obèses. (Dujardin-Beaumetz.)

Premier déjeuner : Très léger à 8 heures, une tasse de chocolat et 20 gr. de pain.

Deuxième repas ; 2 œufs ou 100 gr. de viande ; 100 gr. de légumes verts, salade ; 15 gr. de fromage, un peu de fruits ; 50 gr. de pain ; *un verre* 1/2 de liquide (vin blanc léger coupé d'eau de Vichy ou de Saint-Léger-Pougues).

Troisième repas : Dîner à 7 heures ; pas de soupe ; 100 grammes de viande ; 100 grammes de légumes verts ou salade ; 15 gr. de fromage ; quelques fruits ; 50 gr. de pain ; un verre et demi de liquide comme au déjeuner.

Abstinence de toute boisson entre les repas, suppression du thé, cognac et autres liqueurs.

Beaucoup d'exercice en plein air, courses progressives.

Règles. — (*Voir* menstruation).

Régurgitation. — Action de rejeter par gorgées les aliments qui surchargent l'estomac.

Reins (affection des reins. — (*Voir* lumbago, rachialgie, néphrite, maladie de Bright, régime).

Souvent on dit à tort : j'ai mal aux reins, le rein n'est pas atteint, ce n'est la plupart du temps qu'une douleur passagère des muscles de la région lombaire. (*Voir* lumbago.)

Rein flottant. — Ectopie rénale, déplacement du rein, qui a quitté sa loge graisseuse, devient plus ou moins mobile et donne lieu à des symptômes variables.

Au toucher, tumeur mobile dans la région lombaire : le rein déplacé s'abaisse sous l'influence de la fatigue, d'une marche prolongée, pour remonter quand le malade est étendu horizontalement.

Autres symptômes : troubles digestifs, souvent intenses, vomissements verdâtres, anémie profonde, hypochondrie chez l'homme, hystérie chez la femme, et sur dix individus atteints d'ectopie rénale, huit sont ordinairement des femmes.

Causes : usage du corset, grossesse, efforts violents.

Traitement. — Ceinture abdominale contenant la tumeur.

Si ce bandage n'est pas supporté, ou s'il ne calme pas les douleurs, on enlève le rein flottant (néphrectomie), on le fixe à la paroi abdominale (néphrorraphie).

Relevailles. — Convalescence de l'accouchement. Nécessite un régime tonique spécial, surtout quand la femme nourrit. Prendre des digestifs toniques : elixir de papaïne Trouette-Perret, dragées de fer Trouette.

Religion (au point de vue hygiénique). — Il vient de paraître en Angleterre un livre fort curieux, sur les inquiétudes de l'âme, l'auteur y raconte la souffrance d'une âme que la vie tourmente, que le doute accable, que les tentations de suicide assiègent et qui, pour prévenir une catastrophe finale, trouve dans la religion un moyen hygiénique pour rétablir le calme ; ce récit est un peu long, mais fort curieux.

Rémittente. — Qui présente des rémissions. (*Voir* fièvre).

Résection. - Action de couper, de réséquer des portions malades d'un os, en conservant le segment qui fait suite à cette partie enlevée et en ménageant autant que possible le périoste.

La résection a pour but de conserver un membre très utile, qui agit comme une colonne de sustentation, et dont la mobilité n'est pas nécessaire.

Exemple : Réséquer un genou atteint de tuberculose locale, les parties malades étant enlevées, on rapproche les parties saines, on fait la suture des os avec du fil d'argent, la suture du périoste et du tissu fibreux avec du catgut, la suture de la peau avec du crin de florence, le membre est mis dans un appareil plâtré ; vers le quatrième mois, on permet de marcher, on compense le raccourcissement de la jambe par un soulier à talon élevé.

L'opération est surtout indiquée chez les sujets jeunes entre 18 et 30 ans ; cependant on a pu la réussir chez des sujets ayant dépassé l'âge de 50 ans.

Résolutifs. — Substance empêchant la formation du pus et favorisant l'absorption du sang ou du liquide épanchés ; résolutifs les plus employés : cataplasme Hamilton, teinture d'iode, d'arnica, alcool camphré, onguent napolitain en applications externes, etc.

Résolution. — Cessation de l'inflammation d'un tissu et retour à l'état normal sans que la suppuration se produise.

Résorcine. — Substance obtenue avec du galbanum et de l'assa fœtida, par fusion avec la potasse.

Soluble dans tous les liquides, excepté le chloroforme et le sulfure de carbone, antiputride et antifermentescible, dose 1 à 2 gr. par jour.

S'emploie contre la migraine, les fièvres infectieuses à leur début.

Elle abaisse la température.

Résorption. — Disparition lente d'un liquide épanché soit dans l'épaisseur des tissus, soit dans une cavité naturelle ; on aide à la résorption par des résolutifs, des purgatifs, des diurétiques.

Respiration artificielle. — 1° Par *insufflation* de bouche à bouche ou par le tube laryngien ; 2° Par *manœuvres externes* en élevant et en abaissant alternativement les membres supérieurs qui entraînent le thorax dans leur mouvement ou en comprimant et en faisant aller tour à tour la base du thorax, soit avec les mains seules si c'est un jeune enfant, soit avec les pieds, les mains et le poids du corps si c'est une grande personne. Le patient est couché sur le dos à terre, le haut de la poitrine élevée par un coussin, un gros rouleau de linge ou de vêtements placés juste sous les omoplates afin que la tête soit dans une extension forcée, les bras étant relevés et posés contre la tête : enfourchez les hanches en vous tenant à genoux, les coudes rapprochés du tronc et solidement fixés sur le haut des cuisses ; alors, saisissant le bras du thorax avec les mains, serrez-le transversalement et appuyez de tout votre poids en vous inclinant jusqu'à ce que votre figure vienne effleurer celle du patient. Ce mouvement ayant duré de trois à quatre secondes, relevez-vous brusquement et recommencez, après un court repos, de manière à chasser l'air de la poitrine et l'y rappeler huit ou dix fois par minute. Gardez-vous d'interrompre les premières inspirations naturelles qui sont brèves ; mais pratiquez la respiration artificielle dans les intervalles.

Rétention d'urine. — Accumulation d'urine dans la vessie.

Peut dépendre de la paralysie de la vessie, d'un obstacle au cours de l'urine, de pressions opérées par les organes voisins de la vessie, par des tumeurs, par des inflammations ou des rétrécissements de l'urèthre.

Symptômes. — Pesanteur et douleur dans la région de la vessie, fièvre violente ; la rétention devient mortelle si l'on n'y porte pas remède.

Traitement. — Sonder la vessie ou la ponctionner, s'il est impossible d'introduire la sonde ; au début, bains tièdes prolongés.

Rétinite. — Inflammation de la rétine.

Elle s'accompagne de rétrécissement de la pupille, de sensation de tension dans le globe de l'œil, d'horreur de la lumière, etc.

La rétinite se produit dans un grand nombre de maladies : diabète, leucocythémie, albuminurie, syphilis.

Traitement. — Suivant la cause.

Rétrécissement de l'urèthre.

Symptômes. — Jet d'urine diminué, moins rapide, quelquefois bifide, ou ne s'écoulant que goutte à goutte ; besoins fréquents d'uriner plus vifs la nuit que le jour.

Traitement. — Dilatation graduelle à l'aide de bougies en gomme élastique, cautérisation, destruction du rétrécissement par l'électricité ou électrolyse linéaire, méthode du Dr Fort.

Rétroversion de la matrice. — Déviation et renversement en arrière de la matrice ; se produit surtout dans la grossesse.

Traitement. — Réduction de la matrice au moyen de pessaire, traitement de la métrite concomitante.

Révulsion. — Action de diriger une humeur vers une partie autre que celle où elle se portait et produisait de l'inflammation.

Les vomitifs, les purgatifs, les vésicatoires, les sinapismes, les pointes de feu, etc., sont des révulsifs.

Rhagades. — Fissures, ulcérations étroites se produisant à l'anus.

Traitement. — Vaseline boriquée ou iodoformée.

Rhinite. — Inflammation de la muqueuse nasale, synonyme de coryza.

Rhinoplastie. — Autoplastie du nez. (*Voir* autoplastie.)

Rhumatisme. — Mot s'appliquant à une foule de douleurs variables, quant à leur nature et leur siège. Les rhumatismes attaquent le plus souvent les articulations, mais on les trouve encore dans les muscles, les viscères (rhumatismes du cœur, de l'estomac, etc.); le rhumatisme peut être aigu ou chronique.

Les rhumatismes sont ordinairement héréditaires.

Traitement. — Dans le rhumatisme aigu, salicylate de soude à haute dose, 6 gr. par jour, sulfate de quinine.

Rhumatisme chronique, frictions avec brosse électro-magnétique Fournier, solution d'antipyrine Trouette, sirop de Boubée, Saint-Léger-Pougues, eau de Royat, eau de Vichy-Célestin.

Rhume. — Nom vulgaire de la bronchite aiguë et de la laryngite aiguë. (*Voir* ces deux mots.)

Traitement. — Gouttes livoniennes, pastilles et sirop du Docteur Cabanes.

Ricin (Manière d'administrer l'huile de). — Le goût désagréable de l'huile de ricin peut être masqué en administrant ce médicament dans de la bière fortement mousseuse. L'écume renferme alors la plus grande partie de l'huile; l'estomac supporte très bien ce mélange, qui provoque très rarement des vomissements.

A recommander aux enfants et même aux grandes personnes.

Rides. — Pour les empêcher et même les faire disparaître, **C.** James a proposé la formule suivante :

        Eau de roses . . . . . .   200 grammes.
        Lait d'amandes épais . .   50   —
        Sulfate d'alumine   4   —

Faire dissoudre et filtrer.

Cette mixture, astringente et tonique, redonne à la peau de l'élasticité et du ressort.

Rigidité. — Défaut de souplesse, raideur. Rigidité cadavérique, durcissement des muscles après la mort, phénomène se produisant douze à vingt-quatre heures après le décès et cessant quand la décomposition commence.

Rob. — Extrait préparé avec le suc des fruits.

Rob de Laffecteur.

Salsepareille 15 gr., séné, bourrache, roses muscades, semences anis, parties égales 1 gr. sucre et miel, parties égales **15** grammes.

Rob de sureau. sudorifique.

Rougeur (de la peau). — (*Voir* érythème).

Rose rouge, rose de provins. *Pétales.* — Ils contiennent du tannin. de l'acide gallique et de l'oxyde de fer. C'est un astringent agréable. — *Conserve* : Pétales de roses rouges pulvérisées, 50 ; eau distillée de rose. 100 ; sucre en poudre, 500 ; E. S. A. On la mange à la cuillère. Remède empirique de la phtisie pulmonaire (*Avicenne*). — *Miel rosat* : il entre dans le gargarisme astringent. Il sert de base aux collutoires. — *Tisane* : pétales de rose rouge. 10 ; eau bouillante. 1000. Faites infuser pendant une demi-heure et passez. Froide, par tasses contre les hémorrhagies passives. On la rend plus active en y ajoutant quelques gouttes d'acide sulfurique dilué. — *Vinaigre rosat* : Q. S. pour animer l'eau des injections vaginales après les couches ; comme antiseptique (*Celse*). Employé en fomentation dans les maux de tête.

Roséole. — Éruption cutanée consistant en petites taches roses ressemblant beaucoup à celles de la rougeole.

On distingue trois sortes de roséole :

1° La roséole. maladie épidémique et contagieuse avec fièvre. très bénigne, qui dure trois ou quatre jours.

Traitement. — Garder la chambre.

2° La roséole médicamenteuse qui survient par l'ingestion de certaines substances : iodures, bromures.

3° La roséole syphilitique. un des premiers accidents de la syphilis ; ces deux dernières roséoles ne sont pas accompagnées de fièvre.

Traitement. — Traitez la fièvre s'il y a lieu. L'éruption en elle-même ne demande aucun traitement. La *roséole du copahu*. les *roséoles toxiques*, disparaissent peu à peu à mesure que s'élimine le corps étranger. — La *roséole syphilitique* exige le traitement approprié.

Rougeole. — Maladie contagieuse. surtout à la période d'invasion et d'éruption. endémique partout. avec recrudescence épidémique très courte.

L'incubation dure une dizaine de jours : *l'invasion* est caractérisée par un catharre du nez. des yeux. de la gorge. la toux est rare et sèche : *l'éruption* survient du quatrième au cinquième jour. elle présente des taches rosées en forme de croissant, elle se montre d'abord au visage. mais n'envahit jamais la peau toute entière. La maladie est ordinairement bénigne, quelquefois cependant la maladie prend une forme grave : formes hémorrhagique, typhoïde. etc.

Traitement. — Hygiénique surtout, garder la chambre,

régime doux, bains tièdes si la température est trop haute, une ou deux cuillerées à bouche de glycérine par jour dans un sirop, potion contenant 1 gr. d'iodure de sodium et 1 gr. de bromure de sodium à prendre par jour, afin d'éviter les complications pulmonaires.

Dans la convalescence, élixir de papaïne Trouette, afin d'activer la nutrition.

Rumination. — (*Voir* mérycisme).

Rupia. — Bulles aplaties qui s'ulcèrent et se couvrent de croûtes noirâtres (*Voir* syphilides bulleuses).

S

Sable (bains de). — Consiste à plonger le corps tout entier dans une cave de sable préalablement chauffé à la température voulue. On emploie surtout le sable de mer. Le bain de sable est conseillé contre : les arthrites aiguës, les périostites chroniques, les douleurs articulaires et musculaires, etc.

Le bain de sable peut être renouvelé plusieurs fois dans la journée et porté à une température très haute.

On l'emploie aussi contre les engorgements ganglionnaires.

Saburrales (matières). — Matières retenues dans l'estomac à la suite de mauvaises digestions et pouvant provoquer des crachotements et des vomissements.

Trait ment. — Papaïne Troaette après les repas.

Saccharine. — Péligot avait donné ce nom à un produit obtenu par l'action de la chaux sur le glucose.

Aujourd'hui on désigne sous ce nom l'anhydro-ortho sulfamine-benzoïque, ou par abréviation le sulfite benzoïque extrait du goudron de houille. S'emploie pour remplacer le sucre dans l'alimentation des diabétiques.

M. Constantin Paul pense que si la saccharine doit être interdite comme aliment, elle peut au contraire être utilisée comme médicament, et principalement comme antiseptique. A ce dernier point de vue, elle est susceptible d'empêcher la fermentation ammoniacale de l'urine, ainsi que le développement des micro-organismes du pus ou de la fièvre puerpérale.

Elle peut être utilisée, par exemple, comme dentifrice ou antiseptique de la bouche : une cuillerée à café d'une solution alcaline à 6 pour 100 de saccharine dans un demi-verre d'eau constitue un bon dentifrice. Elle peut être utilisée aussi pour le lavage de l'estomac. Elle pourrait encore être substituée à l'acide borique pour le lavage de la vessie.

Sadisme. — Dépravation et perversion du sens génésique, du nom du marquis de Sade qui, dans ses romans de Justine et de sa sœur Juliette, a donné la théorie de ces aberrations de l'amour sensuel.

Sagou. — Fécule amylacée qu'on retire de la moelle de plusieurs palmiers, mais principalement du Sagoutier et de l'Areng.

Saignée. — Action de retirer du sang en piquant une veine avec une lancette.

Ce qui a conduit à pratiquer la saignée, c'est qu'on a observé que les hémorrhagies spontanées soulagent et souvent guérissent d'une affection de nature congestive. (*Voir* basilique.)

Saignement (de nez). — *Voir* épistaxis.

Saint-Léger (Source, à Pougues Nièvre).—Excellente eau minérale naturelle qui a obtenu les plus hautes marques de distinction ; peut revendiquer l'honneur d'avoir été vantée depuis Pidoux, médecin de Henri II, qui écrivit en sa faveur des ouvrages fort curieux, jusqu'à nos jours, par toutes les sommités médicales. L'analyse de sa composition, qui a été faite pour la première fois par Cortel, en 1768, et qui fut renouvelée par les plus savants chimistes, notamment par M. Carnot, directeur du Bureau des Essais à l'École des Mines, a, en effet, établi que sa minéralisation est unique. Elle est, en effet, sans rivale dans le traitement des dyspepsies, des gastralgies, des affections du foie, de la gravelle, de la goutte, du diabète, des coliques néphrétiques et hépatiques, du catarrhe de vessie, de la scrofule, de l'indigestion et de la convalescence. Gazeuse elle est agréable au goût, bicarbonatée calcique elle est apéritive, ferrugineuse elle est reconstituante

Saisons. — Quoique la différence de chaleur soit le principal phénomène qui modifie les êtres vivants, il faut aussi admettre l'action de quelques autres causes spécifiques, dont il résulte aussi bien en santé qu'en maladie, des changements spéciaux. Dans la manière d'être des fonctions organiques, ces changements sont indiqués au nom de chaque saison. (*Voir* printemps, été, automne, hiver.)

Salaam (tic de). — Mouvements convulsifs, limités à la tête, c'est un balancement oscillatoire de la tête, d'arrière en avant, il s'exécute avec une grande rapidité, 20, 50, 100 fois de suite, puis cesse, et peut se reproduire une ou plusieurs fois dans les vingt-quatre heures ; pendant l'attaque, l'enfant paraît hébété, cette maladie dure rarement plus de quelques semaines, avant de passer à l'état d'épilepsie confirmée.

Salerne. — Préceptes de l'école de *Salerne*, ville d'Italie, célèbre par son école de médecine, où en 1100, Jean de Mehun, composa pour Robert II, duc de Normandie, qui revenait de la croisade, le poème hygiénique que nous connaissons sous le titre : *École de Salerne*, sur l'art de conserver la santé ; ces préceptes portent encore aujourd'hui le nom de l'école de Salerne.

Plusieurs femmes, entre autres Trotulla, y professaient et y enseignèrent la médecine avec éclat.

Salicylate de soude. — Poudre blanche cristalline ou amorphe, inodore, à saveur peu marquée, soluble dans dix parties d'eau froide. Il irrite la gorge et l'estomac ; passe aisément avec les urines, où on le découvre par le moyen de perchlorure de fer.

Ce sel détruit souvent, mais pas constamment, le sentiment de la douleur dans les affections articulaires aiguës rhumatismales et goutteuses, dans les entorses ; mais il n'a aucune influence abortive sur l'évolution du rhumatisme articulaire aigu.

Très dangereux dans la goutte, en détraquant le système gastro-duodénal, lorsqu'on en continue trop longtemps l'usage.

Analgésique, dont il faut cesser l'emploi dès que l'effet est obtenu, ou si la suppression du sentiment douloureux se fait attendre. C'est, de plus, un diurétique et un sudorifique.

Il peut, enfin, provoquer un abaissement de la température fébrile qui, d'ailleurs, ne tarde pas à se relever.

Potion — Salicylate de soude, 4 à 6 ; eau distillée de fleurs d'oranger et de menthe poivrée, aa 60 ; sirop de sucre, 30. F. S. A. on remplace quelquefois le sirop de sucre par 20 de sirop d'opium. En quatre à six prises, heure par heure ou de deux en deux heures. On boit par dessus une tasse de limonade.

Tisane : salicylate de soude, 0.50 à 2, dans un demi-litre d'eau commune sucrée ou de quelque tisane agréable. Comme désinfectant de l'urine. Se prend par tasses.

Salicylique (Acide). — Aiguilles blanches, inodores, à saveur sucrée puis âcre, provoquant l'éternuement. Soluble dans quatre cent treize parties d'eau froide et deux parties et demie d'alcool à 90°. Antiseptique. Une solution aqueuse à 2 pour 1000 peut servir à tous les usages. Vous pouvez, d'ailleurs, la rendre plus forte par l'intermédiaire de l'alcool.

Salivation (Trouble de la). — (*Voir* salive, diabète salivaire, ptyalisme, hydrargyrisme, mercure).

Salive (dans la santé et la maladie). — Chez les personnes en santé, la quantité de salive varie par jour entre 360 à 600 centimètres cubes; son pouvoir de fermentation oscille dans d'étroites limites. C'est ainsi qu'un mélange de 4 centimètres cubes de salive filtrée et de 100 centimètres cubes d'une solution à 4 pour cent d'amidon convertit de 24 à 36 pour 100 d'amidon en maltose, en quinze minutes.

Dans les affections fébriles moyennes, la quantité de salive augmente, sa puissance de fermentation reste inaltérée.

Dans les affections fébriles un peu plus graves, la sécrétion salivaire diminue considérablement, mais sa puissance de fermentation est légèrement augmentée.

Dans les cas fébriles graves, la sécrétion est très minime et la puissance de fermentation décroît; plus l'affection est grave, plus la proportion et la puissance de la salive diminuent.

Après la crise, la salive redevient normale en quantité et en puissance.

Dans les affections aiguës, la quantité est souvent normale, mais le plus souvent la puissance de fermentation diminue.

Dans la tuberculose pulmonaire, même dans les cas avancés, la salive reste normale en quantité et en puissance jusqu'aux derniers jours des malades, alors la quantité diminue tout en conservant la même puissance.

Dans la néphrite chronique, la quantité journalière diminue ainsi que la puissance.

Dans l'ascite, la quantité diminue notablement, mais la puissance n'est que peu atteinte, la formation du ferment diminue beaucoup.

Dans les maladies à long cours, la formation du ferment est souvent atteinte.

Salol. — Dérivé de l'acide salicylique, antiseptique et antipyrétique, dose 50 centigr. à 6 gr. par jour.

S'emploie dans les maladies des voies urinaires.

Salpingite. — Ce mot, employé autrefois pour désigner l'inflammation de la trompe d'Eustache ou de celle de Fallope, semble s'appliquer aujourd'hui spécialement à cette dernière affection. (*Voir* Ovaro Salpingite, Péri metro Salpingite.)

Traitement. — Hydrothérapie, vésicatoire sur la région ovarienne.

Traitement chirurgical. — Enlèvement des ovaires. (*Voir* ovariotomie et métrite.)

Sanatorium. — Du latin sanare guérir. — Station hygiénique, établissement où les malades et les gens faibles peuvent être guéris et fortifiés, destiné surtout au traitement de la tuberculose.

On a donné aussi ce nom à des établissements qui serviraient à conserver la santé publique. Le sanatorium de Paris est un établissement contenant des étuves et dans lesquelles à une haute température et sous une forte pression, on désinfecte les linges et les vêtements contaminés par des germes de maladies contagieuses.

Sang. — Le sang est la vie : dans les poètes de la Grèce et de Rome, on voit la vie s'échapper avec le sang.

Le sang est cette chair coulante, comme disait Barthez, qui répare les pertes organiques. Mais il faut qu'il soit de bonne qualité : il a son hygiène qu'on trouvera exposée à l'article aliment, respiration. Ce n'est pas tout : il n'a pas besoin seulement d'aliment et d'air, il faut qu'il circule bien pour la nutrition des tissus ; l'étude de la circulation et des vaso moteurs nous ont éclairé sur ce point.

Alimentation et boisson saines, aération, exercice, telles sont les conditions pour que le sang soit en bon état.

Sans les matériaux nécessaires, le sang ne peut pas se former. Sans l'oxygène de l'air, il ne peut point se revivifier, sans exercice il ne nourrit, ni les organes, ni les muscles. Sans propreté et sans hygiène, il ne se débarrasse pas des produits de dénutrition qui sont toxiques pour le reste de l'économie.

Toutes les conditions hygiéniques sont indispensables pour avoir un bon sang. On n'a que l'âge de son sang et celui des vaisseaux qui le charrient.

Le sang est altéré dans un grand nombre de maladies : dans la chlorose et l'anémie, le nombre des globules diminue et la forme des globules sanguins est même altérée.

Dans les maladies infectieuses, l'impaludisme surtout, il y a altération du sang.

Les parasites du sang sont en assez petit nombre.

Sangsue médicinale. — Pour produire une hémorrhagie capillaire artificielle. Cette perte sanguine n'est réellement utile que dans les irritations bien localisées, essentiellement fluxionnaires, douloureuses, avec concentration des vaisseaux. La sangsue se place habituellement au dessus de la partie affectée. N'en usez jamais chez les petits enfants, à cause de l'hémorrhagie très difficile à arrêter. Évitez, enfin, de faire mordre, à cause de la cicatrice, les parties extérieures et celles que les femmes ont coutume d'exposer. Une sangsue saine, vigoureuse, de grosseur moyenne et n'ayant pas servi, tire environ de 4 à 6 grammes de sang ; et, comme il en coule à peu près autant après sa chute, on doit estimer la perte sanguine à 10. Calculez donc sur ce poids le nombre de sangsues à appliquer ; en général, on ne va guère au-delà de vingt chez l'adulte. — *Mode d'emploi* : Lavez et essuyez la partie ; placez les sangsues essuyées dans un verre rincé avec du vin et égoutté. Renversez sur la partie et maintenez jusqu'à ce que les sangsues aient pris. On peut encore les placer à la main nue ou enveloppée d'un linge bien sec pour les comprimer. Attendez leur chute ; mais si vous voulez les faire tomber, touchez-les avec du sel ou du tabac. Les sangsues enlevées, couvrez la partie avec un cataplasme pour favoriser l'écoulement que vous arrêterez, s'il le faut, par la compression, ou au moyen d'agaric, de poudre hémostatique, d'alun, du crayon de nitrate d'argent, etc. On dégorge les sangsues qu'on veut conserver en les plongeant dans de l'eau tiède salée ou en les comprimant ; et on les parque dans un bocal plein d'eau pure qu'on renouvelle fréquemment.

Sanie. — Matière purulente fétide qui coule des ulcères et des plaies.

Santé. — Du grec ugica ; du latin, sanitas ; salubris, bon pour la santé, d'où nous avons fait salubre, et, avec la négation, insalubre.

Mots ayant rapport à la santé :

Analepsie, art de rétablir la santé, les forces, — substances analeptiques, toniques, poudre de viande.

Assainir, rendre sain.

Diasostique, qui conserve, hygiène.

Eucrasie, bon tempérament.

Evamérion, dieu de la santé.

Hygie, déesse de la santé.

Hygiocurina, potion salubre.

Prophylactique, qui entretient la santé et prévient la maladie. On dit souvent moyen prophylactique.

Prophylaxie, préservation de la maladie.

Santé (journal de la). — (*voir Journal de la Santé*).

Santé publique. — *Loi sur la protection de la Santé publique. Projet voté par la Chambre des Députés*

TITRE 1ᵉʳ

Mesures sanitaires relatives aux localités

« Art. 1ᵉʳ. — Lorsque l'état sanitaire d'une commune nécessite des travaux d'assainissement, notamment lorsqu'une commune n'est pas pourvue d'eau potable de bonne qualité ou en quantité suffisante, ou bien quand les eaux y restent stagnantes au milieu des habitations, le préfet, sur le rapport de l'inspecteur sanitaire, invite le conseil départemental d'hygiène à délibérer sur l'utilité et la nature des travaux jugés nécessaires.

« En cas d'avis contraire à l'exécution des travaux ou de réclamation de la part de la commune, le préfet transmet la délibération du conseil au ministre de l'intérieur, qui soumet la question au comité consultatif d'hygiène publique de France.

« Sur l'avis conforme du Conseil départemental d'hygiène ou du comité consultatif d'hygiène publique, le préfet met la commune en demeure de procéder aux travaux.

« Si le Conseil municipal n'a pris, dans le délai de trois mois à partir de la dite mise en demeure, aucune mesure en vue de l'exécution des travaux, ou s'il est devenu manifeste qu'il se refuse à leur exécution, un décret du Président de la République ordonnera ces travaux, dont la dépense pourra être mise intégralement à la charge de la commune, dans les conditions de la loi du 16 septembre 1807. Ce décret sera rendu en Conseil d'Etat.

« Le Conseil général statue, dans les conditions prévues par l'article 46 de la loi du 10 août 1871, sur la participation du département aux dépenses des travaux ci-dessus spécifiés. »

« Art. 2. — Le décret déclarant l'utilité publique du captage d'une source pour le service d'une commune déterminera, s'il y a lieu, en même temps que les terrains à acquérir en pleine propriété, un périmètre de protection contre les pollutions de ladite source.

« Il est interdit d'épandre sur les terrains compris dans ce périmètre des engrais humains et d'y forer des puits sans autorisation.

« L'indemnité qui pourra être due aux propriétaires de ces terrains sera déterminée suivant les formes de la loi du 3 mai 1841 sur l'expropriation publique, comme pour les héritages acquis en pleine propriété. »

TITRE II

Mesures sanitaires relatives aux immeubles.

Art. 3. — Lorsqu'un immeuble, bâti ou non, attenant ou non, à la voie publique, est dangereux pour la santé des occupants ou des voisins, le maire ou l'inspecteur sanitaire invite la commission sanitaire, prévue à l'article 16 de la présente loi, à délibérer sur l'utilité et la nature des travaux à exécuter.

« La délibération de cette commission est déposée à la mairie, et le propriétaire ou l'usufruitier mis en demeure d'en prendre communication.

« Ils peuvent, ainsi que le maire, produire leurs observations dans le délai de huit jours.

« En cas de contestation, la délibération et les observations des contestants sont transmises au préfet, qui les soumet au conseil départemental d'hygiène.

Dans le cas où l'avis de la commission n'a pas été contesté, ou, s'il a été contesté, après notification par le préfet de l'avis du conseil départemental d'hygiène, le maire prend un arrêté ordonnant les travaux reconnus nécessaires et met le propriétaire en demeure de les exécuter. »

« Art. 4. — Un délai, qui ne peut être moindre de un mois, est accordé pour commencer les travaux. Pendant ce délai, les intéressés peuvent se pourvoir devant le Conseil d'Etat contre l'arrêté du maire pour excès de pouvoir ou inobservation du règlement. Ce pouvoir est suspensif.

Les délais impartis étant expirés sans qu'il y ait eu commencement d'exécution, le contrevenant est poursuivi devant le juge de paix, qui autorise le maire, à défaut de l'intéressé, à faire exécuter les travaux d'office et aux frais du propriétaire ou de l'usufruitier, sans préjudice des amendes, restitutions, dommages et intérêts auxquels le contrevenant pourra être condamné, conformément aux articles 471, paragraphe 15, du code pénal et 161 du code d'instruction criminelle. La dépense et les frais résultant de l'exécution des travaux constitueront une créance privilégiée sur le prix de l'Immeuble aux termes de l'article 2103, paragraphe 5. Toutefois le privilège devra être conservé par une circonscription qui sera requise par la production du jugement du juge de paix et des mémoires acquittés des ouvriers. »

Art. 5. — « Si l'assainissement de l'immeuble ou de la partie d'immeuble est déclaré impossible par la commission sanitaire ou le Conseil départemental d'hygiène, le maire interdit l'habitation ou l'usage jusqu'à ce que les conditionss d'insalubrité aient disparu.

« L'arrêt prononçant cette interdiction devra être revêtu de l'approbation du préfet.

« En cas d'infraction à cet arrêté, le contrevenant sera poursuivi devant le tribunal correctionnel et condamné à une amende de 16 à 500 francs. »

TITRE III

Mesures sanitaires relatives aux personnes.

« Art. 6. — Dans le cas d'urgence constaté dans les arrêtés du maire, c'est-à-dire en cas d'épidémie ou d'autre danger pour la santé publique, le préfet peut ordonner l'exécution provisoire des arrêtés du maire, tous droits réservés. »

« Art. 7. — Lorsque l'insalubrité est le résultat de causes extérieures et permanentes, ou lorsque les causes d'insalubrité ne peuvent être détruites que par des travaux d'ensemble, la commune peut acquérir, suivant les formes et après l'accomplissement des formes prescrites par la loi du 3 mai 1741, la totalité des propriétés comprises dans le périmètre des travaux. Les portions de ces propriétés qui, après l'assainissement opéré, resteraient en dehors des alignements arrêtés pour les nouvelles constructions pourront être revendues aux enchères publiques sans que, dans ce cas, les anciens propriétaires ou leurs ayants droit puissent demander l'application des articles 60 et 61 de la loi du 3 mai 1841. »

Art. 8. — Dans les agglomérations de 5.000 habitants et au-dessus, aucune habitation ne peut être construite sans un permis du maire constatant que, dans le projet qui lui a été soumis, les conditions de salubrité prescrites par le règlement sanitaire prévu à l'article 16 sont observées.

« Aucune habitation nouvellement construite ne peut être occupée qu'après autorisation délivrée par le maire, sur le rapport du service sanitaire et constatant que les prescriptions réglementaires ont été observées.

« Le préfet peut, après avis du conseil départemental, appliquer cette règle à une agglomération de moins de 5,000 habitants. »

« Art. 9. — La déclaration à l'autorité publique de tout

cas de maladie infectieuse est obligatoire pour tout docteur, officier de santé ou sage-femme qui en a constaté l'existence, ou, à défaut, pour le chef de famille, maître d'hôtel ou directeur d'établissement, ou les personnes qui soignent les malades.

« La liste de ces maladies est dressée par arrêté du ministre de l'intérieur, sur avis conforme de l'Académie de médecine et du comité consultatif d'hygiène publique de France.

« Art. 10. — La vaccination antivariolique est obligatoire au cours de la première année de la vie.

« La revaccination au cours de la onzième et de la vingt et unième année.

« Les parents ou tuteurs sont tenus personnellement à l'exécution de ladite mesure.

« Art. 11. — Lorsqu'en dehors des maladies prévues par la loi du 3 mars 1822, une épidémie menace le territoire de la République ou s'y développe, et que les moyens de défense locaux sont reconnus insuffisants, le président de la République peut, après avis du comité consultatif d'hygiène publique de France, déterminer par décret les mesures propres à empêcher la propagation de cette épidémie.

« Il règle les attributions, la composition et le ressort des autorités et administrations chargées de l'exécution de ces mesures et leur délègue pour un temps déterminé le pouvoir de les exécuter.

« Les décrets et actes administratifs qui prescrivent l'application de ces mesures sont exécutoires dans les vingt-quatre heures à partir de leur publication au *Journal officiel*.

TITRE IV

Organisation sanitaire.

Art. 12. — Le comité consultatif d'hygiène publique de France délibère sur toutes les questions intéressant l'hygiène publique, l'exercice de la médecine et de la pharmacie, les conditions d'exploitation ou de vente des eaux minérales, sur lesquelles il est consulté par le Gouvernement.

« Il est nécessairement consulté sur les travaux publics d'assainissement ou d'amenée d'eau d'alimentation et sur le classement des établissements insalubres. »

« Art. 13. — Le conseil d'hygiène de chaque département ou les commissions sanitaires doivent être consultées sur les objets énumérés à l'article 9 du décret du 18 décembre 1848, sur l'alimentation en eau potable des agglomérations, sur la statistique démographique et la géographie médicale, sur les règlements sanitaires, communaux, et généralement sur toutes les questions intéressant la santé publique, dans les limites de leurs circonscriptions respectives. »

« Art. 14. — Dans chaque département, le conseil général, après avis du Conseil d'hygiène départemental, délibère dans les conditions prévues par l'article 48 de la loi du 10 août 1871 sur l'organisation du service de l'hygiène publique dans le département, notamment sur la subdivision du département en circonscriptions sanitaires pourvues chacune d'une commission sanitaire ; sur la composition, le mode de fonctionnement, la publication des travaux et des dépenses du Conseil départemental et des Commissions sanitaires ; sur la valeur des jetons de présence et les frais de déplacement.

» Le Conseil d'hygiène départemental se composera de quinze membres au moins. Il comprendra nécessairement deux conseillers généraux, trois médecins dont un de l'armée de terre ou de mer, un pharmacien, l'ingénieur en chef, un architecte et un vétérinaire. »

« Le plus âgé des conseillers généraux présidera le Conseil, qui nommera dans son sein pour deux ans un vice-président et un secrétaire chargé de rédiger les délibérations du Conseil.

« Le Conseil pourra ordonner toutes mesures d'instruction qu'il jugera convenable et ne prendra de décision que si les deux tiers au moins de ses membres sont présents et après avoir appelé les intéressés.

« Les membres du Conseil départemental sont nommés pour quatre ans et renouvelés par moitié tous les deux ans ; les membres sortants sont rééligibles.

« Chaque Commission sanitaire de circonscription sera composée au moins de sept membres pris dans la circonscription. Elle comprendra nécessairement un conseiller général, un médecin, un architecte ou tout autre homme de l'art, et un vétérinaire.

« Le conseiller général présidera la Commission, qui nommera dans son sein, pour deux ans, un vice-président et un secrétaire chargé de rédiger les délibérations de la Commission.

La Commission pourra ordonner toutes mesures d'instruction qu'elle jugera convenable et ne prendra de décision que si les deux tiers au moins de ses membres sont présents et après avoir appelé les intéressés.

Les membres des Commissions sanitaires sont nommés pour quatre ans et renouvelés par moitié tous les deux ans ; les membres sortants sont rééligibles.

« A défaut de délibération du Conseil général sur les objets prévus au premier paragraphe, ou en cas de suspension de la délibération en exécution de l'article 49 de la loi du 10 août 1891, il pourra être pourvu à la réglementation du service par un décret rendu dans la forme des règlements d'administration publique.

« Art. 15. — Dans chaque département, un service d'inspection est chargé de provoquer les mesures à prendre dans l'intérêt de l'hygiène et de l'assistance publique et de veiller à l'exécution des lois, des règlements et des décisions de l'autorité administrative en ces matières.

« Ce service comprend un inspecteur départemental et, suivant les cas, un ou plusieurs inspecteurs adjoints.

« Les inspecteurs et inspecteurs adjoints sont nommés par le ministre ; leur traitement est à la charge de l'État.

« Les inspecteurs, inspecteurs adjoints et membres régulièrement délégués des Conseils et Commissions sanitaires constatent les contraventions, dressent des procès-verbaux qui font foi jusqu'à preuve contraire. A cet effet, ils prêtent serment devant le tribunal civil. »

« Art. 16. — Dans toute commune, le maire est tenu de prendre un arrêté portant règlement sanitaire. Ce règlement comprend les mesures propres à protéger la santé publique, notamment en ce qui concerne les maladies infectieuses et transmissibles, la salubrité des maisons et des agglomérations

« Ledit règlement est approuvé par le préfet, après avis du Conseil d'hygiène du département. Si dans le délai d'un an à partir de la promulgation de la présente loi, une commune n'a pas de règlement sanitaire, il lui en sera imposé un d'office par un arrêté du préfet, le Conseil d'hygiène entendu.

« Dans le cas où plusieurs communes auraient fait connaître leur volonté de s'associer, conformément à la loi du 22 mars 1890, pour l'exécution des mesures sanitaires, elles pourront arrêter un même règlement qui leur sera rendu applicable suivant les formes prévues par ladite loi.

Le titre IV traite la question d'organisation, il est peu important au point de vue hygiénique.

Santonine. — Extrait du semen-contra, doit être employé avec ménagement, elle a occasionné des ictères et des albuminuries, elle est cependant un excellent vermifuge.

2 à 5 centigrammes pour les enfants, 10 à 15 centigr. pour les adultes.

Santoninossine, nouvel anthelmintique succédané de la santonine. — C'est un dérivé de la santonine. D'après le professeur Coppola, la santonine, même à doses élevées, ne tue pas les ascarides. Elle agit en produisant chez ces animaux des convulsions par suite desquelles ils ne peuvent plus maîtriser leurs mouvements et sont facilement entraînés quand on excite au moyen de purgatifs les mouvements péristaltiques de l'intestin. D'autre part, la santonine, par suite de sa solubilité, et par la facilité avec laquelle elle entre dans les combinaisons solubles, est facilement absorbée par la muqueuse gastro-intestinale, en produisant des phénomènes d'empoisonnement plus ou moins marqués. La santoninossine, au contraire, s'absorbe difficilement.

On l'a administrée à des doses deux et trois fois plus fortes que celles auxquelles on prescrit la santonine, et l'effet thérapeutique a été obtenu sans aucun trouble pour les malades.

Coppola conseille d'administrer la santoninossine pendant deux à quatre jours à doses triples de celles auxquelles on administrerait la santonine et de donner ensuite un purgatif.

Sarcine. — Plante dure et transparente appartenant au groupe des algues.

Cette plante est de très faible dimension, elle est composée d'un petit nombre de cellules et se trouve souvent dans l'estomac et les intestins dans le cas de dilatation, de diarrhées chroniques.

Sarcocèle. — Tumeur du testicule. (*Voir* orchites).

Sarcome. — Toute tumeur ou excroissance ayant une apparence charnue.

Sarcophagie. — Régime se composant exclusivement de viande. (*Voir* régime, diète.)

Sarcopte. — Genre d'arachnides, du groupe des acarus, il a pour type le sarcopte de la gale, qui est la seule cause de la gale. (*Voir* gale).

Saturnin. — Qui a rapport au plomb et à ses composés. Colique saturnine, coliques de plomb; paralysie causée par le maniement du plomb; maladies saturnines, maladies qui se déclarent chez les ouvriers qui manient le plomb, la céruse, le minium, la litharge, les minerais de plomb.

Saturnine (intoxication). — Supprimer le travail, cause de l'empoisonnement, neutraliser le poison par les bains sulfureux, le soufre à l'extérieur, l'iodure de potassium, alimentation tonique (poudre de viande Trouette); les principaux accidents de l'intoxication saturnine sont :

1° La colique de plomb : traiter par les grands bains, le régime lacté, les diurétiques, les purgatifs les vomitifs et les lavements purgatifs :

2° Les maux de tête persistants (encéphalopathie); traiter par le lait, les diurétiques, les laxatifs;

3° Paralysie; traiter par l'électrité.

Satyriasis. — Exaltation morbide des organes génitaux chez l'homme, penchant à répéter l'acte vénérien.

Traitement. — Lotions froides, bains savonneux (savon Crésil-Jeyes), élixir de papaïne Trouette-Perret, toniques, poudre de viande Trouette.

Savon blanc de Marseille. — Il doit être blanc, assez dur, onctueux et entièrement soluble dans l'eau. Pour nettoyer la peau dans le bain. De quelque maladie qu'un malade soit affecté, il faut d'abord nettoyer la peau, s'il y a lieu.

Emplâtre : emplâtre simple, 2000; cire blanche, 100; savon blanc, 120. F. S. A. On en forme des écussons de grandeur voulue. Pour activer la circulation capillaire dans les contusions avec épanchement sanguin, et dans les engorgements glandulaires. Cet emplâtre fait partie de *l'emplâtre résolutif.*

Emplâtre de savon camphré : emplâtre de savon, 100; camphre pulvérisé, 1. F. S. A. comme le précédent.

Suppositoire : taillez un morceau de savon en cône avec un couteau. Pour faire aller à la selle les petits enfants.

Teinture : savon blanc, 100; carbonate de potasse, 5; alcool à 60°, 500 F. S. A.

Pour nettoyer les parties couvertes de cheveux et de poils. Laver ensuite à grande eau.

Scarification. — Petite incision superficielle faite avec un bistouri ou une lancette pour dégorger les tissus enflammés.

Scarlatine. — Maladie infectueuse, d'origine parasitaire qui débute après une période d'incubation très courte, par des frissons, du mal de tête ; le deuxième jour paraît l'éruption consistant en points rouges, qui se présentent à la poitrine, au cou, puis au visage et à tout le corps, et sont remplacées bientôt par de larges plaques rouges violacées. La scarlatine s'accompagne souvent de maux de gorge, d'albumine dans les urines, elle est parfois suivie d'angines graves et de rhumatisme.

Traitement. — Régime lacté dès le début, surveiller la température, bains tièdes si elle devient trop haute.

Schéma. — Figure qui montre la disposition générale d'un appareil ou d'un organisme en faisant abstraction des détails.

Schyzomycètes. — Petits végétaux inférieurs pouvant vivre dans l'organisme humain. Ils se rapprochent des champignons et se distinguent des levures qui se multiplient par des bourgeonnements, tandis que les schyzomycètes se développent par division, et de plus ils n'ont point dans leur organisme la substance verte appelée chlorophyle.

Les schyzomycètes sont ramenés, aujourd'hui, à quatre groupes :

1 Coccacés.

2 Bactériacés.

3 Leptotrichix.

4 Clodotrichix.

L'eau de Seine en est infectée.

Sciatique (ou goutte sciatique). — Névralgie du nerf sciatique ou inflammation de ce nerf.

La sciatique est caractérisée par une douleur vive qui part de la fesse, s'étend sur le bord extéro-postérieur de la cuisse, la jambe et le pied ; cette maladie est tenace, récidive souvent et amène quelquefois l'amaigrissement du membre attaqué.

Traitement. — Sulfate de quinine à haute dose, vésicatoire en lanière le long du trajet douloureux, frictions avec la brosse électro-magnétique Fournier, iodure de potassium et bromure de potassium à haute dose et continués longtemps, solution d'antipyrine Trouette.

Scléréme. — Affection du premier âge, connue sous le nom d'œdème des nouveaux-nés, attaque les enfants pauvres, mal nourris.

Symptômes. — Endurcissement de la peau, apparaissant le plus souvent au niveau du mollet et s'étendant de là au pied, à la cuisse et au reste du corps ; la peau est violacée, puis jaune, le corps devient raide, les mouvements de succion sont impossibles. La température s'abaisse, ainsi que le pouls, la guérison est rare et la mort survient d'ordinaire du troisième au cinquième jour.

Traitement. — Friction excitante, bains chauds, bains de vapeur, massage, alimentation aussi sèche que possible, solutions alcooliques par la bouche et en lavements.

26.

Sclérémie. — Endurcissement du tissu cutané du nouveau-né. Le corps devient froid, gonflé, violacé.

Cette maladie laisse peu d'espoir de guérison.

Scléros. — Endurcissement. Entre dans la composition d'un grand nombre de mots.

Artério-sclérose, endurcissement des artères. Scléroses en plaques, dans l'ataxie locomotrice, etc.

Les scléroses tiennent souvent à une diathèse, alcoolique, saturnine, rhumatismale, syphilitique.

Sclérose. — Endurcissement morbide du tissu, se joint ordinairement au nom de l'organe attaqué.

Artério-sclérose, endurcissement des artères.

Cérébro-sclérose, endurcissement de la masse cérébrale.

Scolex. — Phase par laquelle passent certains animaux inférieurs, vers, polypes, avant de devenir des animaux sexués.

Scoliose. — Déformation de la colonne vertébrale qui se dévie latéralement et prend la forme d'un S.

Traitement. — Gymnastique, surtout mouvements raisonnés des bras.

Scorbut. — Les anciens médecins ont souvent donné ce nom à l'état torpide constitutionnel, aux maladies scrofuleuses et à toutes les affections hémorrhagiques. — *Scorbut des gencives :* elles sont tuméfiées, ulcérées, fongueuses et saignantes. Suc de citron et d'orange ; acide chlorhydrique dissous, etc., avec lesquels on touche les parties affectées. — *Scorbut de mer :* retour au régime de vie ordinaire ; beaucoup de végétaux frais et de fruits. Usage des plantes réputées antiscorbatiques et du suc des fruits acides, etc. Pastilles de biborate de soude, ferrugineux, fer Trouette.

Scorpion (piqûres du). — La piqûre est inoffensive dans le midi de la France tandis qu'elle peut donner la mort dans la haute Égypte ; par contre, en Algérie, les scorpions passent pour ne point faire de mal.

Scotome. — Maladie de la rétine, dont une partie devient insensible, d'où diminution de l'étendue du champ visuel.

Scrofule. — Groupe d'affections inflammatoires des ganglions lymphatiques, du tégument externe, des muqueuses du tissu cellulaire sous-cutané, des os et des articulations, affections qui se distinguent par leur tendance à la chronicité, leur résistance au traitement. La scrofule est un vice constitutionnel, une diathèse.

Traitement. — Exercice, habitation saine, bains de mer,

préparations iodées, eau de Brucourt, eau de la Bourboule, eau de Royat, vin de Cabanes, poudre de viande et chocolat Rousseau, poudre de viande Trouette-Perret.

Scrofulide. — Maladie cutanée qui se rapporte à la scrofule.

Pustules, ulcérations, lupus, etc.

La scrofulide (pustuleuse, impétigo radeaus) est assez fréquente chez les enfants atteints de scrofule grave. Elle débute par de petites pustules qui se montrent au visage, au voisinage du nez ou dans les narines ; ces pustules se transforment en croûtes noirâtres et colorées par du sang ; ces croûtes, en tombant, peuvent laisser une cicatrice toute formée, violacée ; quelquefois l'ulcération prend une marche envahissante, pénètre jusqu'aux os, et la maladie ne guérit qu'en laissant au visage une cicatrice difforme.

Traitement général de la scrofule.

Traitement local. — Application de teinture d'iode et de poudre d'iodoforme.

Scrofulose. — Ensemble des manifestations de la scrofule.

Traitement. — Air salin, exercices sous toutes les formes, bains de mer et bains de sable, huile de foie de morue, vin de quinquina, extrait du Dr Morel, préparation de fer et d'arsenic, préparations phosphatées, hydrothérapie.

Scybales. — Matières fécales dures et arrondies. (*Voir* bézoard.)

Sécheresse de l'air. — Quand l'air est desséché par les poêles et les calorifères, il est malsain ; il faut qu'il contienne une petite quantité de vapeur d'eau.

De là, nécessité de placer sur les poêles et les calorifères des vases larges et remplis d'eau pour empêcher un dessèchement complet de l'air des chambres où l'on se trouve lorsqu'il y a un feu trop ardent dans les poêles ou dans les calorifères.

Sébacées (tumeurs). — Tumeur causée par l'inflammation des glandes sébacées : loupe, tanne, stéatome, comédon. (*Voir* ces mots.)

Séborrhée. — Exagération de la sécrétion de la sueur.

Traitement. — Lotions alcoolisées ; lotions de spécifique Laban.

Seconde enfance (Hygiène de la). — De 9 à 18 ans. L'exercice au grand air est indispensable pendant cette période qui comprend la croissance ; exercice avant les repas, qui doivent se trouver entre deux récréations.

L'alimentation est très importante ; il faut les repas bien réglés comme heure et comme quantité.

L'enfant doit manger lentement et bien mastiquer ; il ne doit boire qu'après les repas et que de l'eau pure.

Le lit doit être dur, une paillasse plutôt qu'un matelas : habituez à une grande régularité dans les heures du lever et du coucher.

Frictions sèches sur tout le corps le soir avant le coucher : lotions froides le matin au lever ; lotions savonneuses chaudes ou bain tiède savonneux une fois par semaine.

La puberté n'exige chez les deux sexe rien de spécial ; toujours bon régime, exercice au grand air, habitation dans une chambre sèche, vaste, bien aérée, soins minutieux de propreté. (*Voir* hygiène des sexes).

Secouristes français (Société des). — S'occupe de donner les premiers soins aux blessés et aux malades sur la voie publique. Mais ce qui nous intéresse au point de vue hygiénique, c'est qu'elle s'occupe du transport des personnes atteintes de maladies contagieuses

Son siège est à Paris, 4, rue Antoine-Dubois.

Sédatif. — Synonyme de calmant.

Seguin (Régime des névrosés du Dr) de New-York. — Deux ordres de considérations ont surtout guidé l'auteur dans sa conception du régime des névropathes : la richesse du système nerveux en graisse et l'abus que font les Américains des féculents et des amylacés. Les névropathes auraient une véritable horreur pour les aliments gras ; et c'est cependant de graisse que, d'après sa constitution chimique, le système nerveux aurait surtout besoin pour réparer les pertes dues à la dénutrition. Il faut progressivement les amener à augmenter la quantité de graisse qu'ils absorbent dans leurs aliments : il faut pour cela employer tous les moyens possibles.

Les Américains auraient une grande tendance à faire abus des aliments féculents et amylacés et à ne prendre qu'une quantité de viande insuffisante. M Séguin tend à penser que l'abus des substances hydrocarbonées peut amener une modification de la nutrition du système nerveux de la même façon que l'alcool amène, à des doses peu élevées, mais régulièrement ingérées, la névrite périphérique Il s'efforce donc de diminuer la quantité des amylacés dans l'alimentation des neurasthéniques et à y introduire la viande en plus grande abondance.

Enfin, il a remarqué que les névropathes, les femmes surtout, avaient une tendance très grande à restreindre dans une mesure excessive, la dose de leur boisson quotidienne : il faut donc avoir la précaution de les amener à boire en quantité suffisante, de leur ordonner, par exemple, de prendre au moins 1 litre d'eau par jour.

Il nous serait difficile de porter un jugement sur l'abus que font les Américains des substances hydrocarbonées, bien que la théorie, donnée par M. Séguin, de l'influence d'une alimentation trop amylacée sur la genèse des névroses nous paraisse bien problématique. Nous sommes d'autant plus séduit par l'idée d'augmenter la proportion de la graisse dans l'alimentation que certains de ces malades maigrissent de telle façon qu'il y a lieu de lutter par tous les moyens contre cette dénutrition, par cette autre raison encore que la graisse, à poids égal, développe par son oxydation dans l'organisme une quantité de chaleur beaucoup plus considérable que les amylacées. Elle est donc douée d'un pouvoir dynamogène beaucoup plus énergique.

Dans ce que dit M. Séguin du repos, de l'isolement, de l'hydrothérapie, de l'exercice, on trouvera une série de conseils qui nous paraissent fort bons.

Aux neurasthéniques et aux dyspeptiques, M. Séguin ordonne volontiers deux séances de repos par jour, de chacune une heure ou deux, dans une chambre tranquille. Les malades y seront seuls ; les femmes ôteront leur corset. « Le malade doit être tout seul, et il doit lire ou s'occuper à songer aux jours heureux qu'il coulera lorsqu'il sera guéri. » La formule, sous cette forme, a des allures un peu naïves ; il est cependant certain qu'amener les malades à songer à l'avenir avec espoir, et à rompre avec un passé plus ou moins noir, serait un idéal parfait. La difficulté est de le réaliser.

On sait déjà tout l'avantage qu'on peut tirer de l'isolement complet dans le traitement de certains cas d'hystérie et de neurasthénie ; c'est la base du traitement de Weir-Mitchell. Nous croyons inutile d'y insister de nouveau.

Sur la pratique de l'hydrothérapie, l'auteur donne de très bons conseils.

« La douche froide eut être générale ou bien donnée seulement sur la colonne vertébrale ; elle doit durer de 5 à 20 secondes, montre en main : le jet doit en être fort et la tête du malade sera toujours protégée par un capuchon en toile cirée. »

M. Séguin recommande aussi les frictions à travers un drap mouillé ; elles dureront deux ou trois minutes et seront suivies d'un massage d'une durée de trente à quarante minutes pour les individus vigoureux, de dix à quinze minutes seulement pour les personnes délicates.

Les lotions à l'éponge, suivies de frictions dureront également deux minutes ; en hiver, les malades auront les pieds dans un baquet d'eau chaude. Si la réaction est lente ou incomplète, il est préférable de faire prendre l'ablution à l'heure de se coucher, à la condition que le lit soit chauffé.

Seine. — La Seine sort du terrain jurassique inférieur, de l'oolithe inférieur sous l'Oxfordien, terrain calcaire.

A l'est sont les sources de l'Yonne se jettant dans la Seine à Montereau.

De Saint-Seine sortent des sources : l'Ouche, la Telle et la Suzon qui se jettent dans la Saône, à Verdun-sur-Saône, près d'Auxonne, de Dijon.

Nous n'avons pas ici à suivre le cours de la Seine dans toute son étendue. Coulant sur des terrains calcaires, elle se charge un peu de chaux, pendant un long trajet ses eaux sont bonnes.

Arrivée à Conflans, près de Charenton, la Seine reçoit la Marne, eaux très calcaires ; au pont, d'Austerlitz, la Bièvre, passant dans un canal couvert, corrompue par les égouts de l'Ile Saint-Louis et de la Cité, qui y déversent leurs égouts. On fait en ce moment des travaux pour que ces eaux corrompues aillent se jeter dans le grand égout collecteur où se réunissent toutes les eaux et les immondices de la ville et qui s'ouvre sous la Seine à Clichy, en face d'Asnières, situé de l'autre côté de la rive.

Très chargée de matières organiques, l'eau de la Seine est nuisible et même dangereuse, surtout à partir du pont d'Austerlitz et d'Asnières.

A toutes les époques, on a cherché à faire venir à Paris des eaux provenant d'autres sources. Au siècle dernier Desarcieux fit un projet pour amener les eaux de l'Yvette, cette petite rivière qui passe près d'Orsay.

Mais ce projet n'eut pas de suite.

Du temps de la domination romaine, on fit venir les eaux de Cachan et de Rungis, par l'aqueduc d'Arcueil.

Cet aqueduc cessa de fonctionner au Moyen-Age. Marie de Médicis fit refaire les travaux pour amener les eaux à son palais du Luxembourg.

Aujourd'hui, grâce au réservoir de Montsouris, où l'on a fait arriver les eaux de la Vanne, qu'on distribue à la rive gauche, et au réservoir de Ménilmontant, qui alimente la rive droite par les eaux de la Dhuys, Paris ne manque pas d'eau.

La ville serait dans de bonnes conditions hygiéniques sous ce rapport, si la quantité d'eau était suffisante ; mais souvent en été certains quartiers sont privés de bonne eau et on leur rend l'eau infectée de la Seine. Alors il faut faire bouillir cette eau et bien la filtrer ensuite.

Paris va bientôt recevoir les eaux de la Vigne et celles de la Deule. La Vigne vient du département de l'Eure ; ses eaux sont arrivées au réservoir de Montretout, à Saint-Cloud. La fête d'inauguration a même été donnée au mois de mai de cette année. Cette eau est très saine, d'après les analyses qui en ont été faites récemment.

Ce n'est pas seulement quand on reçoit les eaux de la Seine qu'il faut les purifier par les moyens que nous avons donnés plus haut, mais il faut le faire encore quelque temps pour les autres eaux, après qu'on a cessé l'envoi d'eaux souillées, qui ont contaminé les tuyaux de conduite, les mêmes que suivent les eaux pures, qui s'altèrent en passant sur les matières corrompues que l'eau de Seine y a déposées.

Quand à l'eau de la Bièvre, souillée par les tanneurs du faubourg Saint-Marceau, elle est un foyer d'infection ; on est obligé de curer souvent son lit. Pour empêcher les miasmes qui s'en dégagent, on l'a recouverte à partir d'assez haut dans Paris.

Sel (services rendus par le). — En frottant avec un peu de sel les taches faites par le thé, ces dernières disparaissent. Comme poudre dentifrice, il conserve les dents blanches et les gencives fermes et rosées. C'est un des meilleurs gargarismes pour le mal de gorge et un préservatif contre la diphtérie, pourvu qu'on en fasse usage à temps.

Pour nettoyer les meubles de saule, le sel est très bon, on applique avec une brosse et l'on frotte à sec surtout. Les estampes, rincées avec de l'eau et du sel, conservent leur couleur et prennent du brillant.

Un vomitif qu'on peut avoir sous la main se compose de deux cuillerées à café de sel dans un quart de litre d'eau tiède, c'est aussi un antidote contre l'empoisonnement par le nitrate d'argent. Les douleurs névralgiques des pieds et de membres peuvent être guéries par des bains de sel pris le matin et le soir, aussi chaud qu'on peut le supporter. En sortant les pieds de l'eau, frottez-les vivement avec un essuie-mains très rude. L'eau salée est un des meilleurs remèdes pour le mal d'yeux, et si l'on s'y prend à temps il fait disparaître l'inflammation.

Sélénite. — Sel fourni par la combinaison de l'acide sélénieux avec une base, mais il a aussi un autre sens.

Ancien nom du sulfate de chaux, on dit encore quelquefois aujourd'hui des eaux séléniteuses pour eaux sulfatées.

Sels neutres. — Nom générique donné vulgairement aux sels purgatifs qui ne sont sensiblement ni acides ni alcalins : par exemple, les sulfates de soude et de magnésie, le phosphate de soude, le tartrate de potasse et de soude, etc.

Seltz (eau minérale de). — Qu'il ne faut pas confondre avec l'eau artificielle gazeuse dite *eau de seltz*. Eau froide, gazeuse, très légèrement alcaline, contenant, par litre, environ 2 de sel marin, avec des traces de fer. Se prend au repas avec le vin.

Semoule. — Grain du froment à très petits grains presque réguliers et sphériques. C'est avec la semoule qu'on fabrique les pâtes-vermicelle.

La semoule blanche est faite de farine de riz.

Séméiotique. — Étude des signes, partie de la médecine qui traite des signes des maladies.

Septicémie. — Altération du sang par des matières putrides.

État de corruption des humeurs ou des solides de l'économie.

Il y a longtemps qu'on connaît cette définition de la vie, c'est la force qui empêche nos organes de se putréfier. Lorsqu'une partie du corps est séparée de la vie générale, elle entre en décomposition, sous l'influence de l'électricité, de la chaleur humide, disait-on autrefois.

De nos jours on connaît mieux la théorie des ferments et on sait que la chaleur humide, l'électricité, sont des conditions de putréfaction, mais que la véritable cause est due à une autre origine, aux spores des micro-organismes.

Dans les pays très froids, au Spitzberg et à l'île Jean Mayen, rien ne se putréfie, parce que la vie pour les êtres infiniment petits n'est pas possible.

En Égypte, la chaleur dessèche et les objets se conservent parfaitement. Les momies et surtout les objets intacts trouvés dans les sarcophages en sont la preuve.

Le froid et la chaleur sont donc souvent des causes qui empêchent la corruption parce que les petits êtres désorganisateurs ne peuvent pas résister à ces températures extrêmes.

On sait que l'action solaire détruit certains microbes.

Lorsque Lavoisier expliqua le phénomène de la digestion, on sait que l'homme respire de l'oxygène qui, dans ses tissus, brûle certains matériaux pour former de l'eau et de l'acide carbonique qu'il renvoie ensuite par l'expiration.

Lorsque les parties de l'être sont soustraites à la vie générale, comme dans la congélation ou la brûlure et qu'il n'y ait point d'invasion microbienne, c'est la dessication, la momification, la gangrène sèche ; il n'y a ni putréfaction, ni décomposition ; il n'y a pas empoisonnement, il n'y a point septicémie.

Sérothérapie (Médication par le serum). — Les piqûres hypodermiques de serum sont en usage dans les maladies nerveuses (système Chéron, dans certaines maladies microbiennes. On emploie le serum de chèvre, de chien vacciné, contre la tuberculose, etc.

Serpigineux (Ulcères). — Se dit d'ulcères qui s'étendent et gagnent comme en serpentant.

Les ulcères serpigineux sont d'origine syphilitique ou scrofuleuse.

Serum (Sang privé des globules et de la fibrine).

Analyse du Serum

Eau.	90 00
Matières albuminoïdes.	7 60
Chlorure de potassium.	66
Matières muco-extractives. . .	0 40
Carbonate de soude.	0 65
Sulfate de potasse.	0 35
Phosphates terreux	0 40
	100 00

On emploie souvent de préférence le serum artificiel.

Sibilant (Râle). — Sifflement aigu que l'on entend dans toute l'étendue de la poitrine, dans la bronchite.

Sidération. — État d'anéantissement produit par certaines maladies qui frappent subitement l'individu. Dans l'ancienne médecine, *sidération* signifiait l'action des astres sur le corps.

Simulées (Maladies). — Ensemble de symptômes que l'on produit par des moyens artificiels pour s'exempter de remplir certaines obligations du service militaire.

Sirop dépuratif; *sirop de cuisinier*; *sudorifique*; *sirop de salseparoille composé*. — Salsepareille du Mexique fendue et coupée 1000 ; fleurs sèches de bourrache, rose pâle, feuilles de séné, fruits d'anis vert, de chacun 60 ; eau Q. S.; sucre blanc et miel, 1000, F. S. A. Par cuillerées. Ce sirop sert communément à déguiser l'administration du mercure. On y ajoute dans ce but, au moment du besoin, par 500 de sirop, à 0,25 de sublimé, préalablement dissous dans un peu d'alcool. Se prend par cuillerées petites ou grandes suivant l'indication.

Sitiophobie. — Refus de nourriture. Symptôme très fréquent chez les lypémaniaques et les hystériques. Nécessité de nourrir à la sonde œsophagienne. L'anorexie est quelquefois la seule cause du refus.

Traitement. — Lavage de l'estomac, toniques énergiques, poudre de viande Trouette.

Shampoing. — Nettoyage des cheveux et de la tête, au moyen d'un liquide savonneux où il y entre du bois de panama et du savon de coco.

On frictionne les cheveux, puis, ensuite, on les fait passer sous une aspersion d'eau tiède, on lave, on essuie et on sèche la tête avec des serviettes chaudes.

Skiascopie ou **Kératoscopie.** — Méthode qui permet de déterminer avec une approximation très grande les anomalies de la vue : astigmatisme, etc.

Sobriété. — Vertu hygiénique qui consiste à se garder des excès de nourriture et de boisson.

Mettez une règle invariable dans les heures de vos repas ; et prenez toujours une mesure à peu près égale d'aliments. Barthole, jusqu'à un âge très avancé, jouit d'une santé robuste, *en pesant chaque jour ses aliments.* Galien fut toujours bien portant parce qu'il fut sobre. Voltaire, qui poussa si loin une vieillesse féconde en chefs-d'œuvre, était valétudinaire au berceau. Voltaire vécut sobre et réglé.

N'ayez jamais d'indigestions, dit Sanctorius, *et vous ne serez jamais malade.* C'est ainsi que, malgré sa constitution faible et languissante, le fameux Vénitien Cornaro dépassa quatre-vingt-quinze ans. La vie est un trésor dans nos mains ; il dépend de nous de le conserver ou de le dépenser vite.

Soda-water. — Eau gazeuse préparée avec du bicarbonate de soude dissous dans une eau saturée d'acide carbonique.

Ce liquide est généralement contenu dans des bouteilles en forme d'œuf, terminées par un tube qui est le goulot. On les appelle ampoules ou amphores.

Cette boisson, d'origine anglaise, sert d'eau de Seltz.

Le soda-water convient dans certaines gastralgies, dans quelques affections de la vessie et dans la gravelle. C'est un stimulant de l'estomac.

Soie. — La soie est chaude à la peau, elle peut en hiver être substituée à la flanelle. En été on la supporterait difficilement à cause de la chaleur excessive qu'elle provoque.

Soins à donner au corps d'après les fondateurs de religion et certains philosophes.

Les fondateurs de religion en Orient, Moïse et Mahomet ont ordonné comme préceptes religieux certains principes d'hygiène. Moïse ordonne de recouvrir de terre les excréments, de ne pas manger de certaines viandes, il ordonne la propreté. Mahomet ordonne l'abstinence du vin, les ablutions quotidiennes et plusieurs fois par jour. De nos jours, on met au même niveau les soins à donner au corps et les préceptes moraux; se soigner et prévenir les maladies est un devoir envers soi-même, et envers les autres, puisqu'on peut devenir par son imprévoyance, un foyer d'épidémie pour les autres hommes.

La religion catholique a certainement eu tort de négliger ces principes, mais elle peut les appliquer sans toucher à ses dogmes ni tomber dans l'hérésie, ou simplement le schisme; on peut être propre et excellent chrétien. Il y a dans les couvents de femmes une erreur hygiénique que nous ne faisons qu'indiquer ici, et contre laquelle il faut s'élever de toute la puissance de son énergie.

On peut même être un saint sans être un Benoît Labre. Ne nous mettons point au-dessous des Musulmans qui font inspecter les caravanes de pélerins revenant de la Mecque.

Sol. — C'est un fait remarquable, que les relations existant entre le sol et les manifestations vitales des êtres organisés, surtout pour les végétaux.

Les terrains d'une grande compacité, comme ceux qui appartiennent aux formations primitives et secondaires, sont presque impénétrables à l'humidité.

Mais ils réfléchissent puissamment les rayons calorifiques et contribuent à élever la température de l'air ambiant.

Cet effet a lieu surtout quand ces terrains sont blanchâtres.

Les maladies qui tiennent au sol, à sa nature, à ses modifications accidentelles, sont dites telluriques. (*Voir* tellurique).

Solaire (Lumière et chaleur). — La privation prolongée de la lumière solaire exalte la sensibilité visuelle.

La peau blanchit, les chairs deviennent molles, le caractère perd de son énergie.

L'obscurité habituelle prédispose à l'hydropisie, au scorbut, à la scrofule, à l'anémie.

Une lumière trop vive peut produire la cécité.

Si la privation totale de lumière amène de fâcheux résultats, l'exposition de l'économie à l'influence d'une lumière et d'une chaleur trop grandes, est aussi dangereuse.

On évitera donc les rayons du soleil lorsqu'ils seront trop ardents.

Quant à la chaleur solaire, elle produit à peu près le même effet.

La lumière solaire est utilisée comme tonique dans les *bains de soleil.*

Somatique. — Qui appartient, qui se rapporte au corps.

Sommeil. — Le sommeil doit avoir une durée variable suivant l'âge et les occupations. La durée du sommeil doit être de dix heures au moins chez les jeunes enfants, de huit heures au moins chez les adultes se livrant aux travaux intellectuels, le sommeil étant le grand réparateur du système nerveux ; six heures suffisent dans la vieillesse.

Les conditions d'un bon sommeil sont de bien aérer la chambre à coucher, d'avoir digéré le dernier repas absorbé (trois heures après le dernier repas absorbé), d'éviter le refroidissement du corps ; la longue chemise en flanelle est un bon vêtement pour le lit.

Sommeil en plein air. — Il est dangereux de se livrer au sommeil en plein air ; attendu que l'inaction rend infiniment plus sensible aux impressions atmosphériques, et que la fraîcheur de la terre et de l'ombre peuvent produire des accidents graves.

Il est également dangereux de dormir au soleil la tête nue.

Il l'est aussi de se coucher sur des plantes telles que le foin, du chanvre : le foin peut donner le hay fever, fièvre des foins, et le chanvre, des hallucinations.

Sommeil produit par le froid. — Le froid excessif amène le besoin du sommeil d'une manière presque irrésistible. Il faut le vaincre lorsqu'on est en marche. La connaissance du danger et la plus ferme volonté sont souvent impuissantes en pareil cas.

Pendant la retraite de Russie, l'illustre Boerhaave lui-même, surpris par le froid, ne dut la conservation de sa vie qu'à la violence de ses amis.

Sommier Herbet à lames d'acier. — Ce sommier est propre et hygiénique parce qu'il peut être nettoyé à la main, dans toutes ses parties, avec une éponge imbibée d'eau ou d'un liquide antiseptique et ne laissant, ainsi, aucun abri aux insectes ; son peu d'épaisseur permet l'emmagasinage par grandes quantités dans un espace restreint ; il n'est sujet à aucune réparation. La commission d'hygiène hospitalière de la Seine a reconnu ce sommier supérieur à tous autres ; il a été adopté par toutes les administrations.

Somnambulisme. — État nerveux particulier dans lequel, pendant le sommeil, on répète, sans s'en rappeler au réveil, les actes qu'éveillé on a coutume de faire. C'est le somnambulisme naturel.

Le somnambulisme artificiel est une manière d'être, provoquée par des passes dites magnétiques, par la fixation d'objets brillants, etc. La sensibilité générale est modifiée, il y a exaltation de certains sens et production de phénomènes variables suivant la volonté du magnétiseur.

Son (Élevage au). — Les inconvénients de l'élevage en culotte et de l'élevage au maillot sont évités par l'élevage dans le son, qui est d'ailleurs le plus simple de tous. Ce mode d'élevage n'est l'apanage d'aucune contrée, car, s'il est beaucoup pratiqué en Angleterre, on en trouve des applications dans de nombreux coins de la France. Des voyageurs l'ont vu employer par des Esquimaux.

Pour pratiquer l'élevage au son, tous les berceaux sont bons, à condition qu'ils retiennent le son. On arrive facilement à ce résultat en les doublant à l'intérieur d'une forte toile, que l'on attache ou que l'on cloue solidement au rebord du berceau ; au pourtour, près des bords, on aura cousu d'avance, de 10 en 10 centimètres, des anses en cordon solide ; ces anses sont destinées à donner attache aux cordons qui assujettiront la couverture.

Le choix du son a une certaine importance ; trop fin il aurait les inconvénients d'une poussière quelconque. Il ne faut employer que du son de blé que l'on aura fait cribler avec soin pour ne retenir que le plus gros. On le trouve, du reste, facilement ainsi préparé. Un hectolitre suffit, la plupart des berceaux n'en demandant que 30 à 40 litres. Il est prudent de le stériliser au préalable, en le portant à une température élevée pendant un assez long temps, en le confiant à un boulanger qui le place toute une journée dans une toile, sur un four, ou en le chauffant par paquets, dans un four de cuisine. Les larves d'insectes qui s'y trouvent, sont ainsi détruites ; mais il ne doit pas être trop desséché, parce qu'il deviendrait dur et désagréable.

On remplit ainsi le berceau aux deux tiers au moins. La totalité du son n'a besoin d'être renouvelée que tous les mois ou toutes les trois semaines au plus. Chaque jour, on se bornera à enlever ce qui aura été souillé pour le remplacer tous les trois ou quatre jours de façon à maintenir le niveau primitif dans le berceau. Les déjections liquides ou solides s'agglomèrent en boules, dont la périphérie est sèche, et qu'on peut enlever sans se souiller les mains. ces agglomérats n'ont aucune odeur.

Sur cette couche uniforme de son, on place un petit oreiller en crin, recouvert d'une taie d'oreiller et sur lequel reposeront les épaules et la tête de l'enfant.

Reste la couverture : la meilleure paraît être une bonne peau de mouton ; pour les jours très chauds de l'été, cette peau est remplacée par un lange de laine ; que ce soit l'un ou l'autre, on double cette couverture d'un petit drap sur sa face profonde et on les assujettit au moyen de quatre épingles doubles.

Peau et couvertures sont munis de cordons doubles, destinés à être attachés aux cordons dont le rebord du berceau est garni.

Il ne faut pas que l'enfant soit vêtu au dessous de l'ombilic ; il ne doit avoir qu'une chemisette, un petit tricot, une brassière fermée par derrière par des cordons. Le siège, le pubis et les jambes sont complètement nus. l'enfant ne s'enfonce jamais dans le son : la peau reste saine et les digestions bonnes, grâce aux mouvements auxquels l'enfant peut se livrer.

L'élevage au son peut commencer dès la première heure de l'existence chez les enfants normaux ; pour les autres, élevés dans du coton ou une couveuse, on attend qu'ils aient repris la vigueur qu'ils auraient dû avoir en naissant.

Si l'on a peur que l'enfant ne glisse, on peut attacher la couverture à l'oreiller sous les deux bras du bébé. On peut entretenir une température constante au moyen d'une boule d'eau chaude enfouie dans le son.

Pour faire téter l'enfant on l'enveloppe dans un lange de laine doublé d'un lange de toile, qui reste à demeure sur le pied du berceau par exemple.

Pour sortir on adopte la culotte et les vêtements très longs.

L'élevage dans le son n'est guère pratiqué que jusqu'à un an, passé cet âge, la plupart des bébés deviennent turbulents ; ils prennent des poignées de son et se les mettent dans les yeux et dans la bouche, cependant il peut être parfois maintenu pendant plus de deux ans.

Souffle (bruits de). — Modification morbide des sons

qui se produisent dans les cavités du cœur et dans les vaisseaux, par suite de dilatation du cœur, de rétrécissements ou de relâchements des orifices qui laissent passer le courant sanguin.

On distingue deux sortes de souffles :

Les souffles *organiques*, signes de lésion du cœur ;

Les souffles *anémiques*, symptômes de chlorose et d'anémie. (*Voir* maladies de cœur).

Soufre doré d'antimoine : hydrosulfate sulfuré d'antimoine. Poudre fine, rouge orange, insipide, inodore, insoluble dans l'eau.

Même action médicinale, mêmes doses et même mode d'administration que le kermès.

Soufre précipité : magistère de soufre. — Poudre impalpable, presque blanche, exhalant une odeur particulière.

Usage interne : pastilles de magnésie et de soufre.

Usage externe : cérat, glycéré et pommade ; comme le soufre sublimé lavé. (*Voir* sulfureux).

Soufre sublimé lavé : fleur de soufre lavée. — C'est le soufre sublimé du commerce, soumis à des lavages répétés jusqu'à ce que l'eau ait perdu toute acidité. On le passe au tamis de soie.

A l'intérieur : purgatif, sudorifique, anticatarrhal ; et pour éliminer le plomb dans l'intoxication saturnine.

Il excite d'abord et finit par irriter les organes digestifs, la peau et les organes pulmonaires.

La fleur de soufre a été employée avec succès dans la chlorose : fleur de soufre mélangée à quantité égale de sucre et de lait trois fois par jour sur la pointe d'un canif.

On peut prendre, après quelque temps, le traitement par le fer, qui est alors toléré.

Sparadrap. — Emplâtre composé d'une toile recouverte de matières de différentes natures, selon l'usage auquel on la destine.

Spasme. — Contraction involontaire des muscles, surtout de ceux qui ne sont pas soumis à l'empire de la volonté.

Spasme de la glotte. — *Asthme de Kopp, convulsions internes.* Causes : rachitisme, mauvaise nourriture, froid extérieur, cris violents, coqueluche. Le début est brusque, c'est un accès de suffocation, la respiration est suspendue, la face s'injecte et devient bleue, cette suspension de la respiration peut durer 10 à 20 secondes, et finit par un hoquet grêle.

La maladie peut se borner à un seul accès ou à une série d'accès se succédant pendant quelques heures : habituellement elle se compose d'une série d'accès qui se rapprochent et augmentent d'intensité, la santé générale s'altère ; l'enfant est souvent emporté par un accès, ou succombe au marasme et à l'épuisement nerveux.

Traitement. — Aérer la chambre, faire respirer un peu de chloroforme , ouvrir la bouche et tirer la langue en avant. Médication tonique.

Spermatorrhée (pertes séminales). — Lallemand qui a beaucoup étudié cette affection, a constaté un grand nombre de désordres à la suite des pertes séminales. On peut ramener tous ces désordres aux suivants : troubles cérébraux entraînant des désordres gastro-intestinaux , faiblesse générale, anéantissement.

Traitement. — Repos, réparation. sommeil. prendre en se couchant le paquet suivant :

        Camphre. . . . .   0 gr. 05
        Lupulin . . . .   0 gr. 10

Quand la spermatorrhée a lieu par atonie. donner de la tisane de houblon et de l'extrait de quinquina.

Spermatorrhée suite d'onanisme : chaque jour de 1 à 2 grammes d'iodure de potassium.

Régime substantiel. toniques, poudre de viande Trouette, lavement laxatif quotidien.

Exercice modéré, particulièrement gymnastique, natation et hydrothérapie.

Spermatozoaires ou spermatozoïdes.— Corps filiformes mobiles qui se trouvent en grande quantité dans le sperme des animaux et présente dans chaque espèce des caractères particuliers de volume et de forme.

Sphacéle. — Gangrène des tissus succédant parfois à leur inflammation.

Spina bifida. — (*Voir* hydrorachis).

Spina ventosa. — Tumeurs des os se présentant surtout à la main. qui se déforme par suite de nodosités de volume variable. Se rattache souvent à la scrofulose.

Traitement. — Régime tonique. préparations iodées, extrait du Dr Morel.

Spirothérapie. — Médication par les pulvérisations de liquides et même de solides en poudre.

Spleen. — Mot anglais que l'on prononce spline. C'est une forme de l'hypochondrie ; le mot spleen en anglais veut dire rate : du reste, c'est le mot grec splen.

Nous disons splénique, qui a rapport à la rate; splénite inflammation de la rate.

Les anglais appellent cet état mental le spleen parce qu'on l'attribuait à une humeur noire dont la rate aurait été la source.

Le spleen est une affection nerveuse qui diffère de l'hypochondrie et de la mélancolie, en ce qu'elle ne présente aucun symptôme d'altération physique ou d'aliénation mentale, si ce n'est un ennui, un dégoût de la vie (*tædium vitæ*), dont ces malades cherchent à se débarrasser comme d'un fardeau insupportable, non par suite de désespoir, mais par l'effet d'une volonté calme et réfléchie.

Cette maladie est sujette à des paroxysmes par l'influence du froid, de l'humidité, des vents du sud et de l'ouest, et par les orages.

Squirrhe. — Tumeur cancéreuse dure, indolente à marche lente.

Staphylome. — Maladie de la cornée caractérisée par la convexité exagérée de la cornée distendue par l'humeur aqueuse.

Station médicinale. — On donne ce nom au séjour que fait le malade dans une localité, en vue de sa guérison, qu'il soit soumis ou non à quelque médication particulière ; et à la localité elle-même où s'accomplit ce séjour. — La station à la campagne ou *rustication*, est la plus commune et la plus simple des stations médicinales. Utile dans la convalescence et dans toutes les maladies chroniques. Son action est analeptique et excitante ; et d'autant plus excitante que l'on se rapproche de la mer ou qu'on s'élève davantage dans les montagnes.

Stations d'hiver. — Pour la cure des affections catarrhales et rhumatismales invétérées, pour restreindre les dispositions à ces affections et en prévenir les récidives; pour faire durer les phtisiques ou les guérir ; pour achever enfin la convalescence des maladies graves. En *France* : Amélie-les-Bains, Arcachon, Cannes, Hyères, Menton, Monaco, Nice, Pau, etc. ; en *Afrique* : Alger, peuvent remplir toutes les indications, à la condition que le malade n'oubliera pas, malgré la température, qu'on est en hiver.

Stations hydryatiques. — Ce qui les spécifie, c'est l'application, à la cure des états morbides, d'eaux puisées dans la localité même où le malade vient de séjourner. Voy. *Mer* et *eaux minérales naturelles*. — Les stations hydryatiques bien installées comprennent, outre la buvette, un appareil complet pour l'application extérieure des eaux en bains, en douches. On trouve aussi, dans un certain nombre d'entre elles, les bains de vapeur et les étuves : des salles d'inhalation de vapeurs et de brouillards provenant des eaux minérales ; enfin, tous les moyens propres à développer l'ensemble des actions médicinales de cause interne. C'est ce qui les rend aptes à remplir efficacement toutes les indications des maladies chroniques ou lentes.

Stéatome. — (*Voir* loupe et tanné.)

Stephens (Jeanne). — Anglaise, acquit en 1750 une grande réputation pour un procédé qui empêchait d'avoir la pierre.

Trousseau était d'avis qu'on devait en tenter l'essai de nouveau.

— Les ouvrages de médecine disent que ce médicament est tombé dans l'oubli depuis qu'on sait qu'il est composé de coquilles d'œufs qui ne sont que du carbonate de chaux ; c'est facilement trancher la question. Il y a de la chaux, c'est vrai, mais de la chaux, croyait Trousseau, ayant des propriétés particulières. Pour bien comprendre la question : (*Voir* dynamophore.)

Stérilisation. — Action de rendre stérile les germes des micro-organismes.

On dit stérilisation d'un liquide, du lait ; stérilisation des instruments dont on se sert en chirurgie, afin de ne pas inoculer par les piqûres des germes, des virus ou des ferments.

En trempant les instruments dans l'eau ou l'huile bouillante, c'est la stérilisation par l'Asepsie, en employant certaines substances, phénol, crésyl-Jeyes, etc., (*voir* antiseptique) c'est la méthode antiseptique.

Par le flambage on stérilise les instruments mais on altère leur trempe. Le flambage est l'opération qui consiste à placer l'instrument dans la flamme d'une lumière, par exemple : bougie, bec de gaz ou flamme d'un foyer quelconque.

La méthode la plus sûre et la plus commode est l'ébullition, la coction dans l'eau donnera à cette eau une action antiseptique plus grande en ajoutant un alcali fixe de potasse, de soude ou même du chlorure de sodium.

Les pièces d'étoffes et les gazes servant au pansement seront stérilisées par la vapeur d'eau.

L'Autoclave est l'appareil qui sert à obtenir la stérilisation il est préférable à l'étuve et plus exact que l'étuve à 100°

Quant à l'étuve, son nom nous indique son usage, on s'en sert pour les étoffes, vêtements. (*Voir* Désinfection.)

Sternutatoires. — Pour dégager les fosses nasales et réveiller les sens engourdis. Tabac à priser. — *Poudre* : feuilles sèches d'asarum, de bétoine, de marjolaine, fleurs sèches de muguet, aa P. E. Pulvérisez.

Stérésol. — Antiseptique à base de phénol. Ce corps constitue un vernis qui adhère aux muqueuses, et il peut être employé là où il faut maintenir les antiseptiques pendant un certain temps.

Il est donc d'un emploi utile quand il existe de fausses membranes, comme dans le croup et la diphtérie.

Stimulante (médication). — Celle qui lutte contre la dépression des forces vitales, la mollesse des fonctions, l'atonie des organes et le manque de fermeté des tissus. (*Voir* Rasorisme.)

Stimulants. — Les expectorants sont stimulants des bronches ; les essences et phosphores, stimulants du cerveau ; la strychnine, de la moelle épinière ; les purgatifs aloétiques, du rectum, les emménagogues, de l'utérus ; les aphrodisiaques, des fonctions génitales, les diurétiques, des reins.

Sialogogues, stimulants de la sécrétion salivaire jaborandi, pyrèthre, cresson ; toniques, s'adressant aux lymphatiques et aux anémiques. Analeptiques, stimulants de la nutrition. Poudre de viande Trouette, alcool, éther, tonique Rousseau.

Stomatite. — Inflammation de la muqueuse buccale.

Cette inflammation peut être de cause externe : brûlure par des liquides trop chauds, tabac, etc.

Elle peut être de cause interne : ingestion de substances toxiques, plomb, mercure, etc.

Traitement. — Éloigner la cause. Collutoire au miel rosat, au borate de soude, potion au chlorate de potasse, régime lacté.

Strabisme. — Difformité des yeux qui divergent et ne peuvent jamais regarder le même point.

Traitement — Section des muscles de l'œil. (Strabotomie).

Striduleuse (laryngite). — (*Voir* faux croup).

Strophantus. — Poison qu'on a retrouvé sur la pointe des flèches des sauvages, extrait du Carissa Schimperi, famille des apocynées. La strophantine, glucoside tiré du strophantus a des propriétés très irritantes. On emploie le trophantus contre les hémorrhagies utérines, dans le traitement des maladies de cœur, etc., 3 à 8 gouttes de teinture par jour.

Strophulus. — Affection qui survient dans les deux premières années de la vie, sa limite extrême est 5 ans ; quelquefois chaque éruption de dents est accompagnée d'une poussée de strophulus.

Symptômes. — Éruption de papules distinctes, à volume d'une tête d'épingle, d'un grain de millet, blanches ou rouge vif, souvent avec prurit intense, qui pousse l'enfant à se gratter continuellement. Le siège de l'éruption est variable : face, tronc ou membre. Chaque poussée dure deux à dix jours et s'accompagne d'un léger mouvement fébrile ou d'embarras gastrique.

Traitement. — Bains alcalins, poudre d'amidon, eau de Carabana.

Subdélirium. — Délire peu prononcé.

Subluxation. — Luxation incomplète d'une articulation.

Sucre (en poudre) est sujet à des falsifications nombreuses par la farine, le plâtre, l'albâtre, etc.

On reconnaît ces falsifications en traitant le mélange par l'eau, qui dissout le sucre et non les matières surajoutées comme l'albâtre, qui est insoluble.

D'autre part, on doit éviter d'acheter le sucre en poudre : il perd une partie de ses qualités au contact avec l'air ambiant et dès lors exige, pour sucrer la même proportion d'eau le double en poids de sucre en pain.

Sudamina. — Petites vésicules arrondies et transparentes qui apparaissent, sans rougeur de la peau, dans le cours de plusieurs maladies aiguës ou chroniques, et particulièrement dans la fièvre typhoïde. C'est un symptôme peu important.

Sudation. — Action de suer ou de faire suer pour un but thérapeutique.

On séjourne dans ce but dans des salles de transpiration qui se trouvent généralement dans les établissements de bains de vapeur.

Ce n'est en réalité qu'une transpiration excessive qu'on obtient en plaçant la personne nue dans une chambre à une haute température.

Suette. — Maladie éruptive qui a régné épidémiquement dans l'Hérault, elle est caractérisée par une fièvre vive, une éruption vésiculeuse, des sueurs abondantes.

Traitement. — Sulfate de quinine, eau de Carabana au début ; aérer la chambre, toniques.

Sueur. — Un médecin de Moscou a constaté, cette année, que chez les malades atteints de la fièvre typhoïde, il se faisait une élimination de bacilles spécifiques par la sueur. Si cette constatation est vérifiée, elle aurait une grande importance au point de vue du mécanisme de la contagion et des mesures prophylactiques qui en résulteraient.

Il est probable que le fait n'est pas unique et se reproduit dans un certain nombre de maladies contagieuses, de là la nécessité des lotions antiseptiques sur la surface du corps des malades. (*Voir* maladie).

Sueur fétide. — Lavage avec solution à 2 0 0 de Cré-syl-Jeyes (*voir* fétidité).

Suffocation. — Extrême difficulté de respirer, symptôme qui se montre dans l'asphyxie et dans un grand nombre de maladies des voies respiratoires. Traitement : *Respirator Marim*.

Suggestion. — Production d'une impression ayant pour but de déterminer chez le sujet auquel on s'adresse la sensation, l'idée ou l'acte correspondant à cette impression.

Grâce à la suggestion hypnotique on peut guérir certains états nerveux maladifs. Ainsi on peut communiquer au malade des idées gaies ou tristes. M. Charcot a pu obtenir chez les hypnotisés, des élévations de température localisées, des vomissements, de la polyurie, de l'anurie, des sueurs, et dans ces derniers jours on a provoqué l'apparition extra-mensuelle des règles venues déjà normalement et certains phénomènes du début de la sécrétion lactée, entre autres la turgescence des seins avec écoulement d'un liquide séro-muqueux.

On peut donc, en résumé, faire fonctionner les organes comme on veut, mais cette méthode ne réussit pas chez tout le monde, et ce moyen thérapeutique dans beaucoup de cas et de circonstances ne peut pas être employé.

Sulfate de fer. — Lorsqu'on a de grandes masses qu'on ne peut pas désinfecter à cause de leur volume, on peut les plonger dans une dissolution de sulfate de fer, ou jeter sur elles cette préparation.

C'est ainsi qu'au Jardin des Plantes, pour désinfecter les détritus provenant des déjections des animaux ou de leurs dépouilles, on verse des dissolutions de sulfate de fer dans les conduites par où ils passent pour aller se déverser dans la Seine.

Entourée par le sulfate de fer, la masse ne répand plus de miasmes malsains.

Le sulfate de cuivre atteindrait le même but, mais son prix de revient est de beaucoup plus élevé.

Le sulfate de fer est ce qu'on appelle la couperose verte, le sulfate de cuivre la couperose bleue. Les anciens chimistes les désignaient sous le nom de vitriol, duquel on extrait l'huile de vitriol (acide sulfurique) que, par abréviation, on appelle souvent du simple nom de vitriol.

Sulfhydrique (acide). — C'est de l'hydrogène sulfuré, gaz très délétère qui se produit dans les fosses d'aisances, assez lourd, il en occupe seulement les parties peu élevées, c'est ce que les vidangeurs appellent le plomb.

Ce gaz est inflammable, et c'est celui qui détermine les explosions par combustion, lorsqu'on laisse tomber dans les cabinets d'aisance un objet enflammé.

Sulfonal. — Mot composé de trois mots très abrégés et dont le sens serait incompréhensible si nous n'en donnions pas l'étymologie : soufre, acétone et chloral : trois mots réunis en un seul.

Administré à la dose d'un à trois grammes, il provoque, trois heures après son ingestion, chez les personnes atteintes d'insomnie nerveuse, un sommeil calme, réparateur, de sept à huit heures, sans suites fâcheuses ; il s'élimine par les urines sous forme d'acide sulfurique.

Sulfureux (fumigations à l'acide). — Soufre en canon concassé Q. S. Arrosez avec un peu d'alcool le soufre placé dans un vase en terre évasé et allumez le mélange. On doit tenir bien close la pièce où l'on fait la fumigation, ne l'ouvrir qu'une demi-heure après l'opération terminée et n'y pénétrer qu'après l'avoir suffisamment aérée. Il faut employer de trois à quatre kilogrammes de soufre pour une pièce de 100 mètres cubes de capacité.

Suppression. — Suspension d'une évacuation habituelle : menstrues, flux hémorrhoïdal etc.

Suppuration. — Formation de pus à la suite d'une inflammation des tissus.

La suppuration s'annonce par de légers frissons et l'affaiblissement de la douleur.

Surdité. — Abolition plus ou moins complète de l'ouïe. Traitement par la scarification, méthode du Dr Madeuf.

Surdité (causes de). — La consanguinité des parents. La syphilis héréditaire. L'habitation des parents dans des lieux humides ont donné lieu à la surdité des enfants.

Le tableau publié par l'institut des sourds-muets de Paris et de Londres confirme ces observations.

Surmenage. — Fonctionnement exagéré ayant pour conséquence la fatigue. La fatigue musculaire produit la courbature, qui est due à l'épuisement de la fibre musculaire vivante et à l'encombrement de celle-ci par les débris de la fibre musculaire détruite, la créatine et autres produits.

Surmenage intellectuel. — Dans le surmenage intellectuel, la cellule cérébrale s'épuise et le cerveau souffre de l'accumulation excessive de cholestérine et de leucine non éliminées : c'est pour ainsi dire une courbature cérébrale.

Traitement. — Repos complet, toniques, assurer une digestion complète, administrer après chaque repas un verre à liqueur d'élixir de papaïne Trouette, suralimentation, poudre de viande Trouette, eau de Saint-Léger-Pougues, fer Trouette.

Suspension (Traitement par la). — Dans ce traitement, on utilise le poids du corps pour allonger ou redresser la colonne vertébrale ou bien encore pour exercer une traction sur la moëlle.

Employée dans les déformations du rachis depuis longtemps, elle a été essayée avec quelque succès dans le traitement de certaines maladies nerveuses, particulièrement dans l'ataxie locomotrice. (*Voir* Ataxie locomotrice, tabes dorsal, maladie de Friedreich).

Sycosis. — Maladie parasitaire de la peau caractérisée par l'apparition de petites pustules, qui se montrent surtout sur le menton et sur la lèvre supérieure.

Traitement. — Pommade au soufre, épilation des poils attaqués et onctions matin et soir avec la pommade suivante :

> Axonge benzoïnée. . . . . 30 gr.
> Oxyde de zinc . . . . 6 »
> Créosote de houille . . . . 30 gouttes.

Synalgie. — Algie veut dire douleur, la synalgie c'est la douleur sympathique, la répercussion douloureuse à distance d'une douleur vraie.

La connaissance des réflexes jointe à l'étude de l'anatomie par l'action physiologique des vasomoteurs, dilatateurs et constricteurs, explique ces phénomènes.

Le médecin seul peut savoir sur quel point il doit agir, le médicament local n'agissant pas sur le point de départ de l'affection.

Synchisis. — Affection chronique et non douloureuse de l'œil, caractérisée par l'apparition de petites étincelles qui se balancent devant l'œil, et sont visibles quelques secondes.

Syncinésie. — Mouvements involontaires réflexes se produisant synchroniquement, c'est-à-dire simultanément, dans le même temps qu'un autre mouvement volontaire ou réflexe, mais dans une partie du corps plus ou moins éloignée du centre du premier mouvement.

Syncope. — Évanouissement avec perte subite et momentanée du sentiment et du mouvement par la cessation plus ou moins complète de l'action du cœur et des poumons.

Traitement. — Desserrer les vêtements, frictions sur la région précordiale, aspersion d'eau froide, frapper dans les mains ; lorsque le malade a repris connaissance, lui donner des toniques.

On emploie dans les syncopes, aujourd'hui, le procédé de la langue. (*Voir* Langue).

Synoque (Fièvre). — Fièvre qui dure un certain temps sans rémittence ni intermittence. Mot peu employé et dont la signification n'est pas très nette.

Synovite. — Inflammation des bourses séreuses qui enveloppent le tendon des muscles lors de son insertion sur l'os.

Traitement. — Repos, compression, badigeonnage de teinture d'iode.

Syringomyélite. — Maladie de la moelle épinière, caractérisée symptomatiquement par des troubles divers de la sensibilité avec atrophie musculaire progressive ; c'est une dégénérescence inflammatoire et néoplastique des éléments qui entourent le canal central de la moelle.

Cette maladie a été longtemps confondue avec l'atrophie musculaire progressive de Duchêne, de Boulogne, la sclérose amyotrophique de Charcot ; souvent elle offre des analogies frappantes avec la pachyméningite cervicale, la maladie de Moreau, la lèpre trophonévrotique ; l'hystérie elle-même, grande simulatrice de toutes les maladies, prend quelquefois l'allure de la syringomyélite.

Une analyse détaillée et critique des symptômes différentiels et spéciaux de ces maladies, permet au médecin expérimenté de faire le diagnostic.

L'atrophie musculaire dans la syringomyélite commence par les membres supérieurs. Il y a altération prononcée des sensibilités douloureuses et thermiques. Les malades portent souvent la cicatrice de brûlures qu'ils se sont faites sans s'en apercevoir, la sensibilité tactile est conservée. Il y a rétrécissement considérable du champ visuel.

La maladie a une marche fort lente et peut durer trente à quarante ans.

Traitement. — Bains salés, iodure de potassium, électrisation.

Syphilide. — Éruptions d'origine syphilitique qui se produisent à différentes périodes de la maladie, sur la peau et les muqueuses.

On en distingue un grand nombre :

1° S. érythémateuse, roséole ;

2° S. papuleuses, plaques muqueuses ;

3° S. pustuleuse, impétigo syphilitique, etc. ;

4° S. squammeuse, psoriasis syphilitique, etc. ;

5° S. tuberculose, imitant les ulcérations tuberculeuses ;

6° S. bulleuse, pemphigus, rupia.

La syphilis a envahi toute la pathologie et créé de toutes pièces des maladies spécifiques de tous les organes.

De là, pour le traitement, il est indispensable pour le médecin de savoir si une maladie est d'origine syphilitique.

Syphilis (Bacilles de la). — D'après Lutsgarden, ce sont des bâtonnets offrant une grande ressemblance avec ceux de la lèpre et de la tuberculose.

Syphilis des nourrices (la). — Syphilis pouvant se communiquer à l'enfant.

Syphilis des nourrissons. — Syphilis pouvant se communiquer à la nourrice, le nourrisson ayant lui-même la syphilis.

Syphilis des verriers. — Les ouvriers qui soufflent le verre sont réunis par groupe de trois, chacun souffle alternativement dans un grand tube appelé canne où il applique ses lèvres ; si l'un des trois a des lésions buccales syphilitiques, il communique son mal aux deux autres et la contagion ne tarde pas à sortir de la fabrique pour infecter le ménage : femme, enfants ; les victimes de cette épidémie sont cependant de mœurs irréprochables.

Syphilis héréditaire. — On y rapporte aujourd'hui un grand nombre d'affections.

Certaines formes d'épilepsie, la scrofulose etc. (*Voir* syphilis infantile.

Syphilis infantile. — *Prophylaxie.* La syphilis est récente : ajournez le mariage à six mois au moins et prolongez le traitement deux mois au delà. La syphilis est ancienne et latente : recommandez tout de même le traitement avant le mariage.

L'homme marié qui contracte la syphilis ou qui la voit reparaître, doit supprimer les rapprochements conjugaux et se traiter activement. Donnez le mercure toujours à faible dose, comme 0,05 de protoiodure de mercure par jour, à la femme syphilitique qui devient enceinte, dès le début de la grossesse ; et de même à la femme grosse, qui devient syphilitique, dès que le mal est constaté.

Veillez aux parties génitales de la mère ; détruisez les plaques muqueuses afin que l'enfant, si tant est qu'il soit indemne, ne contracte pas la syphilis au passage. Des avortements répétés, sans cause matérielle, font soupçonner la syphilis : ne conseillez donc une nouvelle grossesse qu'après traitement mercuriel des conjoints. A plus forte raison donnez du mercure si l'enfant vient au monde syphilitique, quand bien même le père et la mère ne présenteraient actuellement aucun symptôme de la maladie.

Vous éviterez la syphilis par vaccination, en prenant un vaccinifère sain, âgé de trois à six mois, car en trois mois la syphilis a plus que le temps d'apparaître ; et avant six, elle elle n'a pas eu le temps de guérir ; de trois à six mois, la vérole existante est nécessairement manifeste. (*V. Roger.*)

Allaitement. — La mère étant vérolée peut allaiter son enfant syphilitique sans danger : et pour améliorer son lait vous n'avez qu'à la traiter suivant les indications.

Ne confiez jamais un enfant syphilitique à une nourrice saine, à moins qu'elle n'y consente. Surveillez alors la bouche de l'enfant, détruisez, si c'est possible, par la cautérisation, les lésions buccales, faites laver fréquemment le bout des seins avec des substances astringentes ; et si malgré tout, la contamination s'effectue, traitez la nourrice en même temps que le nourrisson. Un enfant mis au sein, auquel surviennent postérieurement des manifestations syphilitiques, doit être sevré du sein immédiatement, si la nourrice n'a pas encore contracté la syphilis. L'allaitement artificiel, à la campagne, doit toujours être conseillé, lorsque la mère ne peut pas nourrir et n'est pas évidemment vérolée, qu'on n'a pas de nourrice syphilitique ou qui accepte les chances de contagion. Vous pouvez essayer de mettre l'enfant au pis de la chèvre.

Curation. — Introduisez directement le mercure dans le corps du nourrisson et ne comptez pas sur le lait prétendu mercurialisé. Donnez matin et soir, dans une petite tasse de lait, 5 gouttes de liqueur de van Swiéten, dose que vous élèverez jusqu'à 20 gouttes et plus. Et si cette composition, administrée de la sorte, n'est pas tolérée, donnez-la sous forme de bain, deux ou trois fois par semaine, en mêlant 500 à 1000 de cette liqueur dans Q. S. d'eau. Ou bien pratiquez tous les jours, sous les aisselles et les parties latérales de la poitrine, en ayant soin d'alterner, une friction avec 2 grammes d'onguent napolitain. Savonnez et lavez tous les deux jours l'enfant, afin d'éviter l'irritation de la peau.

Traitez les lésions plus profondes ou qui affectent la forme de la syphilis tertiaire, par le Sirop de Gibert ou l'iodure de potassium : iodure de potassium, 5 grammes ; sirop de gomme, 100. F. S. A. Une à deux cuillerées à café par jour, dans un peu de lait.

Si des plaques muqueuses couvrent l'anus et les parties génitales, lavez deux fois par jour avec de l'hypochlorite de soude liquide étendu d'eau ; et après chaque lotion, saupoudrez avec du calomel. Cautérisez les plaques muqueuses de la bouche avec le nitrate d'argent

Contre le coryza syphilitique, faites des injections de teinture d'iode : quelques gouttes dans Q. S. d'eau ; ou insufflez dans les fosses nasales du calomel ou de l'hypochlorite de chaux. Lavez les plaies et ulcères avec la liqueur de van Swieten, pansez avec sparadrap mercuriel, etc.

Syphilis rénale. — Néphrite syphilitique, d'origine syphilitique.

La syphilis joue un grand rôle dans les maladies viscérales, cérébrales, pulmonaires, hépatiques, rénales.

On y rattache l'ataxie locomotrice, la paralysie générale, plusieurs formes d'encéphalites et de myélites. Il y a même une phtisie, une broncho-pneumonie et des néphrites syphilitiques.

Syphilis vaccinale. — Syphilis donnée par le vaccin. L'Académie de médecine a posé en principe que les vaccinations devraient désormais être faites exclusivement à l'aide de vaccin de génisse.

Syphilis vaginale. — Les syphilides du vagin ont deux sièges de prédilection : en dehors de l'anneau vaginal, et surtout l'ampoule du vagin qui est le siège des syphilides secondaires, elles présentent les types suivants :

Érosif, papulo-érosif, ulcéreux superficiel, diphtérique, ulcéreux profond, ces syphilides ne sont pas graves.

Traitement. — Injection avec la liqueur de Van Swieten, tampon de glycérine résorciné, par ce traitement les érosions disparaissent rapidement.

Si la syphilide est ulcéreuse, attouchement avec la teinture d'iode ou la solution de nitrate d'argent au 20°.

Le traitement général est celui de toutes les syphilides : Pilules mercurielles, pilules de Dupuytren, sirop de Gibert, régime tonique, extrait du Dr Morel.

Syphilisation. — Méthode d'inoculation pour prévenir

de la   philis. Quelques lignes empruntées à la brochure d'Auzias Turenne fera connaître la question :

Joseph-Alexandre-Auzias Turenne est né à Pertuis (Vaucluse), le 1er mars 1812, et est mort à Paris, le 27 mai 1870.

Il a annoncé la *syphilisation*, c'est-à-dire l'état physiologique dans lequel l'organisme, ayant épuisé sa réceptivité pour le virus syphilitique, n'est plus apte à subir l'évolution de la syphilis, et il a institué, d'après ce principe, une méthode d'inoculation faisant le double office de traitement et de vaccination syphilitiques.

Les circonstances dans lesquelles cette découverte s'est produite, les obstacles qu'elle a rencontrés en France, les applications qu'elle a reçues à l'étranger, l'expérience préalable que l'inventeur a fait sur lui-même, et le secret qu'il en a gardé jusqu'à sa mort, les luttes qu'il a soutenues, les travaux qu'il a poursuivis, enfin le pourvoi qu'il a voulu porter devant la postérité, tel est l'objet de cette notice : nous y ajouterons quelques détails intimes qui feront connaître l'homme en même temps que le secret.

Il s'est occupé aussi beaucoup d'hygiène consacrée à la surveillance particulière que l'homme exerce sur lui-même, emploi du temps, emploi de l'argent, manquements à l'hygiène qu'il appelle *suicides*, d'après Flourens.

L'auteur termine sa brochure en disant :

L'avenir dira, quand nous n'y serons plus, amis ou adversaires personnels, si l'inventeur de la syphilisation s'est fait « un nom qui ne périra pas », comme l'a prophétisé Malgaigne, et si Auzias-Turenne est digne de prendre rang à coté des Vésale, des Harvey et des Jenner, parmi les bienfaiteurs de l'humanité.

Syphilome. — Tumeur molle se produisant à la période tertiaire de la syphilis.

Systole. — Le cœur présente deux sortes de mouvements : un mouvement de contraction, la systole ; un mouvement de dilatation, la diastole.

T

Tabac. — Les statistiques médicales semblent établir que les maladies des centres nerveux augmentent dans une proportion effrayante :

Maladies mentales, paralysies générales et progressives, ramollissement du cerveau et de la moelle et que cette marche ascendante est parallèle à celle des revenus de l'État, dus à l'impôt du tabac. Le tabac causerait surtout des apoplexies par intoxication nicotinique.

La manière de fumer le tabac n'est pas indifférente : les pipes turques ou hollandaises ont l'avantage de dépouiller le tabac de ses huiles empyreumatiques et de le rendre moins nuisible.

Le cigare, au contraire, met les fumeurs dans le cas de mâcher et d'avaler les sucs du tabac.

La fumée de tabac contient 1 pour 100 de nicotine.

La pipe use les dents et ulcère les gencives et les lèvres.

La nicotine a sur les dents une action bienfaisante en neutralisant, par son alcanité, les acides de la bouche et en tuant les micro-organismes de la salive et de la carie.

Tabac (Fumée de). — On a attribué à la fumée de tabac une action thérapeutique et surtout une action antiseptique ;

mais les expériences sont jusqu'à présent assez rares. En se plaçant autant que possible dans des conditions analogues à celles d'un fumeur, on a étudié l'action de la fumée de tabac sur quelques microbes, les bacilles du charbon, du typhus et de la tuberculose.

Voici les conclusions :

La fumée du cigare Cavour, de Virginie, de Toscane, du tabac turc, possède un pouvoir bactéricide bien net sur le bacille du choléra asiatique.

Dans une épidémie de choléra ou de typhus, l'usage du tabac à fumer peut être avantageux.

La fumée du tabac mérite d'être prise en sérieuse considération dans l'hygiène de la bouche. Ce serait même un excellent moyen prophylactique contre les affections d'origine parasitaire de la cavité buccale.

Tabac à priser. Au début du Don Juan de Molière, Sganarelle fait l'éloge du tabac à priser ; qui n'a entendu citer du moins, les deux premiers vers :

> Quoi qu'en dise Aristote et sa docte cabale,
> Le tabac est divin, il n'est rien qui l'égale.

Cette pièce, comme on sait, est en prose dans Molière. Thomas Corneille l'a traduite en vers, et ce sont les deux vers de Thomas qu'on cite toujours, et non la prose de Molière.

Après un grand éloge du tabac qui pousse à la générosité, la tirade se termine ainsi :

> C'est dans la médecine un remède nouveau
> Il purge, réjouit, conforte le cerveau
> De toute noire humeur promptement le délivre
> Et qui vit sans tabac est indigne de vivre.

Il ne parle que du tabac à priser : voyons maintenant ce qu'en pensent aujourd'hui les hygiénistes.

La prise peut être utile pour combattre des céphalalgies, le coryza, certaines ophtalmies, les attaques d'hystérie, elle est parfaitement compatible avec les travaux de l'intelligence, elle constitue au repos une diversion agréable, l'excitation légère qu'elle cause ranime, donne un coup de fouet souvent utile, telle était l'opinion de Bouchardat.

Le Conseil municipal de Hambourg ayant décidé que le tabac à priser éclairait les idées, a fait placer une immense tabatière dans la salle des séances et chacun pourra plonger ses doigts dans cette immense boîte. Si le tabac à priser éclairait réellement les idées, nous nous étonnons que certaines assemblées ne fassent pas, en France, ce qu'on fait dans cette ville libre.

Chique.

Est pour ainsi dire confinée chez les gens de mer et les prisonniers. La sécrétion exagérée des glandes salivaires a plusieurs inconvénients. Si la salive est avalée il peut en résulter un empoisonnement.

Tabes. — Mot employé pour désigner la consomption venant à la suite de maladies de la moelle épinière ; il désigne aussi l'ataxie.

Tabes dorsalis. — Ataxie locomotrice progressive.

Trois formes : cérébrale, spinale, périphérique.

Forme cérébrale. — *Symptômes.* Inégalité pupillaire, troubles des réflexes, myosis, diplopie transitoire, atrophie optique, surdité. Signes laryngés : vertiges, crises apoplectiformes.

Traitement. — Le diriger suivant les différentes formes.

Forme périphérique. — Produite surtout par un traumatisme.

Dans la forme périphérique, extension de la moelle et des nerfs, à l'aide de l'appareil de Brown de Chicago.

Dans les formes spinales, faradisation générale de la peau avec le pinceau.

Dans toutes, repos prolongé au lit. Changement de climat.

Traiter en même temps les diathèses syphilitiques, rhumatismales, goutteuses, associées ordinairement au tabes.

Tache. — Altération circonscrite de la couleur de la peau, sans élevure, ni dépression.

Taches de rousseur. (*Voir* éphélides).

Taches de vin. (*Voir* nævus).

Tachycardie. — Accès de palpitation cardiaque avec fréquence habituelle du pouls, c'est un des principaux symptômes du goître exophtalmique.

Taffetas d'Angleterre. — Il sert comme agglutinatif ; avant de l'employer il faut avoir soin de le mouiller.

On distingue le rose et le noir, éviter de se servir du noir sur le visage, car le noir de fumée qui le colore peut entrer dans la plaie et laisser un tatonage.

Taille ou cystotomie. — Opération qui consiste à se frayer une route vers la vessie, afin d'en extraire les calculs ou les corps étrangers qui y sont contenus.

On arrive à la vessie par l'hypogastre, le périnée ou la face postérieure de la vessie.

D'où les noms de taille hypogastrique, périnéale, et recto ou vagino vésicale.

Takelau. — Maladie parasitaire assez commune dans les régions intertropicales, en Océanie principalement. Le champignon qui la provoque n'a pas encore été cultivé. Le Takelau est une maladie tenace et gênante, donnant à la peau un aspect écailleux. Les hommes poissons signalés en Océanie par les anciens navigateurs n'étaient que des individus atteints du Takelau. Le visage ou les parties atteintes par la maladie, ne sont ni douloureuses ni inflammées, il n'y a pas d'apparence de suppuration ; mais la démangeaison est très gênante.

Traitement. — Lavage au savon noir, friction à la pierre ponce, puis bain de sublimé. La maladie quand elle est ancienne est difficilement curable.

Talc. — Silicate de magnésie hydraté ; poudre blanche, nacrée, onctueuse au toucher, insoluble dans l'eau, inattaquable par les acides. Entre dans la composition des poudres dentifrices et des poudres à poudrer.

Tanne. — Petite tumeur causée par l'accumulation du produit de la sécrétion des glandes sébacées. On peut en faire sortir par la pression une matière grasse d'apparence vermiforme et qui n'est que la sécrétion sébacée accumulée dans la glande.

La tanne est de la même nature que la loupe.

Tapioca. — Fécule retirée de la racine du manioc.

Le tapioca est très nourrissant ; on en fait des potages, des pâtisseries, des gelées excellentes pour les estomacs délicats. (*Voir* Manioc). Le meilleur est le Tapioca Rils.

Tarentule. — Espèce d'araignée qu'on trouve principalement à Tarente (royaume de Naples). La morsure causerait, croyait-on à tort, une maladie nerveuse nommée tarentisme, se rapprochant de la chorée actuelle. (Danse de Saint-Guy).

Taxis. — Manœuvres employées pour réduire les hernies.

Teigne. — Ce mot a servi autrefois à désigner un grand nombre d'affections très diverses : l'herpès, l'eczéma, l'impétigo, le pityriasis. On donne aujourd'hui le nom de teigne à une affection de la peau, contagieuse, occupant spécialement le cuir chevelu, mais pouvant se montrer sur tout le corps et caractérisée par le développement de végétaux parasites microscopiques, l'achorion Schonleinii (teigne tonsurans, faveuse, porrigo favosa).

La pelade se nomme aussi teigne décalvante (porrigo decalvans).

Traitement. — Maintenir les cheveux ras et isoler les plaques en épilant les cheveux autour d'elles ; exciter le cuir chevelu par des antiseptiques irritants ; solution phéniquée forte, savon au Crésyl-Jeyes, topique oriental Lagente ; ensuite, application d'huile d'amande douce, de glycérine ou de spécifique Laban pour calmer l'irritation.

Téléphone. — Il ne faut pas faire usage du téléphone pendant un temps d'orage, lorsque les fils ne sont pas protégés.

Dernièrement, les journaux alsaciens racontaient qu'un artilleur venait d'approcher l'oreille du récepteur du téléphone lorsque la foudre est tombée sur le fil conducteur et a tué le soldat, un de ses compagnons a eu les pieds paralysés par le fluide électrique. Ce fait s'est passé au polygone de Haguenau.

Cet accident n'est guère à redouter à Paris, où les fils, placés dans les égouts, ne sont point soumis à l'action de l'atmosphère ; mais, dans les villes où les fils sont aériens, comme ils le sont dans le téléphone des campagnes, il est plus prudent de ne pas téléphoner pendant les temps d'orage.

Tellurique. — Adjectif qui désigne ce qui a rapport à la terre : influences telluriques, miasmes telluriques, venant de la terre, sortant du sol.

Le sol est presque partout recouvert de terre végétale ; les terres meubles, dans lesquelles les végétaux enfoncent leurs racines, sont formées de quatre manières différentes : de fragments de roche soluble ; d'une matière plastique de silicate d'alumine ; d'une matière dans laquelle se trouve l'azote en combinaison avec du carbone et de l'hydrogène, ou de l'oxygène ; c'est le résidu de la décomposition des matières organiques.

Telluriques (Maladies). — Ayant pour origine un miasme venant du sol et de nature végétale. Les lieux chauds et humides, les marais, le mélange des eaux douces et des eaux salées, les grands mouvements de terre que nécessitent les constructions, les canalisations, les défrichements, sont favorables au développement de l'agent miasmatique.

Les maladies telluriques : impaludisme et ses variétés, malaria, fièvre intermittente, etc., peuvent être épidémiques. Epidémies de fièvre paludéenne à Paris, en 1811, lors du creusement du canal Saint-Martin, et en 1840, lors de la construction des fortifications.

Elles sont endémiques dans certaines autres contrées. (*Voir* Impaludisme).

23

Tempérament. — Prédominance d'un système sur un autre. Lorsque le sang prédomine, c'est le *tempérament sanguin*. (*Voir* pléthor.). Le *tempérament nerveux* a pour caractère la suractivité du système nerveux. Le *tempérament bilieux* a pour signe la suractivité de l'organe qui sécrète la bile, le foie. Le *tempérament lymphatique, phlegmatique* a pour caractère la suractivité des organes, vaisseaux qui secrètent les sucs blancs et des ganglions lymphatiques.

Température (humaine). — Degré de chaleur qui règne dans le corps humain.

La température de l'homme est de 37° à 37°5 ; cette température s'élève quand la fièvre se produit, s'abaisse dans certaines maladies. Il est important en médecine de connaître ces variations de température.

On a imaginé à cet effet des thermomètres spéciaux qui se placent ordinairement dans le creux de l'aisselle ou dans le rectum et qu'on y laisse dix minutes environ. (V. fièvre et thermomètre.)

Température (variation de). — Si l'on s'enfonce dans les profondeurs de la terre. L'accroissement de température varie un peu en raison de la conductibilité des roches traversées, de l'action de l'eau sur les éléments et aussi de l'infiltration de l'eau de la surface.

Les caves ont à peu près la même température en été qu'en hiver, il est dangereux d'y descendre lorsqu'on est en transpiration.

On admet généralement que la température de l'air décroit en moyenne de 1 degré par 180 mètres d'élévation. Ce chiffre varie un peu selon la latitude du lieu, la saison et aussi l'heure de la journée.

La température des couches terrestres reste constante toute l'année à une certaine profondeur. Au-dessous de 31 mètres, la température croit à mesure qu'on descend.

Température (dans ses rapports avec la vie). — Chacun sait que l'aptitude possédée par la grande majorité des organismes de résister à des températures élevées ou très-basses est de courte durée.

L'homme peut, seulement, pendant quelques minutes, supporter une température aérienne supérieure à 100°

Mais il y a des températures permanentes, compatibles avec la vie.

Selon Monsieur Henry de Varigny, qui se fonde sur un grand nombre de faits et d'expériences, on ne saurait souscrire à la notion classique relatée dans tous les ouvrages de physiologie, de botanique ou de zoologie que la matière vivante ou le protoplasma ne peut vivre à une température supérieure à 50°

Des organismes se développent et se reproduisent dans les eaux à plus de 70°

Température atmosphérique. — Maxima et minima de la température que l'homme peut supporter.

Il résulte des observations de voyageurs que dans des circonstances rares, à la vérité, l'homme a supporté d'une part une chaleur de 46 degrés centigrades au-dessus de zéro, et d'autre part, un froid de 50 degrés au-dessous de zéro. On cite cependant des abaissements plus marqués de température.

A Tornsk, en Sibérie, on a vu le thermomètre descendre à 52°, à Kirang, à 65° et à Yénisak à 70°.

Ténesme. — Sensation douloureuse qui se produit dans la région de l'anus, avec envie constante d'aller à la selle.

Le ténesme se produit dans les hémorrhoïdes, la dysenterie, etc.

Traitement. — Lavements chauds, bains.

Ténia. — Nouvelle ortographe de l'Académie pour le mot *tœnia* (*Voir* tœnia).

Formule contre le ténia infantile.

Huile éthérée de fougère mâle.	6 gr.
Calomel.	0 gr. 30.
Sucre en poudre	15 gr.
Gélatine	9 gr.

Avant de faire prendre cette préparation à l'enfant, on le nourrit, pendant deux jours, exclusivement d'aliments liquides, de lait, de potage épais.

(*Voir* ténifuges).

Ténifuges divers. — *La racine de fougère mâle.* On choisira l'extrait préparé avec la racine d'automne plus active.

D'après Kobert, le principe actif de la racine est, avec l'acide silicique, l'huile essentielle tenue en suspens par l'huile grasse de la plante. Arrivé dans l'intestin, le mélange s'y émulsionne et stupéfie le tœnia qu'on expulse aussitôt par l'action de l'huile de ricin. On prescrit, pour les adultes,

Extrait éthéré de fougère mâle.	8 grammes
Calomel.	0,80 —

pour 16 capsules qu'on fera prendre de 20 en 20 minutes.

DELPECH.

L'écorce de racine de grenadier, fraîche si possible, et administrée sous forme de décoction. Cette drogue s'emploie au moment où le malade évacue déjà des fragments de tænia.

Kousso en poudre, difficile à se procurer à l'état suffisamment frais et trop répugnant à absorber.

Semences de courge. Particulièrement recommandées pour les enfants. On en administre de 15 à 40 grammes mélangés en pâte avec du miel ou du sucre et aromatisés avec de l'eau de fleurs d'oranger.

On emploie toujours après l'absorption de ces médicaments, un laxatif déterminant l'expulsion du ver.

Ozegovski propose, à présent, *l'acide salycilique.* Voici son mode opératoire : La veille, le malade ne dîne pas et prend dans la soirée une dose d'huile de ricin ; le lendemain matin encore 15 grammes de cette huile. Ensuite, d'heure en heure, 4 doses d'un gramme d'acide salicylique enveloppé dans une cachet. Si dans l'heure qui suit la 4e dose salicylée, le tænia n'est pas expulsé, le patient prendra de nouveau 15 grammes d'huile de ricin.

20 cas ainsi traités ont donné 19 succès.

Enfin, Grimm recommande encore comme tænicide, le *tribromophénol.* Ce produit n'offre, prétend-il, aucun danger, et ne cause même à la dose de 5 grammes (bien entendu, fractionnés en une journée entière) aucun dérangement de l'intestin, aucune saveur brûlante à la bouche. Insoluble dans le suc gastrique acide, le sel agit comme désinfectant soluble dans l'intestin.

La dose anthelmintique serait de 5 à 10 paquets de 10 à 20 centigr. de tribromophénol.

Ténopathie. — Affection des tendons ; ténopathie saturnine, maladie causée par une intoxication saturnine, c'est-à-dire par le plomb.

Ténotomie. — Section des tendons.

Tente. — Si l'on campe par un temps pluvieux, on établira des feux en avant des tentes pendant les heures de repos ; on rendra le régime plus animal que végétal.

Les latrines doivent être le plus éloignées possible, elles seront entourées de feuillées. Chaque jour on devra creuser des fosses d'aisance et les placer sous le vent qui domine plus fréquemment et chaque jour aussi on devra combler celles de la veille et en pratiquer de nouvelles.

Tératologie. — Les monstruosités ne sont pas dues au hasard, elles ont pu être ramenées à des lois.

Il y a sur l'origine de l'homme deux théories : la première, abandonnée, l'emboîtement ; la seconde, l'épigénèse.

Dans la théorie de l'emboîtement, on croyait que le premier homme contenait en lui tous les êtres à venir, et que chacun de ces êtres était un homme microscopique complet.

Dans la théorie de l'épigénèse, l'embryogénie a démontré que, dès la fécondation de l'ovule, le germe subit une transformation incessante, l'ovule fécondé se segmente en deux, quatre, huit parties, etc., et prend l'aspect d'une mûre (morula), puis des feuillets se forment, et, en se repliant, donnent naissance aux organes ; l'embryon semble traverser toutes les formes de la série animale avant d'arriver à l'état d'homme. S'il y a arrêt dans le développement d'une partie de l'être humain, il naîtra un monstre, c'est-à-dire un être qui n'a pas complètement évolué. Le nombre de ces arrêts de développement est très grand, il peut y avoir monstruosité par excès ou par défaut. Exemple : dans le bec de lièvre. Il y a arrêt par défaut, à un moment donné tous les embryons humains ayant le bec de lièvre.

Térébenthine. — Ce nom, qui désignait autrefois la seule résine à demi-liquide du *térébinthe*, est devenu plus tard le nom générique de tous les produits analogues retirés des arbres *conifères* ou *térébinthaeés*.

Térébenthine de l'épicéa. — Tellement épaisse qu'elle porte le nom de poix, *poix de Bourgogne.*

Térébenthine du Mélèze; T suisse; T fine. — Non siccative. Entre dans la composition de la plupart des onguents des emplâtres et de quelques sparadraps. — *Onguent digestif simple* : térébenthine du mélèze 40 ; jaune d'œuf 20 ; huile d'olive 10. F. S. A. Il entre dans la composition de l'onguent digestif animé et de l'onguent disgestif mercuriel. — *T Cuite* dans l'eau, la térébenthine du mélèze y prend une consistance dure. On en forme les *pilules de térébenthine cuite* : de 0,30 chacune. On les conserve sous l'eau, ou on les roule dans de la poudre d'amidon. Deux à six et plus par jour, pour tarir le catarrhe pulmonaire et vésical. La térébenthine cuite entre aussi dans la composition du sparadrap de thapsia.

Térébenthine du sapin argent : au citron ; d'Alsace; de Venise. — Très siccative, anticatarrhale. — *Pilules* : térébenthine de Venise 40 ; hydrocarbonate de magnésie 30. Mêlez et divisez en deux cents pilules. Deux à six par jour. — *Sirop :* par cuillerées, grandes ou petites suivant l'âge.

Térébenthine du térébinthe ; de Chio. — Très épaisse,

28.

verdâtre et nébuleuse. Rare dans le commerce. Même emploi que la térébenthine du sapin argenté.

Térébenthine (Essence de . — Liquide incolore, inflammable, d'odeur vive et pénétrante, de saveur chaude, âcre. En *friction*, contre toutes les affections douloureuses. En *fomentation*, elle irrite vivement la peau. Pour l'usage interne, on la suspend dans l'eau par l'intermédiaire de la gomme ou du jaune d'œuf et elle s'administre en *potion* ou *lavement*. On l'enferme aussi dans des *capsules* : c'est la forme la plus commode. La dose est de 4 à 16 capsules et plus. A des doses élevées elle produit le vomissement la purgation et chasse le tænia. Vantée contre la sciatique, les calculs biliaires ; et comme antidote du phosphore (*Andant*). Elle communique aux urines une odeur de violette.

Terfas. — Sorte de truffe moins estimée que celle du Périgord, et dont nous avons parlé souvent dans le *Journal de la Santé*, à cause de sa facilité d'acclimatation même jusqu'aux portes de Paris.

Terpine. — Employée en thérapeutique comme succédané de la thérébentine. Modifie les sécrétions muco-purulentes des bronches et des voies urinaires. Dose : 0.20 à 0.60 cent par jour.

Terrains. — Comme il est nécessaire au point de vue hygiénique de connaître la nature de terrain sur lequel on construit, nous croyons utile d'indiquer les différentes couches terrestres (Voir le tableau à la page suivante).

Terrains argileux. — La composition des terrains a une influence incontestée sur plusieurs endémies. Les fièvres intermittentes régnent dans les contrées où le sol est argileux : en Sologne, en Bresse, dans la basse Egypte, dans les endroits où le Nil a déposé des marnes argileuses.

Il en est de même de la fièvre jaune, dans le Golfe du Mexique : là, les maladies sont à l'état endémique à cause de l'imperméabilité des terrains.

Terrains siliceux. — Les contrées ayant un terrain sablonneux et siliceux paraissent exemptes du choléra.

Testicules (Ablation. Extirpation des). — Castration.

La castration est l'enlèvement par extirpation des testicules chez l'homme et des ovaires chez la femme.

« C'est un fait bien affligeant », dit Sprengel dans son *Histoire de la Médecine*, traduction française de Jourdan, tome IX, page 209, « et trop vrai malheureusement que l'opération qui a pour but d'enlever une partie, non seulement importante pour l'individu, mais encore destinée à reproduire

l'espèce et qui détruit par cela même une série entière de
générations encore en germe, est précisément la plus ancienne
de toutes, et qu'elle n'a point été instituée par l'impérieuse
nécessité, mais qu'elle tire son origine des sources impures de
la débauche, de la défiance et de la jalousie. »

Certaines tumeurs du testicule, dans des circonstances
graves, en nécessitent l'extirpation.

L'opération qui consiste à enlever les ovaires ou des

Terrain quaternaire	Alluvions modernes.	
	Diluvium.	
Terrains tertiaires	Terrains subapennins.....	Dépôts de la Bresse.
		Collines subapennines.
	Terrains de molasse... .	Molasse, gypse d'Aix.
	Terrain parisien..	Argile, calcaire, grossier.
Terrains secondaires. . .	Terrain crétacé supérieur.	Craie blanche.
		Craie marneuse.
		Tuffeau.
	Terrain crétacé inférieur..	Craie verte.
		Grès vert.
		Dépôts néocomiens.
	Terrain jurassique........	Groupe corallien.
		Groupe oxfordien.
		Groupe oolithique.
		Groupe Lias
	Terrain de trias...... . .	Marnes irisées.
		Calcaire conchylien.
		Grès bigarré.
		Grès vosgien.
	Terrain permien.	Calcaire permien.
		Grès rouge.
		Grès houiller.
Terrains de transition. .	Terrain dévonien........	Calcaire carbonifère.
		Grès divers.
	Terrain silurien...	Calcaires et schistes.
		Micacés.
	Terrain cambrien..	Calcaires, schistes.
		Micacés.

kystes se sont formés, s'appelle l'ovariotomie. (*Voir* Ovariotomie.)

Tétanos. — Maladie que plusieurs médecins contemporains regardent comme nous étant donnée par le cheval, mais tout en ne rejetant point l'origine équine, nous devons admettre aussi les influences telluriques et climatériques.

Cette maladie est caractérisée par la tension convulsive et douloureuse des muscles ; cet état de raideur produit pendant toute la durée de la maladie une immobilité absolue que ni la volonté du malade, ni les efforts d'autrui ne sauraient vaincre.

Souvent le tétanos débute par les muscles de la mâchoire (trismus), la rigidité se propage à la face, au cou, aux membres qui prennent des attitudes variées. On l'a attribué à diverses causes ; il est généralement d'origine traumatique, c'est-à-dire a pour point de départ une blessure quelconque.

Traitement. — Chloral à haute dose, chloroforme en exhalation.

Thapsia. — Genre de plantes de la famille des ombellifères, tribu des thapsiées.

Ces plantes renfermant une matière résineuse, jaunâtre et irritante. Le suc de la thapsia Gargano détermine une vive irritation : on l'emploie en forme d'emplâtre à l'extérieur, contre les maladies de la peau, comme révulsifs dans les rhumes, etc. (*Voir* thérapeutique des enfants).

Thé. — Plante de la famille des camelliées. Le thé contient principalement du tannin, de la caféine, une huile volatile, une matière colorante et des matières minérales : *infusé* 10 à 20 grammes par litre d'eau.

Thé Saint-Germain. — Thé purgatif composé de :

Feuille de séné.	120 gr.
Fleurs de sureau.	50 —
Fruits d'anis.	50 —
Fruits de fenouil.	50 —
Bi-tartrate de potasse.	30 —

Diviser en paquets de 8 gr. chaque paquet pour une tasse d'infusion.

Thé suisse. — Composé d'espèces vulnéraires, feuilles et sommités d'absinthe, de bétoine, de bugle, de calament, de chamaedrys ou petit chêne, d'hysope, de lierre terrestre, de mille feuilles, d'origan, de pervenche, de romarin, de sauge, de scolopendre, de scordium, de thym, de véronique, de fleurs d'arnica, de pied de chat, de tussilage ; de chaque espèce un poids égal.

Thé d'abeilles. — Préparation faite avec des abeilles et qui passe pour être très diurétique.

Théâtre. — Le renouvellement de l'air par la ventila- n'est pas la seule question d'hygiène au théâtre, il y a celle de l'éclairage et du chauffage; l'éclairage électrique tend à remplacer le gaz.

Mêmes progrès pour le chauffage : on a fait dernièrement des travaux au Théâtre Français pour substituer aux calori- fères et aux poêles, des courants d'eau chaude circulant dans des tuyaux.

Théine et Caféine. — Le principe actif du thé est le même que celui du café, mais cependant le thé a une action physiologique sous certains rapports différente de celle du café.

Le thé contenant d'autres alcaloïdes, la caféine n'agit pas seule; il est inutile de rappeler que le thé et le café facilitent la digestion et permettent de résister au sommeil.

Thérapeutique infantile. — Il importe de régle- menter l'emploi des diverses préparations pharmaceutiques chez l'enfant.

Le médecin d'enfants a plus d'une difficulté à surmonter : d'abord les préjugés sans nombre des parents, des commères.

A côté des préjugés des parents vient leur faiblesse, leur tendance à laisser le petit malade refuser les remèdes. C'est alors que le médecin doit se gendarmer et montrer l'impor- tance de ses prescriptions.

Mais la moindre des difficultés n'est pas l'indocilité du sujet. Il faut savoir lui opposer une habile résistance, un peu d'entêtement même en présentant le médicament sous des déguisements divers; employer toute sa diplomatie. Pour faire ouvrir la bouche on pincera le nez : on réussit surtout chez ceux qui n'ont pas de dents; les autres arrivent à res- pirer par l'intervalle où il leur manque des dents. Pour forcer à avaler le médicament, on le portera au fond de la gorge avec une petite cuiller arrondie du bout, et on attendra qu'il soit dégluti ; mais ne jamais aller jusqu'au combat, car, pris dans ces conditions, le médicament n'arrive qu'après l'exci- tation nerveuse, qui enlève en grande partie le bénéfice du médicament.

Les jeunes enfants supportent à merveille certaines subs- tances, les vomitifs, le mercure, la belladone ; mais ils se montrent intolérants pour les narcotiques, les substances très actives, comme les alcaloïdes, les irritants.

Si l'atropine, même la santonine, si le chlorate de potasse, ont pu causer des accidents, cela indique qu'il faut en surveiller l'emploi, mais non les bannir. L'opium, le laudanum en particulier, doit être manié prudemment ; une-demi goutte avant un an, pas plus ; mais l'élexir parégorique 6 fois plus faible (1 gramme = 0.005 d'extrait thébaïque) permet un plus grand fractionnement des doses. M. Peter, J. Simon, Descroizilles, Sevestre, West, ont protesté contre le verdict d'ostracisme absolu prononcé par Trousseau contre l'opium chez l'enfant. Employé avec surveillance à doses fractionnées, espacées, c'est un bon médicament, dont on aurait tort de se priver. Quand il ne sera pas inévitable, on pourra lui préférer le chloral.

On comprend qu'on craigne des alcaloïdes comme l'aconitine, déjà à surveiller chez l'adulte, même la pilocarpine, du reste peu employés, les glycosides comme la digitaline, à cause de la faiblesse des doses possibles ; toutefois cette restriction n'est pas absolue et des auteurs recommandables, comme Edward Ellis, ont formulé des solutions d'acétate de morphine, de sulfate neutre d'atropine, d'aconitine.

Les substances capables de provoquer le collapsus ne doivent être acceptées que sous caution, sous la garantie d'une surveillance continue. L'antipyrine est de ce nombre, de même l'antifébrine, la thalline l'iodoforme, l'acide phénique surtout. Ces deux derniers, le phénol en particulier, peuvent intoxiquer même employé sous forme de pansement, par absorption du côté de la plaie ; il irrite, de plus, facilement la peau délicate du jeune être.

L'irritabilité de l'enveloppe cutanée dicte la prudence dans l'usage des révulsifs, vésicatoires ou autres.

Quant aux émissions sanguines, à moins de conditions toutes spéciales, il faut s'en montrer très sobre chez les tout jeunes enfants.

Irrigations. — Sous forme de fumigations, de pulvérisations à l'aide du spray, on fait absorber par la muqueuse bronchique une foule de substances, antiseptiques, balsamiques.

Sous le nom de spirothérapie, Neudoerfer a voulu donner une plus grande extension à cette méthode en pulvérisant même des solides.

Cette pratique a l'avantage de se passer de la volonté du malade.

C'est aussi celui des inhalations diverses, chloroforme, éther.

Topiques. — Du côté de la peau, l'on agit par les lotions.

les bains, les cataplasmes, les liniments en frictions, en onctions, les pommades, les emplâtres divers.

Les bains d'un usage régulier, se prêtent à merveille aux divers effets qu'on veut produire, bain de propreté, bains émollients, calmants, toniques, révulsifs.

Bains généraux, plutôt que locaux ; les enfants ne restent pas dans un bain de pied chaud.

Température 30° à 32° pour les bains frais, 36° pour les chauds ; les froids se recommandent quand ou veut abaisser la température, 20 degrés au lieu de 30. Pour les bains à base toxique, veiller aux portes d'absorption, excoriations.

Les applications hydrothérapiques demandent certains ménagements chez les jeunes enfants.

Les cataplasmes, espèces de bains locaux, s'emploient comme calmants à la farine de lin, léger cataplasme Hamilton ou sinapisés pour révulsifs.

Dès que la peau n'est pas à son état normal, s'en tenir à l'amidon ou à la fécule délayée dans une solution boriquée.

Les pommades et les onguents ont une foule d'application ; aujourd'hui l'axonge le cède à la vaseline, à la lanoline et aux glycérolés ; ceux-ci se dissolvent dans l'eau. Petite quantité à la fois, 10 à 20 grammes.

Sous le nom de pâtes, les dermatologistes prescrivent des pommades très concentrées, par exemple de la vaseline à 30 %, d'oxyde de zinc (pâte de zinc).

Les emplâtres, sous forme ce sparadrap, seront mous, de peu d'épaisseur.

Bannir le thapsia, règlementer les applications du vésicatoire.

Le Vigo peut donner exceptionnellement lieu à des éruptions.

Enfin, comme moyens externes, la thérapeutique comprend les ventouses simples, scarifiées ; ces dernières réservées aux enfants un peu grands, et préférables à la saignée.

Thérapie. — Synonyme de thérapeutique, entre dans un grand nombre de mots composés et veut dire traitement par : aérothérapie, traitement par l'air ; hydrothérapie, traitement par l'eau, etc.

Thériaque. — Poudre thériacale opiacée 1000 ; térébenthine de Chio 50 ; miel blanc 3500 ; vin d'Espagne 250. F. S. A. 4 grammes contiennent environ 0,05 d'opium brut, représentant 0,025 d'extrait d'opium. Cet électuaire, qui a quelque chose de spiritueux, est tonique et parégorique, et s'emploie dans tous les cas où l'opium est indiqué. On le donne sous forme de bols, enveloppé dans du pain à chanter. La dose se règle sur la quantité d'opium que l'on veut administrer ; mais on ne va guère au delà de 8 grammes par jour.

Thermes. — Dans l'antiquité, c'était un édifice destiné aux bains publics. Ce mot vient du grec, thermos, chaleur. Aujourd'hui on donne ce nom aux établissements des eaux minérales chaudes

Thermomètre. — Instrument destiné à faire connaître la température du corps avec lequel il est en contact ; il est utilisé en médecine dans la recherche de la fièvre et dans la mesure comparative des températures des parties symétriques dans le tuberculose, les paralysies, les congestions locales, etc. Pour reconnaître la fièvre, le thermomètre se place dans l'aisselle ou le rectum du sujet. On l'y laisse en place 5 à 10 minutes. La température normale est de 37° centig. à 37°5. Quand cette température est dépassée, il y a fièvre. (*Voir* température.).

Thermomètre (dans la constatation de la mort réelle). — *La Société pour la crémation* a fait d'intéressantes observations sur la marche suivie par la température du corps, depuis l'instant de la mort jusqu'au moment où l'organisme ne suivant plus la température invariable d'un corps animal vivant, se met en équilibre avec le milieu ambiant et suit ses variations thermométriques. On comprend l'importance de ces constatations, quand on sait combien il est parfois difficile de distinguer la mort apparente de la mort réelle, et on ne peut qu'applaudir à la découverte d'un moyen sûr et facile qui donne toute certitude dans nos pays et qui peut aussi calmer les terreurs, du reste heureusement peu justifiées, de tant de personnes qui ont peur d'être enterrées vivantes ou brûlées vives.

Voici une observation qui peut servir de type :

L'enfant X ., atteint d'*idiotie méningitique*, est mort de granulite tuberculeuse, le 8 avril 1893. Voici le tableau des températures qui ont été prises :

	T. rectale	T. du corps.	T. de la chambre.
Aussitôt après la mort.		39°,5	»
1/4 d'heure après		39	»
1 h. après.		36	»
2 h. —		35	»
5 h. —		18	22°
8 h. —		14	19

11 h. —	11	17
14 h. —	11	14
17 h. —	22	22

Cinq heures après la mort, la *température rectale* s'est donc abaissée au-dessous de la *température de la chambre*, et, seulement au bout de dix-sept heures, le cadavre s'est mis en équilibre avec la température de la chambre. Le thermomètre fournit donc, dans nos climats, un moyen certain de distinguer la mort réelle de la mort apparente.

Thrill. — Mouvement vibratoire perçu par la main appliquée sur une tumeur anévrysmale.

Thrombose. — Formation d'un caillot sanguin dans les vaisseaux : ce caillot peut oblitérer le vaisseau attaqué, ou progresser dans ce vaisseau et arriver au poumon ou au cœur. (*Voir* embolie.)

Thrombus (de la vulve). — Épanchement de sang qui se produit dans le tissu lâche des grandes lèvres à la suite de chute sur ces parties, et plus souvent dans l'accouchement par le choc de la tête de l'enfant et la compression que la tête opère sur la vulve.

Traitement. — Si la tumeur formée par le sang épanché est trop volumineuse, l'inciser et la vider.

Tisserands. — Les affections tuberculeuses, scorbutiques et rhumatismales, précédées de l'étiolement et de la faiblesse générale de l'organisme, est le sort des tisserands qui travaillent 14 à 17 heures par jour. Leur position est incessamment ébranlée par les percussions du balancier sur le cylindre autour duquel l'étoffe s'enroule.

Pour empêcher la dissécation trop prompte de la couche de colle dont les fils de la chaîne sont enduits, ils sont obligés de fabriquer ces toiles dans des lieux frais et humides.

Tœnia. — Vers trématodes (plats) de la famille des téniades.

Les téniadés comprennent deux groupes, les ténias *à crochets* qui se trouvent chez les mammifères et les oiseaux, les ténias dépourvus de crochets ou inermes, qui se trouvent chez les mammifères herbivores, les batraciens et les poissons

L'homme possède à la fois des ténias à crochets et des ténias inermes, chez l'homme il existe une seule espèce de l'inerme : le ténia médiocanellé ou inerme qui habite le bœuf et le veau pendant sa phase embryonnaire.

Les anneaux sont très nombreux et sortent d'ordinaire isolément par l'anus dans l'intervalle des selles.

Parmi les ténias à crochets, les plus communs sont :

1° Le ver solitaire (ténia solium), un peu moins long que le ténia inerme, pouvant atteindre cependant une dizaine de mètres de longueur.

Il existe à l'état embryonnaire dans les tissus du porc et y détermine la maladie connue sous le nom de ladrerie.

2° Plusieurs autres espèces de ténias ont été trouvés à l'état embryonnaire, à l'état de cysticerques chez l'homme : le cysticerque triarmé, le cysticerque ténuicolle, le ténia nain, le ténia à tache jaune, le ténia canina, le ténia échinocoque qui forme les kystes dits hydatiques.

On a préconisé contre le ténia un grand nombre de remèdes : kousso, 15 à 28 gr. en infusion ; kamala, 15 à 10 gr. de teinture ; écorce de grenadier, 60 gr. pour un litre d'eau ; tannate de pelletiérine, 0,30 à 0,40 centigr., ne doit pas être donné aux enfants ; fougère mâle 1 à 4 gr. en poudre ; graine de courge, 20 à 50 gr. (*Voir* ténia).

Toniques. — 1° *Substances alimentaires*, parmi lesquelles on doit placer en première ligne les *viandes* : poudre de viande Trouette, aliments nutritifs et reconstituants par excellence, de même qu'entre les boissons, le vin se recommande avant toutes, quand il est réellement, simplement et naturellement du vin : 2° *substances médicamenteuses*, telles que les amers, la gentiane, le quassia, le quinquina, les ferrugineux, les vins médicamenteux, vin du Dr Cabanes, tonique Rousseau, etc., dont les unes accroissent les sécrétions salivaires et gastriques, excitent l'appétit, stimulent les digestions et sont dites eupeptiques ou toniques indirects ; dont les autres retardent les oxydations qui se font dans l'économie animale, ou diminuent la production d'urée, d'acide urique, c'est-à-dire de principes qui ne sont bons qu'à être éliminés de l'organisme, ou bien encore rendent moins grande la consommation d'oxygène et l'excrétion d'acide carbonique ; 3° *procédés spéciaux*, comme l'exercice, l'hydrothérapie, les bains de mer, l'électricité, le massage, qui, méthodiquement employés, avec précision, continuité et persévérance, donnent de merveilleux résultats, soit par eux seuls, soit en concomitance avec d'autres moyens toniques.

Tophus. — Tumeur dure formée de substances calcaires qui se déposent sous la peau, particulièrement aux orteils, aux doigts, plus rarement à la paupière, au pavillon de l'oreille, etc.

Ces dépôts sont fréquents chez les goutteux et chez les ouvriers intoxiqués par le plomb, etc.

Torticolis. — Douleur de nature inflammatoire ou rhumatismale se manifestant dans les muscles du cou et forçant à tenir la tête inclinée sur le côté, en avant ou en arrière, suivant le groupe de muscles affectés.

Traitement. — Frictions, redressements par des appareils orthopédiques, ou section des tendons et des muscles contractés. Solution d'antipyrine Trouette, contre les douleurs des torticolis.

Toucher. — Il réside tout entier dans la peau, tout ce qui épaissit l'épiderme diminue la sensibilité du tact ; il faut protéger la peau contre les violences extérieures, et prendre les plus grands soins de propreté.

Le toucher a des maladies : exagération de sensibilité ou abolition de sensibilité dans les intoxications, les névroses ; des hallucinations dans l'hystérie, les maladies mentales.

Tourniole. — Panaris de nature bénigne, consistant en une suppuration superficielle qui fait le tour du doigt attaqué.

Traitement. — Bains locaux, onguent mercuriel.

Tours de reins (*Voir* lumbago).

Tout à l'égout. — Système qui consiste à ne plus conserver les matières fécales dans des fosses d'aisance ; tout irait se perdre à l'égout. De cette façon, les maisons ne seraient plus infectées. On a opposé de graves objections à ce système.

1º Vous créez une nouvelle voirie deux ou trois fois plus éloignée, il est vrai, que les voiries actuelles, mais c'est une voirie avec tous les inconvénients des émanations et de la pestilence.

2º En temps de gelée, vos irrigations ne pourront fonctionner, et vos eaux d'égout s'écouleront impures dans la Seine.

3º Vos terrains irrigués seront rapidement saturés, et vos drains ne rendront alors au fleuve que des eaux impures.

4º Vous empoisonnez les égouts.

A ces critiques, les ingénieurs ont répondu fort longuement et fort savamment ; le cadre de notre modeste travail ne comporte pas la relation de cette polémique : mais nous pouvons dire pour le moins que l'apôtre de l'irrigation, M. Durand-Claye, a victorieusement répondu.

1º Non, a-t-il dit, les champs d'irrigation ne seront pas plus des voiries infectes que ceux de Gennevilliers et de toutes les villes qui nous montrent l'exemple, ce qui s'explique par l'immense proportion d'eau qui noie les déjections par le volume considérable d'air qui les oxyde et anéantit leurs germes en les nitrifiant

Si les irrigations de Gennevilliers, placées à un kilomètre des fortifications, n'incommodent pas la capitale, celles d'Achères ne gêneront pas Paris qui en sera éloigné de 18 kilomètres, ni même Saint-Germain, qui en sera à 8 kilomètres au sud.

Ce sont les capitales dotées du « tout à l'égout » et du système de l'épuration qui présentent la mortalité la plus faible.

2° Quant à la gelée, il n'y a rien à craindre, ainsi que le démontre l'essai de Gennevilliers. Les eaux d'égoûts ne gèlent jamais ; elles empêchent, même par les plus grands hivers et jusqu'à une longue distance, la congélation de la partie droite de la Seine, où elles s'écoulent actuellement.

Sous la couche de neige qui pourrait couvrir le champ d'irrigation, les eaux circuleront relativement chaudes.

3° Le colmatage (exhaussement par apport) des terrains ne sera jamais à craindre, car on pourra porter les eaux aussi loin que l'on voudra vers l'aval ; la culture en est avide.

4° Enfin nous n'empoisonnerons pas les égoûts qui, grâce à la circulation et à la ventilation abondantes, n'incommoderont jamais les habitants ; il est d'ailleurs prouvé que ce sont les quartiers les mieux pourvus d'égoûts qui sont les plus sains.

Tout à l'égoût est possible, mais à une condition, c'est que la pente soit suffisante, et qu'il y ait un grand écoulement d'eau pour entrainer les détritus et laver continuellement les conduits et les tuyaux par lesquels passent les matières souvent en putréfaction.

Toux. — Expiration courte et fréquente, produisant un bruit particulier bien connu et affectant des timbres divers : toux stridente, aigre, métallique, sourde, éructante, semblable à un cri étouffé, dans la laryngite chronique: férine, sèche, éclatante, par quinte dans la rougeole et chez les femmes nerveuses.

Causes de la toux : 1° introduction de corps étrangers, d'air froid, de poussière ou de gaz; 2° irruption d'un liquide, sang, pus, etc.; 3° inflammation de toute nature : laryngite, bronchite, tubercule, pneumonie, etc.; 4° certaines névroses : asthme, coqueluche; 5° la toux peut être sympathique et tenir à la lésion d'autres organes : toux des hystériques, des dyspeptiques, toux de la dentition, etc.

Traitement. — Pastilles et sirop du Dr Cabanès, Gouttes Livoniennes, Respirator Maxim.

Toxicologie. — (*voir* toxique empoisonnement).

Toxine (*voir* toxique).

Toxique. — Poison ; il est aussi adjectif ; substance toxique ; intoxiquer, empoisonner lentement ; intoxication saturnine, empoisonnement lent par le plomb ; intoxication hydrargyrique, empoisonnement par le mercure.

La toxicologie est l'étude des poisons. Les toxines sont des poisons organiques, produits de la décomposition de nos tissus, ou produits par des micro-organismes.

Les leucomaïnes et les ptomaïnes sont des toxines.

Trachéotomie. — Opération chirurgicale consistant à produire une ouverture faisant communiquer la trachée avec l'air extérieur. On la pratique dans le croup, certaines angines et aussi pour l'extraction de corps étrangers introduits dans la trachée. (*Voir* intubation du larynx).

Transmission de l'immunité par le lait. — Après plusieurs autres médecins, M. Poppof a étudié la transmission de l'immunité contre le choléra par le lait de vache vacciné.

Après avoir conféré l'immunité à une vache, par les injections sous-cutanées et intra-péritonéales, de cultures des bacilles virgules dans du bouillon, l'auteur a étudié les propriétés chimiques et biologiques du lait de cette vache. il est arrivé à cette conclusion : le principe immunisant se trouve dans le serum du lait qu'on prépare à l'aide du lab ferment. l'introduction du lait ou, mieux encore, du serum du lait (petit lait) préserverait contre l'inoculation des cultures virulentes.

La cuisson détruit le principe immunisant du lait.

Transpiration. — Une transpiration modérée et continuelle est indispensable à la conservation de la santé. La propreté du corps la rend plus facile et, d'une autre part. le renouvellement fréquent du linge en combat les petits inconvénients.

En Égypte, quelques personnes s'abordent en disant comment transpirez-vous? comme on dit en France comment allez-vous, et la santé est-elle bonne aujourd'hui ? C'est que cesser de bien transpirer en ce pays peut donner naissance à un grand nombre de maladies, il y a même un conte arabe à ce sujet.

Les boissons chaudes font transpirer, comme les boissons froides font uriner.

Il y a souvent compensation d'une fonction l'une par l'autre, mais il ne faut pas faire trop travailler les reins, ce qui pourrait occasionner des néphrites interstitielles ou parenchymateuses.

(*Voir* mal de Bright, néphrite, sueur.

Travail des femmes et des enfants. — La loi du 2 novembre 1892 sur le travail des femmes et des enfants prescrit que les différents genres de travaux présentant des causes de danger, ou excédant les forces, ou dangereux pour la moralité, qui seront interdits aux femmes, filles et enfants, seront déterminés par des règlements d'administration publique.

Au point de vue hygiénique, la loi porte que les femmes, filles et enfants ne peuvent être employés dans des établissements insalubres ou dangereux où l'ouvrier est exposé à des manipulations ou à des émanations préjudiciables à sa santé, que sous les conditions spéciales déterminées par des règlements d'administration publique pour chacune de ces catégories de travailleurs.

Les règlements d'administration publique prévus par cette disposition ont été promulgués et ont paru dans le *Journal officiel* du dimanche 14 mai 1893.

Industries surveillées :

Graissage des machines.

Machines à coudre.

Soufflage du verre.

Machines à coudre : il est interdit d'employer des filles au-dessous de seize ans au travail des machines à coudre mues par des pédales.

Graissage : Il est interdit d'employer les enfants au-dessous de dix-huit ans, les filles mineures et les femmes au graissage, à la visite ou à la réparation des machines ou mécanisme en marche.

Dispositions interdisant le travail aux femmes et aux enfants sur les machines en mouvement.

D'actionner au moyen de pédales les métiers dits à la main.

De travailler à certains instruments tranchants.

De cueillir dans les verreries un poids de verre supérieur à un certain maximum.

Tremblement. — Agitation involontaire de certaines parties du corps. (*Voir* paralysie agitante, saturnisme, alcoolisme).

Trépanation. — Opération qui consiste à enlever une partie de la boîte crânienne, au moyen d'un instrument appelé trépan; on fait à la peau de la tête une incision cruciale ou en T, incision comprenant la peau et le périoste; on écarte les lèvres de l'incision, et on applique la couronne de trépan; quand la lame interne de l'os est attaquée, on retire le trépan et on introduit dans le trou central le tire-fond, avec lequel on retire la rondelle d'os, on rugine les bords irréguliers de l'ouverture.

On rapproche les lèvres de la plaie en laissant, dans leur intervalle, une petite ouverture pour l'écoulement du liquide.

La trépanation a reçu de nombreuses applications dans la chirurgie cervicale.

On a même excisé l'écorce cérébrale dans une certaine étendue contre la démence maniaque, les hémorrhagies cérébrales, les céphalalgies intenses rebelles à toute médication, tumeurs et tubercules cérébraux, dans certaines épilepsies et états convulsifs. On applique enfin la trépanation et l'excision de l'écorce cérébrale au traitement des psychoses (maladies de l'esprit), qu'on considère comme des lésions diffuses ou en foyers du cerveau.

Trichine. — Genre de vers de l'ordre des nématodes déterminant la trichinose.

La trichine pénètre dans les muscles du porc et s'y enkyste; si l'on vient à manger un morceau mal cuit de la chair contenant un de ces kystes, la poche du kyste est dissoute par les acides de la digestion, les trichines perforent l'estomac, les tissus et vont s'enkyster dans les muscles, en causant la maladie nommée trichinose.

Traitement. — Si cette maladie ne peut être combattue par des moyens thérapeutiques, la prophylaxie est toute puissante; il faut faire cuire les viandes ou les saler fortement afin de détruire les kystes.

Trichocéphale. — Ver rond, très long, habitant chez l'homme, surtout le colon et le cæcum, où il forme des masses assez grosses. Ce ver est à peu près inoffensif.

Tricophytie. — Maladie parasitaire des poils ou des cheveux produite par un champignon microscopique.

Traitement. — Lotion avec solution de Crésyl-Jeyes à 2 0/0. (*Voir* mentagre et teigne).

Tricuspide (insuffisance ou rétrécissement). — Maladies de la valvule qui sépare l'oreillette droite du ventricule droit; elles sont consécutives, soit aux maladies du cœur gauche, soit à des maladies chroniques du poumon.

Trifaciale (névralgie). — Névralgie attaquant les trois

branches nerveuses faciales : sus-orbitaire, sous-orbitaire, et maximillaire inférieur.

Points douloureux : sus-orbitaire, sous-orbitaire, palpébral, nasal, labial, pariétal, mentonnier.

Cette névralgie s'accompagne souvent de tics douloureux.

Traitement des névralgies. — Quinine, exalgine, antipyrine Trouette,

Trinitrine (nitro-glycérine). — Ether de glycérine, dérivant de cet alcool triatomique, par la substitution, sous l'action de l'acide nitrique, de trois nitryles $Azo2$, à trois atomes d'hydrogène, c'est la nitroglycérine, poison violent, s'emploie en solution au 100ᵐᵉ par goutte, 3 par jour, contre l'angine de poitrine, la néphrite.

Tub (Tob). — Tub, mot anglais qu'on prononce tob, grand bassinet de métal sur lequel on fait ses ablutions.

Le tub répète-t-on souvent manière elliptique, pour désigner le lavage à grande eau de toutes les parties du corps.

Tuberculeux *(Viande provenant d'animaux . - Dangers des viandes d'animaux tuberculeux.* — On sait quelle crainte inspire la viande des animaux tuberculeux. Beaucoup d'hygiénistes et de vétérinaires, parmi les plus instruits, réclament la destruction totale, après saisie, de toute bête reconnue tuberculeuse à l'autopsie. C'est à peu près dans ce sens qu'ont conclu les deux congrès de la tuberculose en 1888 et en 1891.

Cependant, certains savants prétendent que la terreur est trop grande et que les viandes d'animaux tuberculeux sont beaucoup moins dangereuses qu'on le croit. Parmi ces derniers, est M. le professeur Galtier, de Lyon, qui a essayé vainement de tuberculiser certains animaux en les nourrissant avec de la viande tuberculeuse ; voici d'après le *Lyon médical,* sa conclusion à ce sujet :

« Mes diverses tentatives, dit-il, ayant abouti à un résultat négatif, comme d'ailleurs celles de Nocard et de Perroncito, je persiste à croire : que l'*ingestion* de la viande d'animaux tuberculeux est sans danger, surtout quand on a distrait les organes et les glangions malades : qu'il n'y a pas lieu de demander la saisie des viandes tuberculeuses dans tous les cas : qu'il y a lieu de se borner à la saisie des viandes qui sont à la fois tuberculeuses et maigres et celles provenant de bêtes atteintes de tuberculoses tout à fait avancées : qu'il suffit, dans tous les autres cas, de saisir les organes malades. »

Il n'y aurait donc pas lieu de faire, comme mesure de

précaution, dans les abattoirs, plus qu'on ne fait à l'heure actuelle.

Tuberculose. — Maladie constitutionnelle, une dans sa nature, mais variable dans ses manifestations.

Les inflammations et les granulations tuberculeuses qui caractérisent cette maladie, peuvent apparaître dans tous les tissus et dans tous les organes.

Koch a démontré que les produits caséeux de la tuberculose renferment un bacille spécial qui se trouve dans les crachats, dans les selles, dans le pus des caries osseuses ou des abcès, ce bacille a pu être isolé, cultivé et inoculé.

Le poumon, tout en étant le siège de prédilection des tubercules, peut en être exempt, tandis que d'autres organes en contiennent ; ce qui précède est à peu près spécial à l'enfance, *(tuberculose localisée)*.

La tuberculisation généralisée, c'est-à-dire attaquant à la fois un grand nombre d'organes est plus fréquente chez l'enfant que chez l'adulte.

Certaines localisations sont fréquentes chez l'enfant : tuberculisation de l'encéphale, des reins, de la rate, du foie, du mésentère. d'autres sont plus fréquentes chez l'adulte : tuberculisation de la bouche, du larynx, des organes génitaux.

La transmission de la tuberculose des parents aux enfants par hérédité est fréquente, mais toutes les causes d'affaiblissement de la santé chez les parents, scrofule, syphilis, alcoolisme, peuvent favoriser l'éclosion de la tuberculose chez les enfants. La contagion est, en réalité, la cause la plus commune de tuberculose.

La coqueluche, la rougeole, la broncho-pneumonie. l'ulcère à l'estomac sont très souvent suivies de tuberculose.

Traitement. — Le traitement général de la tuberculose est le même que celui de la scrofule : créosote à l'intérieur, Gouttes Livoniennes et capsules de créosote de Trouette, toniques. Dès que l'enfant commence à marcher, s'il est de famille tuberculeuse, l'habituer au lavage froid le matin, aux sorties quotidiennes, à la gymnastique, à l'équitation : pour les vêtements couvrir modérément le haut de la poitrine ; les pieds et les jambes seront toujours préservés du froid et de l'humidité.

Voir phtisie.

Tumeur. — Production morbide, persistante, caractérisée par une tuméfaction limitée.

29.

Les tumeurs solides prennent différents noms, suivant la nature du tissu qui les composent.

Tympanite : *Pneumatose gastro-intestinale.* — Généralement liée à des troubles de la digestion. Entretenez le ventre libre. Choisissez les aliments : pas de farineux, pas de choux ; vin rouge. Que la mastication soit complète et chaque repas peu copieux. Papaïne Trouette après le repas. Tisanes aromatiques, d'anis, d'absinthe, de menthe, de mélisse, d'écorces d'oranges ; eaux distillée d'anis, de cannelle, de menthe. Serviettes chaudes sur le ventre ; frictions et massage de l'abdomen avec la main chauffée et imprégnée de quelque teinture aromatique. Enfin, grands bains fréquents, pratiques d'hydrothérapie et exercice modéré après le repas. — La tympanite peut être liée au tempérament du sujet : et elle est alors persistante.

Typhlite. — Inflammation du cœcum commune chez les enfants mâles, ayant pour cause : la constipation, le froid, un coup sur la région, les corps étrangers et les concrétions du tube digestif. Symptômes : douleur dans la région du cœcum, on sent une tumeur à cette région, constipation, vomissements, fièvre. Traitement : lavements abondants, cataplasmes Hamilton sur la tumeur, bains tièdes, cachets de naphtol et de salicylate de bismuth Trouette.

Typhlite (péri). — Inflammation des tissus situés autour du cœcum, se terminant par un abcès, la douleur est intense et la maladie grave.

Typhoïde (fièvre). — (*Voir* fièvre).

Typhus. — Maladie contagieuse, se développant surtout dans les grands rassemblements d'individus : camps, casernes, etc.

Elle est caractérisée par une fièvre violente et continue, de la stupeur, l'apparition de petites taches rosées plus nombreuses sur le tronc, du délire furieux.

Traitement. — Alcool, vin, opium ; combattre la diarrhée par les cachets de naphtol Trouette ; lotion du corps tout entier à l'eau mélangée de coaltar saponiné Le Bœuf ; quelques gouttes de ce liquide dans l'eau des lavements.

Typhus exanthématique. — Moyen prophylactique pour l'éviter et l'empêcher de se propager. — Une épidémie de typhus ayant éclatté à Paris au dépôt de la Préfecture de Police, et s'étant propagé à Nanterre et dans les prisons jusque dans le Nord à Lille, il a été établi que l'un des agents les plus actifs de ce fléau a été le Palais de Justice.

La salle des séances de la police correctionnelle, dit

M. Chauffesson, présente à une de ses extrémités une enceinte ouverte au public, limitée par une balustrade en bois.

À chaque séance, cette enceinte se remplit de rôdeurs et de vagabonds.

On ne connaît encore jusqu'ici comme cause de la contagiosité du typhus, que le contact du malade et surtout de ses linges et vêtements, qui sont d'autant plus dangereux qu'ils sont plus sales, d'où la légitimité du nom donné à la maladie, typhus de misère.

U

Ulcération. — Solution de continuité d'un tissu superficiel, avec perte de substance. (*Voir* ulcère.)

Ulcérations syphilitiques. — Elles frappent les muqueuses et sont rangées parmi les accidents secondaires de cette terrible affection. Les plus fréquentes et les plus graves sont observées dans la cavité buccale, sur les amygdales, le voile du palais, dans le pharynx, dans les fosses nasales et jusque dans les voies aériennes; ces ulcérations, d'abord superficielles, gagn nt les tissus sous-jacents et peuvent atteindre jusqu'aux parois osseuses qui sont détruites et perforées, l'œil peut être le siège d'une phlegmasie. (*Voir* iritis syphilitique).

Traitement local. — Cautérisation avec la pierre infernale.

Traitement général. — Iodure de potassium et mercure.

Ulcère. — Plaie superficielle n'ayant aucune tendance à se cicatriser, et présentant un écoulement ou un suintement purulent.

Il y a un grand nombre d'ulcères, les principaux sont:

1° L'ulcère de l'estomac, caractérisé par des douleurs vives, des vomissements de sang et des selles sanglantes.

Traitement de l'ulcère de l'estomac: régime lacté, calmer la douleur par de la morphine.

Combattre l'acidité par l'eau de chaux et la magnésie.

2º Les ulcérations de l'utérus qui accompagnent souvent les métrites et guérissent avec elles.

3º Les ulcères variqueux qui compliquent les varices, assez faciles à guérir par le repos au lit, des bandelettes imbriquées de diachylon appliquées sur l'ulcère, des compresses imbibées de coaltar Saponiné Le Beuf, étendu d'eau.

Urémie. — Intoxication de l'écononomie se produisant subitement à la suite de troubles dans l'émission de l'urine.

Elle apparaît dans les maladies des reins, de l'estomac, dans la dernière période du cancer à l'utérus.

Elle peut affecter plusieurs formes; elle peut être accompagnée de nausées, de diarrhée violente, simuler des attaques d'apoplexie ou d'épilepsie.

L'insuffisance de la sécrétion rénale amène dans le sang des produits uriques, se transformant en chlorhydrate d'ammoniaque; on a beaucoup discuté sur la nature chimique des principes provoquant ces accidents d'intoxication.

Cet état termine souvent la maladie de Bright, le danger vient dans cette maladie de l'insuffisance de la sécrétion rénale.

Traitement de la maladie de Bright : Dans l'alimentation, éliminer les œufs et surtout les blancs d'œuf, alimentation surtout végétale. (*Voir* régime.)

Contre les troubles cardiaques, digitale, révulsifs sur la région lombaire, ventouses, sinapismes.

Urétrite (ou Uréthrite). — Inflammation de la membrane qui tapisse le canal de l'urèthre. Cette inflammation est décrite par les auteurs sous les noms divers de blennorrhagie, de gonorrhée, de chaude-pisse, etc., dénominations employées surtout pour désigner l'inflammation déterminée par une cause virulente.

Traitement. — L'urétrite aiguë doit être traitée par les antiphlogistiques, bains tièdes, injections de permaganate de potasse au millième.

L'*Urétrite chronique.*

Traitement. — Le malade doit suivre un régime sévère et ne pas s'écarter des règles hygiéniques. Rarement il convient de recourir à l'emploi des astringents. Si cependant on trouve convenable de les employer, c'est à l'estomac qu'il faut les confier. A cet effet, on donne le baume de copahu. La potion de Choppart, à la dose de 2, 4, 6 cuillerées par jour, est sans contredit une des meilleures préparations propres à combattre cette affection.

Le copahu seul sous la forme de pilules ou de bols, le

poivre cubèbe ont été aussi beaucoup employés. (*Voir* blennorrhagie et gonorrhée).

Porter un suspensoir, éviter de toucher les yeux avec les doigts, car le liquide virulent peut donner une ophtalmie blennorrhagique et du catarrhe nasal.

Dans la forme chronique, survient souvent un petit écoulement, la goutte militaire est son nom vulgaire.

Traitement. — Injection avec vin du Roussillon, solution de tannin, eau de rose ; éviter de boire de la bière ; l'usage modéré du vin et du café est permis, eaux minérales : Vichy, Vals, Chatel-Guyon, eau de Cara?ana.

Urine (incontinence d'). — *Voir* incontinence.

Urine (trou'les de l'). — L'urine normale est acide ; densité : 1,015 à 1,017 ; quantité : 1,200 gr. par jour environ. Contient principalement de l'urée (25 gr. par jour) ; de l'acide urique et des urates (1 gr. 40 environ) ; des chlorures (10 à 12 gr. par jour) ; des phosphates (2 gr. environ). Les états pathologiques de l'urine sont relatifs 1° à son émission : rétention, incontinence, dysurie, anurie (*Voir* ces mots) ; 2° à ses qualités physiques et chimiques : altération dans la quantité, l'aspect, la densité, la réaction, la quantité de ses principes ; 3° à l'addition de principes étrangers : albumine, glucose, sang, graisse, pus, mucus. (*Voir* albuminurie, diabète, calculs, néphrite, calcul.)

Urticaire. — Inflammation de la peau caractérisée par l'apparition de taches saillantes, rappelant celles que produit le contact de l'ortie et causant des démangeaisons violentes.

Cette éruption dure peu, mais se reproduit souvent chez les gens prédisposés. Certaines substances irritantes : moules, œufs de poissons, etc., peuvent aussi la produire.

Traitement. Boissons rafraîchissantes, bains, et si l'urticaire est chronique, bains alcalins, lotions chaudes avec du savon au Crésyl-Jeyes ; éviter les poissons, salaisons, etc., etc.

Urticaire (fièvre ortiée).

Exanthème caractérisée par des élevures semblables à celles que détermine la piqûre de l'ortie, *urtica urens*. Les taches proéminentes sont dures, ordinairement arrondies, discrètes ou confluentes, plus ou moins larges ; quelques-unes de ces taches ont même jusqu'à un pouce de diamètre ; elles sont ou pâles ou plus rouges que la peau qui les entoure, le plus souvent accompagnées de prurit et de chaleur. Cette éruption est très fugace ; elle disparaît pour reparaître bientôt, à des intervall s irréguliers.

Traitement. — Quand l'urticaire est lié à une indigestion, il faut traiter celle-ci sans s'occuper de l'éruption. Cependant s'il survenait quelques accidents insolites, si, l'estomac étant débarrassé, il restait une forte congestion cérébrale avec une éruption confluente et douloureuse sur le visage (ce qu'on observe quelquefois dans l'urticaire, après l'ingestion des moules), il serait utile de pratiquer une ou plusieurs saignées.

Dans l'urticaire chronique, il faut examiner avec soin le régime du malade, le priver de tous les aliments que l'on sait être susceptibles de développer cette affection, l'engager à éviter tous les excès de table.

Si ces moyens hygiéniques échouent : laxatifs, lotions vinaigrées ou alcoolisées.

Urticaire géante, massive, œdémateuse.

Manifestations œdémateuses de la peau, circonscrites, présentant par leur apparition subite, par leur durée éphémère, quelques-uns des caractères aigus de l'œdème, mais séparées par les causes qui les produisent et le cortège bruyant des symptômes qui les accompagnent, cette affection, par ces caractères, rentre dans le groupe des angio-névroses; on l'a dans ces derniers temps (Quincke, 1882) appelé œdème aigu de la peau.

V

Vaccination. — Pour préserver de la variole, chacun sait qu'on vaccine, la vaccine est donc une méthode hygiénique et prophylactique. (*Voir* vaccine).

Mais il doit y avoir une hygiène dans la vaccination pour préserver d'autres maladies contagieuses.

Pour éviter la syphilis, la scrofule, l'impétigo, tout vacciné sera vacciné avec des instruments à lui, n'ayant touché que lui, a dit Fournier à l'Académie de médecine le 6 avril 1880.

De plus, bien choisir son vaccin, le prendre sur la génisse elle-même.

La vaccination obligatoire a constitué l'objet d'un projet de loi, présenté à la Chambre des députés il y a douze ans (mars 1881) par un de ses membres, le docteur Liouville, député de la Meuse. Ce projet a été voté en première lecture, mais n'a pu arriver à la deuxième délibération.

En décembre 1891, le gouvernement a déposé un projet de loi sur la Protection de la santé publique, dans lequel l'obligation de la vaccine est l'objet de l'article suivant :

Art. 8. — La vaccination antivariolique est obligatoire au cours de la première année de la vie ; la revaccination au cours de la dixième et de la vingt et unième année.

Les parents et tuteurs sont tenus personnellement à l'exécution de ladite mesure.

L'idée n'est donc pas nouvelle, et tout porte à croire que l'obligation de la vaccine, le jour où elle sera consacrée par la loi, ne sera en France l'objet d'aucune opposition sérieuse. Si l'éducation de nos populations, au point de vue de l'hygiène, n'est pas encore aussi complète qu'elle devrait l'être, — et il s'en faut, hélas, de beaucoup, — on doit reconnaître que, même dans les localités les plus indifférentes aux progrès hygiéniques, on a cessé d'être hostile à la vaccine. C'est par négligence, indolence, qu'on ne se fait pas vacciner, non par préjugé. C'est aussi par manque de facilité dans les moyens. Pour peu qu'on mette la vaccine à la facile portée de tous et partout, l'obligation légale d'y recourir sera observée sans intervention de la contrainte effective.

Mais il est nécessaire que le principe de la contrainte soit formellement inscrit dans la loi. Sans cela, il suffirait de deux ou trois années exemptes d'épidémies varioliques pour que la vaccination fût mise au rancart. Voyez ce que vient de révéler l'épidémie récente de la Corrèze faisant explosion après un certain nombre d'années indemnes : près de 18,000 non vaccinés surgissent tout à coup, mais tandis que les vaccinateurs, débordés par cette affluence inattendue de clients, se morfondent pour leur procurer le bienfait de l'inoculation préservatrice, le hideux fléau continue à sévir dans son épidémicité exaspérée, grêlant et couturant, lorsqu'il ne les frappe pas d'infirmités incurables, ceux qu'il ne tue point ! (*Voir* variole).

Vaccination de la tuberculose. — MM. Grancher et H. Martin ont réussi à donner une résistance prolongée contre la tuberculose, et à conférer contre la même maladie une immunité dont il reste à déterminer la durée.

On peut donc espérer qu'on aura bientôt un moyen de combattre efficacement la bacille de la tuberculose.

Vaccine. — Affection produite chez l'homme par l'inoculation du vaccin, c'est-à-dire de la sérosité empruntée originairement aux pustules développées sur le pis des vaches atteintes de *cow-pox*. C'est probablement une maladie microbienne.

Symptômes. — L'éruption vaccinale est constituée par des élevures qui apparaissent sur les points où l'on a inoculé le virus-vaccin, provenant d'un enfant ou d'un animal vaccinifère ; l'apparition des élevures a lieu du troisième au cinquième jour, puis elles deviennent des pustules aplaties, ombiliquées à la partie centrale, blanchâtre à la périphérie, environnés d'une zone rougeâtre et reposant souvent sur une base indurée : la dessiccation a lieu du douzième au vingtième jour. On observe, dans certains cas, en dehors de l'éruption locale, des poussées éruptives secondaires et un mouvement fébrile.

Traitement. — Tenir les enfants à la chambre et quelquefois même au lit à partir du sixième jour ; quand une auréole inflammatoire se forme autour des pustules, et quand il y a de la fièvre, appliquer cataplasmes de fécule ou de mie de pain sur les pustules ; dans quelques cas, laxatifs ou antispasmodiques.

Vaccine (contre le choléra). — M. Pasteur a reçu d'Agra, Indes-Anglaises une lettre du docteur Haffkine, annonçant que sa vaccination contre le choléra avait parfaitement réussi.

M. Haffkine avait déjà en Europe fait des essais sur des hommes dévoués et sur lui-même, ses succès dans l'Inde où le choléra règne d'une manière endémique sont presque concluants aujourd'hui.

Vaccine de la fièvre jaune. — Comme vaccin on emploie une culture affaiblie du microbe de la fièvre jaune, on introduit un gramme de cette culture sous la peau du bras. On observe ensuite les symptômes suivants : malaise, nausée, vomissements, douleur autour de l'orbite, albuminurie, teinte jaunâtre locale. Il n'y a jamais d'accidents mortels. Certains sujets ne réagissent pas, ce sont ceux-là, surtout qui meurent de la fièvre jaune. On peut employer pour eux une culture plus forte (3e au lieu du 1er). La durée de l'immunité serait de 3 ans. Les cultures importées en France, perdent de leur virulence, qu'elles retrouvent quand on les rapporte au Brésil.

Vaginisme. — Sensibilité anormale du vagin qui rend le coït douloureux.

Traitement. — Dilatation au spéculum de l'ouverture vaginale.

Lavements et injections froides, bains fréquents, bromure de potassium.

Vaginite. — Inflammation de la muqueuse vaginale.

Traitement. — Injections chaudes bains fréquents ; injection au spécifique Laban.

Valgus équin. — Déformation du pied résultant de la combinaison du pied équin avec le valgus. (*Voir* ces mots).

Vals. — Bourg à huit lieues de Privas (Ardèche), possède des eaux gazeuses alcalines et ferrugineuses.

Vals (Société générale des eaux minérales. — Source : *Saint-Jean*, maux d'estomac, appétit, digestions. *Précieuse*, bile, calculs, foie, gastralgies. *Rigolette*, appauvrissement du sang, débilités. *Désirée*, constipation, coliques néphrétiques, calculs. *Magdeleine*, foie, reins grossesse, diabète. *Dominique*, asthmes, chloro-anémie, débilités. *Impératrice*, estomac, eau de table parfaite.

Valvule. — Repli qui dans les vaisseaux empêche les liquides de refluer et ralentissent ou modifient leur cours.

Valzrine. — Nous avions la saccharine, voici maintenant la valzrine qui sucre deux cents fois plus que le sucre de canne ou de betterave.

Vanille. — Les ouvriers qui manient les gousses de de vanille sont sujets à des accidents : éruptions papuleuses gonflement, prurit aux mains, à la face, au cou phénomène nerveux, céphalalgie, vertige.

On ne sait pas si ces accidents sont dus à la vanilline principe de la vanille, ou à un acarien, la mite de la vanille. L'affection s'appelle vanillisme.

Vapeurs. — Phénomènes nerveux se rattachant à l'hystérie.

Varicelle. — Éruption cutanée, ressemblant à la variole; mais les vésicules arrivent bien plus vite à la suppuration dans la varicelle et cette suppuration n'est pas accompagnée de fièvre.

Traitement. — Repos au lit, nourriture légère, poudre d'amidon sur l'éruption.

Varices. — Dilatation anormale des veines commune surtout aux membres inférieurs.

Traitement. — Porter des bas à varices, bains fréquents. Lotions au spécifique Laban.

Pour les ulcères variqueux, repos horizontal, couche de diachylon en bandes imbriquées sur l'ulcère compresses avec spécifique Laban, Hamamelis Mazza à l'intérieur.

Varicocèle. — Dilatation variqueuses des veines du scrotum et du cordon testiculaire.

La varicocèle est caractérisée par une tumeur molle pâteuse, à nodosités, s'élevant du bord supérieur du testicule et s'étendant jusqu'au niveau du canal inguinal dans l'aine où elle se prolonge souvent.

Traitement. — Porter un suspensoir, cautérisation, ligature, extirpation, Hamamelis Mazza à l'intérieur.

Variole (Petite vérole). — Fièvre éruptive, très contagieuse, donnant lieu à des pustules qui, après avoir suppuré pendant une fièvre secondaire, se dessèchent et se terminent par de petites cicatrices vers la troisième, et quelquefois à la fin de la quatrième semaine.

On dit alors que les personnes sont grêlées.

Elle affecte plusieurs formes très importantes au point de vue du pronostic.

Nous allons les énumérer et faire connaître leur plus ou moins grande gravité.

1° Varioloïdes, atténuation de la fièvre suppurative.

2° Varioles discrètes, nombre restreint de pustules à la fois.

3° Varioles cohérentes, les pustules sont presque les unes contre les autres sans se confondre.

4° Varioles confluentes, la confluence ou réunion des pustules se fait dès le commencement de l'éruption.

5° Varioles hémorrhagiques d'emblée, accompagnées d'hémorrhagies diverses.

6° Varioles hémorrhagiques.

Les varioles confluentes et hémorrhagiques d'emblée sont toujours mortelles.

Les varioles hémorrhagiques secondaires et cohérentes sont graves sans être toujours mortelles

Les varioles discrètes peuvent devenir graves par certaines complications, mais elles guérissent presque toujours.

Traitement. — Cautérisation des pustules, dès le début avec le crayon de nitrate d'argent, diète, légers laxatifs.

Onctions huileuses pour calmer les démangeaisons.

Méthode expectante : dans les complications nerveuses, révulsifs, glace sur la tête ; dans la diarrhée, opium ; dans la complication pulmonaire, traiter la pneumonie ; dans la pleurésie cardiaque, traiter l'endocardite, les hémorrhagies ; il peut y avoir aussi des ulcérations de la cornée.

(*Voir* inoculation, vaccine, vaccination).

Variole (Moyen de prévenir les cicatrices de la). — M Startin dit avoir employé, dans un grand nombre de cas, avec un succès remarquable, un procédé fort simple. On touche le sommet de chaque pustule avec un pinceau chargé d'un liquide vésicant, tel que le vinaigre cantharidé. Lorsque la blancheur de la peau annonce que la vésication est complète, on enlève le liquide épispatique en lavant avec de l'eau ou une décoction d'arrow-root les parties sur lesquelles on a opéré.

La vésication de chaque pustule ne doit pas avoir plus d'un sixième de pouce de diamètre : elle doit laisser intactes les limites de l'inflammation, excepté lorsque les pustules sont confluentes. Dans ce dernier cas, on applique le liquide vésicant sur toute la surface des parties affectées.

Quand à la période de l'éruption variolique la plus convenable pour opérer, c'est du quatrième au huitième jour qu'il faut, autant que possible, pratiquer la vésication dont il s'agit. L'expérience a, du reste, appris a M. Startin que cette dernière est efficace tant que l'escarre n'est pas formée.

Lorsque l'épiderme est soulevé, on pique la vésicule avec une aiguille, on lave les parties malades avec une décoction de riz ou d'arrow-root (on doit éviter de se servir d'aucune espèce de savon). On étuve ensuite l'éruption, plusieurs fois par jour, à l'aide d'une éponge douce imbibée du liquide suivant :

Biborate de soude	1 gr.
Sesqui-carbonate d'ammoniaque	1
Acide hydrocyanique dilué	4
Glycérine distillée	15
Eau de roses	240

La vésication des pustules varioliques ne détermine qu'une douleur légère et de courte durée ; elle modère la fièvre et l'intensité des symptômes cérébraux, s'il en existe. Ces effets trouvent leur explication dans cette observation de Hunter : qu'on réussit souvent à guérir une maladie spécifique en changeant la nature de l'inflammation. (*Medical Times and Gazette*, 21 février 1857, p. 198). On dit aussi éviter les complications de la petite vérole et les cicatrices en soumettant le malade à l'action des rayons lumineux rouges : fenêtre hermétiquement voilée par des rideaux rouges, ou vitres de verre rouge aux fenêtres.

Variqueux. — Qui se rapporte aux varices, ulcères variqueux, veine variqueuse. (*Voir* ulcère.

Varus (Pied). — Déformation latérale du pied, vice de conformation constitué par le changement de direction des os de la deuxième rangée, os inclinés en dedans par rapport à ceux qui constituent la première.

Varus Équin. Équin Varus. — Dans l'équin varus on trouve réunies les déformations de l'équin d'une part et du varus de l'autre, mais avec proéminence de l'équinisme. Dans l'autre variété, au contraire, dans le varus équin, il y a prédominance de l'inclinaison latérale du pied.

Vaseline. — Produit extrait du goudron, demi liquide

qui reste dans la cucurbite lorsqu'on a éliminé du pétrole par distillation, les essences légères, l'huile d'éclairage et les huiles lourdes. Désinfecté et décoloré, il donne une huile qui a la propriété de ne pas s'altérer à l'air.

Elle rend de grands services ; on peut faire avec elle des pommades qui ne rancissent pas.

Cette propriété de ne pas s'altérer avait donné l'idée à certains pâtissiers de s'en servir pour la fabrication de leurs gâteaux, qui restaient toujours frais et conservaient une belle apparence.

Cet emploi doit être défendu parce que la vaseline ne se digère pas, et que son introduction dans l'économie peut amener des indigestions qui durent jusqu'au rejet de la vaseline par les vomissements et les selles.

Vaso moteurs. — Nom qu'on donne aux branches nerveuses du grand sympathique qui se distribuent dans la tunique musculaire des vaisseaux sanguins ; ces nerfs règlent la circulation du sang et président à la contraction et à la dilatation des artères.

Cette action des vaso-moteurs a une grande importance en hygiène ; en effet, pour qu'il y ait équilibre, il faut éviter ou l'excitation ou la dépression. Si l'excitation est trop grande, il faut déprimer, si la dépression est trop forte, il faut exciter.

La régularité dans le fonctionnement des vaso-moteurs est un des points les plus importants de l'hygiène ; l'action des vaso-moteurs et des réflexes joue un très grand rôle dans les contre-coups produits par le moral sur le physique.

L'anxiété, les serrements de cœur sont l'indice de troubles des vaso-moteurs, il n'y a pas de vie sans circulation, ou plutôt il n'y a pas de nutrition des tissus ; si les tissus ne se nourrissent pas, ils se décomposent et empoisonnent toute l'économie animale.

Végétarisme. — Les végétariens prétendent qu'on ne doit se nourrir que de végétaux.

On a dit que quelques castes de l'Inde ne se nourrissent que de fruits, la vérité c'est qu'ils mangent du riz et y ajoutent du beurre. Le riz est nutritif mais manque de principes gras.

Les Trappistes ne vivent que de végétaux, mais ils meurent presque tous d'hydropisie ou d'artério-sclérose.

Quant aux Samoïèdes, ils ne mangent pas de viande, mais ils se nourrissent de poisson.

Cependant le végétarisme convient aux pléthoriques irritables et aux personnes d'un tempérament nerveux ou bilieux.

surtout à celles qui sont prédisposées à avoir la gravelle selon Ségola.

Les personnes à poitrine délicate se trouveront bien de l'usage du tapioca ou du sagou ; les personnes au contraire épuisées useront de préférence du salep ou de l'arrow-root.

Hufeland dans sa *Macrobiotique*, nouvelle édition française, Paris 1872, chap. V, prétend que les personnes qui ont poussé le plus loin leur carrière vivaient presque exclusivement de végétaux.

Le régime exclusivement végétal rend les fonctions digestives languissantes, ou plutôt la digestion des végétaux se fait plus lentement que celle de la viande ; de plus, il provoque des diarrhées, affaiblit la constitution, rend les forces moins énergiques et produit un relâchement dans les tissus.

Il appauvrit le sang, prédispose aux dyspepsies, à l'anémie et, d'après Brouardel, au diabète, surtout chez ceux qui font usage immodéré des féculents. *Voir* diète végétale.

Vélocipédie. — Le vélocipède est un bon exercice pour tous les sexes et pour tous les âges, à la condition d'être modéré, un tour de pédale en moyenne par seconde.

Le vélocipède développe les membres supérieurs et inférieurs ; il active la respiration et la circulation : il faut procéder à cet exercice d'une manière progressive ; si, dès le début, le vélocipédiste court trop vite et trop longtemps, il pourra survenir des maux de tête violents et des altérations organiques du cœur et des gros vaisseaux.

Il faut se garder de courir après les repas.

Le vélocipède, loin de donner des varices, les prévient, ainsi que les enflures et l'obésité.

Le vélocipède doit être conseillé surtout aux jeunes filles pâles, anémiques, à tendances scrofuleuses et dont la menstruation s'établit difficilement.

Le départ *en voltige* paraît préférable au point de vue de l'hygiène. Dans le départ en voltige, lorsque vous aurez saisi votre bicycle des deux mains par le gouvernail, que vous lui aurez donné une impulsion rapide et directe, vous courrez sept ou huit pas auprès de lui, en le maintenant en équilibre ; d'un bond, en appuyant sur les manettes, vous vous enlevez comme si vous vouliez franchir une barrière et vous retombez en selle.

Vélocipédiste. — Hygiène du vélocipédiste : Il a paru plusieurs ouvrages sur cette question. Hygiène du vélocipédiste du docteur P. Tessier.

Hygiène du vêtement : Des pieds à la tête, sur la peau de

la laine ; vêtements larges laissant toute liberté aux mouvements ; coiffure légère, mais abritant le visage et le cou contre les rayons du soleil.

Pantalon large, s'il s'arrête au genou ce sera par un bracelet ; sans serrer s'il descend jusqu'à la cheville.

Boire en route le moins possible, ne pas boire de liqueurs fermentées, pas de bière.

Le thé et le café sont excellents, et très recommandés par Gaston Cornié, rédacteur technique au *Véloce-Sport*.

A l'arrivée, prendre un bain tiède.

Emploi du suspensoir, surtout pendant la course en vélocipède.

L'usage du suspensoir est très recommandé comme préventif contre les fatigues générales et en particulier des reins, dit Gaston Cornié, dans son *Manuel technique et pratique du Vélocipède*.

L'excès de la vélocipédie n'est pas sans inconvénients ; modérée, la vélocipédie est saine et salutaire, mais, nous le répétons, l'usage longtemps répété de la vélocipédie peut produire un certain nombre d'affections.

Les records ont produit de tristes résultats, nous en disons autant du coltinage : il ne faut jamais, dans les exercices violents et fatigants, dépasser une certaine mesure, qui varie selon les individus.

Les journaux ont assez parlé de ces accidents, pour que nous n'ayons pas besoin d'insister davantage sur ce sujet.

Veloroom. — Littéralement vélo-chambre, est un vélocipède de chambre, permettant d'actionner alternativement les bras ou les jambes.

La véloromie est conseillée pour prévenir les rhumatismes, les accès de goutte et l'obésité. Son emploi n'est pas encore assez ancien pour que nous puissions juger de ses effets.

Vénéneux, euse. — Qui agit comme poison dans l'économie. Animaux vénéneux : moules, certains poissons, tétrodons, diodons, balistes, etc.

Symptômes : maux de tête, diarrhée, vomissements, démangeaisons.

Prophylaxie. — Laver parfaitement les poissons, les cuire à l'eau en les assaisonnant de jus de citron.

Traitement. — Boissons chaudes, vin alcoolisé, acétate d'ammoniaque, 2 à 4 grammes en potion.

Vénériens, iennes (maladies). — Contractées pendant le coït, mais guérissant sans laisser de traces : chancre mou, blennorrhagie ; ne pas confondre avec syphilitiques.

Venin. — Liquide contenu chez certains animaux, dans des glandes dites à venin, communiquant à des dents canalisées (serpent), ou à des aiguillons (abeille, guêpe).

Ces substances, introduites dans les tissus par la morsure ou la piqûre, produisent des accidents plus ou moins graves.

Traitement. — Venins des serpents, lavage de la blessure, cantérisation, potion ammoniacale et éthérée, potion au quinquina. Venin des abeilles, enlever l'aiguillon, laver la plaie avec une solution de permanganate de potasse au millième, ou au crésyl Jeyes à 2 0/0.

Vents. — Vent du midi, chaud et humide, abat, relâche les fibres, très souvent il charrie des principes délétères, que la putréfaction a développé dans les pays chauds.

Le vent d'ouest a les mêmes inconvénients.

Le vent du nord crispe, resserre les peaux délicates, arrête ou diminue la respiration cutanée ou pulmonaire, de là, les catarrhes, les rhumatismes.

Les gens à tempérament phlegmatique s'en trouvent bien cependant, quand le temps n'est pas nébuleux, il leur donne du ton, active leur appétit et augmente leur force.

Vent d'est, il est le plus sain de tous, frais sans être froid, chaud sans être brûlant, fortifie sans crisper, il stimule, il anime les organes sans les irriter; il convient en général à tous les tempéraments.

C'est à l'exposition de ce vent que les habitations, casernes, hôpitaux, écoles, doivent être exposés.

On cite un grand nombre d'exemples d'épidémies qui se sont développées pendant que les vents soufflaient dans les directions opposées. Cependant il y a de nombreux exemples du contraire. Ainsi ceux qui soufflent dans les contrées méridionales exercent une influence non douteuse.

Siroco en Italie, Kamsin ou Chassin en Égypte, Simoun, dans le désert entre Bassora et Bagdad. Quelquefois, au contraire, ils paraissent avoir une action salutaire. On dit que quand le Kamsin devient impétueux, la peste disparaît.

Le mistral est un vent qui souffle en Provence, venu d'Afrique il vient s'arrêter contre le mont Ventoux et a pour ainsi dire un retour en arrière.

Ventilation. — Pendant une longue suite de siècles on a considéré l'air atmosphérique comme une substance simple, c'est-à-dire comme un élément indécomposable.

A Lavoisier et à Scheele appartient la gloire d'avoir détruit cette antique erreur.

Des physiologistes ont expérimenté qu'un homme ordinaire

avait besoin, pour respirer à son aise et sans inconvénient pour sa santé, de 750 litres, au moins, d'air par 24 heures, et qu'il rendait par l'exhalation une grande quantité d'acide carbonique.

Il a été constaté qu'un homme d'âge moyen et de moyenne taille pouvait vicier 3 mètres et demi cubes d'air en 24 heures.

Lorsque l'air est soumis à certaines altérations locales et que le renouvellement ne peut se faire facilement, il subit de profondes modifications.

Les causes de l'altération de l'air confiné sont nombreuses et donnent lieu, parfois, à des accidents redoutables.

Dans les grottes, les puits, les excavations, les cimetières, fosses d'aisance (acide carbonique, acide sulfhydrique).

De là, nécessité de ventiler, soit par aspiration, soit par injection d'air.

C'est ainsi que dans les hôpitaux de Paris on donne jusqu'à 60 mètres cubes d'air frais par heure et par individu.

Cela fait voir combien il est dangereux d'habiter dans des lieux étroits et très exactement fermés, et pourquoi l'on se trouve si mal à l'aise dans les réunions où il y a beaucoup de personnes assemblées.

Ventilation naturelle. — La ventilation naturelle repose sur ce principe, établi pour la première fois par Pettenkofer, que les murs poreux laissent passer l'air. Les murs poreux sont ceux dans la construction desquels on a fait entrer les briques forées, qui offrent à leur intérieur des conduites creuses.

Ces sortes de constructions ne donnent il est vrai, qu'une ventilation quelquefois insuffisante, mais qui, dans un certain nombre de cas, permet le renouvellement de l'air.

En hiver, le meilleur ventilateur est une cheminée ou un poêle qui *tire* bien. La prise d'air supérieure introduit un air froid. L'air chaud étant plus léger tend toujours à monter, il en résulte un courant établi, qui renouvelle l'air continuellement.

L'air vicié doit être puisé au ras du plafond en été et à un ou deux mètres en hiver, afin d'économiser le chauffage. L'air introduit dans la pièce à ventiler doit être puisé dans un endroit salubre, cour ou jardin.

Ventilation des appartements par les cheminées et les poêles. — Le feu, les bougies allumées, le gaz, les lampes, toutes les lumières artificielles en un mot, répandent de l'acide carbonique, sauf, cependant, la lumière électrique ; il faut donc renouveler cet air. Les cheminées bien construites peuvent servir de ventilateurs.

Les poêles, tout en ayant un plus fort tirage que les cheminées, consomment cependant moins d'oxygène, à cause des petites dimensions de l'ouverture par laquelle l'air s'y introduit.

Ce sont donc des appareils ventilateurs fort imparfaits, surtout dans des pièces bien closes.

Quant aux poêles mobiles, chacun en connaît les dangers, à la suite des nombreux accidents qui sont presque tous les jours, en hiver, reproduits dans les feuilles publiques.

Pour les poêles, quoiqu'ils soient malsains par cela même qu'ils échauffent fortement l'air sans le renouveler suffisamment, et le dessèchent : on évite cet inconvénient en plaçant sur le poêle un vase large plein d'eau que la chaleur vaporise.

Vergettures. — Petites raies rouges, puis blanchâtres, qui surviennent à la suite de distension de la peau ; vergettures de l'abdomen à la suite de grossesse.

Traitement. — Massage, électrisation de la peau.

Vérole. — Synonyme populaire de syphilis. (*Voir* ce mot. Vérole (petite), *voir* variole.

Vermifuge. — Remède ayant pour but de détruire les vers intestinaux. Santonine, mousse de Corse, kousso, fougère mâle, etc.

Santonine 0,02 à 0,75 centigrammes en dragées ou biscuits, semen contra, poudre 1 à 3 grammes.

Mousse de Corse, 1 à 10 grammes en infusion.

Kousso, 10 à 20 grammes. (*Voir* ténifuges.)

Verre. — On a proposé de substituer le verre au bois dans la confection des cercueils. Le verre isolant les cadavres leur permettrait de se momifier ; de plus, la terre cesserait de véhiculer des miasmes putrides et des microbes pathogènes.

C'est un procédé hygiénique qui est une réponse aux partisans de la crémation qui veulent, dans l'intérêt de la santé générale, brûler les corps des morts.

Verres de lunettes. — Il arrive souvent qu'une personne porte des lunettes ou un lorgnon dans des cas où cela n'est pas nécessaire et, trompée par une amélioration passagère de la vue, elle escompte rapidement un restant de vue qui, bien ménagé, pourrait lui suffire pendant longtemps.

Le même accident est réservé à ceux qui se servent des verres mal construits ou mal appropriés à leur vue.

Les verres faits de flint glas possèdent un pouvoir dispersif plus considérable et ont l'inconvénient d'iriser les objets.

ils ont surtout l'inconvénient de produire un trouble considérable de la perception des couleurs et des formes.

Chimiquement parlant, il diffère du verre ordinaire par la présence d'une certaine quantité de minium.

Le cristal de roche ou quartz hyalin est un minéral qu'on trouve à l'état naturel, il est d'une grande transparence et d'une grande beauté, mais difficile à tailler, son prix est très élevé.

Le degré de courbure étant en raison inverse de la longueur du rayon, plus le numéro des verres sera élevé, moins le verre sera puissant.

Les numéros des verres concaves et convexes sont compris entre 1 et 100; on ne fabrique pas tous les numéros intermédiaires.

La 1re série, convexes et concaves ou presbytes et myopes, comprend les numéros :

36, 80, 72, 60, 48, 42, 40, 36, 30, 24, 20.

La 2e série, les numéros :

17, 16, 15, 14, 13, 12.

La 3e série :

11, 10, 9, 8, 7 1/2, 7, 6 1/2, 6, 5 1/2, 5.

4e série :

4 3/4, 4 1/2, 4 1/4, 4, 3 3/4, 3 1/2, 3 1/4, 3, 2 3/4, 2 1/2, 2 1/4, 2, 1 3/4, 1 1/2, 1 1/4, 1.

Ces quatre séries correspondent aux quatre degrés de presbyties commençante, faible, forte, très forte.

Les verres concaves sont également divisés en quatre séries.

Les lunettes à verres plans ne changent point la direction du rayon lumineux, ce sont les conserves; elles préservent des lumières trop vives, de la chaleur des lampes, des effets des couleurs éclatantes, des poussières et des corps étrangers.

La liste des professions auxquelles elles conviennent est longue.

Plus longue serait encore, dit Unger, la liste des personnes qui, pour avoir négligé cette sage précaution, ont eu à souffrir de longues et pénibles maladies des yeux ou qui ont même perdu complètement la vue. (*Voir* lunettes.)

Verres de lunettes (Nature des). — Les verres des lunettes et lorgnons sont généralement faits avec du Crown glass, silicate d'alumine et de potasse, ils doivent être parfaitement transparents et parfaitement décolorés.

Le manque de transparence ne permettant point le passage

du faisceau lumineux, fatiguerait les yeux d'une manière nuisible et la plus légère teinte colorerait les objets et produirait le même résultat.

Verrue. — Petites excroissances cutanées, indolentes, mobiles et pédiculées, ou implantées dans le derme. Les verrues passent aujourd'hui pour être contagieuses.

Traitement. — Cautérisation à l'acide acétique, à l'acide azotique, au nitrate d'argent. Teinture d'iode à l'intérieur, 8 à 10 gouttes par jour dans de l'eau de riz ou du lait, quand les verrues sont en grand nombre.

Vers intestinaux. — Les vers se développent dans les intestins, mais toutes les espèces ne se développent pas dans les mêmes parties des intestins.

Les ascarides lombricoïdes appelés lombricoïdes, parce qu'ils ressemblent à des vers de terre, au lombric, se développent dans l'intestin grêle, peuvent remonter jusque dans la bouche; le malade tousse, et si le ver s'engage dans la trachée, le malade peut mourir asphyxié.

Les oxyures à corps rond habitent le rectum. Ils déterminent à l'anus des démangeaisons insupportables, point de départ d'accidents plus ou moins graves.

Les tricocéphales se cantonnent surtout dans le cœcum.

C'est vers l'âge de trois ans que les vers sont le plus communs; un enfant sur vingt, de trois à dix ans, a des vers.

Les ascarides se développent principalement chez les enfants faibles, lymphatiques, scrofuleux.

Certaines névroses, chorée, épilepsie, hallucination, aphonie, strabisme, paralysies diverses, peuvent être quelquefois causées par des ascarides.

Traitement. — Contre les ascarides, la santonine. Contre les oxyures, lavements à l'eau froide dans laquelle on a fait fondre de la glycérine.

Contre les ténias ou vers solitaires. (*Voir* ténia ou tœnia vermifuges.)

Version. — Opération obstétricale qui a pour but de tourner l'enfant dans l'utérus pour modifier son mode de présentation pendant l'accouchement.

Vert de Schéele. — Substance usitée comme matière colorante, c'est un arsénite de cuivre. On l'obtient en faisant bouillir du sulfate de cuivre, de la potasse, de l'acide arsénieux dans l'eau. (*Voir* chromate.)

Vertige. — Tournoiement apparent des objets avec ou sans obscurcissement de la vue.

Le vertige est souvent d'origine nerveuse; il peut être causé encore par une digestion imparfaite, des maladies de l'oreille, du cœur, etc.

Traitement. — Suivant la cause, en cas de pléthore, sangsue à l'anus et hygiène préventive contre l'apoplexie.

Vertige stomacal. — Éviter l'abus du tabac, ne pas sortir à jeun, infusions de menthe poivrée, hydrothérapie, frictions, bains sulfureux, eau de Royat, eau Saint-Léger-Pougues.

Vertige cardio vasculaire. — Symptôme de l'artério sclérose, souvent confondu avec le vertige épileptique, gastrique, oculaire et auriculaire, ainsi qu'avec la thrombose cervicale, doit être considéré comme une sorte de maladie intermittente du cerveau.

Traitement. — Modifier la tension artérielle, l'hypertension caractérise l'artério sclérose à son début et tient sous sa dépendance les phases ultérieures du processus.

Les deux principaux agents à lui opposer sont l'iodure de sodium et la trinitrine, nitro glycérine qui a une action sur le système vaso-moteur, elle diminue la tension sanguine et provoque une intense congestion des vaisseaux de la périphérie.

Vertige de Menière. — (*Voir* Maladie de Menière.) Du nom du médecin qui le premier l'a décrit. Trouble dans la circulation du labyrinthe (ensemble des parties qui constituent l'oreille interne) et des canaux semi-circulaires. Ces canaux doivent être regardés comme organes essentiels de la faculté auditive, et aussi comme siége du sens de l'équilibre.

Causes. — Épuisement nerveux, abus des plaisirs.

Traitement. — Dans le cas de congestion hémorrhagique ou inflammatoire du labyrinthe, révulsifs. Dans la congestion névro-paralytique des vaisseaux de cet organe, sulfate de quinine à la dose de 1 gr. 50 par jour pendant dix jours, puis à dose décroissante.

Vésanie. — Mot appliqué à toutes les formes de la folie, sans en désigner une spécialement (*Voir* manie, monomanie, aliénation mentale, et les autres mots indiquant des troubles psychiques.) On emploie souvent aujourd'hui le mot psychose à la place de vésanie.

Vésicales (tumeurs). — Elles peuvent être de différentes natures. Henri Thomson, de Londres, les a classées de la manière suivante.

Classification de Henry Thomson de Londres :

1. Polypes muqueux, semblables à ceux des fosses nasales, observées surtout chez les enfants.

2. Papillomes donnant lieu à des hémorrhagies abondantes et répétées.

3. Myomes.

4. Fibromes.

5. Epithéliomes.

6. Squirrhe.

7. Sarcome.

Traitement. — Dans le cas où l'on peut observer une tumeur maligne, l'opération est inutile elle ne fait qu'aggraver les souffrances du sujet et hâter sa fin.

Quand la tumeur est bénigne, ablation.

Vésicant. Insecte qui produit la vésication. De tous les insectes vésicants on ne connait guère usuellement que la cantharide, qui produit des excitations d'une nature particulière. Ces insectes forment cependant une tribu assez considérable représentée dans toutes les parties du monde : elle se compose d'une cinquantaine de genres dont plusieurs, comme les Méloë et les cantharides comptent des centaines d'espèces.

Vésication. — Naissance de vésicules à la suite de brûlures inflammatoires.

Vésicatoire (emplâtre). — Composition :

Elémi	100 gr.
Huile d'olive.	40 —
Basilicum	300 —
Cire jaune	400
Cantharides pulvérisées.	420 —

Cette emplâtre contient le tiers de son poids de cantharides

Faire boire beaucoup pour éviter le cantharidisme.

Vésicule. Qui ressemble à une petite vessie.

Vessie (maladie de la . — *Voir* urines vésicales (tumeurs, calculs, uréthrites, etc.).

Traitement. — Eau de Vals-Précieuse en boisson.

Vêtements. — On ne saurait trop recommander de ne pas se découvrir lorsque le corps est en sueur, de ne point se débarrasser trop vite de ses vêtements d'hiver aux premiers jours du printemps, et de ne pas s'exposer ainsi à des variations brusques de températures toujours fatales à la santé.

Il faut proscrire les vêtements étroits qui gênent la circulation du sang, le jeu des organes, et peuvent provoquer des anévrismes et quelquefois des apoplexies. (*Voir* corset.)

Viande (Intoxication de la). — Dans la grande majorité

des cas, les viandes nuisibles sont des conserves : boîtes mal soudées au couvercle, boursouflées, ou boîtes ouvertes depuis quelques heures ou quelques jours. La viande peut être dangereuse par les germes de maladies transmissibles qu'elle contient ; mais la cuisson tue ces germes, il reste cependant les ptomaïnes.

La viande de porc est très souvent la cause d'accidents.

La morue mal conservée prend une teinte rouge et peut causer des accidents.

Le plus souvent, dans les empoisonnements par les ptomaïnes, la mort survient par le cœur, dans le collapsus. Le pronostic n'est donc pas mauvais quand la circulation se fait bien. Le traitement de ces empoisonnements est simple. On évacuera le contenu de l'estomac par des vomitifs, l'ipéca ou le lavage gastrique ; on administrera ensuite des stimulants.

Viandes blanches. — Se divisent en deux classes, celles qui proviennent des oiseaux et celles du poisson.

Les viandes d'oiseaux sont les plus nutritives. Le gibier à plumes a la chair brune, ferme, riche en osmazone et en principes aromatiques que développe un commencement de décomposition.

La chair de poisson est pauvre en matières grasses, mais facilement digestible. Son usage exclusif se traduirait bientôt par une puissance musculaire moindre, la paleur des tissus.

Viandes malsaines. — La préfecture de police vient de publier le relevé des saisies opérées par le service de l'inspection des viandes pendant l'année 1892.

Ce document nous apprend que, durant les douze mois de l'année passée, les inspecteurs ont dû détruire près d'un million de kilogrammes de viandes corrompues ou contaminées exactement 922.277 kilogr. Comme il est à supposer que, malgré toute leur vigilance, les employés de la préfecture n'ont pu saisir la totalité des viandes impropres à la consommation, on se demande qu'elle influence celles-ci ont pu avoir sur la mortalité.

En effet, il résulte du relevé précité que, parmi les lots saisis, bon nombre étaient susceptibles de communiquer des maladies contagieuses. Voici la récapitulation des cas :

Charbon	1
Fièvre aphteuse	349
Gale	727
Péripneumonie	522
Tuberculose . . , ...	406
Total . . .	2,005

Le total des saisies ayant été de 28.583, on voit que, dans un peu plus de sept circonstances sur cent, les consommateurs l'ont échappé belle.

Un autre détail inquiétant, c'est que les saisies ont été opérées sur tous les points de Paris, ce qui montre que le danger est partout. Contrairement à ce qu'on pourrait croire, ce ne sont point les charcuteries qui mettent en vente les produits les plus dangereux. On n'y a séquestré que 783 kilogr. de porc avarié, tandis qu'à la seule foire aux jambons on a dû en détruire 1.065 kilog.

Voici d'ailleurs la nomenclature des établissements où le service d'inspection a opéré, le détail des quantités saisies dans chacun, et la répartition par espèces de viandes :

	kilogr.
Halles centrales	265.243
Abattoirs	358.480
Portes de Paris	1.665
Gares de chemins de fer	17.500
Marchés de quartier	1.184
Boucheries	90
Charcuteries	783
Foire aux jambons	1.065
Abattoir hippophag. de Villejuif	296.323
Total	942.277

Nombre de saisies : 28.583.

	kilogr.
Bœuf	305.230
Veau	30.177
Mouton	23.032
Chèvre et chevreau	5.940
Porc	109.048
Charcuteries et salaisons	4.613
Triperie	86.270
Poissons, volaille et gibier	1.557
Mort-nés	87.833
Épluchures	19.871
Total	673.633

Si la lecture de ces chiffres nous prouve l'utilité du service d'inspection de la préfecture de police, elle nous montre avec non moins d'évidence la nécessité pour les ménagères parisiennes d'apporter le plus grand soin à l'examen des viandes qu'elles achètent, puisque le commerce de détail aussi bien que celui de gros est susceptible de nous fournir des marchandises dangereuses.

Viandes salées. — Lorsqu'on prévoit devoir manquer de viande fraîche, on les conserve de plusieurs manières, entre autres par la salaison.

Il ne faut pas abuser des chairs salées. On peut corriger l'acreté en lui associant une substance végétale.

Par son mélange avec les végétaux, la chair salé s'adoucit et perd sa causticité.

C'est ainsi qu'on sert fréquemment la chair de porc, quoique fraîche, avec de la panne. D'un autre côté, les végétaux, pénétrés par le suc des viandes, deviennent plus succulents et plus substantiels.

Vibrions. — Synonyme de bactéries. (*Voir* Bactéries, Microbes, Schyzomycètes.)

Ces animaux, classés d'après leur forme, ont été divisés selon leur mode de respiration, en aérobies et en anaérobies.

Les uns ont besoin d'air pour se développer, ce sont les aérobies.

D'autres vivent à l'abri du contact de l'air, ils sont anaérobies.

Vices congénitaux. — C'est-à-dire de naissance.

Vices congénitaux de conformation des articulations. — Toute disposition anormale dans la forme, l'étendue, les rapports des surfaces articulaires ou des moyens d'union, existant au moment de la naissance et susceptible de donner naissance à des difformités ou à des troubles fonctionnels des articulations.

Voir Tératologie, Arrêt de développement, Bec de lièvre, etc.

Vichy (Eau de), Allier. — Alcaline et reconstituante, recommandée contre la goutte, le rhumatisme, la gravelle, la dyspepsie, l'anémie, la chlorose. Principales sources : les *Célestins* — diabète, affection des voies urinaires, coliques néphrétiques ; la *Grande-Grille* — engorgement du foie, de la rate, coliques hépatiques ; l'*Hôpital* — dyspepsie, gastralgie, pesanteur d'estomac ; *Mesdames* ferrugineuses — anémie, chlorose, convalescence.

Les eaux de Vichy appartiennent à l'État. La capsule de chaque bouteille porte le nom de la source et la date du puisement.

Viciation miasmatique de l'air. — C'est l'une des exigences les plus impérieuses de la santé, de la vie même que le milieu gazeux dans lequel nous nous mouvons soit sans cesse renouvelé ; car sans cesse nous travaillons à le vicier, à lui enlever ses éléments vitaux pour y mettre le résidu du travail de désassimilation qui se passe au dedans de nous. Les gaz et la vapeur d'eau que nous rejetons à chaque expiration, et qui font partie de ce résidu, n'ont pas eu le temps de s'y accumuler, que déjà l'air n'est plus respirable, physiologiquement parlant, et que d'aliment par excellence, il est devenu poison délétère. L'exhalation pulmonaire, la perspiration cutanée servent de véhicule à des substances animales dont le séjour au sein de l'économie ne saurait se prolonger sans péril. Or, supprimez le renouvellement de l'air, et l'absorption ira réintégrant ces produits dans la masse du sang qu'une élaboration salutaire en avait délivrée. De plus, altérées par leur contact avec l'air, ces substances y rentreront pires qu'elles n'en étaient sorties.

On n'observe que trop souvent cet empoisonnement de l'homme par lui-même, alors qu'il est réduit à *ruminer* l'air d'un espace trop resserré ; tous les jours aussi les réunions d'hommes dans les hospices, les casernes, les collèges, les couvents, etc., fournissent de tristes expériences instituées en grand et faites pour démontrer aux plus incrédules la puissance pathogénique de l'*encombrement*.

C'est ainsi que s'exprime Axenfeld dans son travail sur les nosocomies.

Voir Aération, Ventilation.

Vidange. — L'homme s'empoisonne avec ses excrétions, éléments usés de son existence, résidus des combustions et des réactions physiologiques.

L'homme ne peut point impunément séjourner dans le milieu qu'il a souillé. Voilà pourquoi, au sein des grandes agglomérations où les conditions d'excrétion se surajoutent et se multiplient, la question des vidanges a pris une si grande importance au point de vue hygiénique.

On a essayé successivement tous les désinfectants les plus énergiques, depuis les sels de fer jusqu'à l'eau phéniquée ; depuis le goudron, en passant par toute la série des permanganates.

L'étendue croissante du fléau était trop grande et les remèdes insuffisants. La marée des immondices monte toujours et menace de tout envahir et de tout corrompre.

On a songé au tout à l'égout ; on a pratiqué l'épandage sur des terrains absorbants.

Moyens insuffisants. On songe aujourd'hui à l'électricité. Voici sur quoi repose ce procédé :

Si vous prenez de l'eau contenant en dissolution un chlorure quelconque, de l'eau de mer qui renferme une grande proportion de chlorure de sodium, qu'on désigne vulgairement sous le nom de sel de cuisine, et que vous fassiez passer au travers de cette eau un fort courant électrique, l'eau et le chlorure seront décomposés à l'un des pôles, l'oxygène et le chlore oxyderont les matières organiques, et à l'autre pôle, un autre oxyde précipitera les autres matières organiques ; non seulement les matières albuminoïdes seront précipitées, mais les autres gaz : hydrogène, sulfuré, sulfhydrate d'ammoniaque, carbure d'hydrogène, seront brûlés et détruits.

Ce procédé a été tenté avec le plus grand succès au Havre, pendant l'épidémie de choléra.

On a fait des expériences concluantes à Bapaume et à Rouen.

A l'Exposition d'hygiène du mois d'août 1893, au Havre, les chalets de nécessité ont été désinfectés par ce procédé.

Et, comme le dit Émile Gautier, le tout à l'égout deviendra tolérable au moyen d'un tuyautage peu coûteux ; chaque citoyen va coopérer de son corps aux œuvres les plus individualistes de la vie, à l'œuvre de l'hygiène collective, et mieux que le socialisme, la scatologie va se trouver, par la grâce de l'omnipotence, de la fée Électricité, enfermée dans un infranchissable dilemme. *All right*.

Vie. — Art de conserver la vie (*Voir* névrosthénique), de vivre vieux (*Voir* longévité), de recouvrer la force et la puissance dans la vieillesse (*Voir* hygiène, École de Salerne, macrobiotique, vieillesse).

Vie (nature de la). — La vie ne peut se maintenir que par des échanges continuels d'énergie entre le milieu ambiant et l'organisme, qui ne répare les pertes résultant de son état dynamique constant que par des emprunts incessants, que le docteur Dubois a appelé énergie compensatrice.

Lorsque l'équilibre ne se fait pas, c'est la lampe qui brûle, mais mal, qui fume, en un mot : donnez du tirage, faites arriver de l'air, et la mèche brillera d'un vif éclat ; faites arriver l'huile, et la mèche ne se carbonisera plus.

Vie privée d'autrefois. — Ouvrage qui traite des mœurs d'autrefois. On y voit comment nos aïeux pratiquaient l'hygiène, ou plutôt ne la pratiquaient pas.

Le livre est de M. Franklin ; l'ouvrage est très soigné sous le rapport bibliographique. Il traite des mœurs du XIIe au

XVIII° siècle. On y trouve d'intéressants renseignements sur l'histoire de l'hygiène.

L'ouvrage a paru en 1893.

Vieillard. — Au point de vue hygiénique, les vieillards doivent faire des exercices modérés, avoir le calme de l'esprit, une douce distraction, de la sobriété, de bons aliments. boire de l'eau rougie par du bon vin; tels sont les meilleurs moyens de prolonger l'existence des vieillards. Il faut éviter les refroidissements et les obstructions des voies respiratoires.

Vieillesse. — Le vieillard faisant peu d'exercice, perdant peu par la perspiration cutanée qui n'est pas active, a beaucoup moins de perte à réparer.

C'est surtout pour lui que la tempérance est une loi impérieuse.

Une abstinence trop serrée occasionnerait des accidents graves aussi.

Il faut au vieillard des mets simplement préparés que xigent peu de travail des organes digestifs.

Les organes de la mastication étant très détériorés dans la vieillesse. il est deux conseils sur lesquels on doit insister :

1° Ne prendre que des aliments faciles à mâcher, à demi-consistants ;

2° Les soumettre à une longue mastication, afin qu'ils aient le temps de s'imprégner de salive. fluide qui favorise la digestion à un si haut degré. Si les dents et les mâchoires refusent leur usage, il sera convenable de faire subir aux substances alimentaires une division préalable avec un instrument approprié.

L'air humide et froid, nuisible pour tous les hommes. l'est davantage encore pour ceux que la vieillesse accable; des rhumatismes, des catharres et autres phlegmasies chroniques en sont les fâcheux effets. Mais la plus redoutable de toutes les constitutions atmosphériques est pour eux le froid intense. Le froid violent est mortel pour les vieillards. Les pleurésies les péripneumonies moissonnent alors ces malheureux par centaines. Quel que soit le traitement employé pour ces maladies, leur résolution est impossible. La circulation étant ordinairement rendue difficile par l'ossification des vaisseaux. l'absorption interstitielle confiée à l'action des veines est extrêmement défectueux, et les tissus extérieurs resserrés par l'action du froid, par l'impression et la réaction cérébrales, ne pouvant admettre une quantité de sang aussi considérable que de coutume, il en résulte des congestions intérieures souvent mortelles.

Une gaieté douce, un contentement habituel, sont les mouvements de l'âme qu'on cherchera à produire chez les vieillards dont on voudra prolonger l'existence.

Un exercice musculaire modéré concourra puissamment avec les autres moyens d l'hygiène que nous avons conseillés à reculer le terme fatal, et à conserver jusqu'alors une santé inaltérable. Tant que le vieillard pourra faire usage de ses membres, il devra se livrer à quelque exercice actif proportionné à ses forces. Lorsqu'enfin il aura perdu toute faculté de se mouvoir, ce qui n'arrivera que dans la décrépitude, il devra encore prendre quelques exercices passifs, tels que la voiture, et quelque gestation analogue. La vie des champs, l'agriculture devront remplir ses derniers loisirs ; tant qu'il lui restera quelque contractilité musculaire, il ne devra pas dédaigner la culture de la terre. Combien de héros, de sages, de philosophes n'en ont-ils pas donné le mémorable exemple ?

Mais on ne saurait interdire avec trop de sévérité les jouissances de l'amour ; malheur au vieillard imprudent qui ose ceindre le myrte !

Il est bon qu'à cet âge la tête soit tenue chaudement, principalement lorsqu'elle est dégarnie de cheveux ; mais il ne faut cependant pas la surcharger d'une énorme quantité de bonnets ; cette habitude vicieuse favorise les affections cérébrales auxquelles la vieillesse est déjà si disposée. Par la même raison, il est alors plus nécessaire que jamais de ne pas serrer le cou par une étroite cravate.

Les variations atmosphériques seront plus redoutables pour le vieillard que pour l'adulte ou l'adolescent, il ne devra pas s'y exposer imprudemment. Enfin, pour lui comme pour tous les âges, l'air bienfaisant de la campagne lui procurera une vie longue et exempte d'infirmités.

La peau fait mal ses fonctions dans les dernières années de la vie ; elle est sèche et aride, dépourvue de perspiration. Aussi est-elle assiégée par une multitude d'éruptions chroniques. Le plus puissant moyen de lui restituer ses facultés, de lui rendre sa souplesse et sa perméabilité, c'est sans contredit de l'humecter fréquemment et d'user de bains tièdes.

Vieillesse (art de vivre vieux). — Flourens, né le 4 avril 1794, mort le 6 décembre 1867, s'est rendu célèbre par son ouvrage sur la longévité humaine et sur l'art d'arriver à une longue vieillesse, dont un des chapitres traite de l'étude hygiénique de la vieillesse.

Il faut disposer, dit-il, convenablement la vie habituelle. Les vieillards qui font toujours la même chose avec la même modération vivent toujours.

Combattre toute maladie dès son origine, en soignant le mal.

Régime, exercice, frictions avec la brosse électro-magnétique Fournier.

On ne vivra pas plus que sa vie, mais on vivre toute sa vie, c'est-à-dire tout ce que permet d'espérer la constitution particulière de chaque individu combinée avec les lois générales de la constitution de l'espèce.

Floureus, dans ses cours, revenait souvent sur cette question et disait : la plupart de vieillards meurent d'ennui, la paresse de l'esprit est aussi nuisible que le manque d'activité du corps

L'égoïsme s'empare d'eux, rien ne les entraine plus. La désorganisation va commencer, et ils meurent lentement avant de mourir.

Un travail intellectuel modéré, sans fatigue, est une condition pour mourir vieux.

Que de gens mis à la retraite croient qu'ils vont se reposer; s'ils n'ont point su se créer de nouvelles occupations, ils ne tarderont pas à mourir.

Vin (falsifications). — Sur le rapport de M. Gabriel Pouchet et pour répondre à une demande de la justice, le comité d'hygiène a voté les propositions suivantes :

1° L'addition d'acide sulfurique au vin, quelle qu'en soit la proportion, est nuisible à la santé du consommateur;

2° Il importe de faire une distinction absolue entre le sulfate de potasse produit par le plâtrage et le sulfate de potasse produit par addition directe au vin d'acide sulfurique; ce dernier est constitué par du sulfate acide de potassium :

3° Il est possible de démontrer, par une analyse complète du vin, que le sulfate de potasse provient de l'addition directe d'acide sulfurique au vin et non du plâtrage;

4° Le comité est d'avis qu'il y a lieu d'interdire, dès à présent, l'addition directe d'une quantité quelconque d'acide sulfurique au vin, ainsi que la circulation et la vente des vins ainsi falsifiés.

(*Voir* Falsification).

Vin. — Selon Hantu, le vin est mauvais s'il augmente le mouvement de la machine sans donner des forces. Toujours selon Hantu, il est mauvais dans les cas hectiques, parce qu'il augmente la circulation et excite l'action sans donner des forces.

Cependant, dit-il, je ne suis pas tout à fait fixé sur ce point, je ne bois pas de vin et l'ordonne rarement à mes malades.

Vinaigre (Bully-) — *(Vinaigre anti-putride aromatique)*.

Eau.	1.000 grammes
Alcool à 85°.	3.500 —
Essence de bergamotte.	30 —
— de citron.	30 —
— de Portugal.	12 —
— de romarin.	23 —
— de lavande.	4 —
— de néroli	4 —
Alcoolat de mélisse.	500 —

Mêler, agiter, après 24 heures, il faut ajouter :

Teinture de benjoin \
— de tolu \
— de styrax \
— de girofle } aà 60 grammes.

Puis on ajoute 2,000 grammes de vinaigre distillé, et après 12 heures, 90 grammes de vinaigre radical.

Virus. — Humeur altérée ayant la propriété de transmettre aux tissus avec lesquels elle est en contact des modifications morbides : les virus sont des agents contagieux pouvant être transportés d'un individu à l'autre par l'eau, l'air, le contact médiat ou immédiat. La nature du virus est mal connue pour un grand nombre de maladie : syphilis, rage, etc.

Vitiligo. — Décoloration partielle de la peau, formation de taches blanches. *(Voir* éphélides blanches et maladies del pinto).

Traitement. — Bains alcalins, bains et douches d'eau sulfureuse, frictions avec solution de sublimé 3 pour 100, ou au Cresyl-Jeyes à 2 p. 100.

Voiture. — La digestion que troublent les exercices actifs se fait au contraire avec la plus grande facilité dans cet exercice passif.

L'équitation donnerait à peu près les mêmes résultats, mais ces résultats seraient variables suivant la vitesse du cheval et surtout selon l'habitude plus ou moins grande du cavalier ; il y a des personnes pour lesquelles l'équitation est un exercice actif des plus violents.

L'exercice spontané en mettant en action le système musculaire nécessite en même temps le concours de l'innervation et de la circulation.

En voiture ce n'est plus la contraction d'un ou de plusieurs muscles qui met en jeu les autres organes ce sont des secousses imprimées par une force étrangère, elles excitent moins le cœur et le cerveau, elles favorisent les exhalations cellulaires et la nutrition générale.

Voix. — On fera bien d'exercer la voix chez les enfants, de les habituer à articuler nettement, à bien prononcer, à ne point imprimer à leurs paroles un ton et des inflexions d'hésitation ou de cajolerie qu'on ne manque pas ordinairement d'encourager en eux, et qui ne contribuent pas peu à leur donner des habitudes craintives et serviles. Il est de la plus haute importance de réformer dans le jeune âge ce que cette faculté peut avoir de vicieux, et de ne laisser s'accroître aucune tendance fâcheuse. Il serait bientôt trop tard, et si l'homme n'avait appris à parler dans son enfance, il aurait bien de la peine à réparer ensuite ce malheur. Les organes vocaux s'impressionnent si facilement et d'une manière si profonde dans le premier âge, que l'accent particulier d'une localité s'efface rarement, que celui d'une langue reste toujours, et que les sons les plus simples et les plus faciles pour ceux qui sont habitués à les produire ne peuvent souvent être imités par d'autres. Les sons gutturaux de la langue allemande ne sont jamais parfaitement saisis par un Français, et les Espagnols ne peuvent prononcer notre *u*.

On devra d'autant plus s'attacher à cultiver la voix et la parole qu'elles seront moins parfaites, et on parviendra souvent par des efforts longtemps continués à opérer de grandes améliorations. Mais il faudra y travailler avec prudence. L'action de la voix, exige le concours constant des organes respiratoires, active leur exercice, et conséquemment les fatigue lorsqu'elle est trop prolongée. Les personnes qui ont la poitrine malade, les phthisiques ne peuvent et ne doivent pas faire un fréquent usage de la parole.

Volaille. — La manière de tuer la volaille la rend plus ou moins digestible, on peut la saigner comme on dit et la viande est moins lourde, mais aussi beaucoup moins nutritive.

Il y a une différence assez grande entre le pigeon saigné et celui qui a été tué autrement.

Vomissements. — Rejet par la bouche des matières contenues dans l'estomac.

31.

Le vomissement est ordinairement précédé de nausées, de malaises, puis viennent les contractions violentes des muscles de la paroi abdominale et du diaphragme ; les matières sont rejetées par la bouche et même par le nez, puis le malade, éprouve un sentiment de bien être.

Les vomissements sont faciles chez les enfants et dans le cas d'origine cérébrale. La fréquence est subordonnée à la cause. Les vomissements peuvent devenir incessants, incoercibles.

Les circonstances où se produisent le vomissement doivent être notées : à la suite de quintes de toux, immédiatement ou plusieurs heures après le repas, etc.

Nature des matières vomies : les vomissements bilieux, glaireux, filants ; le matin à jeun, indiquent un catarrhe de l'estomac ; les vomissements verdâtres appartiennent à la péritonite, à l'urémie.

Les vomissements incolores, muqueux, s'observent dans la grossesse.

Les vomissements de sang pur s'observent dans l'ulcère de l'estomac.

Les vomissements noirâtres dans le cancer.

Les vomissements fécaloïdes indiquent un étranglement intestinal.

Maladies où se rencontrent les vomissements : catarrhes aigu et chronique de l'estomac, gastralgies, crampes, spasmes de l'estomac, ulcère et cancer, empoisonnement, indigestion.

Affections cérébrales. — Congestion hémorrhagie, encéphalite, méningite, migraine, tumeurs cérébrales.

Affections abdominales. — Choléra, occlusion intestinale, maladies du foie, du rein, de la matrice, du péritoine, coliques hépathiques, néphrétiques.

Fièvres. — Éruptives, variole, érysipèle, etc.

Circonstances diverses. — Toux, mal de mer, émotions, grossesse.

Traitement. — Combattre la cause. Boissons gazeuses froides, Vals Saint-Jean avec un sirop acide, eau de St-Léger-Pougues, eau de Châtel-Guyon, potion de rivière, compresse de térébenthine, emplâtre de belladone, glace sur l'estomac.

Vomissements de la grossesse. — 2 à 4 gouttes de teinture d'iode dans un demi-verre d'eau sucrée, élixir de papaïne Trouette après le repas, vin de Cabanes.

Vomissement involontaire. — Répond à un but de la nature, il satisfait à une indication physiologique, il ne faut pas le combattre ; mais pour l'empêcher de se produire, bien régler son alimentation, renoncer à l'usage des alcools, ne pas se charger l'estomac de bière et cesser de fumer.

Vomitif. — Qui fait vomir. Il est un grand nombre de vomitifs : eau tiède, eau salée, émétique, soufre doré d'antimoine, ipécacuanha (*Voir* ces mots).

Vomituration. — Espèce de vomissement avorté, diminutif de vomissement (*Voir* ce mot).

Voyageurs (Hygiène des). — On a institué au Muséum d'Histoire naturelle, Jardin des Plantes de Paris, un enseignement spécial pour les voyageurs ; la leçon d'ouverture a été faite le 25 avril 1893.

Parmi les cours, il y aura un cours d'hygiène pour les voyageurs.

Dans sa première leçon, M. A. Milne-Edwards a dit :

Le cours d'hygiène est très utile aux voyageurs qui iront dans les régions lointaines.

Éviter de coucher dans le voisinage des marais, bien choisir son campement, faire bouillir les eaux, éviter le soir, les refroidissements subits qui arrivent presque immédiatement dans les pays chauds, après le coucher du soleil, moyens de se préserver des insolations pendant l'ardeur du soleil.

Tels sont les principaux points à observer comme règle hygiénique.

Voyage en chemin de fer. — Le mouvement particulier des chemins de fer exerce sur l'appareil visuel une influence indirecte mais très funeste, dit Legrand du Saule :

« Pendant six mois de l'année : un certain nombre d'individus, appartenant à la classe aisée ou riche, partent le matin de la campagne et arrivent à Paris, puis quittent Paris entre cinq et sept heures du soir, et s'en retournent à la campagne. Afin de se désennuyer pendant la durée du trajet, qui chaque fois est de 20, 30, 40 ou 50 minutes, ils contractent l'habitude de lire en chemin de fer. La lecture dans ces conditions-là est extrêmement difficile et fatigante ; la trépidation du wagon imprime au journal ou au livre un tremblotement à peu près constant, et il est nécessaire que le voyageur déploie une certaine somme d'attention et de volonté.

« Cette fixité attentive cause parfois de la céphalalgie, et il n'est pas très rare d'observer, lorsque le fait se renouvelle, avec la périodicité, des troubles nerveux.

« Les malades se plaignent alors de migraine et de troubles de la vue, qu'ils attribuent en général à la première cause venue. Quelques-uns sont examinés à l'ophthalmoscope par des oculistes, et c'est alors que le diagnostic, congestion de la rétine, est porté par ces médecins. Sans doute, les accidents que je signale sont loin d'être communs, et pour un individu qui en est affecté, combien d'autres ne demeurent-ils pas indemnes ! Mais enfin cela n'en existe pas moins.

M. Legrand du Saule ajoute que, chez les personnes déjà avancées en âge, quand cette habitude de lire en chemin de fer est invétérée, se répète deux ou trois fois par jour et pendant trois quarts d'heure ou une heure chaque fois, on observe, rarement il est vrai, de véritables congestions cérébrales. Ce fait est confirmé par l'observation d'un médecin anglais, dont l'auteur ne cite pas le nom et qui, placé à la tête d'un grand établissement privé d'aliénés, déclarait aussi avoir soigné plusieurs fois des malades atteints de paralysie générale, dont le phénomène initial ou la cause déterminante avait été une congestion cérébrale, survenue dans des conditions absolument identiques à celle que nous avons signalée.

La trépidation des chemins de fer exerce une fâcheuse influence sur les femmes enceintes, les met dans un état de surexcitation nerveuse, d'où résultent souvent des avortements et des accouchements prématurés.

M. le professeur Depaul dans ses leçons cliniques, déclare qu'il a eu souvent à observer dans sa longue pratique un grand nombre d'avortements et d'accouchements prématurés survenus à la suite de trajets en chemin de fer et s'élevait fortement contre l'usage consacré par la mode de passer en voyage les premières semaines du mariage. (Leçons cliniques, avril 1872).

Vue. — Fonction de l'œil par laquelle nous percevons la lumière et les couleurs et par suite, apprécions la forme, la grandeur et la situation des corps : l'hygiène de la vue ne sera que l'hygiène de l'organe qui nous donne ce sens, l'œil. Les maladies des yeux n'ayant pas toutes le même siège, l'œil étant assez compliqué, nous ne pouvons ici montrer que des considérations un peu générales.

Un air pur est le meilleur topique des yeux, mais trop chaud et trop desséché il les irrite par l'éclat de la lumière, par l'évaporation des larmes ; sec et froid il provoque cette secrétion, la température froide et humide dispose aux opthalmies catarrhales; les vents impressionnent les yeux par la rapidité de leur courant et les poussières qu'ils chassent devant eux. On ne saurait trop s'en garantir les yeux.

Des lotions seront faites tous les jours sur les yeux, lotions faites à grande eau et en nappe au moyen d'une éponge : l'eau fraîche est indiquée à cet effet pour les personnes bien constituées, ayant de bons yeux, et pendant la saison chaude et sèche; l'hiver l'eau tiède est préférable.

Toutes les personnes n'ont pas la même portée de vue: cela tient à trois causes : 1° la faiblesse ; 2° la myopie ; 3° la presbytie.

Les constitutions faibles éprouvent un affaiblissement de la vue; les yeux bleus supportent bien moins l'éclat de la lumière, ils sont plus impressionnables ; on obvie à cet inconvénient en portant des lunettes à verres colorés en bleu, en fumée, en vert.

La myopie tient à une trop grande convexité de la cornée ou du cristallin : le foyer, au lieu de se former sur la rétine, se forme en avant et rend l'image confuse : elle peut être constitutionnelle ou accidentelle à la suite de travaux minutieux : on y obvie en portant des verres divergents.

La presbytie se rencontre surtout chez les vieillards ; elle est le contraire de la myopie ; on voit les objets éloignés, et on ne distingue pas nettement ceux qui sont rapprochés. On y obvie avec des verres convergents.

Enfin, on donne le nom de *diplopie* à cette affection de l'œil qui fait voir en double tous les objets : les deux images qui se forment se superposent, et l'une d'elle est plus apparente que l'autre. Elle tient à un dérangement dans le parallélisme des deux axes visuels, par suite duquel les deux images ne se produisent pas sur les points correspondants de chaque rétine.

Le strabisme est une affection provenant de la contraction permanente d'un ou de plusieurs des muscles de l'œil, en sorte que lorsque le sujet regarde en un point, l'un des yeux s'écarte involontairement de l'axe visuel. On remédie par la section des muscles contractés. Le strabisme est souvent produit par des maladies telles que la fièvre typhoïde, les fièvres cérébrales, etc., etc.; il se développe aussi dans la première enfance et vient de ce que l'on oblige un muscle à une position fixe ou répétée, par suite de situation vicieuse dans le berceau ou de coiffure qui, couvrant trop les yeux, oblige l'enfant à un effort pour apercevoir les objets qui l'environnent.

En bonne hygiène, on ne travaillera jamais le soir à des travaux trop minutieux, et on aura soin de placer un abat-jour sur la lumière. En été, on portera des lunettes teintées qui amoindriront les rayons solaires.

Vue (Influence des couleurs sur la). — Les couleurs trop éclatantes fatiguent la vue, chacun sait que dans les hautes montagnes couvertes de neige, on met un voile noir sur la tête et devant les yeux pour ne pas être ébloui par la blancheur de la neige. On porte des lunettes aux verres bleus dans les régions brûlantes de l'Afrique

Les couleurs ont une autre action, leur nature et leurs nuances agissent sur les état de l'âme. le père Suché avait même toute une méthode pour traiter les maladies de l'esprit par l'emploi de verres colorés. De toutes les couleurs celle qui repose le plus la vue, c'est le vert, ou le gazon, et l'aspect d'une forêt.

Vue normale. — Ce nombre de vues normales diminue d'année en année : le nombre des officiers, surtout ceux des armes savantes, qui ne peuvent se passer des lunettes ou du lorgnon est considérable.

Enfin, chaque année et plus qu'autrefois, bien des jeunes gens ne sont pas admis à l'École à cause du peu de portée de leur vue.

Cette myopie si généralement constatée parmi les élèves de l'enseignement supérieur est-elle due aux études ? Il n'y a pas a en douter, d'après les observations faites dans notre pays comme dans les pays voisins. Alors qu'en France des hygiénistes veulent encore que les études n'aient qu'une faible influence sur la vue et prétendent que la myopie, si commune en Allemagne chez les jeunes gens sortis des universités. est due à une prédisposition de race, les travaux de la statistique ont établis que, dans ce pays comme en Suisse, la myopie est d'origine scolaire.

Pour la France, le docteur Mortais est arrivé à prouver par les chiffres que la moyenne des myopes est de 17 0/0 chez les jeunes gens qui vont jusqu'en troisième, et dans les collèges, où les séances d'études sont de longue durée, cette moyenne s'élève graduellement de 35 à 46 0/0. En Suisse, dans les mêmes circonstances, il y a 30 myopes 0/0 jeunes gens : mais en Allemagne la moyenne s'élève jusqu'à 57 0/0.

Cette progression démontre, sans qu'il soit besoin d'insister, que les fortes études sont une cause de myopie chez les jeunes gens qui se livrent aux études prolongées, et surtout qui suivent les cours des établissements du haut enseignement. Il est vrai que, des chiffres donnés, il faut déduire les myopes par hérédité, soit environ le quart du nombre total ; les trois autres quarts restent au compte de l'oubli des règles d'hygiène visuelle dans les établissements scolaires.

Vulvite. — Inflammation de la muqueuse, de la vulve et de la partie inférieure du vagin.

La vulvite peut être : 1° *catarrhale* avec chaleur, prurit.

écoulement de mat'ères jaunâtres ou verdâtres, épaisses et fétides, et quelquefois ulcération. ; 2° *gangréneuse*, cette vulvite s'observe chez les petites filles à la suite de rougeole.

Traitement. — De la vulvite *catarrhale*, lotion de sulfate de zinc (solution à 1/2 0)0), interposition entre les lèvres de charpie enduite d'un corps gras, bougies d'odoforme dans le vagin, cautérisation des ulcératious au nitrate d'argent, injection de permanganate de potasse au 1/1000.

W

Wagons de chemins de fer (Hygiène des). — En 1891 déjà, le Dr Prausnitz a recherché expérimentalement si la tuberculose trouvait un terrain de diffusion dans les wagons de chemins de fer, grâce au transit des voyageurs. Dans ce but, il a inoculé la poussière recueillie dans des wagons dans le péritoine de cobayes. Les recherches avaient porté sur 4 wagons de voyageurs : la poussière de trois d'entre eux a été reconnue libre de tout bacille, celle du quatrième seule contenait des bacilles en petit nombre. En effet, sur 20 animaux inoculés, 11 sont restés sains, 5 sont morts tuberculeux, 4 sont morts peu après l'inoculation par infection. Il faut ajouter que la poussière recueillie provenait de wagons qui venaient d'effectuer déjà un long trajet, si bien que ces wagons avaient pu être infectés tout récemment par quelque voyageur.

Si bien que, pour savoir si le mode de nettoyage usité sur les chemins de fer était suffisant, il fallut recueillir la poussière des wagons immédiatement après le nettoyage et avant le trajet.

C'est ce que fit Prausnitz à Munich, au mois d'août 1891, pour 14 coupés. Il recueillit la poussière du plancher avec un balai stérilisé et la transporta, dans du papier buvard stérilisé, dans son laboratoire. Dans les coupés de 1re et de 2e classe la

quantité de poussière était minime, dans les coupés de
3e classe elle était plus considérable. On inocula cette poussière dans le péritoine de cobayes. Le résultat fut le suivant :
aucun cobay· ne mourut de tuberculose ; on les sacrifia au
bout de 10 semaines et on ne trouva sur aucun des lésions tuberculeus s. Ce qui, de plus. offre quelque intérêt. c'est
qu'aucun des animaux ne mourut de péritonite. Aussi bien,
Prausnitz a-t-il cru pouvoir conclure de ces expériences : que
le mode de nettoyage usité sur les chemins de fer en Allemagne était suffisant pour maintenir les wagons assez libres de
bacilles de Koch, pour exclure toute crainte d'infection des
voyageurs. Ce nettoyage consiste en ceci : on balaie soigneusement les wagons, on lave à l'eau les sièges en bois. on secoue et on époussette les parties rembourrrées, on lave les
carreaux ; on lave aussi l'extérieur du wagon avec une
éponge.

Water-closet. — Ce mot, littéralement, veut dire
eau, cabinet. Cabinet d'aisance où l'eau lave sans cesse la
cuvette, par un mouvement de bascule qui la fait arriver d'un
réservoir qui peut se remplir d'eau de différentes manières.
Ce sont les moins malsains. Après les cabinets de tout à l'égout, ces derniers sont supérieurs aux autres. lorsqu'il y a
par les tuyaux une inclinaison suffisante et qu'ils sont lavés
par une grande quantité d'eau.

Le mot water, eau, entre aussi dans un grand nombre de
mots composés d'origine anglaise : soda water. water proof.

Whisky. — Nom vulgaire de l'eau-de-vie de grains Il
se fabrique en Écosse et en Irlande avec l'orge et l'avoine,
après les avoir soumises à la fermentation.

Le whisky ordinaire contient 60 à 75 pour cent d'alcool.

Wombat. — Mammifère de la nouvelle Hollande dont on
mange la chair. Cet animal est de la famille des marsupiaux.

Wurst. — Nom du caisson qui sert pour transporter,
dans l'armée, les malades, les médicaments et les produits
hygiéniques servant à désinfecter.

⋅ d'un jaune safrané qu⋅
⋅ s le cancer.
⋅ ou acide ureux : sub⋅⋅
⋅ ⋅aires, et très répand⋅⋅
⋅e.
⋅oint de nature à inq⋅⋅
⋅ avec la Cholestéri⋅⋅
⋅ qu'on peut rencontr⋅
⋅l danger lorsqu'elle ⋅⋅
⋅⋅anie.
⋅tion faite aux étrang⋅⋅
⋅sure, on chasse par
⋅i pourraient apporter ⋅⋅

X

des cheveux et de⋅ ⋅
fait ressembler à un d⋅

⋅⋅x.
⋅te sèche. C'est la ⋅⋅
⋅ longtemps possible d⋅
⋅, c'était l'abstinence ⋅⋅
⋅e mangeaient que de⋅

Xanthelasma. — Plaque⋅ jaun⋅
sant aux paupières, se montrant qu⋅ ⋅phthalmie sèche : la ⋅⋅
supérieurs, au coude surtout : c'est u⋅ ⋅e autour de la cornée :
de l'ictère. ⋅⋅male.

Xanthène. — Veut dire jaune : vi⋅ ⋅n sèche.
On a donné ce nom à la matière color⋅ ⋅ gymnastique thérapeuti⋅
La xanthène azotée, oxyde xanthiq⋅ ⋅pper la poitrine des en⋅⋅
couvert dans les calculs urinaires de
alimentation, on peut empêcher sa for⋅
Digestion, Gravelle).

Xanthome (Molluscum sebaceum⋅
— Plaques jaunes disséminées sur to⋅
principalement sur les joues, les pau⋅
du nez.
Saillie occupant la face interne de⋅
pieds.
Traitement. — Hydrothérapie, bica⋅
par jour, eau de Vichy, lotion avec b⋅
pilules Bonny à l'intérieur, eau de Ca⋅

Xanthoprolaque. — C'est un⋅
duits non cristallisable de la décom⋅
organiques par l'action de l'acide azot⋅

Z

use de la pellagre ou plutôt doctrine qui
altéré l'origine de la pellagre. ce qui est
le se nourrir ou même seulement de manger
st une mesure d'hygiène indispensable à

ce extérieure jaune et colorante de l'orange
ée de la peau blanche qui est au-dessus,
st employée dans un grand nombre de pré-
les.
om donné par M. Béchamp à divers fer-
eraient dans plusieurs solides et liquides de
vivante.
hrozimase qui existe dans les urines pro-
ou malade, se prépare en précipitant par
reprenant par l'eau et en précipitant de
cette matière jouit de la propriété de
lement l'amidon.
s microzimases qui constituent la fibrine as-
e albuminoïde a fait grand bruit, mais n'a
action sur l'hygiène.
Ferments solubles et non figurés; ce sont
tées et non sulfurées.
pancréatine, la diastase hépatique, qui
ycogène du foie en glucose, sont des zi-

Y

Yeux (hygiène des). — Il n'est pas bon de faire à grande eau le lavage des yeux. Le mieux, si les paupières sont difficiles à ouvrir ou légèrement agglutinées le matin, de se servir d'eau tiède rendue légèrement astringente par l'addition de quelques gouttes d'extrait de Saturne, et si elles ne sont pas agglutinées et qu'on les lave à l'eau froide, il ne faut pas mouiller le globe de l'œil.

C'est une mauvaise pratique de se servir de salive pour humecter les paupières; la présence d'amas de leptothrix dans les conduits lacrymaux n'a pas d'autre cause.

La salive du matin est le meilleur agent de transport de ces mucidinées. (*Voir* vue, verres de lunette, myopie, presbytie, amétropie.)

Yucca. — A plusieurs sens. Nous ne signalerons que celui qui se rapporte à l'hygiène alimentaire.

Un des noms du manioc, qu'on obtient en rapant la racine d'un arbrisseau de la famille des Euphorbiacées Cette racine contient un suc vénéneux qui donne la mort quand on l'ingère dans l'estomac.

Pour préparer le manioc et le rendre inoffensif, on râpe cette racine, on écrase la pulpe ainsi obtenue, on la lave avec le plus grand soin dans plusieurs eaux, après quoi le résidu solide est placé sur des plaques de fer, on le chauffe, et le poison a disparu.

Z

Zéisme. — Cause de la pellagre ou plutôt doctrine qui voit dans le maïs altéré l'origine de la pellagre, ce qui est vrai. De là danger de se nourrir ou même seulement de manger du maïs altéré. C'est une mesure d'hygiène indispensable à suivre.

Zeste. — Écorce extérieure jaune et colorante de l'orange ou du citron séparée de la peau blanche qui est au-dessus, c'est l'écorce qui est employée dans un grand nombre de préparations hygiéniques.

Zimase. — Nom donné par M. Béchamp à divers ferments qui se trouveraient dans plusieurs solides et liquides de l'économie animale vivante.

Selon lui, la néphrozimase qui existe dans les urines provient de l'être sain ou malade, se prépare en précipitant par l'alcool l'urine, en reprenant par l'eau et en précipitant de nouveau par l'alcool... cette matière jouit de la propriété de saccharifier partiellement l'amidon.

Cette théorie des microzimases qui constituent la fibrine associée à une matière albuminoïde a fait grand bruit, mais n'a pas eu une grande action sur l'hygiène.

Zimases. — Ferments solubles et non figurés; ce sont des substances azotées et non sulfurées.

La pepsine, la pancréatine, la diastase hépatique, qui transforment le glycogène du foie en glucose, sont des zimases.

32.

Zimotique. — Maladie due à l'introduction d'un ferment dans l'économie. Nous n'avons pas à discuter ici l'origine de ce ferment. (*Voir* microbe, leucomaïne, ptomaïne, virus). Ces maladies offrent un caractère de trouble et de dissolution comparable à la fermentation. Il y a des maladies zimotiques : nous citerons la variole comme exemple,

Zithogule. — Mélange de bière et de lait, on a fait fermenter l'orge et on remplace la matière amère, le houblon, par le lait. Ce mélange est aussi désigné sous le nom de Posset. Le koumys est aussi une fermentation de lait et d'orge, pour le koumys proprement dit, voyez koumys.

Zoanthropie. — Monomanie dans laquelle le malade se croit transformé en animal.

(*Voir* lycanthropie).

Zona. — Maladie de la peau caractérisée par des petites bulles, très douloureuses, remplies de sérosité jaunâtre ; plus tard de couleur opaline ; elles se recouvrent ensuite de croûtes brunes ; cette maladie siège sur un seul côté de la poitrine et ne dépasse point la ligne médiane.

Souvent une douleur de névralgie intercostale précède l'apparition des bulles qui se montrent toujours sur le trajet du nerf douloureux.

Traitement. — Percer les bulles, les laver ensuite à l'eau tiède, les saupoudrer d'amidon, de sous-nitrate de bismuth.

Contre les douleurs très vives. cataplasme laudanisé. lotion d'antipyrine Trouette.

Zoobie. — Qui est dans le corps des animaux.

Synonyme d'antozoaires.

Zooglée. — Sorte de groupement de bacilles. (*Voir* microbes. bactéries, vibrions). On a trouvé dans le bouton de Biskra un coccus formant des groupements.

Zoosperme. — Synonyme de spermatozoaire.

Éléments anatomiques doués de mouvement propre, jouant le rôle de scorpuscules fécondantes et caractérisant le mâle.

Zoster. — Phlegmasie cutanée, synonyme de zona.

Apparaît souvent à la région frontale et s'accompagne de névralgie très douloureuse.

Traitement de la névralgie.

Zymologie. — Etude des ferments.

Zymome. — (*Voir* zymotique).

Zymotique. — Nom donné aux maladies infectieuses attribuées à l'action des ferments. (*Voir* zimotique).

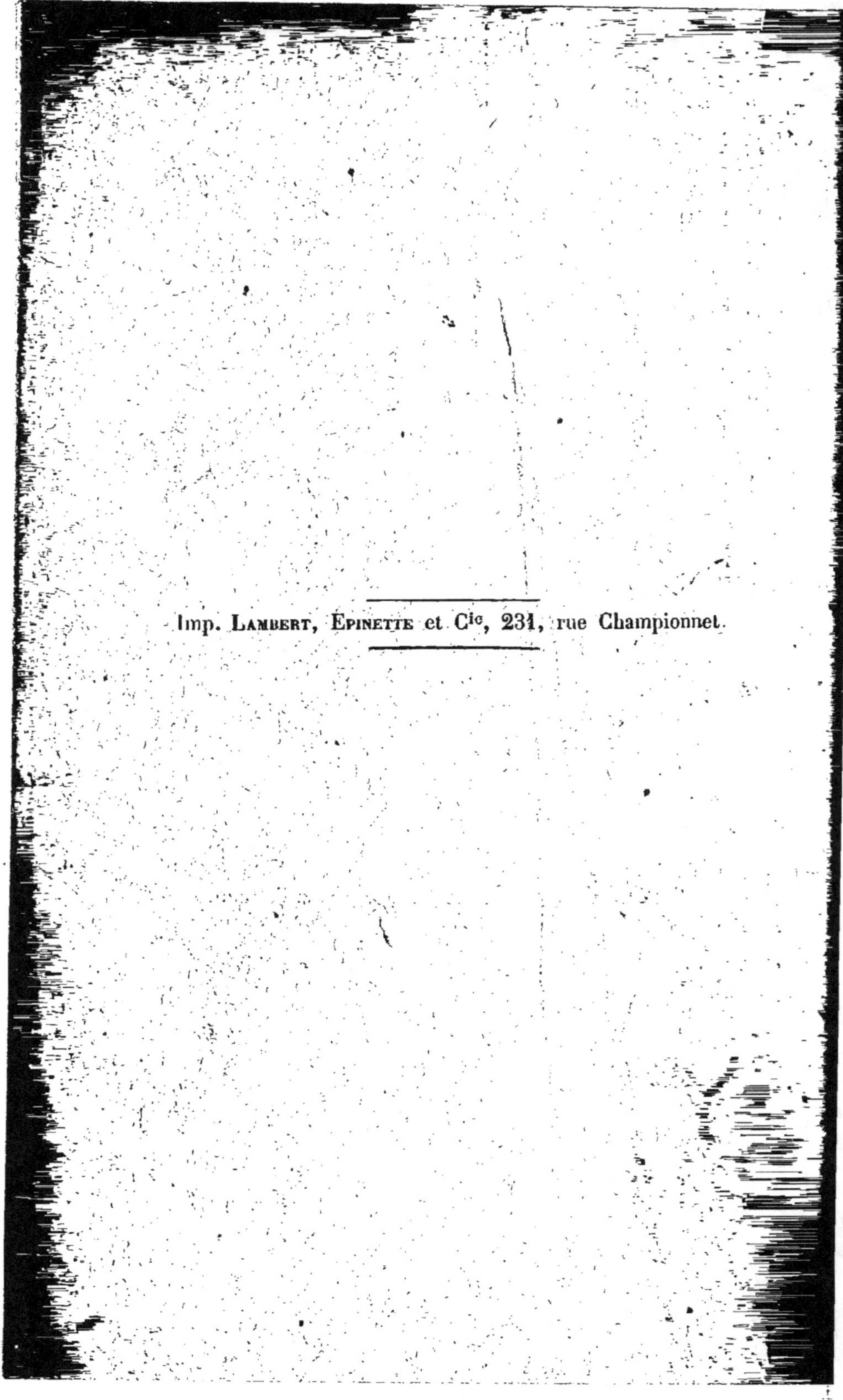
Imp. Lambert, Épinette et Cie, 231, rue Championnet.

BIBLIOTHEQUE NATIONALE DE FRANCE
3 7531 03987934 2